中华医学
百科全书

军事与特种医学

卫生勤务学

国家出版基金项目
NATIONAL PUBLICATION FOUNDATION

中国协和医科大学出版社
北　京

图书在版编目 (CIP) 数据

中华医学百科全书·卫生勤务学 / 毛常学主编 . —北京：中国协和医科大学出版社，2022.2
ISBN 978-7-5679-1824-5

Ⅰ.①卫… Ⅱ.①毛… Ⅲ.①军队卫生—卫生勤务—中国 Ⅳ.① R821

中国版本图书馆 CIP 数据核字（2022）第 021834 号

中华医学百科全书·卫生勤务学

主　　编：毛常学

编　　审：孙　海

责任编辑：王　霞　左　谦

出版发行：**中国协和医科大学出版社**
（北京市东城区东单三条 9 号　邮编 100730　电话 010-6526 0431）

网　　址：www.pumcp.com

经　　销：新华书店总店北京发行所

印　　刷：北京雅昌艺术印刷有限公司

开　　本：889×1230　1/16

印　　张：19.75

字　　数：570 千字

版　　次：2022 年 2 月第 1 版

印　　次：2022 年 2 月第 1 次印刷

定　　价：320.00 元

ISBN 978-7-5679-1824-5

《中华医学百科全书》编纂委员会

总顾问　吴阶平　韩启德　桑国卫

总指导　陈　竺

总主编　刘德培　王　辰

副总主编　曹雪涛　李立明　曾益新　吴沛新　姚建红

编纂委员（以姓氏笔画为序）

丁　洁	丁　樱	丁安伟	于中麟	于布为	于学忠	万经海
马　军	马　进	马　骁	马　静	马　融	马安宁	马建辉
马烈光	马绪臣	王　平	王　伟	王　辰	王　政	王　恒
王　铁	王　硕	王　舒	王　键	王一飞	王一镗	王士贞
王卫平	王长振	王文全	王心如	王生田	王立祥	王兰兰
王汉明	王永安	王永炎	王成锋	王延光	王华兰	王行环
王旭东	王军志	王声湧	王坚成	王良录	王拥军	王茂斌
王松灵	王明荣	王明贵	王金锐	王宝玺	王诗忠	王建中
王建业	王建军	王建祥	王临虹	王贵强	王美青	王晓民
王晓良	王高华	王鸿利	王维林	王琳芳	王喜军	王晴宇
王道全	王德文	王德群	木塔力甫·艾力阿吉		尤启冬	戈　烽
牛　侨	毛秉智	毛常学	乌　兰	卞兆祥	文卫平	文历阳
文爱东	方　浩	方以群	尹　佳	孔北华	孔令义	孔维佳
邓文龙	邓家刚	书　亭	毋福海	艾措千	艾儒棣	石　岩
石远凯	石学敏	石建功	布仁达来	占　堆	卢志平	卢祖洵
叶　桦	叶冬青	叶常青	叶章群	申昆玲	申春悌	田家玮
田景振	田嘉禾	史录文	冉茂盛	代　涛	代华平	白春学
白慧良	丛　斌	丛亚丽	包怀恩	包金山	冯卫生	冯希平
冯泽永	冯学山	边旭明	边振甲	匡海学	邢小平	邢念增
达万明	达庆东	成　军	成翼娟	师英强	吐尔洪·艾买尔	
吕时铭	吕爱平	朱　珠	朱万孚	朱立国	朱华栋	朱宗涵
朱晓东	朱祥成	乔延江	伍瑞昌	任　华	任钧国	华　伟
伊河山·伊明		向　阳	多　杰	邬堂春	庄　辉	庄志雄
刘　平	刘　进	刘　玮	刘　强	刘　蓬	刘大为	刘小林
刘中民	刘玉清	刘尔翔	刘训红	刘永锋	刘吉开	刘芝华

刘伏友	刘华平	刘华生	刘志刚	刘克良	刘迎龙	刘建勋
刘胡波	刘树民	刘昭纯	刘俊涛	刘洪涛	刘桂荣	刘献祥
刘嘉瀛	刘德培	闫永平	米玛	米光明	安锐	祁建城
许媛	许腊英	那彦群	阮长耿	阮时宝	孙宁	孙光
孙皎	孙锟	孙少宣	孙长颢	孙立忠	孙则禹	孙秀梅
孙建中	孙建方	孙建宁	孙贵范	孙洪强	孙晓波	孙海晨
孙景工	孙颖浩	孙慕义	纪志刚	严世芸	苏川	苏旭
苏荣扎布	杜元灏	杜文东	杜治政	杜惠兰	李飞	李方
李龙	李东	李宁	李刚	李丽	李波	李剑
李勇	李桦	李鲁	李磊	李燕	李冀	李大魁
李云庆	李太生	李日庆	李玉珍	李世荣	李立明	李汉忠
李永哲	李志平	李连达	李灿东	李君文	李劲松	李其忠
李若瑜	李泽坚	李宝馨	李建兴	李建初	李建勇	李映兰
李思进	李莹辉	李晓明	李凌江	李继承	李董男	李森恺
李曙光	杨凯	杨恬	杨勇	杨健	杨硕	杨化新
杨文英	杨世民	杨世林	杨伟文	杨克敌	杨甫德	杨国山
杨宝峰	杨炳友	杨晓明	杨跃进	杨腊虎	杨瑞馥	杨慧霞
励建安	连建伟	肖波	肖南	肖永庆	肖培根	肖鲁伟
吴东	吴江	吴明	吴信	吴令英	吴立玲	吴欣娟
吴勉华	吴爱勤	吴群红	吴德沛	邱建华	邱贵兴	邱海波
邱蔚六	何维	何勤	何方方	何志嵩	何绍衡	何春涤
何裕民	余争平	余新忠	狄文	冷希圣	汪海	汪静
汪受传	沈岩	沈岳	沈敏	沈铿	沈卫峰	沈心亮
沈华浩	沈俊良	宋国维	张泓	张学	张亮	张强
张霆	张澍	张大庆	张为远	张玉石	张世民	张永学
张华敏	张宇鹏	张志愿	张丽霞	张伯礼	张宏誉	张劲松
张奉春	张宝仁	张建中	张建宁	张承芬	张琴明	张富强
张新庆	张潍平	张德芹	张燕生	陆华	陆林	陆翔
陆小左	陆付耳	陆伟跃	陆静波	阿不都热依木·卡地尔		陈文
陈杰	陈实	陈洪	陈琪	陈楠	陈薇	陈曦
陈士林	陈大为	陈文祥	陈玉文	陈代杰	陈尧忠	陈红风
陈志南	陈志强	陈规化	陈国良	陈佩仪	陈家旭	陈智轩
陈锦秀	陈誉华	邵蓉	邵荣光	邵瑞琪	武志昂	
其仁旺其格	范明	范炳华	茅宁莹	林三仁	林久祥	林子强
林天歆	林江涛	林曙光	杭太俊	郁琦	欧阳靖宇	尚红

果德安　　明根巴雅尔　　易定华　　易著文　　罗　力　　罗　毅　　罗小平
罗长坤　　罗颂平　　帕尔哈提·克力木　　帕塔尔·买合木提·吐尔根
图门巴雅尔　岳伟华　　岳建民　　金　玉　　金　奇　　金少鸿　　金伯泉
金季玲　　金征宇　　金银龙　　金惠铭　　周　兵　　周永学　　周光炎
周利群　　周灿全　　周良辅　　周纯武　　周学东　　周宗灿　　周定标
周宜开　　周建平　　周建新　　周春燕　　周荣斌　　周辉霞　　周福成
郑一宁　　郑志忠　　郑金福　　郑法雷　　郑建全　　郑洪新　　郑家伟
郎景和　　房　敏　　孟　群　　孟庆跃　　孟静岩　　赵　平　　赵　艳
赵　群　　赵子琴　　赵中振　　赵文海　　赵玉沛　　赵正言　　赵永强
赵志河　　赵彤言　　赵明杰　　赵明辉　　赵耐青　　赵临襄　　赵继宗
赵铱民　　赵靖平　　郝　模　　郝小江　　郝传明　　郝晓柯　　胡　志
胡　明　　胡大一　　胡文东　　胡向军　　胡国华　　胡昌勤　　胡盛寿
胡德瑜　　柯　杨　　查　干　　柏树令　　钟翠平　　钟赣生
香多·李先加　　　　段　涛　　段金廒　　段俊国　　侯一平　　侯金林
侯春林　　俞光岩　　俞梦孙　　俞景茂　　饶克勤　　施慎逊　　姜小鹰
姜玉新　　姜廷良　　姜国华　　姜柏生　　姜德友　　洪　两　　洪　震
洪秀华　　洪建国　　祝庆余　　祝𬞟晨　　姚永杰　　姚克纯　　姚祝军
秦　川　　秦卫军　　袁文俊　　袁永贵　　都晓伟　　晋红中　　粟占国
贾　波　　贾建平　　贾继东　　夏术阶　　夏照帆　　夏慧敏　　柴光军
柴家科　　钱传云　　钱忠直　　钱家鸣　　钱焕文　　倪　健　　倪　鑫
徐　军　　徐　晨　　徐云根　　徐永健　　徐志云　　徐志凯　　徐克前
徐金华　　徐建国　　徐勇勇　　徐桂华　　凌文华　　高　妍　　高　晞
高志贤　　高志强　　高金明　　高学敏　　高树中　　高健生　　高思华
高润霖　　郭　岩　　郭小朝　　郭长江　　郭巧生　　郭宝林　　郭海英
唐　强　　唐向东　　唐朝枢　　唐德才　　诸欣平　　谈　勇　　谈献和
陶永华　　陶芳标　　陶·苏和　　陶建生　　陶晓华　　黄　钢　　黄　峻
黄　烽　　黄人健　　黄叶莉　　黄宇光　　黄国宁　　黄国英　　黄跃生
黄璐琦　　萧树东　　梅　亮　　梅长林　　曹　佳　　曹广文　　曹务春
曹建平　　曹洪欣　　曹济民　　曹雪涛　　曹德英　　龚千锋　　龚守良
龚非力　　袭著革　　常耀明　　崔　蒙　　崔丽英　　庾石山　　康　健
康廷国　　康宏向　　章友康　　章锦才　　章静波　　梁　萍　　梁显泉
梁铭会　　梁繁荣　　谌贻璞　　屠鹏飞　　隆　云　　绳　宇　　巢永烈
彭　成　　彭　勇　　彭明婷　　彭晓忠　　彭瑞云　　彭毅志
斯拉甫·艾白　　　　葛　坚　　葛立宏　　董方田　　蒋力生　　蒋建东
蒋建利　　蒋澄宇　　韩晶岩　　韩德民　　惠延年　　粟晓黎　　程天民

程仕萍　程训佳　焦德友　储全根　童培建　曾　苏　曾　渝
曾小峰　曾正陪　曾国华　曾学思　曾益新　谢　宁　谢立信
蒲传强　赖西南　赖新生　詹启敏　詹思延　鲍春德　窦科峰
窦德强　褚淑贞　赫　捷　蔡　威　裴国献　裴晓方　裴晓华
廖品正　谭仁祥　谭先杰　翟所迪　熊大经　熊鸿燕　樊　旭
樊飞跃　樊巧玲　樊代明　樊立华　樊明文　樊瑜波　黎源倩
颜　虹　潘国宗　潘柏申　潘桂娟　薛社普　薛博瑜　魏光辉
魏丽惠　藤光生　B·吉格木德

《中华医学百科全书》学术委员会

主任委员　巴德年

副主任委员（以姓氏笔画为序）

汤钊猷　　吴孟超　　陈可冀　　贺福初

学术委员（以姓氏笔画为序）

丁鸿才	于明德	于是凤	于润江	于德泉	马　遂	王　宪
王大章	王之虹	王文吉	王正敏	王邦康	王声湧	王近中
王政国	王晓仪	王海燕	王鸿利	王琳芳	王锋鹏	王满恩
王模堂	王德文	王澍寰	王翰章	毛秉智	乌正赉	方福德
尹昭云	巴德年	邓伟吾	石一复	石中瑗	石四箴	石学敏
平其能	卢世璧	卢圣栋	卢光琇	史俊南	皮　昕	吕　军
吕传真	朱　预	朱大年	朱元珏	朱晓东	朱家恺	仲剑平
任德全	刘　正	刘　耀	刘又宁	刘宝林（口腔）		
刘宝林（公共卫生）	刘彦信	刘敏如	刘景昌	刘新光	刘嘉瀛	
刘镇宇	刘德培	闫剑群	江世忠	汤　光	汤钊猷	许　琪
许彩民	阮金秀	孙　燕	孙汉董	孙曼霁	纪宝华	严隽陶
苏　志	苏荣扎布	杜乐勋	李亚洁	李传胪	李仲智	李连达
李若新	李钟铎	李济仁	李舜伟	李巍然	杨　莘	杨圣辉
杨克恭	杨宠莹	杨瑞馥	肖文彬	肖承悰	肖培根	吴　坚
吴　坤	吴　蓬	吴乐山	吴永佩	吴在德	吴军正	吴观陵
吴希如	吴孟超	吴咸中	邱蔚六	何大澄	余森海	谷华运
邹学贤	汪　华	汪仕良	沈　岩	沈竞康	张乃峥	张习坦
张月琴	张世臣	张丽霞	张伯礼	张金哲	张学文	张学军
张承绪	张俊武	张洪君	张致平	张博学	张朝武	张蕴惠
陆士新	陆道培	陈　虹	陈子江	陈文亮	陈世谦	陈可冀
陈立典	陈宁庆	陈在嘉	陈尧忠	陈君石	陈松森	陈育德
陈治清	陈洪铎	陈家伟	陈家伦	陈寅卿	邵铭熙	范乐明
范茂槐	欧阳惠卿	罗才贵	罗成基	罗启芳	罗爱伦	罗慰慈
季成叶	金义成	金水高	金惠铭	周　俊	周仲瑛	周荣汉
周福成	郑德先	房书亭	赵云凤	胡永华	胡永洲	钟世镇
钟南山	段富津	侯云德	侯惠民	俞永新	俞梦孙	施侣元
姜世忠	姜庆五	恽榴红	姚天爵	姚新生	贺福初	秦伯益
袁建刚	贾弘禔	贾继东	贾福星	夏惠明	顾美仪	顾觉奋

顾景范　　徐文严　　翁心植　　栾文明　　郭　定　　郭子光　　郭天文
郭宗儒　　唐由之　　唐福林　　涂永强　　黄秉仁　　黄洁夫　　黄璐琦
曹仁发　　曹采方　　曹谊林　　龚幼龙　　龚锦涵　　盛志勇　　康广盛
章魁华　　梁文权　　梁德荣　　彭小忠　　彭名炜　　董　怡　　程天民
程元荣　　程书钧　　程伯基　　傅民魁　　曾长青　　曾宪英　　温　海
强伯勤　　裘雪友　　甄永苏　　褚新奇　　蔡年生　　廖万清　　樊明文
黎介寿　　薛　淼　　戴行锷　　戴宝珍　　戴尅戎

《中华医学百科全书》工作委员会

主任委员　姚建红

副主任委员　李　青

执行主任委员　张　凌

顾问　罗　鸿

编审（以姓氏笔画为序）

司伊康	张　宇	张　凌	张之生	张立峰	张晓雪	陈　懿
陈永生	呼素华	郭亦超	傅祚华	谢　阳		

编辑（以姓氏笔画为序）

于　岚	王　霞	尹丽品	孙文欣	李元君	李亚楠	刘　婷
吴翠姣	沈冰冰	陈　佩	胡安霞			

工作委员

张晓雪	左　谦	吴　江	李志北	刘　华	卢运霞	栾　韬
丁春红	孙雪娇					

办公室主任　吴翠姣

办公室副主任　孙文欣　王　霞

杜国福　　原中国人民解放军军事科学院军事医学研究院卫生勤务与血液研究所

吴　东　　原中国人民解放军军事医学科学院卫生勤务与医学情报研究所

沈俊良　　原中国人民解放军海军医学研究所

张树华　　原中国人民解放军后勤指挥学院

张献志　　原中国人民解放军空军军医大学

张鹭鹭　　中国人民解放军海军军医大学

鱼　敏　　中国人民解放军军事科学院军事医学研究院卫生勤务与血液研究所

贺　祯　　中国人民解放军军事科学院军事医学研究院卫生勤务与血液研究所

胡家庆　　中国人民解放军海军军医大学海军特色医学研究中心

郭树森　　中国人民解放军国防大学联合勤务学院

徐　雷　　中国人民解放军军事科学院军事医学研究院卫生勤务与血液研究所

黄朝晖　　中国人民解放军陆军军医大学

雷二庆　　中国人民解放军军事科学院军事医学研究院卫生勤务与血液研究所

军事与特种医学

总主编

    孙建中   原中国人民解放军军事医学科学院

军事与特种医学编纂办公室

主 任

    刘胡波   原中国人民解放军军事医学科学院卫生勤务与医学情报研究所

副主任

    吴 东   原中国人民解放军军事医学科学院卫生勤务与医学情报研究所

学术秘书

    王庆阳   中国人民解放军军事科学院军事医学研究院卫生勤务与血液研究所

本卷编委会

主 编

    毛常学   原中国人民解放军军事医学科学院卫生勤务与医学情报研究所

副主编

    刘胡波   原中国人民解放军军事医学科学院卫生勤务与医学情报研究所

    陈国良   中国人民解放军海军军医大学

编 委（按姓氏笔画排序）

    毛常学   原中国人民解放军军事医学科学院卫生勤务与医学情报研究所

    王欣宇   原中国人民解放军军事医学科学院卫生勤务与医学情报研究所

    邬小军   中国人民解放军国防大学联合勤务学院

    刘胡波   原中国人民解放军军事医学科学院卫生勤务与医学情报研究所

    孙 海   原中国人民解放军后勤指挥学院

    安瑞卿   原中国人民解放军空军医学研究所

    陈文亮   原中国人民解放军军事医学科学院卫生勤务与医学情报研究所

    陈国良   中国人民解放军海军军医大学

杜国福　　原中国人民解放军军事科学院军事医学研究院卫生勤务与血液研究所

吴　东　　原中国人民解放军军事医学科学院卫生勤务与医学情报研究所

沈俊良　　原中国人民解放军海军医学研究所

张树华　　原中国人民解放军后勤指挥学院

张献志　　原中国人民解放军空军军医大学

张鹭鹭　　中国人民解放军海军军医大学

鱼　敏　　中国人民解放军军事科学院军事医学研究院卫生勤务与血液研究所

贺　祯　　中国人民解放军军事科学院军事医学研究院卫生勤务与血液研究所

胡家庆　　中国人民解放军海军军医大学海军特色医学研究中心

郭树森　　中国人民解放军国防大学联合勤务学院

徐　雷　　中国人民解放军军事科学院军事医学研究院卫生勤务与血液研究所

黄朝晖　　中国人民解放军陆军军医大学

雷二庆　　中国人民解放军军事科学院军事医学研究院卫生勤务与血液研究所

前　言

《中华医学百科全书》终于和读者朋友们见面了！

古往今来，凡政通人和、国泰民安之时代，国之重器皆为科技、文化领域的鸿篇巨制。唐代《艺文类聚》、宋代《太平御览》、明代《永乐大典》、清代《古今图书集成》等，无不彰显盛世之辉煌。新中国成立后，国家先后组织编纂了《中国大百科全书》第一版、第二版，成为我国科学文化事业繁荣发达的重要标志。医学的发展，从大医学、大卫生、大健康角度，集自然科学、人文社会科学和艺术之大成，是人类社会文明与进步的集中体现。随着经济社会快速发展，医药卫生领域科技日新月异，知识大幅更新。广大读者对医药卫生领域的知识文化需求日益增长，因此，编纂一部医药卫生领域的专业性百科全书，进一步规范医学基本概念，整理医学核心体系，传播精准医学知识，促进医学发展和人类健康的任务迫在眉睫。在党中央、国务院的亲切关怀以及国家各有关部门的大力支持下，《中华医学百科全书》应运而生。

作为当代中华民族"盛世修典"的重要工程之一，《中华医学百科全书》肩负着全面总结国内外医药卫生领域经典理论、先进知识，回顾展现我国卫生事业取得的辉煌成就，弘扬中华文明传统医药璀璨历史文化的使命。《中华医学百科全书》将成为我国科技文化发展水平的重要标志、医药卫生领域知识技术的最高"检阅"、服务千家万户的国家健康数据库和医药卫生各学科领域走向整合的平台。

肩此重任，《中华医学百科全书》的编纂力求做到两个符合。一是符合社会发展趋势：全面贯彻以人为本的科学发展观指导思想，通过普及医学知识，增强人民群众健康意识，提高人民群众健康水平，促进社会主义和谐社会构建。二是符合医学发展趋势：遵循先进的国际医学理念，以"战略前移、重心下移、模式转变、系统整合"的人口与健康科技发展战略为指导。同时，《中华医学百科全书》的编纂力求做到两个体现：一是体现科学思维模式的深刻变革，即学科交叉渗透/知识系统整合；二是体现继承发展与时俱进的精神，准确把握学科现有基础理论、基本知识、基本技能以及经典理论知识与科学思维精髓，深刻领悟学科当前面临的交叉渗透与整合转化，敏锐洞察学科未来的发展趋势与突破方向。

作为未来权威著作的"基准点"和"金标准"，《中华医学百科全书》编纂过程中，制定了严格的主编、编者遴选原则，聘请了一批在学界有相当威望、具有较高学术造诣和较强组织协调能力的专家教授（包括多位两院院士）担任大类主编和学科卷主编，确保全书的科学性与权威性。另外，还借鉴了已有百科全书的编写经验。鉴于《中华医学百科全书》的编纂过程本身带有科学研究性质，还聘请了若干科研院所的科研管理专家作为特约编审，站在科研管理的高度为全书的顺利编纂保驾护航。除了编者、编审队伍外，还制订了详尽的质量保证计划。编纂委员会和工作委员会秉持质量源于设计的理念，共同制订了一系列配套的质量控制规范性文件，建立了一套切实可行、行之有效、效率最优的编纂质量管理方案和各种情况下的处理原则及预案。

《中华医学百科全书》的编纂实行主编负责制，在统一思想下进行系统规划，保证良好的全程质量策划、质量控制、质量保证。在编写过程中，统筹协调学科内各编委、卷内条目以及学科间编委、卷间条目，努力做到科学布局、合理分工、层次分明、逻辑严谨、详略有方。在内容编排上，务求做到"全准精新"。形式"全"：学科"全"，册内条目"全"，全面展现学科面貌；内涵"全"：知识结构"全"，多方位进行条目阐释；联系整合"全"：多角度编制知识网。数据"准"：基于权威文献，引用准确数据，表述权威观点；把握"准"：审慎洞察知识内涵，准确把握取舍详略。内容"精"："一语天然万古新，豪华落尽见真淳。"内容丰富而精练，文字简洁而规范；逻辑"精"："片言可以明百意，坐驰可以役万里。"严密说理，科学分析。知识"新"：以最新的知识积累体现时代气息；见解"新"：体现出学术水平，具有科学性、启发性和先进性。

《中华医学百科全书》之"中华"二字，意在中华之文明、中华之血脉、中华之视角，而不仅限于中华之地域。在文明交织的国际化浪潮下，中华医学汲取人类文明成果，正不断开拓视野，敞开胸怀，海纳百川般融入，润物无声状拓展。《中华医学百科全书》秉承了这样的胸襟怀抱，广泛吸收国内外华裔专家加入，力求以中华文明为纽带，牵系起所有华人专家的力量，展现出现今时代下中华医学文明之全貌。《中华医学百科全书》作为由中国政府主导，参与编纂学者多、分卷学科设置全、未来受益人口广的国家重点出版工程，得到了联合国教科文等组织的高度关注，对于中华医学的全球共享和人类的健康保健，都具有深远意义。

《中华医学百科全书》分基础医学、临床医学、中医药学、公共卫生学、军事与特种医学和药学六大类，共计 144 卷。由中国医学科学院/北京协和医学院牵头，联合军事医学科学院、中国中医科学院和中国疾病预防控制中心，带动全国知名院校、科研单位和医院，有多位院士和海内外数千位优秀专家参加。国内知名的医学和百科编审汇集中国协和医科大学出版社，并培养了一批热爱百科事业的中青年编辑。

回览编纂历程，犹然历历在目。几年来，《中华医学百科全书》编纂团队呕心沥血，孜孜矻矻。组织协调坚定有力，条目撰写字斟句酌，学术审查一丝不苟，手书长卷撼人心魂……在此，谨向全国医学各学科、各领域、各部门的专家、学者的积极参与以及国家各有关部门、医药卫生领域相关单位的大力支持致以崇高的敬意和衷心的感谢！

《中华医学百科全书》的编纂是一项泽被后世的创举，其牵涉医学科学众多学科及学科间交叉，有着一定的复杂性；需要体现在当前医学整合转型的新形式，有着相当的创新性；作为一项国家出版工程，有着毋庸置疑的严肃性。《中华医学百科全书》开创性和挑战性都非常强。由于编纂工作浩繁，难免存在差错与疏漏，敬请广大读者给予批评指正，以便在今后的编纂工作中不断改进和完善。

刘德培

凡　例

一、《中华医学百科全书》（以下简称《全书》）按基础医学类、临床医学类、中医药学类、公共卫生类、军事与特种医学类、药学类的不同学科分卷出版。一学科辑成一卷或数卷。

二、《全书》基本结构单元为条目，主要供读者查检，亦可系统阅读。条目标题有些是一个词，例如"减员"；有些是词组，例如"卫勤管理机构"。

三、由于学科内容有交叉，会在不同卷设有少量同名条目。例如《航空医学》《军事人机工效学》都设有"机组资源管理"条目。其释文会根据不同学科的视角不同各有侧重。

四、条目标题上方加注汉语拼音，条目标题后附相应的外文。例如：

wèishēng qínwùxué
卫生勤务学（science of health service）

五、本卷条目按学科知识体系顺序排列。为便于读者了解学科概貌，卷首条目分类目录中条目标题按阶梯式排列，例如：

战时卫生勤务学 ……………………………………………………………………

　减员 …………………………………………………………………………………

　　卫生减员 ………………………………………………………………………

　　疾病减员 ………………………………………………………………………

　　战伤减员 ………………………………………………………………………

　　阵亡 ………………………………………………………………………………

　　伤死 ………………………………………………………………………………

　　减员分析 ………………………………………………………………………

　分级救治 …………………………………………………………………………

　时效救治 …………………………………………………………………………

六、各学科都有一篇介绍本学科的概观性条目，一般作为本学科卷的首条。介绍学科大类的概观性条目，列在本大类中基础性学科卷的学科概观性条目之前。

七、条目之中设立参见系统，体现相关条目内容的联系。一个条目的内容涉及其他条目，需要其他条目的释文作为补充的，设为"参见"。所参见的本卷条目的标题在本条目释文中出现的，用蓝色楷体字印刷；所参见的本卷条目的标题未在本条目释文中出现的，在括号内用蓝色楷体字印刷该标题，另加"见"字；参见其他卷条目的，注明参见条所属学科卷名，如"参见□□□卷"或"参见□□□卷□□□□"。

八、《全书》医学名词以全国科学技术名词审定委员会审定公布的为标准。同一概念或疾病在不同学科有不同命名的，以主科所定名词为准。字数较多，释文中拟用简称的名词，每个条目中第一次出现时使用全称，并括注简称，例如：中华人民共和国药典（简称中国药典）。个别众所周知的名词直接使用简称、缩写，例如：B超。药物名称参照《中华人民共和国药典》2020 年版和《国家基本药物目录》2018 年版。

九、《全书》量和单位的使用以国家标准 GB 3100—1993《国际单位制及其应用》、GB/T 3101—1993《有关量、单位和符号的一般原则》及 GB/T 3102 系列国家标准为准。援引古籍或外文时维持原有单位不变。必要时括注与法定计量单位的换算。

十、《全书》数字用法以国家标准 GB/T 15835—2011《出版物上数字用法》为准。

十一、正文之后设有内容索引和条目标题索引。内容索引供读者按照汉语拼音字母顺序查检条目和条目之中隐含的知识主题。条目标题索引分为条目标题汉字笔画索引和条目外文标题索引，条目标题汉字笔画索引供读者按照汉字笔画顺序查检条目，条目外文标题索引供读者按照外文字母顺序查检条目。

十二、部分学科卷根据需要设有附录，列载本学科有关的重要文献资料。

目　录

卫生勤务学 …………………………………… 1
卫勤理论 ……………………………………… 6
　平时卫生勤务学 ………………………… 8
　战时卫生勤务学 ………………………… 9
　　减员 …………………………………… 10
　　　卫生减员 …………………………… 11
　　　疾病减员 …………………………… 11
　　　战伤减员 …………………………… 12
　　　阵亡 ………………………………… 12
　　　伤死 ………………………………… 12
　　　减员分析 …………………………… 13
　　分级救治 ……………………………… 13
　　时效救治 ……………………………… 15
　　伤情 …………………………………… 16
　　伤员流 ………………………………… 17
　非战争军事行动卫生勤务学 …………… 18
　　非战争军事行动伤病员预计 ………… 20
　　非战争军事行动伤病员分析 ………… 20
　　非战争军事行动伤病员流 …………… 21
　战略卫生勤务学 ………………………… 21
　战役卫生勤务学 ………………………… 22
　战术卫生勤务学 ………………………… 23
　海军卫生勤务学 ………………………… 24
　空军卫生勤务学 ………………………… 26
　炮兵卫生勤务学 ………………………… 28
　装甲兵卫生勤务学 ……………………… 28
　火箭军卫生勤务学 ……………………… 29
　兽医勤务学 ……………………………… 30
　军队药材供应管理学 …………………… 31
　　战救药材 ……………………………… 33
　　　战救药材基数 ……………………… 33
　　战时常备药材 ………………………… 33
　　军队特需药品 ………………………… 34
　军队卫生经济学 ………………………… 34
　军队卫生统计学 ………………………… 36

军事医学地理学 …………………………… 37
　军事医学地理信息系统 ………………… 39
　卫勤研究法 ……………………………… 39
　　卫勤模拟 ……………………………… 41
卫勤机构 ……………………………………… 41
　卫勤管理机构 …………………………… 42
　　卫生局 ………………………………… 43
　　卫生处 ………………………………… 44
　　卫生科 ………………………………… 44
　　中国人民解放军医学科学技术委员会 … 44
　　中国人民解放军爱国卫生运动委员会 … 46
　卫勤保障机构 …………………………… 47
　　军队医疗保健机构 …………………… 49
　　　军队医院 …………………………… 49
　　　　军队总医院 ……………………… 50
　　　　军队中心医院 …………………… 51
　　　　军队专科医院 …………………… 52
　　　　军队教学医院 …………………… 52
　　　　队属医院 ………………………… 53
　　　　军队医学专科中心 ……………… 53
　　　　军队门诊部 ……………………… 54
　　　　特勤体检队 ……………………… 54
　　　军队疗养院 ………………………… 54
　　战时医疗后送机构 …………………… 55
　　　野战医院 …………………………… 56
　　　基地医院 …………………………… 56
　　　后方医院 …………………………… 57
　　　野战传染病医院 …………………… 57
　　　机动卫勤分队 ……………………… 57
　　　　野战医疗所 ……………………… 58
　　　　野战医疗队 ……………………… 59
　　　　野战手术队 ……………………… 60
　　　　卫生列车医疗队 ………………… 60
　　　　医院船医疗所 …………………… 60
　　　　援潜救生医疗队 ………………… 61

救护艇医疗队 …………………… 62
卫生运输船医疗队 ……………… 62
空降医疗队 ……………………… 63
空运后送医疗队 ………………… 63
心理医学救援队 ………………… 64
救护所 …………………………… 64
舰艇救护所 ……………………… 64
码头救护所 ……………………… 65
场站救护所 ……………………… 66
连抢救组 ………………………… 66
担架队 …………………………… 66
军队疾病预防控制机构 …………… 67
野战防疫队 ……………………… 68
军队突发公共卫生应急处置大队 … 68
军队动物疫情处置队 …………… 68
军队药材保障机构 ………………… 69
军队药材仓库 …………………… 69
军队药材供应站 ………………… 70
野战药材仓库 …………………… 70
基地药材仓库 …………………… 70
军队药品仪器检验所 …………… 71
野战卫生装备维修队 …………… 71
军队医用制氧站 ………………… 71
野战血站 ………………………… 72
部队综合卫勤保障机构 …………… 72
支队医院 ………………………… 73
卫生连 …………………………… 73
卫生排 …………………………… 73
舰艇医务室 ……………………… 73
军队医学教学机构 ………………… 74
军医大学 ………………………… 74
卫生勤务学教育机构 …………… 75
海军医学教育机构 ……………… 76
航空航天医学教育机构 ………… 77
高原军事医学教育机构 ………… 78

医务士官学校 …………………… 79
卫生员训练队 …………………… 80
军事医学科研机构 ………………… 81
卫生勤务研究机构 ……………… 83
军事辐射医学研究机构 ………… 83
军事基础医学研究机构 ………… 84
军队卫生学环境医学研究机构 … 84
军事微生物流行病研究机构 …… 85
军事毒物药物研究机构 ………… 86
卫生装备研究机构 ……………… 86
军事生物工程研究机构 ………… 87
野战输血研究机构 ……………… 88
野战外科研究机构 ……………… 88
军事兽医研究机构 ……………… 89
海军医学研究机构 ……………… 89
航空医学研究机构 ……………… 91
军队医学出版机构 ……………… 92
军队医学图书馆 ………………… 92
军队卫生人员 ……………………… 93
卫勤管理人员 ……………………… 94
军队卫生局长 …………………… 95
军队卫生处长 …………………… 95
军队卫生科长 …………………… 95
军队医院院长 …………………… 95
军队卫生助理员 ………………… 96
军队卫生技术人员 ………………… 96
军医 ……………………………… 96
防疫军医 ……………………… 97
舰艇军医 ……………………… 98
航空军医 ……………………… 98
军队护士长 ……………………… 99
军队护士 ………………………… 99
军队兽医 ………………………… 100
卫生士官 ………………………… 100
军队卫生员 ……………………… 100

卫生战士 ……………………… 101
卫勤保障 ……………………… 101
　战时卫勤组织指挥 …………… 104
　　战时卫生减员预计 ………… 105
　　战时卫勤力量预计 ………… 105
　　战时卫勤侦察 ……………… 107
　　战时卫勤保障计划 ………… 108
　　卫勤部署 …………………… 108
　　卫勤机构转移 ……………… 109
　　卫勤任务调整 ……………… 109
　　卫勤协同 …………………… 109
　　战时卫勤日报 ……………… 110
　军队卫生防病 ………………… 110
　　军队卫生流行病学侦察 …… 111
　　战斗应激反应防控 ………… 112
　　军人心理测评 ……………… 113
　军队卫生防护 ………………… 113
　　核武器损伤卫生防护 ……… 114
　　　核武器杀伤区伤员抢救 … 116
　　化学武器损伤卫生防护 …… 116
　　　化学武器染毒区伤员抢救 … 117
　　火箭推进剂卫生防护 ……… 118
　　生物武器损伤卫生防护 …… 118
　军队医疗保健 ………………… 119
　　军人体格检查 ……………… 120
　　军人疗养 …………………… 121
　　军人健康鉴定 ……………… 121
　　军人健康档案 ……………… 122
　　军人评残 …………………… 122
　　军人镶装 …………………… 122
　　军队医学防治体系 ………… 123
　　部队巡回医疗 ……………… 123
　　军队医疗事故 ……………… 123
　　军队医疗差错 ……………… 124
　　军队飞行事故医学调查 …… 124

医疗后送 ……………………… 125
　医疗后送体制 ………………… 126
　自救互救 ……………………… 126
　海上落水人员搜救 …………… 127
　遇险飞行人员寻找救护 ……… 128
　战伤现场急救 ………………… 128
　战伤紧急救治 ………………… 129
　战伤早期治疗 ………………… 129
　战伤专科治疗 ………………… 130
　战伤康复治疗 ………………… 130
　军队远程医疗 ………………… 130
　伤病员分类 …………………… 132
　　伤病员分类牌 ……………… 133
　　伤标 ………………………… 133
　　急救分类 …………………… 134
　　伤员基础生命状态计分法 … 134
　战伤护理 ……………………… 134
　伤病员后送 …………………… 135
　　伤病员空运后送 …………… 136
　　海上伤病员换乘 …………… 138
　　伤病员立体后送 …………… 139
　　伤病员后送协同 …………… 140
　野战病历 ……………………… 140
　伤票 …………………………… 141
军队药材保障 ………………… 142
　军队药材筹措 ………………… 143
　军队药材供应 ………………… 143
　　军队药材供应方式 ………… 144
　　"三防"药材供应 ………… 145
　　军队特殊管理药品供应 …… 145
　　军队通用药材保障 ………… 146
　　军队专用药材保障 ………… 146
　军队战备药材储备 …………… 146
　　战略药材储备 ……………… 147
　　战役药材储备 ……………… 147

战术药材储备 …………………… 148
药材储备轮换更新 ………………… 148
军队卫生装备检修 …………………… 148
军队药品检验 ……………………… 149
军队血液保障 ……………………… 149
非战争军事行动卫勤保障 ……………… 151
非战争军事行动卫勤法规 …………… 152
《军队处置突发事件卫勤保障应急预案》……… 152
非战争军事行动卫勤力量 …………… 153
非战争军事行动卫勤准备 …………… 153
非战争军事行动医疗后送 …………… 155
非战争军事行动卫生防疫 …………… 156
非战争军事行动药材保障 …………… 158
非战争军事行动心理救援 …………… 159
反恐维稳行动卫勤保障 ……………… 160
灾害救援卫勤保障 …………………… 161
维护权益行动卫勤保障 ……………… 163
边境封控行动卫勤保障 ……………… 164
处置核与辐射突发事件卫勤保障 ……… 165
处置化学突发事件卫勤保障 ………… 167
联合国维和行动卫勤保障 …………… 168
联合国维和行动一级卫勤保障 ……… 169
联合国维和行动二级卫勤保障 ……… 169
联合国维和行动三级卫勤保障 ……… 169
联合国维和行动四级卫勤保障 ……… 170
联合国维和行动先遣医疗组 ………… 170
国际联合军事演习卫勤保障 ………… 170
国际人道主义医学救援 ……………… 171
军队兽医保障 ……………………… 172
军队人畜共患病 …………………… 173
部队动物性食品兽医卫生检验 ……… 173
建制性卫勤保障 …………………… 174
区域性卫勤保障 …………………… 175
联勤卫生保障 ……………………… 176
潜水卫勤保障 ……………………… 177

舰艇出海卫勤保障 …………………… 178
飞行卫勤保障 ……………………… 180
空降作战卫勤保障 …………………… 181
跳伞训练卫勤保障 …………………… 183
导弹发射卫勤保障 …………………… 184
军人心理医学保障 …………………… 185
卫勤管理 …………………………… 186
军队卫生工作方针 …………………… 188
军队卫生法 ………………………… 189
《中国人民解放军卫生条例》 ……… 189
军队卫生技术规范 ………………… 190
《战伤救治规则》 ………………… 190
《战伤护理技术规范》 …………… 191
卫勤发展战略 ……………………… 191
军队卫生资源配置 …………………… 193
军队卫生改革 ……………………… 193
现代卫勤建设 ……………………… 195
军队卫生工作标准化管理 …………… 197
军队卫生计划管理 …………………… 198
军队预防医疗保健一体化 …………… 198
军队医疗保障制度 …………………… 200
军人免费医疗 ……………………… 201
军队职工医疗保险 ………………… 201
卫生战备 …………………………… 202
卫勤保障预案 ……………………… 202
卫勤信息管理 ……………………… 203
卫勤信息 …………………………… 203
战时卫勤综合数据库 ……………… 204
卫勤信息系统 ……………………… 205
卫勤信息标准化 …………………… 206
军队医学期刊 ……………………… 207
《解放军医学杂志》 ……………… 208
《解放军健康》 …………………… 209
《医疗卫生装备》 ………………… 209
军医大学学报 ……………………… 210

《军事医学》 …………………………… 211
《解放军卫勤杂志》 ………………… 211
卫勤统计 ……………………………… 212
卫勤统计月报 ……………………… 212
军队临床医疗指标 …………………… 212
部队发病控制指标 …………………… 213
卫勤信息管理自动化 ………………… 213
军队卫生经济管理 …………………… 213
军队卫生资源 ……………………… 214
军队卫生政策经济分析 …………… 215
军队卫生事业费 …………………… 215
军队卫生事业费标准 …………… 216
军队卫生经费预算 ……………… 216
军队卫生经费决算 ……………… 217
军队医院管理 ………………………… 217
军队医院分级管理 ………………… 218
军队医院经费管理 ………………… 219
军队医院成本核算 ……………… 220
军队医院医疗设备管理 …………… 221
军队医疗质量管理 ………………… 222
军队卫生防病管理 …………………… 222
部队卫生管理 ……………………… 223
军队卫生监督 ……………………… 223
军队疫情报告 ……………………… 224
军队疫情预测 ……………………… 224
军队药品器材管理 …………………… 225
战时药材器材配备标准 …………… 225
药材申请计划 ……………………… 225
军队药品监督 ……………………… 226
战时药材储备标准 ………………… 226
野战卫生装备标准 ………………… 226
军队药材保管 ……………………… 227
军队中医药管理 ……………………… 227
军队兽医工作管理 …………………… 228

军队医学科研管理 …………………… 229
军队医学科研计划管理 …………… 230
军队医学科研课题管理 …………… 230
军队医学科研成果管理 …………… 231
军队医学科研支撑条件管理 ……… 231
军队医学教育训练 …………………… 232
军队医学院校教育 ………………… 232
军队继续医学教育 ………………… 233
卫勤训练 ……………………………… 234
院校卫勤教育 ……………………… 235
在职卫勤训练 ……………………… 235
卫勤想定 …………………………… 236
卫勤演习 …………………………… 236
卫勤作业 …………………………… 237
卫勤应急管理 ………………………… 237
卫勤应急准备 ……………………… 238
卫勤应急响应 ……………………… 239
突发公共卫生事件卫勤应急处置 … 239
卫勤应急结束 ……………………… 240
卫勤保障能力评估 …………………… 240
机动卫勤力量能力评估 …………… 241
部队卫勤保障能力评估 …………… 241
军队药材保障能力评估 …………… 242
［中国人民解放军卫勤历史］
土地革命战争时期卫勤史 ………… 242
抗日战争时期卫勤史 ……………… 246
解放战争时期卫勤史 ……………… 249
社会主义时期卫勤史 ……………… 251
中国人民志愿军卫勤史 …………… 256

索引 …………………………………… 261
条目标题汉字笔画索引 ……………… 261
条目外文标题索引 …………………… 269
内容索引 ……………………………… 276

wèishēng qínwùxué

卫生勤务学（science of health service）

研究军队卫生勤务本质、特征和规律，指导卫生勤务实践的学科。属软科学范畴。卫生勤务是运用医学科学技术和相关资源，为军队成员健康服务的专业工作，简称"卫勤"，通常包括疾病防控、医疗保健、卫生防护、药材保障、医学训练、医学科研、卫勤管理等。基本任务是研究军事活动对卫生勤务的影响和要求，提供卫勤保障、卫勤建设的理论依据和科学预见，培养卫勤人才，提高卫勤指挥管理水平。

简史 卫生勤务学的产生经历了一个漫长的过程，在不断总结军队卫勤工作实践经验的基础上逐步形成，并随着常备军的建立和军队卫生工作的发展而丰富完善。

世界军队卫勤史 其形成发展大体经历了三个时代。①古代卫生勤务（冷兵器伤时代）：军队作战以冷兵器为主，战伤多为"金创"和"折伤"，军事医学史上称为"金创时代"。在欧洲，公元前4~前3世纪的古希腊军队编有医官和医疗机构。15世纪西班牙军队团编有医生，警备区编有医院。1591年，法国出版《火器伤救治规程》。1707年，俄军建立第一所军医院。②近代卫生勤务（火器伤时代）：19世纪中叶，火器取代了冷兵器，作战中枪弹和弹片伤增多，形成了军事医学史上的"火器伤时代"。1863年，灭菌技术开始应用于战伤治疗，在1873年出现了止血带。③现代卫生勤务（现代武器伤时代）：20世纪初期，随着军种、兵种增加，核、化学、生物武器的出现和使用，新伤类的救治和卫生防护问题增多，军事医学进入"现代兵器伤救治与防护时代"。第二次世界大战期间伤员救护，各主要参战国军队普遍实行了分级救治和化学、生物武器损伤防护体制。俄军把卫生勤务作为一门独立学科进行讲授和研究。苏维埃红军于1922年印发了军医卫勤战术大纲教材，并在列宁格勒的基洛夫军事医学院建有卫生勤务教研室，讲授和研究卫勤组织与战术，即战时卫生勤务学。1923年在军事医学院正式讲授《卫生行政与卫生战术》，1930年在该院建立卫勤组织与卫生战术教研室。美军一直没有独立明确的卫生勤务学，但卫勤思想理念十分活跃，建有专门研究机构，卫勤理论体现在各种作战保障条令中，并根据战争经验不断更新。这一时期，各国军队卫勤纷纷提出了"医疗与士兵同在""大卫生观""区域保障一体化""组织模块化"等思想理论。预防医学和临床医学技术有了很大进步。海湾战争之后，高新技术兵器损伤、非线性作战和精准打击方式给卫勤保障带来挑战，许多国家军队都在加强卫勤研究，采用新的卫勤体制，加大卫勤机动力量建设力度，发展远程医疗和立体后送手段（图1）。

中国军队卫勤史 中国古代卫生勤务在世界处于前列，东汉末年，著名中医外科学家华佗发明用"麻沸散"进行麻醉，实施腹部手术。近代卫生勤务阶段，明显落后于西方国家军队。现代卫生勤务进步明显加快。抗日战争期间，中国国民党军队曾编写《战时卫生勤务讲义》等教材，在军医学校中讲授。中国人民解放军卫生勤务始于现代卫生勤务时代，其形成发展大体经历了4个时期。

土地革命战争时期 该时期的卫生勤务，从无到有，在卫勤建设方面做了大量奠基性的工作。1927年10月，中国工农革命军第1师第1团卫生队在江西宁冈茅坪被改编为医院。1931年11月，中华苏维埃共和国中央革命军事委员会（中革军委）成立总军医处，并开始创办红军军医学校。

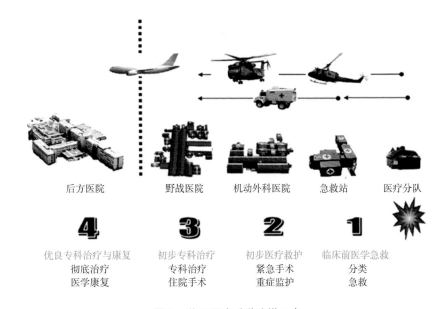

后方医院　野战医院　机动外科医院　急救站　医疗分队

4 **3** **2** **1**

优良专科治疗与康复　初步专科治疗　初步医疗救护　临床前医学急救
彻底治疗　专科治疗　紧急手术　分类
医学康复　住院手术　重症监护　急救

图1　美军医疗后送阶梯示意
（李丽娟供图）

1932 年 6 月总军医处颁布《卫生法规》，统一规定医疗、防疫、药材等工作制度。战时连营实施现场抢救，团、师开设绷扎所，军团开设伤兵转运站和野战医院，后方开设有兵站医院和后方医院，初步形成分级救治体制。

抗日战争时期　该时期的卫生勤务，在极其困难的条件下保障了作战的胜利。1937 年 11 月，八路军卫生部颁发《暂行卫生法规》。1941 年 1 月，军委总卫生部提出"预防第一"的方针。抗日战争中共收治伤员 30 余万名。有的国际组织派出援华医疗队（组），为解放区军民医伤治病，白求恩是其杰出代表（图 2）。宋庆龄领导的"保卫中国同盟"援助了大量医疗器械和资金。

解放战争时期　该时期的卫生勤务，保障了大兵团各个方向上运动作战和攻坚作战。1945 年 9 月，中央军事委员会恢复军委卫生部。随着解放军兵力迅速增长，各军区和野战军设医学院校和办医训队，培养大批卫生人员。野战医院、兵站医院和后方医院的数量逐渐增加，从火线到后方医院普遍实行分级救治体制，此期间共救治伤员 104 万余名，治愈归队率达 70% 以上。到 1949 年 9 月，共有医院 450 余所。

社会主义革命与建设时期　该时期的卫生勤务得到了快速发展。中华人民共和国成立后，军队开始调整健全卫勤组织，建立统一领导的卫生工作体系，健全卫生法规，加强卫勤正规化建设。抗美援朝战争中收治伤员 38 万余名，治愈率达 94.3%。1950 年底，军队整编时供给部门与卫生部门合并，部队各级卫勤机构均相继纳入后勤序列。20 世纪 60~80 年代，出色完成了中印边境自卫反击战和中越边境自卫还击战的卫勤保障任务，开展高技术、大规模杀伤武器损伤防护与救治技术研究和局部战争卫勤保障研究。1990~1992 年，组织卫生工作体制与资源为主要内容的系统调查和专题论证。1996 年 1 月，中央军事委员会主席江泽民签署命令发布《中国人民解放军卫生条例》，明确卫生工作方针是"面向部队，预防为主，中西医结合，依靠科技进步，动员全军参与，为巩固和提高部队战斗力服务"。同年修改颁发《战伤救治规则》和制定《医院战时保障条令》《卫勤分队战时保障条令》。1998 年特大洪涝灾害，军队派出 250 余支医疗、防疫队，救治军民伤病员 134 万人（图 3）。进入 21 世纪，前 10 年先后实行卫生联勤体制改革、军队卫勤机构精简调整、军队医疗保障制度改革，开展现代高技术局部战争卫勤保障研究，派出首支维和医疗分队赴非洲刚果（金）执行联合国维和行动卫勤保障任务。2003 年发生非典型性肺炎疫情后，军队用 7 天时间在北京小汤山组建野战医院，收治地方患者，为"非典"防治做出了重要贡献，并借势在总部和各战区成立疾病预防控制中心。2008 年汶川发生特大地震后，军队迅速派出 397 支卫勤分队、7060 名卫生人员驰援，救治伤病员 60 余万人次。"十三五"期间，先后开展了全面建设现代卫勤、数字化部队卫勤建设、部队卫勤保障模式改革、实兵对抗卫勤保障演习和基地化卫勤训练，实施了军用特需药、重大传染病防治、现代战伤救治等国家军队重大专项研究，推进了新一轮卫勤指挥和保障体制改革，步入了大国强军卫勤建设的新征程。

在 4 个时期中，卫勤学科发展颇有建树，逐步形成理论体系。1933 年印发《连一级卫生勤务》《师以上卫生勤务纲要》和《卫生法规》，1940 年出版白求恩编写的《游击战中师野战医院的组织与技术》，1946 年出版贺诚编译的《卫生勤务基础》，为卫生勤务学的形成打下基础。1951 年军医院校相继建立了卫生勤务教研室，编写卫生勤务学教材，开设卫生勤务学课程，举办卫勤师资班。1957 年，在军事医学院建立卫生勤务研究所，并先后建立了

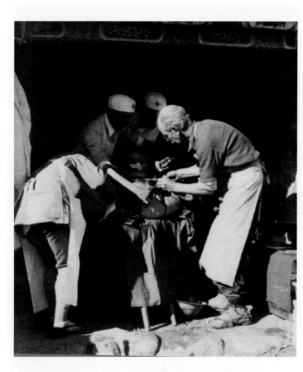

图 2　白求恩大夫在庙宇中为伤员做手术
（吴印咸摄）

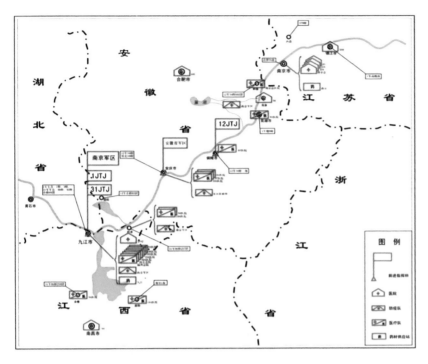

图3　1998 年抗洪抢险九江至镇江段卫勤部署示意
(军委后勤保障部卫生局供图)

卫生勤务组织涉及卫勤管理机构、卫勤保障机构、医学教学机构和医学科研机构，共同构成了卫生勤务学科的理论发展基础和实践应用条件。研究对象包括：①卫勤管理机构。主要有军委后勤保障部和军种后勤部卫生局，战区联合参谋部战勤局卫勤战救处、战区军种、联保中心、集团军、基地等后勤部卫生处，师和相当师级单位的后勤部卫生科。②卫勤保障机构。分为医疗保健、卫生防疫、卫生防护、药材保障、部队综合卫勤保障五类机构。医疗保健机构主要有总医院、中心医院、队属医院、疗养院和特色医学中心等。战时开设基地医院、后方医院、野战医院（图4），以及汽车、卫生列车、卫生运输船、救护艇、卫生飞机等后送医疗队；卫生防疫机构主要有不同等级的疾病预防控制中心等；卫生防护机构主要有"三防"医学救援队、卫生防疫防护队等；药材保障机构主要有药材仓库、药材供应站、药品仪器检验所、卫生装备维修队、供血站、医用制氧站等；部队综合卫勤保障机构主要有师旅

海军、空军卫生勤务研究室。之后，总结了抗美援朝作战和中印、中越边境作战的卫勤保障经验，进行现代作战卫勤保障的研究，取得了一批科研成果。20 世纪80～90 年代，编写了成套的卫生勤务学教材、辞书和一些专著，形成比较完整的理论体系，代表性的著作有《平时卫生勤务学》《战时卫生勤务学》《战役卫生勤务学》，撰写了各个时期的卫勤史，深入开展平战时和军兵种卫勤研究，培养了一批卫勤学术人才；建立全军卫勤学术委员会，制订全军卫勤学术研究规划，定期开展卫勤学术活动，创办卫勤杂志，卫生勤务学成为一门较为成熟的独立学科。进入 21 世纪，为适应军队现代化建设和职能任务拓展，相继编研了《中国军事后勤百科全书·卫生勤务卷》《现代卫勤前沿理论》《现代战争卫勤保障》《非战争军事行动卫生勤务

学》《军队卫生经济学》等专著，并获得多项军队科技进步一、二等奖，卫生勤务学进入新的发展阶段。

研究对象　包括卫勤组织和工作两大领域。

卫勤组织　中国人民解放军

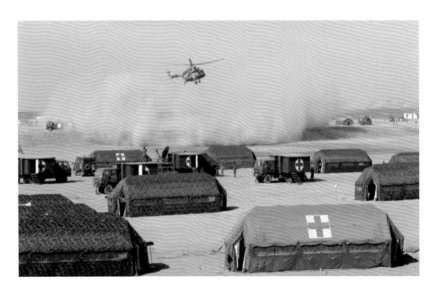

图4　战时医疗后送开设的野战医院
(军委后勤保障部卫生局供图)

医院、旅团卫生队、营卫生所、海军基地岸勤部医院、舰艇医务室、空军场站医院或卫生队、航空兵团航医室等，战时开设不同类型救护所。③医学教育科研机构。主要有军医大学、卫生士官学校等。④医学科研机构。主要有军事医学研究院、军兵种特色医学中心等。

卫勤工作　卫生勤务学理论来源于卫勤实践活动，各国军队无论平时或战时，卫生勤务活动大同小异，研究对象通常包括以下几个方面：①卫生防病。主要有健康教育、军队作业和生活环境治理、心理卫生工作、卫生监督、疾病监测、传染病预防和控制。②医疗保健。主要有院前急救、门诊巡诊、收容治疗、体格检查、评残和镶装、战时医疗后送等。③卫生防护。主要有卫生防护知识教育、预防服药和预防接种、核化武器伤员救治、消除生物武器袭击后果、水源食品卫生监督、微小环境有害因素卫生监督等。④药材保障。主要有药材供应、药材技术保障。⑤兽医保障。主要有人畜共患病防治、动物性食品卫生检验、军用动物卫生防疫、军用动物伤病救治、兽用药材供应等。⑥医学训练。主要有医学训练管理、医学训练体系建设、医学训练实施（图5）。⑦医学科研。主要有建立科研组织、制订科研规划、组织科研选题、督促检查科研过程、组织成果鉴定和推动成果转化与推广等。⑧卫勤管理。主要有卫生法制、卫生计划、卫生行政、卫生经济管理，以及战时卫勤管理（又称卫勤组织指挥）等。

研究内容　包括基础研究和应用研究两大部分。

基础研究　主要研究卫生勤务的内在规律和发展趋势，进行科学预测。①基础卫生勤务理论：主要有卫生勤务的概念、范围、性质、任务、特点和基本内容等。②战伤救治卫生勤务理论：主要包括卫生减员、分级救治、时效救治、立体后送等。卫生减员主要研究作战对减员的影响因素、战伤减员发生与分布规律、卫生减员统计分析及预计模型等；分级救治主要研究战时救治机构组织形式、机构配置、任务区分、工作关系、技术范围等；时效救治主要研究负伤人员救治时间、救治措施与救治效果之间的关系；立体后送主要研究伤病员后送模式、后送原则、后送标准、后送工具运用等。③军队卫生服务需求与利用理论：主要有军人健康观、军人卫生服务需求特点规律、现代医学模式、大卫生观、军医道德观、卫生服务提供及利用特点规律等。④卫生勤务发展理论：主要有军队卫生事业性质、军队卫生工作方针、军队医疗保障制度形态、卫生发展战略目标途径、卫生资源优化配置等。⑤卫生勤务组织理论：主要有预防医疗保健一体化、部队卫勤保障模式、卫勤组织模块化、卫勤组织体系及运行机制等。

应用研究　主要研究卫勤保障、卫生建设、卫生管理等实践活动的科学问题。①各种条件下军队卫勤保障措施，提出组织卫勤保障的实施方法，不断提高卫勤保障能力。主要有不同作战规模、不同作战形式、不同军兵种、不同保障环境、不同保障内容等卫勤保障理论方法。②军队卫勤组织体制和力量建设，为科学编成和运用卫勤力量提供理论方法，提高工作能效。主要有卫勤体制，包括卫勤机构编配规模、结构、布局，卫勤部署形式，隶属关系，职能划分及组织管理制度等；卫勤力量，包括战时卫勤力量需求，平时卫勤力量建设策略措施、建设标准和能力评估等理论方法。③军队卫生政策、规章制度、建设与改革发展，保持正确的发展方向和规范有序运行。主要有卫生政策，包括卫生工作发展规划、卫生改革、卫生经济政策等；卫

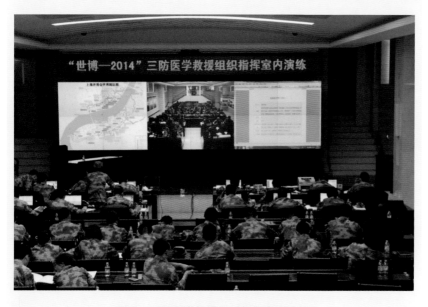

图5　三防医学救援组织指挥室内演练
（军事医学研究院供图）

生法制建设，包括卫生立法、卫生法制管理等；卫生人才及技术建设，包括卫生人才需求及发展规划、医学科技前沿及发展规划等；卫生战备建设，包括卫生战备指导、卫生动员、卫生物资储备、卫勤平转战、预设战场卫生建设等。④卫勤业务管理，提高卫勤人员的组织管理水平，促进卫勤领导方法科学化，不断改善和加强卫勤领导。主要有卫勤计划、组织、指导、控制和协调等管理方法；医院、疗养院、医学院校、医学科研机构、卫勤分队等卫生机构管理；医疗行政、卫生防疫防护、干部保健、优生优育技术、药品器材、兽医保障、医学教学和训练、医学科研等业务管理的理论方法。

研究方法　①历史方法：研究卫勤历史资料，总结卫勤保障经验，分析影响卫勤保障的各种因素，探讨卫勤保障规律，为现实和未来卫勤保障提供经验借鉴。②实验方法：进行图上或沙盘卫勤作业、实兵卫勤演习、现场作业实验性卫勤研究，以及开展工作试点等，用于研究卫勤保障中的新问题，印证完善研究结果。③数学和统计学方法：建立数学模型，运用电子计算机技术和统计学的理论与方法，分析卫勤保障的数质量情况，是各种研究方法的基础手段。④社会调查方法：研究统计信息和进行实地调查，掌握第一手资料，主要用于军队卫生需求、供给与利用研究，使卫勤决策更加符合部队和官兵实际需要。⑤系统方法：运用系统思想和系统工程方法技术，用于卫勤保障能力评估、卫生工作质量效益评价、卫勤预测和决策等研究。⑥电子计算机模拟方法：主要用于减员分析和预计、卫勤

保障方案选择、伤病员医疗后送工作模拟，卫生资源优化配置以及卫勤信息数据库建设等，弥补实验研究条件限制的不足。各种方法应有机结合运用，以提高研究成果的质量和卫勤科学决策水平。

同邻近学科关系　卫生勤务学是军事科学、医学和管理科学的交叉学科。军事医学的分支（图6）。同位学科有核武器医学防护学、化学武器医学防护学、野战外科学、军队卫生学、军事环境医学、航空医学、航海医学、军队卫生装备学等。卫生勤务学下位学科，按时态划分为平时卫生勤务学、战时卫生勤务学和非战争军事行动卫生勤务学；按层次划分为战术卫生勤务学、战役卫生勤务学和战略卫生勤务学；按军兵种划分为陆军卫生勤务学、海军卫生勤务学、空军卫生勤务学、火箭军卫生勤务学等。卫生勤务学受军事学、军事后勤学和军事医学的影响制约，同时又以其理论观点和成果经验对上述学科起到推进作用。卫生勤务学对下属各分支学科实施学术指导，同时又需汲取诸同位学科的经验和分支学科的营养，使自身不断完善发展。

学科发展要求　各国军队卫

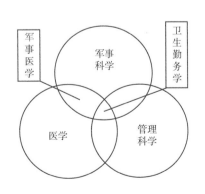

图6　卫生勤务学科关系
（毛常学供图）

勤学科发展通常包括思想理论、体制编制、技术装备、信息化、人才队伍等方面。在不同时期和阶段，建设的重点内容有所侧重，但都强调依据新形势下国家和军事发展战略，结合军队卫勤实际，着力推进现代卫勤建设。

卫勤理论发展要求　发挥卫勤思想理论的先导作用，全面规划卫勤理论建设，吸收引进现代管理科学的精华，借鉴外军卫勤理论和实践经验，重视卫勤基本理论研究，发展卫勤应用理论，创新卫勤需求理论、组织理论、保障理论和建设理论。①培育卫勤理论研究队伍和情报信息综合分析队伍，在大量信息综合分析的基础上，开展卫勤理论研究，发展卫勤理论。②建设基于综合数据库和模拟技术的实验平台，运用数据库技术、模拟技术和辅助决策技术，定性与定量相结合，不断丰富学术研究的技术与方法。③建立卫勤管理部门、卫勤部队分队与专业研究人员相结合的研究机制，重点建立集智攻关和技术、装备勤务需求论证评估制度。④系统开展综合论证评估工作，发现实际问题、提炼科学问题，上升到理论层次，指导问题解决。

卫勤科研发展要求　适应新军事革命和科技发展趋势，以维护和提高军人体能、智能和环境适应能力为重点，调整方向任务，优化资源配置，加快军事医学科技和装备创新发展。①扩展军事医学功能，建立完善军事作业医学、军事训练医学、军事医学心理学和军人强健医学学科体系。②重点发展新型战伤救治和应急医学关键技术，包括生物监测预警技术、战伤快速诊断技术、伤员搜救技术、海上换乘技术、战

术卫勤信息技术、恶劣环境监测与防护技术、新武器防护技术、军事医学心理学测评技术和军事医学工效学技术等。③按照集成、整合、配套、改进和提高的原则，发展标准化、智能化、系列化、小型化、多功能集成的卫生装备，包括医疗后送一体化装备、卫勤信息化装备、核、化武器洗消装备和个人卫生防护器材等。随着军事学、医学和现代管理学的发展，卫生勤务学研究需要与其相适应，更加注重系统化和科学化，加强与卫生技术、卫生装备等相关学科的融合研究，重视新质作战力量、"走出去战略"和生物化科技革命卫勤保障研究，创新现代卫勤观点学说和模拟量化方法，努力发展"大国强军"的卫生勤务学。

卫勤信息化发展要求　以信息标准化为基础，以信息开发利用为中心，按照统一规划、标准管理、突出重点、逐步完善的原则组织实施。①完善卫生信息资源规划。综合平战时卫勤信息，统一描述、分析、辅助决策信息，系统设计、综合集成，共享共用。②开展信息标准化及规范化工作。建立卫勤信息标准体系和信息开发与利用的法规体系。③开展信息基础平台和网络环境建设。以国家和军队信息基础设施为依托，完善卫勤指挥和卫生专业双通道信息网络。④开发系列应用软件及大型综合信息库。改造与综合集成已有应用软件系统，扩大信息采集、利用的范围，发展信息分析与辅助决策技术，广泛开发和利用信息资源。

卫勤人才发展要求　以现代卫勤需求为牵引，以教育体制改革为突破口，利用军队医学教育资源，培养具有高科技素养、创

新思维和奉献精神的卫生人才。①在卫生系统普及信息知识与计算机应用技术，并将其纳入医学院校教育训练大纲和在职卫生人员继续教育计划，提高卫生人员信息化素质。②改进卫生人才政策，完善法规制度，形成人才选拔、培养、使用的良性机制，促进高水平卫生人才脱颖而出。③改革院校教育训练内容和方法，加大军事医学、预防医学、灾害医学、卫勤信息化教育比重，加强军队卫勤知识、实用全科、军兵种特种医学、"三防"医学教育。改进教学方法，开展基地化、网络化教育训练。④培育复合型卫勤人才，提高卫勤指挥决策、组织协调、量化管理的能力，提高复杂环境条件下机动灵活的组织指挥能力。⑤发挥军队和地方医学院校人才培养优势，军民联合训练培养预备役、地方卫生动员力量。

（毛常学）

wèiqín lǐlùn

卫勤理论（theory of health service）　关于军队卫生工作系统化的理性认识。卫勤实践经验的抽象和概括，为卫勤实践提供理论指导，并接受卫勤实践的检验。发展卫勤理论，对做好军队平战时卫生工作具有重要的指导意义。

形成与发展　卫勤理论是在长期卫勤实践的基础上产生和发展起来的。冷兵器时代，由于青铜兵器和铁兵器在作战中的使用，逐步产生了医疗与行政分开，医、药分工，以及提高伤员救护效果的思想，并逐步产生了就地治疗、随队治疗的组织形式。火器时代，由于伤情发生了很大变化，伤员救治的组织形式从过去的就地治疗、随队治疗发展为后送治疗，卫勤组织与战术理论开始形成。

19 世纪下半叶，俄国外科医师皮罗戈夫（1810~1881 年）创建了伤员医学分类学说。1916 年，俄国外科医师奥佩利（1872~1932 年）提出了"阶梯治疗"的理论和组织形式。第二次世界大战中，"阶梯治疗"理论得到广泛应用，各国军队卫勤理论开始强调卫生防护和早期救治的地位和作用，更加强调应急支援保障能力的提高和卫勤机构前伸配置，对伤员尽早实施确定性治疗。另外，随着现代管理科学的发展，许多国家军队将系统论、控制论、信息论及管理科学中的系统原理、人本原理、动态原理和效益原理等成果应用到军队卫生工作的实践中，逐步形成比较系统和相对统一的现代卫勤理论体系。

中国人民解放军卫勤理论是在毛泽东军事思想的指导下，经过长期的革命战争和平时卫勤保障实践而逐步形成的。土地革命战争时期，红军即确立了一切为了伤病员，一切为了部队健康的卫生工作原则，初步形成了分级救治的医疗后送体制。抗日战争时期，建立了军民结合、寓救于民、巡回医疗、分散救治的基本原则和组织模式。解放战争时期，形成了较全面的战时卫勤思想与原则。中华人民共和国成立后，卫勤理论得到较快的发展，编写、编译了一系列卫生勤务教材。20 世纪 60~70 年代，出版了《平时卫生勤务》《师团卫生勤务》《海军卫生勤务学》《空军卫生勤务学讲义》《军队医院管理》《战时卫生勤务教材》等卫勤教材和专著，制定颁发了《战伤救治原则》，初步形成了平战时卫勤理论体系。进入 80 年代，总结了中越边境自卫反击作战卫勤保障基本经验，提出了战时伤病员空运后

送的组织指挥模式和原则。提出了"面向部队，预防为主，中西医结合，提高医学科技水平，为国防建设服务"的卫生工作方针和三军相互代医、代供、代修的划区联勤保障模式，编写了《战役卫生勤务学》《军队平时卫勤管理学》，进一步丰富了平战时卫勤理论。进入90年代，出版了《卫生勤务学词典》《中国军事百科全书·军队卫生勤务分册》，编写了《战时医院管理》，提出并推行军队医院与部队"预防、医疗、保健一体化"的组织模式。1996年，中央军事委员会主席江泽民签署颁发了《中国人民解放军卫生条例》，进一步明确了军队卫生工作基本体系和制度，提出了"面向部队，预防为主，中西医结合，依靠科技进步，动员全军参与，为巩固和提高部队战斗力服务"的新时期军队卫生工作方针，卫勤理论体系进一步完善。

理论体系　卫勤理论可以分为卫勤基础理论和卫勤应用理论两个部分。

卫勤基础理论　反映军队卫生工作基本概念和原理的知识体系。主要包括：①卫勤基本概念。有关卫生勤务的定义、范围、性质、特点和基本内容等。②卫生减员理论。反映战时伤病员发生规律的理论。主要有作战对减员的影响因素，战伤减员发生与分布规律，减员统计分析原理及算法，战时卫生减员预计模型等。③分级救治理论。反映战时各级救治机构组织与工作基本制度和相互关系的理论。主要有战时救治机构基本组织形式、机构配置、任务区分、工作关系等。④分类后送理论。反映战时伤病员特点及分类管理和后送规律的理论。主要有伤病员分类原则及标准、

后送组织、后送标准、后送工具的组织与管理原则等。⑤军队卫生需求理论。反映军人健康及健康保护规律的理论。主要有军人健康观，军人卫生服务需求特点及规律等。⑥军队卫生服务理论。反映军队卫生服务需求、提供的可能及其发展规律的理论。主要有医学模式、大卫生观、卫生战备观、军队卫生服务提供及利用的特点和规律等。

卫勤应用理论　包括卫勤保障理论、卫勤建设理论、卫勤指挥管理理论。

卫勤保障理论　反映军队在不同领域卫勤保障特点、基本规律和指导原则。按照研究对象的不同范畴，在一般医疗、预防、保健、药材保障技术的基础上产生了许多分支保障理论。主要有：①按照不同作战规模，可分为战略卫勤理论、战役卫勤理论、战术卫勤理论。②按照不同作战形式，可分为进攻作战卫勤保障理论，包括对坚固阵地防御之敌作战、夜间进攻作战、城市进攻作战、登陆作战等卫勤保障理论；防御作战卫勤保障理论，包括野战防御作战、坚固阵地防御作战、城市防卫作战、海岸（岛）抗登陆作战等卫勤保障理论。③按照不同军种、兵种，可分为陆军、海军、空军、火箭军、战略支援部队卫勤理论等。④按照不同保障环境，可分为高原、寒区、亚热区、山岳丛林地区、戈壁沙漠地、水网稻田地卫勤保障理论等。⑤按照不同保障内容，可分为特殊训练、国防施工、军事作业条件的卫勤保障理论等。

卫勤建设理论　反映军队平时卫生工作发展建设和提高保障能力规律的理论。主要有：①军队卫勤组织建设理论。包括组织

规模、隶属关系、机构设置原则、卫生资源配置原则、组织工作运行方式及评价体系、标准等。②军队卫生法制建设理论。包括卫生立法宗旨、立法原则、军队卫生法制管理理论等。③军队卫生工作思想建设理论。包括军队卫生人员思想特征、医务行为特点、军队医德规范、思想政治工作原则等。④军队卫生经济管理理论。有宏观和微观卫生经济管理理论等。⑤军队卫生人才及技术建设理论。包括军队卫生人才需求预测、卫生人才发展战略、医学科技发展战略等。⑥卫生战备建设理论。包括卫生战备工作规范、卫生动员机制、卫生战备物资分类及储备、平转战工作程序、预设战场卫生建设原则等。

卫勤指挥管理理论　反映军队卫勤组织体制、指挥原则和指挥管理活动规律的理论。主要有：①军队战略发展理论。主要有卫生工作方针、政策与基本原则等。②军队卫勤组织理论。包括卫勤机构编制原则、卫勤部署形式、工作关系及组织管理制度等。③军队卫生资源配置、使用与管理理论。卫勤力量预计原理，资源分配方式，结构比例及计划、协调、监督、控制和使用原则等。④卫勤业务管理理论。包括军队卫勤计划、医疗行政、卫生防疫防护、干部保健、优生优育技术、药品器材、兽医保障、医学教育训练、医学科研管理等理论。

理论发展　为适应现代信息化战争的要求，各国军队都在根据自身实际，加强卫勤理论的发展。①发展与现代军事、经济理论相适应的卫勤理论，进一步指导军队卫生工作的改革与发展。针对未来战争形态、作战样式、战法的变化，以及信息战、数字

化部队、可视性后勤等的出现，在现代军事理论的指导下，逐步形成适应未来作战需要的新的战时卫勤保障理论、原则和方法。②发展纵向分化和横向组合的卫勤理论。促使军队卫生工作中各个部门、各类机构组织管理科学化的发展，产生更多的系统管理、部门管理、机构管理及专业管理理论。随着多军种、兵种合同作战、国际维护和平行动的发展和多学科的综合、边缘学科的产生，努力发展跨部门、跨学科、跨门类的综合性的卫勤理论。③随着当代软科学新理论、新技术的不断应用，并同军队卫生工作实践相结合，发展军队卫勤组织系统管理、质量控制、信息管理等新的卫勤观点和学说。

(陈文亮)

pēngshí wèishēng qínwùxué

平时卫生勤务学（science of peacetime health service）研究军队平时卫生勤务本质和规律，指导平时卫生工作的学科。卫生勤务学的分支学科之一。为平时军队卫勤建设、卫勤保障和卫勤管理提供理论依据，对提高平时卫生工作和管理水平具有重要的作用。

简史 平时卫生勤务学是随着军队建设、军事医学及管理科学的发展而逐步形成和发展起来的。1881 年，俄国将军事卫生行政列入军医学院教学的选修课；1913 年，又列为必修课。中国国民党军队于 20 世纪 40 年代出版的《军医提挈》中有平时卫生勤务的内容。中国人民解放军于 1933 年颁布《卫生法规》，印发了以平时卫勤为主要内容的《连一级卫生勤务》和《师以上卫生勤务纲要》。抗日战争和解放战争时期，部队卫生人员开展了不同程度的卫勤训练。中华人民共和国成立后，在学习苏联和总结解放军卫生工作经验的基础上，平时卫勤理论有了较大发展。20 世纪 50 年代，总后勤部卫生部先后印发了营、团、师平时卫生勤务教材。1957 年，总参谋部、总后勤部颁发了医疗预防、卫生防疫、药材供应和卫生统计 4 部平时卫生工作教范，一些军医院校开始讲授平时卫勤课。80 年代，开始引进现代管理科学的理论与方法，广泛开展平时卫勤理论研究。1989 年，总后勤部卫生部组织编写了《军队平时卫勤管理学》专著。90 年代，开展了全军卫生工作体制、人才、装备与经费 4 项调查论证，组织了军队卫生发展战略研讨，创办了《解放军卫勤杂志》。2000 年，正式出版了《军队平时卫生勤务学》，2007 年，出版了《平时卫生勤务教程》（图 1）。同时，又先后开展了全面建设现代卫勤体系、部队卫勤保障模式改革和军队卫生体制编制调整改革等研究，进一步丰富发展了平时卫生勤务学理论体系。

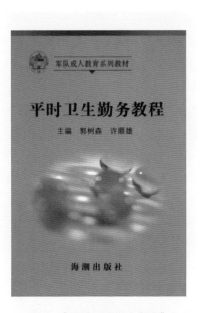

图 1 《平时卫生勤务教程》
（郭树森供图）

研究内容 主要有：①军队平时训练、作业环境和军事劳动对卫生勤务的影响与要求，探讨军队平时卫勤保障的特点与基本规律，为确定军队平时卫生勤务的工作任务及组织实施卫勤保障奠定理论基础。②军队卫生工作的方针、政策与法规，为制定方针、政策、法规提供理论依据，规范卫生行为。③军队卫生工作的组织体制，为军队卫生人员与机构的编制与组织运用卫勤力量提供理论依据。④军队疾病预防控制，揭示军队训练伤、传染病、慢性病、职业病的监控、评估和预防等工作的基本规律与管理特点。⑤军队医疗保健，揭示部队基层医疗卫生机构和医院、疗养院工作的基本规律与管理特点，为组织实施军队门诊、住院医疗服务及军人保健提供理论依据。⑥军队卫生防护，探讨核、生物、化学、特殊环境等军事作业和突发事件对人员伤害特点、损伤救治措施和工作规律，为卫生防护提供理论支持。⑦军队平时药材供应与管理，为军队卫生部门平时药材的筹措、储备、供应和管理提供理论依据。⑧军队卫生人员的教育训练，为军队医学教育与卫生业务训练，培养合格卫生人才提供理论指导。⑨军队卫生经济管理，探讨经济环境对军队卫生工作的影响，揭示军队卫生经济管理的基本规律与方法。⑩军队卫勤信息化，指导军队卫生信息化建设，以及卫生信息的收集、处理与利用。⑪军队卫生战备工作，为组织实施军事斗争卫勤准备和突发事件医学救援提供理论依据。⑫卫勤管理方法，探讨平时卫勤管理的科学方法，以不断提高卫勤管理的水平。

研究方法 参见战略卫生勤

务学。

同邻近学科的关系 平时卫生勤务学的上位学科为卫生勤务学。卫生勤务学按时期划分为平时卫生勤务学、非战争军事行动卫生勤务学、战时卫生勤务学；按层次划分为战略卫生勤务学、战役卫生勤务学、战术卫生勤务学；按军兵种划分为陆军卫生勤务学、海军卫生勤务学、空军卫生勤务学、火箭军卫生勤务学等。平时卫生勤务学受卫生勤务学理论的直接指导，受军事学、医学相关理论的间接指导，同时又以其理论成果对上述学科产生一定的影响。

应用和有待解决的学术问题 随着科学技术的进步，军队改革与建设的深入发展，以及医学模式的转变，平时卫生工作的内容日益丰富，卫勤管理日益复杂，要求平时卫生勤务进一步扩大研究范畴，在军事学、医学和现代管理科学研究基础上，向心理学、伦理学、社会学及经济学等更深层次的综合学科发展，向深度军民融合层次发展。

（白敬先　郭树森）

zhànshí wèishēng qínwùxué

战时卫生勤务学 （science of wartime health service）

研究军事作战对卫生勤务的影响和要求，揭示战时卫勤保障规律，为实施战时卫勤保障提供理论依据和方法指导的学科。卫生勤务学的分支学科之一。

简史 战时卫生勤务学是随着常备军的建立和战争的发展而逐步形成的。为保障作战，军队开始出现医伤治病的医师，并逐步建立了卫生组织。在总结作战卫勤保障的基础上，形成了有关卫勤保障的一些思想观点和理论。19 世纪，俄国外科医师皮罗戈夫提出伤病员分类的学说，并以他丰富的战场实践经验，撰写了"一般野战外科学基础——对克里米亚战争和高加索地区陆军医院工作的考察记录的总结""1870 年对德国、亚尔萨斯和洛林地区军事卫生机构的考察""保加利亚 1877～1878 年战争中对伤员的战场救护和野战治疗" 等文章。因此，他被称为卫勤组织和战术这一学科的奠基人。1907 年，俄国军事医学院答辩通过了第一篇研究卫勤战术组织问题的博士论文。这些都奠定了战时卫生勤务学的基础。1922～1941 年，是苏军研究卫生勤务组织和战术的重要时期。在建立战时医疗后送保障体制过程中，创造性地吸收了皮罗戈夫的思想，提出了一些新的重大原则，使战时卫生勤务学得到进一步发展。在列宁格勒军事医学院设有卫勤组织与战术教研室，并在苏联全国 82 所医学院和一些中等医学专科学校开设卫生勤务学课程。不少国家也制订了以战时卫生勤务为主要内容的卫生勤务规程或教程，至此，战时卫生勤务学学科初步形成。1957 年，苏军出版了《卫勤组织与战术》，使战时卫生勤务学得到进一步的完善和发展。中国国民党军队于 1939 年编写《战时卫生勤务纲要》、1941 年编写《战时卫生勤务讲义》作为医学院校的教材。

中国人民解放军战时卫生勤务学，是在战时卫勤保障实践中发展起来的。1933 年，中国工农红军颁布了《连一级卫生勤务》《师以上卫生勤务纲要》和《卫生法规》等。1940 年，八路军出版了白求恩编写的《游击战中师野战医院的组织与技术》，为师野战医院组织战时卫勤保障提供了理论依据。解放战争时期，在完成大规模作战卫勤保障任务的同时，注重总结实践经验，使战时卫勤理论得到较大发展和广泛应用。中华人民共和国成立后，军队卫勤领导机关把卫勤学术的普及与提高作为军队卫生工作建设的一项重要任务。20 世纪 50 年代，各军医大学相继建立起卫勤教学机构，在后勤学院设卫勤系，卫勤专门研究机构也相继成立，以战时卫生勤务为主进行了比较系统的教学和研究。出版了一批以战时卫生勤务为主要内容的卫生勤务学教材。1957 年，编写了《战役卫生勤务学》，全书分 4 章、7 万字。60 年代初，总后勤部卫生部组织对中印边境自卫反击战卫勤保障进行了全面系统地总结，编印了《中印边境自卫反击作战卫勤保障经验总结》。1976 年，总后卫生部组织编写了《战时卫生勤务教材》。1981 年总结了中越边境自卫还击战卫勤保障经验，出版了《中越边境自卫反击作战卫勤保障经验总结》。1987 年修订编印了《抗美援朝战争卫生工作总结》。从 "七五" 规划开始，在全军卫勤专业委员会领导下，开始了比较正规的战时卫生勤务学的学术研究，广泛探讨了现代战争特别是高技术条件下局部战争卫勤保障问题，并将电子计算机模拟技术和排队论的理论运用于战时卫勤保障的研究。1987～1992 年，先后出版了《战时卫生勤务学总论》《战术卫生勤务教材》，再版了《战役卫生勤务学》，至此，中国人民解放军战时卫生勤务学理论体系基本形成。随着信息化等高技术武器用于战场和新军事理论的形成与发展，在研究具有现代战争特点的卫勤保障经验的基础上，战时卫勤理论得到了进一步充实、发展和提高。先后出版了《战时卫生勤务学》《现代战争卫勤保障》《信息化条件下作战卫勤保障》等专著，进一步深化了战时卫生勤务学的理论和方法（图1）。

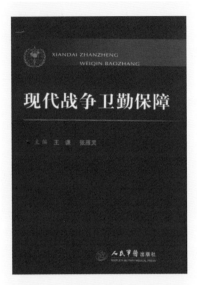

图1 《现代战争卫勤保障》
（杜国福供图）

研究内容 主要有：①战时卫勤保障规律。主要从总结既往卫勤保障经验入手，探讨卫生减员发生和卫勤保障的规律，以增强科学预见，为战时卫勤保障的科学决策提供依据。②战时卫勤组织体制。研究战时卫勤保障和指挥体制，为有效指挥、合理部署与使用卫勤力量提供依据。③战时卫勤保障的指导原则。根据军事思想、后勤保障原则，结合作战和卫勤的实际情况提出卫勤保障的思想指导。④各种作战类型、作战样式的卫勤保障措施。通过组织措施，提高卫勤保障的适应能力，使医药技术力量等卫生资源发挥应有的作用，以满足卫勤保障的各种需求。⑤卫勤指挥艺术。包括战时卫勤保障力量的部署与调动，大批伤病员流动的时机与方向，远程医疗伤病员救治，卫生运输工具的分配与使用，战救药材的分配与补给等多种要素。注重研究要素之间的关系，以及要素与军事行动和作战环境的关系。⑥各军种战时卫勤保障理论。海军、空军、火箭军军种等战时卫勤保障理论在相关的教材中基本成形并不断完善，随着陆军军种的建立，陆军战时卫勤保障理论将得到进一步丰富和完善。⑦联合作战卫勤保障理论。根据信息化条件下联合作战的新特点新要求，探索战时卫勤一体化力量筹划与使用、指挥、协同和控制规律；伤病员医疗后送体制、伤病员分类、分级、时效救治等规律；疾病预防控制保障体制、战时保障措施、疾病监测预警与应急处置等规律；核生化武器损伤卫勤保障组织体系、救治实施等卫生防护规律；作战药材保障、血液保障、卫生装备保障规律；战时心理卫生保障任务与重点工作，战斗应激反应、评估与救治规律；舰艇部队、飞行部队、军事坑道和电磁环境下作业的军人作业能力维护与促进规律等。

研究方法 战时卫生勤务学主要采用社会科学的研究方法：①历史的方法。主要采用历史文献查阅，回顾分析以往战争、特别是现代战争中卫勤保障的实际情况，找出影响卫勤保障的各种因素，运用客观数据、指标，评定卫勤保障质量，系统总结卫勤保障经验，寻找和揭示战时卫勤保障规律；并与现实进行对比研究，为提高卫勤保障水平提供依据。②实验的方法。主要是通过图上或沙盘卫勤作业、实兵卫勤演习、现场作业等实验性卫勤研究，以及开展工作试点等，实证或模拟研究战场环境下的卫勤保障问题。③系统论的方法。运用系统思想和系统工程技术方法，对战时卫勤保障能力、卫生工作质量和效益进行评估及卫勤预测和决策等研究，以提高战时卫勤指挥管理的科学性。④数学和统计学方法。运用统计学的理论和技术，分析卫勤保障的数据指标，找出决定事物数量质量界限，为总结经验教训提供科学依据。⑤计算机模拟与仿真方法。运用计算机技术，通过建立战时卫勤保障仿真模型，用于减员分析和预计、伤病员医疗后送等，以提高研究效率，弥补实验研究条件限制的不足；优选最佳方案，用于卫勤保障计划拟制和卫勤保障决策等。

（杜国福 孙 海）

jiǎnyuán

减员（loss of strength） 军队由于作战或其他原因造成的各种人员损失。战时军队减员分为战斗减员和非战斗减员。

因作战造成的战伤、阵亡、被俘、失踪等人员损失，称为战斗减员。引起战斗减员的主要原因是遭敌人武器等敌方因素所致。与作战无直接关系的疾病、非战斗损伤、非战斗死亡等造成的人员损失，称为非战斗减员。疾病减员是非战斗减员的主要组成部分，是医疗后送保障的重要对象。信息化条件下作战，由于高新武器和大规模杀伤性武器应用于战场，致伤病原因复杂，战伤与疾病一时难以区分，给减员的统计工作增加了难度。例如，由于战场环境的影响造成官兵心理应激变化与发生的精神疾病，遭敌生物武器袭击产生的传染病与发生的疫源性传染病。非战斗损伤减员是指与敌人武器杀伤和实施作战无直接关系造成损伤，主要有昆虫动物蜇咬伤、扭伤、过敏、跌伤、烧伤、溺水及各种灾祸事故引起的机体损伤等。非战斗死亡是指因非战斗损伤和某些病症经军医救治后仍死亡者。中国人民解放军对印作战，将非战斗外伤和意外死亡统计在一起，主要为打扑伤、冻伤、枪走火、车辆故障、雪崩、淹溺等原因所造成。1979 年对越自卫反击战意外死亡 61 人，意外死亡减员率仅为 0.1‰。

在总减员中，战伤、疾病和非战斗外伤等因需卫生机构救治，故将上述原因所造成的人员损失，又称为卫生减员。卫生减员是卫勤保障的主要对象，是预计卫勤力量的重要依据，提高对卫生减员的保障水平和质量，对于维护部队战斗力将到起重要作用。各类减员的构成及其相互关系见图 1。

减员是削弱军队战斗力的重要因素，研究减员发生的规律，有利于总结经验教训，改进救护措施，降低阵亡率、伤死率、残疾率，提高治愈归队率，维护和提高部队的战斗力。信息化条件下作战，由于武器的损伤、破坏力增强，命中精度提高，特别是新概念武器与非致命性武器的使用，战斗紧张、激烈，战场环境残酷、恶劣，减员将在广阔战场的各个方向短时间内多点、集中

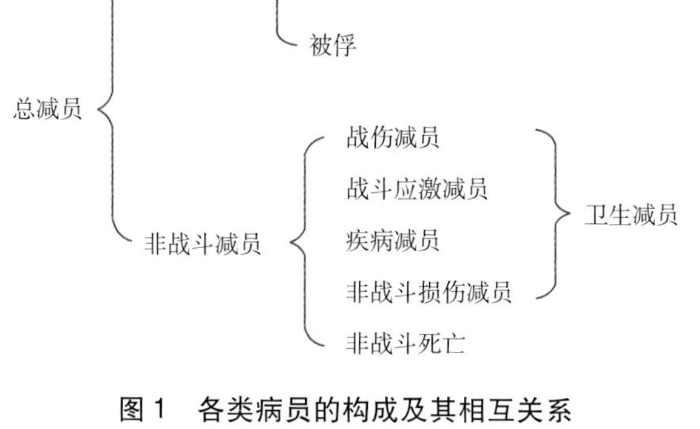

图 1 各类病员的构成及其相互关系

大批发生。为了降低减员对战斗力造成的损失，除了提高军队整体素质，改善武器装备之外，根据减员规律，进行有针对性的卫勤保障非常重要。

（肖 明 杨卓轶）

wèishēng jiǎnyuán
卫生减员（medical depletion）

参战人员因伤病而造成的人员减少。减员的重要组成部分。通常以被后送到开始填写伤票及其以后救治机构的人员统计，主要包括战伤减员、疾病减员、战斗应激减员和非战斗损伤减员。研究卫生减员的构成与发生规律，对于战时卫勤保障人力、物力、运力的准备，改进卫勤保障措施，提高救治能力和水平都具有重要意义。

由于作战规模、作战环境、作战强度和持续时间等因素不同，导致每次作战的减员率差别也较大。以中国人民解放军作战为例，抗美援朝作战总减员率为 51.50%，其中卫生减员为 44.20%，阵亡率为 6.00%，卫生减员中伤病比例为 1∶1.19；对印作战总减员率为 7.19%，其中卫生减员为 5.57%，阵亡率为 1.62%，卫生减员中伤病比例为 1∶0.12；1978 年对越自卫反击战总减员率为 6.18%，其中卫生减员为 4.60%，阵亡率为 1.40%，卫生减员中伤病比例为 1∶0.06；"两山"作战总减员率为 9.34%，其中卫生减员为 7.97%，阵亡率为 1.30%，卫生减员中伤病比例为 1∶0.46。四次作战比较，抗

美援朝作战减员率最高，疾病减员占卫生减员的百分比也明显高于其他三次作战，其原因是抗美援朝作战时间长，作战环境恶劣，中国人民志愿军作战对象的武器装备、防护水平明显占优势等。

在一次战斗中的卫生减员主要是战伤减员，疾病减员和非战斗损伤减员比例很低；当作战持续时间较长时，疾病减员通常多于战伤减员。1904～1905 年的日俄战争中，日军伤、病减员比例为 1∶1.07。第一次世界大战期间，德军伤、病减员比例为 1∶2.90。第二次世界大战期间，美军海外战区伤、病减员比例为 1∶8.50。印度支那战争中，法军伤、病减员比例为 1∶9.10。

战斗应激减员是指由于战斗应激造成的卫生减员，它对作战部队战斗力的影响日益突出，已引起世界各国军方的高度重视。由于现代战争爆发的突然性、作战的不确定性，以及战争的残酷性、恶劣的战场环境，均会导致战斗应激减员的增加。美军预计现代战争战斗应激减员可达到卫生减员的 10%～50%，造成了卫生减员的伤病构成更加复杂。

（郄小军 肖 明）

jíbìng jiǎnyuán
疾病减员（depletion due to disease）

因患病离队所造成的军队人员损失。卫生减员的组成部分。世界各国军队对疾病减员的计算方法不尽相同。通常以患病离队 24 小时以上者统计为疾病减员。中国人民解放军通常把因病后送到救治机构收治者统计为疾病减员。

影响疾病减员的因素主要是作战地区疫情、气候、参战人员的体质及心理因素、疾病预防措施、防护条件、作战持续时间和

敌人是否使用生物武器等。疾病减员的数量与作战类型和样式有直接相关，与作战时间长短关系密切。战争时间较长时，疾病减员通常高于战伤减员；作战时间较短时，疾病减员数量相对较少。

疾病是军队人员缺勤和退役的重要原因，特别是部队由平时转入战时，生活秩序被打乱，机体需要重新适应环境；大批新兵入伍，人口流动，传染病发生和流行的因素增加；疾病预防措施不易落实，部队发病增多，对战斗力影响大。中国人民志愿军抗美援朝战争全程统计，伤病之比为1∶1.19，疾病减员多于战伤减员，疾病减员数占伤病退役、死亡总数的60.13%，尤其在战争初期，疾病减员率较高。

未来信息化战争条件下作战，新武器广泛应用，战斗激烈、战时环境条件差并且多变，作战地区的疫情形势复杂，受敌新概念武器威胁大，参战人员的心理压力增大，部队官兵发病的种类多样，战斗应激等心理精神性疾病所造成的减员数量增多，卫勤保障任务加重。

（许顺雄 徐 立）

zhànshāng jiǎnyuán

战伤减员 （depletion due to combat wound）

作战行动中负伤失去作战能力而造成的人员损失。卫生减员的组成部分。包括常规武器致伤减员和核、化学、生物、新概念武器致伤减员。

战伤减员分类，根据致伤原因，可分为炸伤、枪弹伤、刀器伤、挤压伤、冲击伤、撞击伤、烧伤、冻伤、毒剂伤、放射损伤、电离辐射伤、生物武器伤、激光损伤、微波损伤和复合伤等所致的减员；根据负伤部位，可分为头部、面部、颈部、胸（背）部、腹（腰）部及骨盆（会阴）、脊柱脊髓、上肢、下肢、多发伤等所致的减员；根据伤型，可分为贯通伤、穿透伤、盲管伤、切线伤、皮肤及软组织伤（擦伤、挫伤、撕裂伤、撕脱伤）、骨折、断肢和断指（趾）等所致的减员。影响战伤减员的因素很多，主要是作战类型、作战样式和作战任务、战斗激烈程度和持续时间，作战双方战斗力的强弱，部队配置密度和防护能力等。未来信息化战争中，由于高新技术武器和非致死武器大量使用，战争持续时间较以往战争缩短，疾病减员在卫生减员中的比例不大，战伤减员所占比例将明显增大，应根据战伤减员的数量和分类，及时、有效地组织救治和后送工作。

（肖 明 刘 江）

zhènwáng

阵亡 （killed in action）

军队人员因作战行动造成在阵地（或现场）死亡或负伤后未经军医救治而发生的死亡。战斗减员的组成部分。中国人民解放军规定将下列情况统计为阵亡：①地面作战负伤人员在未送到营救护所以上救治机构的死亡。②海上作战负伤人员未经舰艇军医救治即已死亡。③飞行人员负伤后未得到军医救治而死亡。阵亡虽然不属于卫生减员，但许多阵亡者需要自救、互救和卫生战士抢救，消耗一定的卫生资源。通过阵亡分析，对研究和改进火线抢救工作，提高火线救护质量，减少阵亡，有重要意义。影响阵亡的因素主要有作战类型、致死伤武器种类、被击中部位、火线抢救质量、搜救能力和后送速度等。根据中国人民解放军既往战争统计，常规武器战斗减员中，阵亡占伤亡总数的20%~30%。而大规模海战，

由于舰艇所处的特定环境，因而舰员伤亡比例与陆上作战相比有很大差异。海上作战的伤亡比例与舰艇损伤、沉没有密切关系。既往海战资料表明，舰艇战损越严重，沉没越迅速，则舰员伤亡就越大，其中阵亡率就越高，而卫生减员率则相对降低。

（刘 江）

shāngsǐ

伤死 （death of wound）

战时伤员经过军医救治以后发生的死亡。美军、俄罗斯军队从营救护所开始统计伤死。中国人民解放军《战伤救治规则》规定，战时由军医填写伤票，在团（旅）、场站、码头、舰艇救护所或医院船完成伤票填写，并从持有伤票者死亡计算伤死。分析伤死率、伤死分布、伤死原因，有助于判断火线抢救和整个医疗后送各级救治机构工作质量，从中总结经验教训。伤死发生的时间及原因可概括为：①伤后24小时内，多死于失血过多、呼吸功能障碍和休克。②伤后第2~5天，除上述原因外，还有肠麻痹、水电解质失衡等。③伤后第2~3周，多死于严重感染、气性坏疽、破伤风和多器官功能衰竭。④伤后1个月以后，多死于长期感染、消耗和其他原因。伤后5天内伤死数占伤死总数的80%~90%。

计算伤死率是衡量救治工作质量的指标之一，计算公式为：作战伤死率 = 伤死人数/伤员总数×100%。伤死率的高低除受伤势、伤类、伤部的影响外，还取决于伤后现场的急救措施，从火线送到救治机构的时间和各级救治机构的医疗技术水平等。抢救及时，措施得当，后送迅速，技术水平高，是减少伤死的重要条件。

（谷瑞廷 刘 江）

减员分析 (casualties analysis)

jiǎnyuán fēnxī

运用统计学等原理和方法，对减员的数量、结构和布局等进行的分析判断。目的是找出伤病减员发生的规律，总结战伤救治经验，探讨预测伤病减员的依据，改进救护技术、卫生装备和保障措施，提高卫勤保障效益。

在平时，主要是对以往战争中各国军队作战减员资料进行统计分析，以探讨不同时期、不同国家军队、不同作战环境条件、不同军兵种、不同作战类型和作战样式减员发生的特点规律，并结合变化了的情况，推测未来信息化战争条件下，战役、战斗的减员率。在战时，主要是每次战役、战斗结束后，对作战的减员资料进行统计分析，并与以往各国军队作战相类似的战役、战斗减员率相比较，找出彼此的异同点，为作战减员的预计提供参考。

减员分析主要包括总减员分析、战斗减员分析、非战斗减员分析和卫生减员分析，卫生部门重点作卫生减员分析。总减员分析是以参战人数和减员数计算总减员率，分析影响减员的因素。战斗减员分析包括阵亡、失踪、被俘和战伤减员分析。阵亡分析主要是统计阵亡率、阵亡与伤员比例，分析阵亡的原因。阵亡虽然不属于卫生减员，但分析阵亡原因对改进装备和加强火线抢救工作，降低阵亡率有重要意义。失踪、被俘不属于卫生减员，卫生部门不进行分析。战伤减员分析是战斗减员分析的重点，分析的内容有：①战伤减员的数量和百分率。②战伤减员占总减员的百分比。③战伤减员的伤部、伤类和伤势的结构百分比及其发生特点和分布规律。④伤死率、伤

死的原因及其发生规律。⑤战斗应激反应的发生率与减员率等。非战斗减员分析包括疾病减员、非战斗外伤减员和意外死亡减员分析。其中疾病减员分析是非战斗减员分析的重点，主要是统计疾病减员数和疾病种类，计算疾病减员率，分析疾病发生的特点、规律和影响因素，以及病人住院天数等。疾病减员与作战环境、作战持续时间、生活和卫生保障条件、作战地区流行病学情况等有直接的关系。就整个战争期间而言，往往是疾病减员数多于战伤减员数。一次战役或战斗因作战时间短，疾病减员数量较少。非战斗外伤减员和意外死亡减员数量较少，卫生部门通常不进行分析。

减员分析主要是运用统计学和逻辑学的方法，以现有减员资料为基础，客观地进行统计归纳，分类比较。分析的程序：①计算各类减员数量。②求出减员发生率。③统计减员构成百分比。④分析各类减员的原因、影响因素和相互关系。

（肖　明　杨卓轶）

分级救治 (medical treatment in echelons)

fēnjí jiùzhì

战时军队救治机构分层次、分工救治伤病员的组织形式和工作制度。又称阶梯治疗。分级救治是战时伤病员救治的基本原则与方式。

发展史　分级救治是在就地治疗和单纯后送的基础上发展起来的。冷兵器时代，战争中发生的伤病员为就地治疗。19世纪50年代，克里米亚战争中发生的伤病员，采取了单纯后送到后方救治机构治疗的方式，但后送途中大量伤病员死亡，因此，人们思考应在后送线上部署不同的救治机构。19世纪70年代，普法战争

中普鲁士军队基本上建立了从救护所经野战医院后送到后方医院的分级救治体系。第一次世界大战期间，俄国外科医师奥佩利提出了阶梯治疗的设想，苏联红军在十月革命胜利后逐步实施分级救治。第二次世界大战中，各主要参战国军队都建立了比较健全的分级救治的医疗后送体制。美军、"北约"和联合国维和行动有关的卫勤保障条令中，规定战时伤病员分级救治一般按4级进行，分别是在营救护所以前进行急救和部分紧急救治任务，在旅级救治机构进行紧急救治和部分早期治疗任务，在野战医院进行早期治疗和部分专科治疗任务，在后方医院进行专科治疗等。

中国人民解放军在土地革命战争时期，初步建立了从连到军团的分级救治体系。解放战争时期，制定了分级救治的专门条例。抗美援朝战争中，中国人民志愿军伤病员的分级救治工作已经发展成熟。在以后的历次作战中，都采用了分级救治的组织形式与工作制度。1996年和2006年版的《战伤救治规则》中，都规定了伤病员分级救治的有关内容。

主要内容　①分级部署救治机构：在战术后方区按建制实施保障，在战役后方按区域实施联勤保障。通常情况下，陆上作战在战术后方区设营救护站、旅救护所，在战役后方区设野战医院和基地医院，在战略后方区设后方医院。海上作战，在战术后方区设单舰救护组（室）、编队救护所，在战役后方区设医院船，救护艇、卫生运输船和码头伤员中转站作为后送和中转机构，一般不作为一级救治阶梯看待。空中作战在战术后方区设地面部队营救护所和外场救护组、航空兵场

站救护所,在场站以外迫降或跳伞飞行员的寻找与营救工作,由作战部门统一组织,军民联合实施。②分级执行救治范围:通常情况下,现场急救通常在连营、单舰船、场站外场救治机构进行,紧急救治通常在团、兵种旅、编队、乙级场站救治机构进行,早期治疗通常在师、机步旅、甲级场站救治机构进行,补充早期治疗和部分专科治疗通常在野战医院、医院船进行,专科治疗在基地医院、后方医院进行。③分级规定救治时机:为达到最佳救治效果,战伤救治技术措施应在人员负伤后尽早实施。首次现场急救,宜在人员负伤后 10 分钟内实施;紧急救治,宜在人员负伤后 1 小时内实施;早期治疗,宜在人员负伤后 3 小时内实施;专科治疗,宜在人员负伤后 6 小时内实施。④建立并使用统一的医疗后送文书,采用良好的通信手段,保证救治伤病员的有关信息及时准确地传递。

救治范围 按照分级救治原则,对各级救治机构应实施的救治项目、措施、程度等所做的规定。目的是在于明确各级救治机构在分级救治过程中的任务分工,保证伤病员得到及时、合理、连续、继承的治疗。

中国人民解放军《战伤救治规则》对战伤救治范围进行区分。①现场急救:通常由卫生兵和营、连抢救组人员完成,包括通气、止血、包扎、固定、搬运、基础生命支持。②紧急救治:通常由团(兵种旅)救护所及相当救治机构完成,其基本技术范围包括检伤分类、昏迷伤员救治、气胸伤员救治、眼球破裂伤、脑膨出、肠脱出伤员急救、脊柱损伤伤员的急救、较大面积烧伤伤员的处

理、休克防治、感染防治、放射性沾染处理、化学中毒处理、离断肢和指(趾)保护、海水浸泡伤处理、深筋膜切开减压、膀胱穿刺、肌肉及浅表组织清创。③早期治疗:通常由师(摩步旅)救护所、野战医疗所(队)及相当救治机构完成,其基本技术范围包括实施紧急手术;开展损伤控制性手术;进行较彻底的清创手术;对冲击伤、挤压伤、复合伤等复杂性伤员进行确诊,并采取综合性救治措施;继续抗感染治疗;对核沾染、化学染毒伤员进行全身洗消和针对性治疗。④专科治疗:通常由基地医院和后方医院完成,其基本技术范围包括开展各种完善的专科治疗和确定性手术,如确定性截肢、眼球摘除、血管修复、颅脑清创、胸腔及腹腔脏器修复手术等;防治战伤后并发症,对战伤后并发症进行综合性治疗,开展肾透析、辅助通气,心、肺、脑复苏等治疗;继续全面抗休克和全身性抗感染;开展康复治疗中的大、中型功能恢复性手术和整形手术,包括关节挛缩整形、关节内手术、颅骨缺损修复、颌面部整形等;对核、化学武器损伤伤员进行确定性治疗。⑤康复治疗:通常由疗养院完成,其基本技术范围包括以下几种:a. 功能测定,开展感觉功能测定、运动功能测定、作业及语言功能测定、功能独立性测定、临床心理测定、心肺功能测定等,并进行功能评价。b. 物理治疗,开展以功能恢复为主的运动疗法和电疗、光疗、声疗、水疗、冷(冰)疗等。c. 作业治疗,进行功能恢复性训练,开展工艺疗法和感觉、感知、认知功能训练,手功能训练,日常生活活动能力训练等。d. 言语治疗,

对失语或言语障碍患者开展常用言语交流治疗与训练。e. 心理治疗,开展心理疏导、诱导与指导性治疗及药物治疗等。f. 中医治疗,开展针灸、推拿、按摩及中药、熏药治疗等。g. 康复工程,提出假肢、矫形器等义具装配意见,开展义具装配后的功能训练。

基本要求 总的要求:伤病员救治必须确保连续性和继承性,尽早实施确定性治疗,建立统一的医疗后送信息系统,装备相应的药品器材和野战卫生装备,配备充足、安全、快速的运输工具。①明确本级在救治体系中的定位。各级救治机构按照各自的救治任务各司其职、各负其责,一般不得超越和缩小规定的救治范围。尤其是医院专科技术人员,应当掌握院前急救、简易检查诊断、损伤控制性手术等救治技术,不得在前方战术区任意施展专科治疗技术。②灵活运用战伤救治技术。防止刻板地理解和僵化地按照技术规范行事,应当根据伤员当时的伤情需求、救治的地点和救治的时机,选择运用相应适宜的救治技术措施。在战场或野战环境条件下,尽量选择快速、简易、有效的急救技术。③前方救治为后方救治创造条件。在各类救治机构的联合救治过程中,前方的救治以挽救生命、稳定伤情、争取救治与后送时机为重点,为后方救治奠定基础、创造条件,充分利用信息化手段向后方救治机构提前传输伤员救治信息,并在伤员后送途中开展医疗监护和继承性治疗。④按照规定分级留治伤员。营连一级原则上不留治伤员,旅级救护所留治 1 周内可以治愈归队的轻伤员,师级救护所留治 1~2 周内可以治愈归队的伤员,野战医院留治 2~3 周内可

以治愈的伤病员，其他需要继续救治的伤员一律后送。

随着作战集团编成的不断变化，作战地域的不同，陆上、海上和空中伤病员后送工具的不断发展，伤病员分级救治更加强调减少救治阶梯，重点加强战现场急救，前移各种挽救生命与肢体的紧急救治和损伤控制措施，广泛应用伤病员立体快速后送手段。

（郭树森 孙 海 邹小军）

shíxiào jiùzhì

时效救治（optimal medical treatment）

在最佳救治时机采取最适宜的救治措施，以达到最佳救治效果的战伤救治思想和原则。对提高伤员救治质量和效率有重要的指导意义。

基本原理 被击中者自然存活时间是有限的，随着时间的延长，死亡概率增大；有效救治时间内采取救治措施可以延长被击中者存活时间，但其延长的时间也是有限的，只有得到确定性治疗后伤员生命才可能得到挽救；采取措施的时间不同，其效果不同，时间越早，措施越合理，被击中者阵亡率、伤死率就越低。伤员救治存在着最佳救治时间段，在黄金时段采取救治措施，救治效果最佳（图 1）。在战场环境条件下，分时段在不同地点采取不同的救治措施，实施连续性的医疗后送，最终可以挽救伤员生命。

形成过程 中国人民解放军在历次战争之后，总结出许多提高战伤救治效果、效率的宝贵经验。早在 1938 年 5 月，白求恩向中共中央的报告中提出"受伤后 24 小时内必须及时清创"。他还在给聂荣臻司令员的信中谈到"生与死的区别，就是 8 小时与 18 小时的区别"，明确指出了战伤救治的时间与效果之间的重要关系。在现有的卫勤教材中也提出过最佳救治时间段与救治要求，有的还已纳入了规章制度之中，但大多只作了定性的要求，定量性的要求较少。在现代卫勤教材中，针对分级救治工作的基本要求提出"要迅速及时，力争早日治愈。迅速后送伤员是使之获得及时救治的前提"。医疗后送的要求是"确保伤员后送安全和力争迅速后送伤员"，主要靠加强后送组织管理、减少延迟后送的因素来实现，突出了救治时间在战伤救治中的重要性。卫勤教材中对大多数伤员救治及时性的标准要求是伤后 12 小时内得到清创处理，力争做到伤后 2 小时内伤员到达营救护所，4 小时到达团救护所，8 小时到达师救护所。在 1996 年颁发的《战伤救治规则》中提出"战伤救治必须遵循快抢快救、及时有效的原则""清创术要尽早实施，一般应在伤后 8 小时内进行"。但是，对救治时机的要求不够明确也不够具体，在卫生人员中时效救治的思想和观念还不够强，在战伤救治工作中往往贻误了救治时机。

外军虽然没有明确的"时效救治"概念，但其战伤救治、平时医疗救治技术要求和卫勤训练都体现了"时效救治"的内涵，如延长伤者生存时间、降低伤死率、提高救治效率和效果等。美军提出的"医疗与士兵同在"和"零伤亡"目标，实际上就是致力于使伤者在第一时间的得到及时救治。在美军《2010 年联合卫勤保障构想》中强调指出："救治伤员唯一最关键的时间就是最初的 10 分钟。"在未来战争中，无论哪国军队，都将以降低死亡率、伤残率和提高治愈率为目标，以提高第一时机救治效果为重点，以加强自救互救、改进急救技术与装备、优化组织结构、加快后送速度为手段，进一步提高战伤救治的效果。

主要内容 ①首次现场急救措施，宜在人员负伤后 10 分钟内实施。现场急救是伤员受伤后的第一处置措施，也是分级救治的起点。现场急救是否及时，急救质量的好坏，直接关系到伤员生命安危和一系列后续治疗，对阵亡率和伤死率有着明显的影响。例如，四肢大血管受伤后，若能及时扎好止血带就可以免于阵亡；窒息伤员若能及时进行气管切开，则可免于致死。研究认为，阵亡的主要原因是伤员被击中要害部位、阵地急救不及时以及失血性休克、后送不及时、二次负伤等。10 分钟是关系到伤员转归的关键时间，亦即首次急救的铂金时间。②紧急救治的技术措施宜在被击中者负伤后 3 小时内完成。紧急救治的技术措施主要是简易的紧

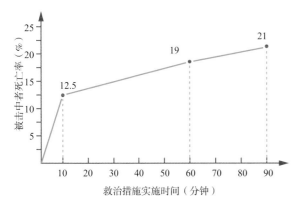

图 1 救治时间与死亡率关系

急治疗性措施，其救治技术以维护和延长伤员生命、保证安全后送为目的，仍然属于急救技术范围。重伤员的紧急处理必须争取在伤员受伤后 1 小时以内实施。3 小时是优良救治的关键转折点。发达国家军队卫勤要求伤员优良救治的时间应当把握在 1~2 小时。紧急救治的时间要求按照 3 小时以内提出为宜。③早期治疗的技术措施宜在被击中者负伤后 6 小时内完成。早期治疗是指对伤病员在明确诊断的基础上实施的救治措施，外军称优良救治。在分级救治过程中，早期治疗是伤员救治过程中又一个关键环节。当然，伤员最好在被击中后 4 小时以内进行早期治疗。④专科治疗技术措施宜在被击中者负伤后 12 小时内完成。专科治疗是伤员救治过程中最完善、彻底的治疗，而且是伤员最后的确定性治疗，其治疗的及时性直接关系到伤病员的康复并使其肢体或器官功能得到最大限度的恢复。

措施要求 ①尽量减少救治阶梯设置。不再按救治机构进行分级，而是以救治功能为分级基础。营、连合并完成现场急救，团、旅救护所完成紧急救治，师救护所和野战医院完成早期治疗，基地医院和后方医院完成专科治疗。根据不同作战环境和保障任务，可以进行灵活的救治阶梯设置。②力争快速安全后送伤员。最重要、最有效的措施就是发展快速安全后送装备，建立立体后送体系，尤其是空运医疗后送具有机动灵活、安全高效、后送距离远、速度快等优点，可为伤员争取到"黄金救治"时机，缩短确定性治疗的时间。③优质救治技术装备前伸配置。将某一救治范围的救治技术移到前一级救治阶

梯实施，或者将救治机构的配置位置前移从而缩短后送距离。人员组成以建制力量为主，同时加强野战医疗队或前沿外科手术队。④加强现场救治力量部署。提高营连卫生战勤比，按 1：（16~20）配备。提高卫生士官配备比例，增强战场的适应能力和救治效率。

(邬小军　毛常学)

shāngqíng

伤情（wound condition）　综合反映战伤的情况。通常包括伤类、伤部、伤势、伤因、并发症等。弄清伤情对于突出救治重点，提高救治效果有重要意义。

伤类　根据致伤因素或致伤武器划分的战伤类型。划分伤类，对进行卫生减员预计和卫勤力量准备具有一定的参考价值。

伤类按致伤因素多少，可分为单一伤和复合伤。单因素造成的损伤有烧伤、冲击伤、放射损伤、炸伤、枪伤等；两种以上致伤因素造成的复合伤，有烧冲伤、烧放伤、烧冲放复合伤等。按致伤武器种类分为常规武器伤、核武器伤、化学武器伤、生物武器伤及新概念武器伤 5 类。关于伤类划分，各国军队不尽相同，随着致伤因素的增加和致伤武器的变化而不断变化。中国人民解放军《战伤救治规则》将伤类分为炸伤、枪弹伤、刃器伤、挤压伤、冲击伤、撞击伤、烧伤、冻伤、核辐射伤、化学武器伤、生物武器伤、火箭推进剂损伤、激光损伤、微波损伤、声波武器伤、复合伤等。

现代战争中，炸伤、烧伤增多；枪伤相对减少；复合伤比例增加，冲击伤比例增加，出现新的伤类。据报道在马岛海战英军伤员中烧伤占首位，在空运回国的 564 名伤员中，烧伤伤员 104 名，占 18.4%。由于高新武器不

断出现，增加新的致伤因素。第四次中东战争首次出现反坦克导弹综合征，这是一种由冲击波、缺氧窒息、热力和弹片所致的综合性损伤，以体表烧伤为主，兼有呼吸道、耳鼓膜损伤、眼球异物或破裂等多种损伤并存。

伤部　战伤的部位。区分伤部对合理筹划卫勤力量，改进防护措施，提高医疗后送工作效率具有重要作用。

各国军队对伤部的划分不尽相同，中国人民解放军伤票将伤部区分为头部、面部、颈部、胸（背）部、腹（腰）部及骨盆（会阴）、脊柱脊髓、上肢、下肢、多发伤、其他等 10 个部位。伤部与致伤武器种类、部位面积、作战姿势、防护措施等有关。以往战争中，常规武器伤员的伤部下肢百分比最高，上肢次之，头颈部第三。下肢伤最多见，主要是因为下肢的体表面积最大。上肢伤较多，除体表面积较大（约占全身体表面积的 18%），还有暴露机会较多之故。头颈部虽只占全身面积的 9%，但位置高，暴露机会多，所以占第三位，比胸背部多。从近几场局部战争来看，伤员受伤部位的百分比没有大的变化。1979 年，中越边境自卫还击战中伤员的战伤部位以四肢和头颈部为主。全部伤员中，四肢伤占 48.8%，头颈部伤占 17.2%。随着武器的改进和高技术手段用于防护，战伤部位的构成比例可能有所变化，且多部位伤会相对增多。以色列与黎巴嫩战争统计了 1561 名伤员，其中背部和四肢伤占 41.4%，仍居首位，其余依次为头颈部伤 13.5%，胸部伤 5.9%，腹部伤 4.9%。英军"乌干达"号医院船在马岛海战中收治了 730 名伤员，其中四肢伤占

46%，头颈部伤占 14%，胸部伤占 4%，腹部伤占 3%。英军驻扎在朱拜勒的一所医院通过了 84 名伤员，其中下肢伤占 47.4%，上肢伤占 28.4%，头颈部伤占 8.6%，胸背部伤占 7.8%，腹部伤占 6.1%，阴臀部伤占 1.9%。多发伤指两个以上不同部位发生创伤，在现代战争中尤为多见。海湾战争中，英军一所医院收治的 84 名伤员中，多发伤 59 名，占 70.2%；美海军陆战队第二级阶梯收治 116 名伤员，多发伤 28 名，占 24.1%。多发伤增多，增加了火线包扎和清创手术的难度，药材消耗也相应增多。

伤势　战伤的轻重程度。区分伤势的目的，在于正确掌握救治与后送的重点，合理安排工作次序，提高医疗后送工作效率。参考国内外战创伤分类救治经验，中国人民解放军采用简易战伤评分方法帮助判定伤势，即根据伤员呼吸次数、收缩压、昏迷状况等三项生理指标进行判定。

通常根据机体组织损伤程度和范围、对伤病员生命及战斗、生活能力的影响程度，以及治疗所需时间和预后综合判定。一般分轻伤、中度伤、重伤和危重四类。①轻伤，常规处置，一般为战伤总积分 12 分者，包括局部性软组织伤，范围不大的 Ⅱ 度烧伤，无明显全身症状的毒剂伤或放射性复合伤；战斗及生活自理能力暂时丧失或局部受到影响但无生命危险。此类伤员占伤员总数的 30% ~ 40%。②中度伤，优先处置，一般为战伤总积分 10~11 分者，包括广泛软组织伤，上肢开放性骨折伤，一般性腹腔脏器伤，中等面积 Ⅱ 度烧伤，中度毒剂伤或放射性骨折伤；战斗及生活自理能力丧失但无直接生命危险。

此类伤员占伤员总数的 30% ~ 35%。③重伤，紧急处置，一般为战伤总积分 6~9 分者，包括严重挤压伤，重要脏器伤，大面积烧伤，重度毒剂伤或放射性复合伤；有直接生命危险或发生严重并发症，战斗及生活自理能力完全丧失，需较长时间方能治愈，愈后难免形成残疾和留有各种后遗症，归队希望极小。此类伤员占伤员总数 25% ~ 30%。④危重伤，期待处置，一般为战伤总积分 5（含）分以下者，占伤员总数 5% ~ 10%。

伤型　伤员受伤部位的损伤病理类型。可明确反映伤员机体组织局部损伤的性质与特点，有助于正确判断伤情和伤势，合理选择救治措施。

中国人民解放军将伤型区分为贯通伤、穿透伤、非贯通伤、切线伤、皮肤及软组织伤（擦伤、挫伤、撕裂伤、撕脱伤）、骨折、断肢和断指（趾）等。①贯通伤指既有入口又有出口的伤道，有以下三种情况：入口大于出口，近距离射击时容易形成这种情况；入口等于出口，弹头正位击穿较薄的部位时容易形成这种情况；出口大于入口，当伤道较长时容易形成这种情况。②非贯通伤，又称盲管伤，指有入口无出口的伤道，这种情况多见于小破片伤和距离较远的枪弹伤。组织损伤程度取决于组织吸收能量的多少，如投射物停留在体内，其能量必然全部消耗在组织内，所以在相同条件下，盲管伤伤情比贯通伤的伤情要严重。③切线伤指投射物沿体表切线方向穿过，形成槽沟状伤道。切线伤的伤情取决于投射物侧向传递给组织能量的多少，如传递能量不多，则损伤不重。近距离射击时能量传递一般

很多，容易造成深部组织和器官的严重损伤，如背部软组织切线伤可造成肋骨骨折和肺出血；脊柱切线伤容易造成严重的脊髓损伤；颅脑切线伤则容易发生硬脑膜撕裂、脑实质挫伤、脑水肿、硬膜外或硬膜下血肿、脑室和蛛网膜下腔出血等。

区分伤情的目的是区分伤病的轻重缓急，确定救治和后送的先后次序，根据伤情，确定伤病员救治措施，确定伤病员后送体位和工具等，以保证危重伤病员优先得到救治，轻伤病员得到留治，一般伤病员得到相应的救治，需后送的伤病员得以安全及时后送。未来信息化战争，伤情将更趋严重复杂。随着信息技术发展，伤情自动检测评估系统已逐步进入战场救治领域，用于监测士兵的生命体征（脉搏、血压、体温等），探测判断伤情。

（杨卓轶　刘月婷）

shāngyuánliú

伤员流（flow of the wounded）

伤员群体从现场向后方救治机构流动的宏观现象。伤员流在战场上的形态可以由流动方向、流动态、流动次序、流动量、流动波形、流动速度、流动时间、流动障碍、流动距离、流动型等来描述。深入了解伤员流现象，有助于战救工作的改进，增强伤病员医疗后送效益。

流动方向指伤员流方向，通常是由前方流动到后方，称为正向流。但在高技术局部战争中，由于后方重要目标常被列为重要的打击对象而可能发生大量伤员，致使出现反常的"逆向流"或者"横向流"。流动态指伤员流常态，由于实施分级救治，一般情况下伤员流动数量逐渐减少，流动态呈现出先大后小、先多后少趋势。

流动次序指伤员流顺序。战时应尽量减少后送中间机构，加快流速，缩短流时，使流动次序趋于理想状态。流动量指伤员流数量，与作战类型、时间、规模等因素有关。流动波形指伤员流波形，波形取决于各救治机构的伤员量和伤员留治时间。流动时间指伤员流时限，一般流动时间长于战斗时间。流动障碍指伤员流障碍，主要受气候、道路及敌方空袭、破坏封锁等干扰伤员流动的因素影响。流动距离指从火线至各级救治机构的里程。流动型指伤员流类型。在以往的常规战争中，伤员流多呈"倒三角型"或"向心型"，在未来的高技术局部战争中，可能会出现"辐射型""正三角型"或几种流型交错的现象。

现代战争中，随着各种高技术武器装备的使用，伤员流的内容更加复杂、构成更加多样。传统伤员流的流动态、流动方向、流动型等都将很难适用于描述现代战争的伤员流。就流动态而言，现代战争伤员发生的时间、空间和受伤性质都较以往发生了很大改变，这就使得"流"没有统一、固定的起点，呈现多起点、非线性特点，流态势必不会是一种常态。同理，流动方向、流动型也会因作战样式、战场环境等不确定因素的改变而变化，随着信息化战争条件下立体后送的广泛应用，流动方向、流动型也必将出现多样化特点。

(邹小军)

fēizhànzhēng jūnshì xíngdòng
wèishēng qínwùxué

非战争军事行动卫生勤务学

（science of health service for the military operations other than war） 研究军队非战争军事行动条件下卫生勤务基本理论和保障规律的学科。在传统的平时、战时卫生勤务学基础上，依据中国军队使命任务，以平时卫勤组织体系为基础，以战时卫勤保障能力为目标，以非战争军事行动卫勤保障机制为特点，着眼于卫勤机制创新，形成的新兴卫生勤务学分支学科。研究对象是卫勤领域中与非战争军事行动密切相关的特殊矛盾关系。任务是从系统论的观点出发，揭示其基本要素的内在联系，以及与特定环境适应协调的程度，从整体上把握非战争军事行动卫勤复杂性问题的本质，揭示其基本规律。研究对象具有非单一性的特点，以维护军队人员和地方民众的健康为核心，重点研究非战争军事行动对人员的伤害及对卫勤保障的影响，与非战争军事行动相适应的卫勤力量使用，以及卫勤保障和组织指挥等问题。

简史 非战争军事行动于20世纪90年代由美军首次提出。此后非战争军事行动被定义为"在大规模作战行动以外使用国家力量和军事手段而实施的一系列行动"。2006年美军在《联合作战纲要》中用危机反应与有限应急行动取代了非战争军事行动。

随着应对多种安全威胁、完成多样化军事任务历史使命任务的拓展，中国人民解放军在21世纪初引入"非战争军事行动"概念，并在《中国人民解放军军事训练条例》中专门规定了执行非战争军事行动的任务和要求，明确了"非战争军事行动"的训练内容，正式将其纳入军队职能范围。据此，非战争军事行动卫生勤务学的军事理论基础已经具备。随着军队卫勤参与抗震救灾、防控甲型流感、维稳维和、奥运安保等重要保障行动，以及国际人道主义救援任务等，已成为国家和地方应急医学救援的重要支援力量和生力军，并将任务范围由国内拓展到国际。在系统总结非战争军事行动卫勤保障实践、研究其卫生勤务特点及规律的基础上，2009年，王谦、陈文亮主编出版了《非战争军事行动卫勤应急管理》，张雁灵总主编出版了《非战争军事行动卫勤理论丛书》，从理论阐述、案例分析及保障法三个角度，总结归纳卫勤保障实践，揭示非战争军事行动卫勤保障特点规律，构建非战争军事行动卫生勤务学理论方法体系，标志着非战争军事行动卫生勤务学基本形成。

学科体系 中国人民解放军非战争军事行动卫生勤务学保持了传统军队卫生勤务学体例框架（图1），包括总论和各论两个部分。总论界定非战争军事行动卫生勤务学概念、对象、内容、方法等基本要素，追溯了非战争军事行动卫勤保障的实践，针对非战争军事行动卫勤保障的特点，增加或更新了伤病分析、卫勤力量、卫勤准备、卫勤法规、卫勤信息管理和卫生物资保障等内容。各论按照非战争军事行动卫勤保障的行动样式分类，具体阐述五类十三种卫勤保障的概念、特点、保障实践和组织实施等内容。

研究内容 ①非战争军事行动卫勤组织体系。以平时卫勤体制编制为基础，以战时卫勤保障能力为目标，以非战争军事行动卫勤保障机制为重点，研究在非战争军事行动背景下，卫勤编制体制、机构的设置、各层次职责和权限的划分，充分发挥非战争军事行动卫勤保障人、财、物的作用。②非战争军事行动卫勤工

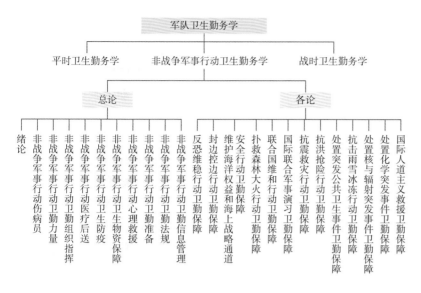

图1　军队卫生勤务学学科框架

作方针、政策和法规。从军队现有体制编制和非战争军事行动的实际出发，重点研究非战争军事行动卫生战略和策略，贯彻落实国际、国家和军队有关的条令、条例等实施办法，以及针对新需求制定的标准、规范等，保证各项保障行动的顺畅运行。③非战争军事行动卫勤保障手段和方法。根据非战争军事行动卫勤保障需求，重点研究非战争军事行动不同类型卫勤力量的使用方法，卫勤保障程序，卫生物资保障手段，信息化技术的应用以及各种行动环境下的各种专业保障具体措施，以提高卫勤保障综合效能。④非战争军事行动的卫勤组织指挥。重点研究非战争军事行动下卫勤准备、保障预案、卫勤响应、卫勤协同、卫勤力量模块化部署、联合指挥体制等，提高卫勤组织指挥的权威性、高效性和灵敏性。⑤非战争军事行动特点规律。非战争军事行动卫勤保障相较于传统的平、战时卫勤保障，具有特殊的环境背景、多元的保障对象、多重的任务性质和复杂的协调关系等特点。重点研究不同类型非

战争军事行动的特殊减员规律、医疗后送机构设置、物资筹措与供应、药材储备与供应等，加强对非战争军事行动卫勤保障特点规律与保障需求的掌握。

随着非战争军事行动卫生勤务学的发展，应当在非战争军事行动卫勤保障本土化研究的基础上，学习国际非战争军事行动卫勤保障的先进经验，开展卫勤循证决策研究，进一步拓展和完善非战争军事行动卫生勤务理论体系。通过平时训练和组织演习，练指挥、练联合、练能力，切实提高非战争军事行动卫勤保障实战水平，提升非战争军事行动卫勤保障能力储备。

研究方法　非战争军事行动卫生勤务学可以采用军队卫生勤务学的研究方法，如历史的方法、社会调查法、统计方法、运筹学方法、专家咨询法、德尔菲法等。此外，非战争军事行动卫生勤务学研究更加关注：①地理信息技术，集计算机、地理学、测绘遥感学、环境科学、空间科学、信息科学和管理科学等为一体，形成多学科集成和应用的基础平台。

其在空间数据处理方面的独特优势，在卫勤力量部署、伤病员医疗后送、疾病预防控制等领域具有应用价值。②模拟与干预试验。由于非战争军事行动卫勤保障的不可重复性，需采取卫勤想定作业、实验性卫勤演练、实验性卫勤研究等方法，获得近似实际经验和所需数据，提出或验证非战争军事行动卫勤保障理论原则与保障措施。计算机模拟研究可以应用在伤病员分析和卫勤力量需求预计、卫勤力量动态监控和适时调整、卫勤科学编组和工作效能评估等方面。③决策支持系统。以管理科学、运筹学、控制论与行为科学等为基础，以计算机技术、信息技术及模拟技术为手段，辅助中高层决策，解决半结构化或非结构化问题，为卫勤机动力量优化部署、保障任务阶段性转换、卫生资源调整、重大突发公共卫生事件疫情研判等重要决策问题提供科学依据。④复杂系统方法。针对非战争军事行动卫勤保障系统中的复杂性问题，用系统观点思维推理，提取主要参数，再通过机制和算法将系统模型化进行分析对比，为选出最优方案的一种决策方法。

同邻近学科的关系　非战争军事行动卫生勤务学是军队卫生勤务学、灾害医学、应急管理学的衍生学科，非战争军事行动卫生勤务学相关学科除了平时卫生勤务学和战时卫生勤务学之外，还包括医学、军事学和管理学等。①医学：是非战争军事行动卫生勤务学的专业理论基础。非战争军事行动卫生勤务学提出的一切有关医疗后送、卫生防疫、心理救援的原则及措施，必须以医学科学基本原理为根据。医学科技与装备为卫勤保障奠定基础，非

战争军事行动中决策重点，计划确立，法规制定都不能违背现代医学模式及原则。军事医学、灾害医学直接为非战争军事行动卫勤保障提供技术手段和措施。②军事科学：非战争军事行动理论是研究非战争军事行动卫生勤务学的依据。卫勤学术随军事和后勤学术的发展而变化；卫勤保障原则、重点和方式要符合非战争军事行动的原则要求；通用军事、后勤知识和技能是非战争军事行动军队卫生人员必须具备的；军事学术研究方法手段也可为非战争军事行动卫勤学术研究借鉴。③应急管理学：应急管理是公共管理部门应对紧急事态所进行的决策、计划、组织、控制等活动，是社会管理的特殊类型。应急管理学基本理论是非战争军事行动卫生勤务学组织指挥方面的知识基础，各种管理和研究方法可在非战争军事行动卫生勤务学中应用。

(张莺莺　刘　旭)

fēizhànzhēng jūnshì xíngdòng
shāngbìngyuán yùjì

非战争军事行动伤病员预计

(estimation of the sick and wounded in the military operations other than war)　非战争军事行动前对行动中可能发生的各种伤病员的估算。非战争军事行动卫勤保障计划的重要内容，是行动前对卫勤人力、物力准备的主要依据。主要依据任务性质、类型、规模和执行任务地域的特点、时节、气候等情况进行估算。

反恐维稳行动伤病员预计：参与反恐维稳行动人员多为军队、武警、民兵等武装力量，致伤因素与作战相类似，主要以刀器伤、炸伤、烧伤为主，亦可能出现化学毒剂伤。伤病员预计可参照作

战减员预计方法，在全面分析反恐维稳行动致伤因素的基础上，分析过去类似的伤病员发生规律，参考其数据，估计出此次行动的伤病员发生率。一般来说，反恐维稳行动伤病员发生率较作战为低。

抢险救灾行动伤病员预计：抢险救灾行动是非战争军事行动的重要样式，一般事发突然。不同种类的灾难带来的后果差别明显，对救援的要求各不相同，因此伤病员预计影响因素多，难度大。地震灾害以骨折、挤压伤、复合伤为主；水灾以淹溺和感冒、单纯性腹泻、结膜炎、皮肤病为主，时有食物中毒发生。目前国内外还没有规律性的预计方法，大多参照以往同类、同程度伤病员发生情况来预计，以便做好相应卫勤力量准备。

联合国维和等行动伤病员预计：与传统战争相比，维和行动的减员率差异性很大，要准确预测伤亡非常困难。但是在维和行动之初又十分需要进行减员预计，只有进行了减员预计，才可以部署维和行动相应的卫生资源和卫生力量。参战部队兵力数量、执行任务的持续时间、受到的安全威胁水平等因素都会影响减员率。一般来说，如果是人道主义救援行动，面临的威胁较少，相应的减员率就低，如果发生针对兵营的恐怖袭击等事件，可能就会带来很大的伤亡。

(吴　峰)

fēizhànzhēng jūnshì xíngdòng
shāngbìngyuán fēnxī

非战争军事行动伤病员分析

(analysis of the sick and wounded in the military operations other than war)　运用统计学方法对伤病的数量和结构进行的统

计分析研究。其目的在于摸索非战争军事行动伤病员发生的基本规律，为伤病员预计和筹措卫勤人力物力等提供依据。

伤亡比例分析：相对于军事行动，非战争军事行动激烈程度不高，强度不大，危险度较小，总体上死伤比例比较低。同时由于不同样式非战争军事行动激烈程度不同，死伤比例差异较大。①反恐维稳行动死伤比例：中国新疆维吾尔自治区3次维稳行动，武警死伤比例1：9.3；地方民众死伤比例为1：29。2008年3月西藏自治区等地的打砸抢事件，民众死伤比例为1：21.2，武警官兵死伤比例为1：241。2009年乌鲁木齐恐怖事件，民众死伤比为1：5.9，武警官兵死伤比例为1：31。相对而言，中国发生的多起恐怖行动造成的死伤比例与美国9·11事件等相比较低，这与恐怖分子的袭击方式关系密切。②地震致人伤亡的比例：国外资料，一般死伤比为1：2.43，中国为1：2.79。唐山地震伤亡90余万人，死亡占伤亡总数的25.6%。汶川地震伤亡45万人，死亡占伤亡总数的19.3%。

伤因及伤类分析：非战争军事行动致伤（病）因素多样，保障对象多元，伤类相对复杂。但就具体某个样式而言，致伤（病）因素单一，伤类相对简单。新疆维吾尔自治区3次反恐维稳行动伤员收治统计，枪伤和压挫伤比例均为44.44%。据1020名地震伤员致伤原因分析，抗震救灾行动多以压砸伤、挫裂伤、挤压伤为主。据抗洪抢险1061名官兵发病情况统计，多以皮肤病、上呼吸道感染、红眼病和非感染性腹泻为主，占总发病的86.88%。

伤型和伤部分析：反恐维稳

行动伤员负伤部位以颅脑部压挫伤为多，其次是下肢部位枪伤，主要是由于颅脑部暴露机会多，位置较高，易被暴乱分子伤害。地震伤员伤部则以四肢、脊柱、骨盆、头面部为主，与以往战争受伤部位相比没有太大变化。

（吴 锋）

fēizhànzhēng jūnshì xíngdòng
shāngbìngyuánliú

非战争军事行动伤病员流

（flow of the sick and wounded in the military operations other than war） 非战争军事行动中伤病员群体流动的现象。包括流量、流向、流速、流序、流时、流距等，具有伤病员流形成取决于行动样式、伤病员流向与流序比较规则、伤病员流量与流速难以确定、流时与流距受制于环境条件等特点，弄清伤病员流对科学运用卫勤力量具有重要意义。

与作战行动相比，多数非战争军事行动伤病员数量不大，分级救治不明显，因此伤病员流动的现象也不明显，甚至形成不了伤病员流；地震、洪水等重大自然灾害瞬间造成大量人员伤亡，大批伤病员产生和后送，容易形成伤病员流。但由于伤类相对单一，与战伤伤员流有明显区别；同时保障对象的多元性，造成伤病来源的多元性。伤病员流动方向基本是从发生地逐步向后方流动，同时由于伤病员就近就便治疗，可能出现部分"横向流"。非战争军事行动的多样性，使得伤病员流动的数量和速度相差很大，即便是同一类行动，由于性质、规模、持续时间、环境条件等因素影响，也会有很大差别。伤病员流量具有极大的不确定性，预测难度很大。总体上，非战争军事行动伤病员由于分级救治阶梯

减少，流动速度加快，流时缩短；伤员可就近就便治疗，流距相对缩短，但由于受到交通、道路等环境条件影响，在某个时节、某个局部，伤病员后送仍然困难。加快伤病员后送，缩短流时和流距，是非战争军事行动卫勤保障的难点之一。

（吴 锋）

zhànlüè wèishēng qínwùxué

战略卫生勤务学 （science of strategic health service） 研究战争卫勤全局性筹划与实施规律的学科。卫生勤务学的组成部分，为国防力量卫勤建设和战略卫勤保障提供理论依据，对指导军队平战时卫生工作具有重要意义。

简史 中国人民解放军历来重视战略卫勤建设，在历次革命战争及和平建设时期，逐步形成了体现人民军队特色的三军一体、联勤保障、平战结合、军民兼容的战略卫勤思想指导。土地革命战争时期，确立了"一切为了伤病员""一切为了部队健康"的卫生工作指导。抗日战争时期，提出了"预防第一"的卫生工作战略思想和游击战中的寓救于民、分散救治的卫勤保障模式。解放战争时期，根据大兵团作战卫勤保障的需要，形成了分级救治的医疗后送体制。中华人民共和国成立以后，为适应军队卫生工作的发展，建立了总部集中统管、军区军兵种分管的卫勤体制，从单一的陆军体制转变为合成军体制，从隶属军政首长领导改变为由各级后勤领导，同时建立了军队独立的军事医学科研和医学教育体系。1951年，制定了《中国人民解放军卫生工作暂行条例》，创立了卫生工作与群众运动相结合的卫生防病工作组织——爱国

卫生运动委员会。1953年，对全军医院进行调整，统一分类、统一番号名称、统一编制。1954年，成立全军医学科学技术委员会。1964年，组织核武器损伤的卫勤专题研究，形成了初步的医学防护理论。1978年，确立驻军医院、中心医院、总医院的三级医院保障体系。1985年3月，总后勤部颁发了"预防为主，中西医结合，提高科技水平，为国防建设服务"的军队卫生工作方针。1986年，后勤学院编写《战略后勤学》，专设"战略卫生勤务"一章。1990年，全军举办新时期卫勤战略发展研讨班。1991年，出版的《卫生勤务学词典》中收有"战略卫生勤务学"词条。1993年，总后勤部卫生部组织实施全军卫生体制与资源调查论证，并提出体制改革与资源优化配置的方案和建议。1996年，中央军委颁布《中国人民解放军卫生条例》，提出了新时期的军队卫生工作方针。2002～2007年，先后3次组织了战略战役卫勤组织指挥研训。2010年，部署了全面建设现代卫勤专项课题研究，"十三五"期间开展了大国强军卫勤建设研究。以上这些卫勤思想和实践，为战略卫生勤务学的形成奠定了理论基础。

研究内容 包括战争卫勤准备和战争卫勤保障两部分。

战争卫勤准备 主要研究内容：①卫勤战略环境影响分析。包括军事、后勤环境，社会、自然、地理环境，医学科学技术发展环境，军队卫生服务需求与利用等对卫勤建设与发展、服务保障的影响和要求等。②卫勤组织体制研究。包括平时卫勤体制、战时卫勤体制、非战争军事行动卫勤体制、平时到战时或应急时

卫勤转换机制和卫勤基本制度等研究。③战略卫勤组织与建设研究。包括军队卫生工作方针，军队卫生建设思想，以及法规制度、学科人才、卫生战备等建设研究。④卫生资源优化配置和利用研究。包括卫生人员、卫生机构、药材装备、卫生经费、卫勤信息等资源的规模、结构和布局，以及资源利用的效率、效能和效益等方面的研究。

战争卫勤保障 主要研究内容：①战争卫生减员规律。②战略伤病员医疗救治与后送规律。③战略卫勤组织指挥规律。包括战略积极防御作战卫勤组织指挥原则与方法、战争全局的卫勤部署、战略卫勤机动力量的使用、战略卫勤协同的理论和原则、信息化手段运用等。④战略卫生资源的调度、使用。⑤国防卫生动员的组织实施。包括预备役力量的使用，地方卫生力量的动员、使用等。

研究方法 ①历史回顾方法：常用于对战争卫勤历史资料分析，战争卫勤保障经验总结，对战争卫勤保障影响因素的分析，战争卫勤保障规律的探讨等。②系统分析方法：通过对战略卫勤所处环境背景发展变化的分析，研究社会、军事、技术、自然地理环境等对卫生工作的影响和要求，找出差距、问题，提出卫勤建设和战争卫勤保障的对策措施。③实证方法：主要是通过工作或方案试点，论证平战时全局性卫生工作政策制度和卫勤保障预案的可行性。④社会调查方法：通过调查研究和综合分析，提出调查论证报告和统计分析数据。⑤演习与研训的方法：通过组织战略战役卫勤演习和研究性训练，研究论证卫勤保障体制、机

制、方式方法和装备器材等的合理性、可行性和实用性。⑥计算机模拟方法：通过收集全军卫勤信息，建立卫勤数据库，掌握全军卫生工作情况和未来作战有关信息，利用计算机模拟技术进行推演和评估，为卫勤决策提供参考依据。

同邻近学科的关系 战略卫生勤务学隶属于卫生勤务学，也是战略后勤学的组成部分。其下位是战役卫生勤务学，两者层面不同，战略比战役卫生勤务学宏观，还要涉及国防和国家层面。战略卫生勤务学受卫生勤务学理论的直接指导，受军事学、医学和管理学相关理论的间接指导，同时又以其理论成果对上述学科产生一定的影响。

应用和有待解决的学术问题

随着新型武器和装备在战争中的应用，战略思想和作战样式的变化，组织有效的卫勤保障更加艰巨，战略卫勤指挥更加复杂，研究重点应当聚焦于信息化战争战略卫勤保障的组织体制、保障方式和信息技术。

（陈文亮　郭树森）

zhànyì wèishēng qínwùxué

战役卫生勤务学（science of campaign health service） 研究战役层面卫生勤务特点和规律的学科。战时卫生勤务学的组成部分。

简史 早在第二次世界大战时期，国外就有关于战役卫生勤务的研究，法国、德国、苏联等国军队曾编有战役卫生勤务方面的著作。中国人民解放军在历次革命战争中积累了丰富的战役卫勤保障经验，为战役理论研究奠定了基础。中华人民共和国成立后，经过保卫边境作战及军队现代化、正规化建设实践，战役卫

勤理论体系日趋完整。20 世纪 50年代中期，开始进行战役卫生勤务研究。1956 年，第二军医大学编译了《集团军卫勤保障》和《方面军（军团）卫勤保障》教材，开设了战役卫勤保障课程。1960 年，后勤学院编写了《战役卫勤保障》教材，并开始战役卫生勤务教学。1979 年，张汝光编著了《战役卫生勤务》。1987 年9 月，全军战役卫勤理论学术研讨会召开。1988 年 3 月，总后勤部卫生部出版了《战役卫生勤务学》（图 1）。至此，战役卫勤理论体系基本形成。进入 21 世纪，现代作战理念、武器装备和编制体制调整等因素对战役卫勤保障提出新的更高的要求，随着卫勤理论和实践的发展，战役卫生勤务学不断拓展和深化，信息化条件下联合作战卫勤保障的理论进一步丰实，形成与现代战争战役特点相适应的理论体系和保障方法。

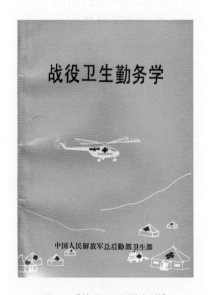

图 1 《战役卫生勤务学》
（毛常学供图）

研究内容 战役卫生勤务学以研究战役卫勤理论与实践为主

要对象，其基本任务是依据战役卫勤保障的历史经验、现实条件和可能发展，运用科学的方法，揭示战役卫勤保障规律，探讨战役卫勤保障方法，并将其升华为比较系统、完整地科学理论体系，用以指导未来战役卫勤保障实践。主要研究内容：①战役卫勤保障特点与任务，包括战役卫勤保障的特点和战役卫勤的基本任务、战役卫勤保障组织和管理的特点、战区和作战集团（群）卫勤保障特点等。②战役卫勤组织指挥，包括战役卫生减员预计、战役卫勤力量需求计算、战役卫勤编成、战役卫勤保障建议和计划、战役卫勤筹划、战役实施阶段卫勤指挥、战役结束后的卫勤工作等。③战役伤病员医疗后送，包括战役分级救治体制、伤病员救治的组织与实施、战役伤病员的后送组织与要求等。④战役卫生防疫和卫生防护，包括卫生流行病学侦察的组织，疫情处理，部队卫生防疫管理，以及对核、化学、生物、新概念武器损伤的卫生防护等。⑤战役药材供应，包括药材供应的计划、筹措、储备和补给方式等。⑥战役兽医保障，包括伤病马的医疗后送、军用动物卫生防疫、兽医防护和兽用药材供应、组织兽医力量对部队动物性食品卫生检验进行技术指导，以及保证部队动物性食品的卫生安全等。⑦地方卫生力量动员，以及军民联合的卫勤保障等。⑧不同类型、样式战役的卫勤保障，包括进攻作战、防御作战、岛屿进攻作战、抗登陆作战、城市防御作战、军兵种联合作战、边境地区防卫作战等战役卫勤保障的组织和实施方法等。

研究方法　①历史的方法：研究中外战役卫勤史料，总结战役卫勤保障经验，分析影响战役卫勤保障的各种因素，探索联合战役卫勤保障的规律和特点。②实验的方法：进行战役卫勤演习演练、进行图上和沙盘战役卫勤推演、进行计算机辅助下的卫勤推演等实验性卫勤研究，探讨联合战役卫勤保障的特点和重难点，以及联合作战时各军兵种卫勤保障之间的协同关系。③模拟的方法：主要用于减员分析和预计、卫勤保障方案选择、卫勤部署优化、伤病员医疗后送策略，以及卫勤信息数据库建设等。

同邻近学科的关系　从学科构成看，战役卫生勤务学是军事战役学、后方勤务学、卫生勤务学的交叉学科，主要研究军事后勤战役层面和时空的卫勤理论与卫勤保障；从学科归属看，从属于战时卫生勤务学；从学科体系看，在卫生勤务学中与战略卫生勤务学和战术卫生勤务学并列。

(李　德　刘　江)

zhànshù wèishēng qínwùxué

战术卫生勤务学 （science of tactical health service）　研究战斗条件下卫生勤务规律的学科。战时卫生勤务学的组成部分。

简史　世界各国军队都十分重视战术卫生勤务研究与应用。20世纪70年代以来，美军战术卫勤伴随美军军事转型发生了巨大改变，在卫勤保障理论方面提出"部队健康保护"理论，突出"强健促进、伤病预防、战伤救治"三项工作并重；同时提出了"医疗与士兵同在"的理念。在战斗卫生机构编制方面，适应作战部队师改旅、小型化、模块化改编而建立了轻型化、机动化、模块化卫勤保障力量，在作战营编

卫生排，作战旅编卫生连，在战役层编卫生旅，卫生旅中编有多功能卫生营和战斗支援医院。在伤病员救治方面，战术卫勤力量部署不断前移，战伤救治阶梯不断精简，建立了立体化、快速化战场伤病员后送体制。

中国人民解放军战术卫生勤务学是在长期革命战争实践中形成和发展起来的。1933年，中国工农红军印发了《连级卫生勤务》。抗日战争时期，刘伯承于1937年9月，发表了"现在我军遂行的卫生勤务"一文，明确提出了连卫生员、营军医及看护组、团属卫生队、师属卫生队的任务，以及师卫生机关的组织系统。1939年，白求恩大夫编写了《游击战中师野战医院的组织与技术》。解放战争时期，钱信忠于1948年2月编写了《战地救护法》。以上论述为战术卫生勤务学奠定了理论基础。20世纪50年代初，各军医院校开设了战术卫生勤务课。1955年，总后勤部卫生部编写了连、营、团、师的战时卫勤教材。1960年，卫勤研究所主持编写了师、团卫勤教材。1967～1987年，总后勤部卫生部和军医院校编写的战时卫生勤务学教材中，均有战术卫生勤务内容。1990年，后勤学院为卫勤培训班学员编写了《战术卫生勤务学》。1992年，总后勤部卫生部出版了《战术卫生勤务教材》（图1），作为集团军以下各级卫勤训练的基本教材，使战术卫生勤务学的理论进一步完善。2006年，为适应新形势下卫勤训练的需要，总后勤部卫生部出版了《战时卫生勤务学》，其中包括"战术卫生勤务篇"，进一步充实和发展了战术卫生勤务应用理论。2013年，为适应新军事变革，确

保打赢信息化条件局部战争卫勤保障的需要，总后勤部卫生部出版了《现代战争卫勤保障》，充实和发展了战术卫生勤务应用理论。另外，在军队卫生法规方面，先后制定并颁布《战时卫勤分队保障条令》《战伤救治规则》等卫生法规和规章，在制度层面保证了战术卫生勤务的组织与实施。

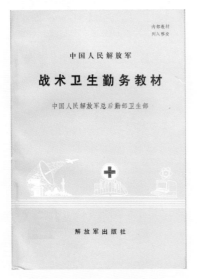

图1 《战术卫生勤务学》
（毛常学供图）

研究内容　①战术卫勤的基本概念及其在卫生勤务中的地位和作用。②连抢救组、营救护所一级的组织与工作，包括连、营卫勤编组、任务和装备，战现场急救，连、营间的伤病员后送和营救护所的救治。③团、旅、师救护所一级的组织与工作，包括救护所编组及各组任务，救护所的展开、救治、撤收、转移，救护所的管理，重点是伤病员时效救治、立体后送。④攻防战斗卫勤保障，包括卫勤保障特点、要求，战斗准备阶段的卫勤组织工作，战斗实施阶段的卫勤保障和战斗结束后的卫勤工作，重点是研究确定山地进攻战斗、登陆战

斗、空降战斗、城市战斗等作战样式的卫勤保障措施。⑤军兵种战斗卫勤保障，包括坦克兵部队、炮兵部队、防空兵部队、水面舰艇部队、航空兵部队、空降兵部队、火箭军部队战斗卫勤保障等。⑥特殊条件下战斗卫勤保障，包括严寒地区冬季战斗、炎热山岳丛林地战斗、沙漠戈壁地战斗、高原地区战斗、水网稻田地战斗卫勤保障等。⑦师、旅、团行军与输送卫勤保障，包括卫勤保障的特点和要求，部队徒步行军和摩托化行军卫勤保障，部队铁路、水路、空运输送卫勤保障等。⑧部队兽医保障，包括兽医勤务的作用、任务和要求，军用动物卫生防疫和兽医防护，伤病军马医疗后送，兽用药材保障等。

研究方法　具体研究方法见战役卫生勤务学。

同邻近学科的关系　战术卫生勤务学隶属于卫生勤务学，也是战术后勤学的组成部分。从层面上看，其上位层面为战役卫生勤务学。两者比较，战术卫生勤务学主要反映师级以下部队卫生勤务的特点规律，战役卫生勤务学则主要反映区域保障的特点规律。战术卫生勤务学受卫生勤务学理论指导，特别是战时卫生勤务学理论的直接指导，受军事学、医学相关理论的间接指导，同时又以其理论成果对上述学科产生一定的影响。

应用和有待解决的学术问题　需要深入研究信息化条件下局部战争中战术卫勤保障的组织与实施，联合战斗中陆、海、空军部队卫勤力量协同保障的组织实施；伤病员时效救治；部队建制卫勤力量的编成、任务和救治范围；直升机等快速后送工具的使用，伤病员立体后送中医疗

后送阶梯的设置；进攻、防御战斗，尤其是山地进攻战斗、登陆战斗、空降战斗、城市战斗的卫勤保障理论，确定各种作战样式的卫勤保障具体措施，以适应信息化局部战争作战卫勤保障的需要。

（张树华　郭树森）

hǎijūn wèishēng qínwùxué

海军卫生勤务学（science of navy health service）　研究海军卫生勤务本质和规律，指导海军卫生勤务实践的学科。海军军事学、医学和管理科学的交叉学科，海军军事医学的分支，海军后勤学的组成部分。它以海军卫生勤务实践活动为研究内容，可分为海军平时卫生勤务学和战时卫生勤务学；按研究对象可分为舰艇部队卫生勤务学、海军航空兵卫生勤务学、海军岸防兵卫生勤务学和海军陆战队卫生勤务学。基本任务是研究海军军事活动对卫生工作的影响与要求，提供卫勤保障、卫勤建设的理论依据和科学预见，培养海军卫勤指挥与管理人才。

简史　海军卫生勤务学是在总结海军卫生工作实践经验的基础上形成的，并随着海军卫生事业的发展不断丰富和完善。早在1696年，俄罗斯海军就已向平底的木船战舰委派带药材的医生，18世纪建有专门的海军卫生勤务机构作为国家中央机关管理卫生保健工作的唯一机构，每个舰队编有"舰队博士医生"领导所有舰艇上的卫生人员，舰队还有医院和医院船等医疗机构，制定有卫生勤务工作指南、教范和条例，这些都促进了海军卫生勤务学的发展，在完善海军人员卫生勤务的实践上起到了显著作用。海军卫生勤务学始于20世纪初，在欧

洲出现了研究海军战时卫生勤务的学科。

中国人民解放军海军卫生勤务学是在继承革命战争时期卫生勤务的优良传统的基础上，借鉴国外海军卫生勤务学的基本理论和经验，经过平战时卫勤保障的实践而逐步形成完善的。20世纪50年代初期，海军各级卫生部门通过平时海上军事训练和海战实践，摸索海军平战时卫生勤务的特点和规律，研究总结近岸海战卫勤保障实践经验，为创立中国人民解放军海军卫生勤务学作了奠基性工作。此后，随着海军医学研究机构和有关院校卫勤教研室的成立，使海军卫勤学术研究达到新的水平。60年代，各海军卫勤科研、教学单位和有关卫生部门主要研究各型舰艇单舰近海航行、登陆作战与抗登陆作战的卫勤保障。1961年，海军后勤部卫生部组织编写出版的《海军卫生勤务学》，标志着中国人民解放军海军卫生勤务学的初步建立。

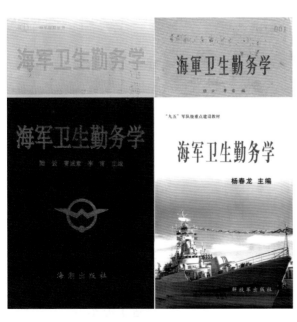

图 1 《海军卫生勤务学》
(海军特色医学中心供图)

尔后，海军后勤部卫生部和有关院校组织编印多种版本的《海军卫生勤务学》教材（图1）。70年代以来，卫勤学术更趋系统化：①探讨了封锁海峡、抗登陆作战、登陆作战水际滩头和支援岛屿作战卫勤保障等；研究了防空袭作战、反水雷封锁作战卫勤保障，核、化武器袭击下基地防御卫勤保障；海军陆战旅卫生勤务等。此间，海军卫勤科研和教学单位注意把现代科技理论、技术引入卫勤研究，如网络法用于卫勤组织指挥，以及微机用于制订海上袭击战卫勤保障方案等。②开展战时海上医疗救护勤务研究，将海军战伤急救技术和战伤自救互救五项技术，即止血、包扎、骨折固定、伤员搬运和溺水急救正式列入《中国人民解放军海军舰艇条令》中。③开展舰艇救护治疗规范化研究，先后进行了驱逐舰、护卫舰、猎潜艇、导弹艇等主要战斗舰艇战时医疗救护研究，重点探讨《舰艇战时救护治疗方案》《舰艇远航卫勤保障方案》，并正式颁发部队执行。④总结探讨舰艇远海航行和航空兵海上飞行卫勤保障经验，逐步完善战时舰艇、卫生船舶救治和码头救护所三级医疗后送体系的构建。⑤进行了针对海上热点方向的军事斗争卫勤保障研究，包括海上局部战争医疗后送研究、战区联合作战海上卫勤保障研究

等，为海上卫生战备提供了理论依据。通过多年的研究与总结，1993年又新编写出版了《海军卫生勤务学》，进一步完善了海军卫生勤务理论。

研究内容 按照不同时段、范围和兵种划分，研究内容各有重点和特色。

海军平时卫生勤务 主要研究海军平时卫生工作组织管理的理论与实践，包括海军卫勤组织机构及管理体制，卫生人员的编配及其职能，官兵医疗保健，部队卫生防疫，药材供应与管理，卫生统计，卫生人员训练，医学科学研究管理，卫生战备和卫生动员理论、制度、规定及组织实施方法等。

海军战时卫生勤务 主要研究海军战时卫勤理论与实践，包括战时卫勤保障体制、卫生减员规律与分布、海上医疗后送、卫生防疫与防护、药材保障、卫勤组织指挥等基本理论，海军各种作战样式和条件下的卫勤组织实施方法。

海军战术卫生勤务 主要研究战时海军作战部队卫勤规律和管理实践，包括舰艇战位救护、救护所的组织与工作、各种作战类型条件下海军各兵种卫勤保障的组织实施方法等。

海军战役卫生勤务 主要研究战役行动条件下海军战役军团和战区卫勤规律和管理实践，包括战役中海军卫勤力量部署、减员预测、海上医疗后送、药材保障、卫勤组织指挥等理论与方法。

海军战略卫生勤务 主要研究战略范围内海军卫勤规律与实践，包括海军带有全局性的卫勤保障方针政策和原则，海军卫生战备、卫勤力量动员、海军卫勤力量编成、任务和建设，以及战

略阶段海军卫勤保障的组织实施理论与方法。

舰艇卫生勤务 主要研究舰艇部队卫生工作管理理论与实践，包括舰艇伤病员医疗后送的组织实施、出海三阶段卫勤保障的组织实施、舰艇编队长航卫勤保障组织实施的理论与方法等。

海军航空兵卫生勤务 主要研究海军航空兵特别是飞行部队卫生工作组织管理理论与实践，包括飞行部队海空训练、作战卫勤保障的特点与要求，飞行三阶段卫勤保障的组织实施方法等。

海军岸防兵卫生勤务 主要研究海军岸防兵部队卫生工作组织管理理论与实践，包括岸导（炮）、观通部队平战时卫勤保障的特点与要求及其组织实施的理论与方法。

海军陆战队卫生勤务 主要研究海军陆战队卫生工作组织管理理论与实践，包括海军陆战队两栖训练、作战卫勤保障的特点与要求，各种艰苦、复杂条件下特种作战卫勤保障的理论与组织实施方法。

研究方法 主要采用社会科学的研究方法。①历史的方法：主要采用历史文献查阅，回顾分析不同条件下海战卫勤保障的实际情况，找出影响卫勤保障的各种因素，运用客观数据、指标，评定卫勤保障质量，系统总结卫勤保障经验，寻找和揭示海军卫勤保障规律；并与现实进行对比研究，为提高卫勤保障水平提供依据。②调查的方法：采用发调查表、研究统计报表或实地调查等方法，了解海军人员医疗卫生需求、卫生资源供给与利用、卫生体制与资源配置、海军卫生建设和卫勤保障现状，总结经验和存在的问题，提出解决措施，为

卫勤领导正确决策提供依据。③系统论的方法：运用系统思想和系统工程技术方法，对海军卫勤保障能力、卫生工作质量和效益进行评估及评价、卫勤预测和决策等研究，以提高海军卫勤指挥管理的科学性。④实验的方法：主要有图上或沙盘卫勤作业、室内推演和海上实兵卫勤演习、现场作业、工作试点等，以获得相应的保障理论与方法。⑤数学和统计学方法：运用统计学的理论和技术，分析卫勤保障的数字指标，找出决定事物数量质量界限，为评定卫勤工作成绩和总结经验教训提供定量依据。⑥计算机模拟与仿真方法：运用计算机技术，通过建立海上卫勤保障仿真模型，用于减员分析和预计、伤病员医疗后送等，以提高研究效率，弥补实验研究条件限制的不足；优选最佳方案，用于卫勤保障计划拟制和卫勤保障决策等。⑦边缘学科渗透法：现代科学不断发展，分科越来越细，但又高度综合；许多学科之间相互交叉、渗透，已成为现代科学发展的动力。海军卫生勤务学研究的许多课题与相关学科也都彼此交织融合，因此，研究中应将有关学科取得的技术成果充分吸收到海军卫勤研究中，使海军卫生勤务学的理论和实践不断向前发展。

同邻近学科的关系 海军卫生勤务学是一门综合性的交叉学科，主要有医学科学特别是军事航海医学、军事科学尤其是海军军事学和海军后勤学、管理科学中有关学科知识相互交叉和综合形成。海军卫生勤务学是军队卫生勤务学的组成部分，是基于海军各兵种部队卫勤保障实践的需要而产生的。从最基本的知识来源、使用对象和服务对象而言，

是军事航海医学的一个分支学科。从卫勤部门的隶属关系和军事科学系统科学的划分而言，属于海军后勤学的组成部分。

（沈俊良）

kōngjūn wèishēng qínwùxué

空军卫生勤务学 （science of airforce health service） 研究空军特别是航空兵平战时卫生勤务规律的学科。卫生勤务学的组成部分。分为空军平时卫生勤务学和空军战时卫生勤务学。空军战时卫生勤务学又分为空军战术卫生勤务学和空军战役卫生勤务学。中国人民解放军空军所属的空降兵部队、高射炮兵部队、地空导弹部队、雷达部队卫勤保障也是空军卫生勤务学的研究范畴。

简史 空军卫生勤务产生于飞机参战的第一次世界大战。1917年，美国空军在航空部队设置了卫生勤务部门，负责飞行员选拔和飞行卫勤保障，并在保障空中作战中逐步积累了实践经验。1919年，美国陆军部出版了《航空勤务医学》专著。第二次世界大战中，随着空军在多数国家成为独立军种和卫勤保障的实践经验积累，空军卫勤保障体系和理论不断完善。1939年，美国人阿姆斯特朗编著《航空医学的理论与实践》，主要内容有航空医生、飞行员护理、空中救护及航空医学问题。第二次世界大战后，英军对卫勤保障活动进行了系统总结，出版了《英国第二次世界大战医学史》系列丛书，其中由雷福德·韦尔奇少校编著的《皇家空军卫生勤务》管理、指挥、战役3卷相继于1953~1958年出版发行，主要内容包括组织计划、卫生减员、医院工作、飞行卫勤保障、伤员空中后送等。

中国人民解放军空军卫生勤务学的研究可以追溯到 1950 年 5 月，空军卫生部在北京开办航空军医训练班，讲授了空军卫生勤务学课程。1960 年，第四军医大学空军医学系设立空军卫生勤务学教研室。同年，在空军航空医学研究所设立空军卫勤专业研究机构，开始对空军部队特别是航空兵部队卫勤保障进行研究。1964 年，空军后勤部卫生部编印出版了《现代战争中的机场救护工作》。1965 年 1 月，编写了《空军卫生勤务学讲义》，系统地总结了空军卫生勤务的理论和实践问题，标志着中国空军卫生勤务学已发展到比较成熟的阶段。1978 年，空军后勤部卫生部编写出版了《空军部队战时卫生勤务手册》。1980 年，成立了空军卫勤学术委员会，制订了空军卫勤学术研究规划，定期进行卫勤学术活动，全面开展了平战时空军卫生勤务研究，特别是空军战役卫勤理论和航空医疗后送研究，取得了一批科研成果，培训了一批空军卫勤学术人才，提高了广大卫勤领导干部的卫勤理论水平，促进了空军卫生勤务学的发展。1988 年和 1994 年分别出版了《空军卫生管理》和《伤病员空运后送》，较为系统地总结了空军卫生勤务的基本理论和实践问题。1998 年重新修订、出版《空军部队战时卫生勤务》，系统形成了空军部队战时卫勤保障的组织方法。2003 年，出版了《新时期空军卫勤论》，进一步发展了空军卫生勤务的基本理论和实践。2012 年，出版了《现代空军卫勤概论》，系统总结了全面建设现代空军卫勤的理论，丰富了空军卫生勤务学的理论体系。2015 年再次对《空军部队战时卫生勤务》（图 1）进行修订，根据现代战争卫勤保障特点和空军兵种结构的变化，增加了空军部队战时心理卫生保障和空军电子对抗部队战时卫生勤务内容，进一步丰富了空军部队战时卫勤保障的理论和实践。

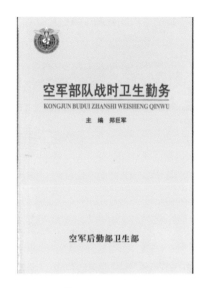

图 1　《空军部队战时卫生勤务》（2015 年版）

（张晓丽供图）

研究内容　主要有：①空军各兵种部队卫勤保障的特点和规律，为空军部队卫勤建设和卫勤保障提供科学依据。②针对空军部队作战、训练任务，提出合理使用卫勤力量的科学依据，研究空军各级卫勤机构的组织形式、编成和任务。③各种条件下的空军部队卫勤保障原则和措施，尤其是空军场站和航空兵部队在各种飞行条件下卫勤保障的组织和实施方法。④空军战役、战斗卫勤保障的特点，任务，卫勤力量编成及卫勤部署，卫勤组织指挥，伤病员的医疗后送，卫生防疫与卫生防护，药材筹措与供应，空军各种战役、战斗卫勤保障的组织原则和措施。⑤空军卫生战备建设，以及国家战略防御阶段国土防空、首都防空和战略反击阶段空中进攻作战卫勤保障的组织原则和要求等。⑥空军医院、疗养院和空军多兵种部队的卫生组织与管理。⑦空军卫生装备的管理、使用和专用空军卫生装备的发展论证及研制。⑧空军卫生工作的方针、政策、原则和规章制度。⑨研究制定空军卫生工作方针、政策、法规和技术标准，以及空军卫生工作发展战略。⑩研究空军卫勤转型建设和现代空军卫勤建设理论，研究现代战争空中作战卫勤保障理论、方法和高性能战斗机航卫保障措施，为现代战争空军卫勤保障提供理论支持。

研究方法　主要包括：①总结历史经验的方法，用于研究空军卫勤历史资料，总结卫勤保障经验，探讨空军卫勤保障规律。②调查研究的方法，用于资料调研和实地调查，了解卫勤保障的现实情况，总结经验，为正确决策提供依据。③实验验证的方法，对预先拟定好的各种卫勤保障计划、方案，通过军事演习、灾害救援和执行军事任务中实施卫勤保障的实践加以验证。④模拟实验的方法，通过图上推演、沙盘作业、计算机模拟卫勤保障方案选优，卫勤力量部署，伤病员医疗后送，卫生减员，卫勤保障效能评估，为科学决策提供依据。⑤其他方法，如数理统计方法，逻辑学方法及其他社会科学和管理学的研究方法等。

同邻近学科的关系　空军卫生勤务学是一门综合性的交叉学科，主要有医学科学特别是军事航空医学、军事科学特别是空军军事学和空军后勤学、管理科学中有关学科知识相互交织渗透而成。空军卫生勤务学是军队卫生勤务学的组成部分，是基于空军特别是航空兵卫勤保障实践的需要而产生的。从最基本的知识来源、使用对象和服务对象而言，是军事航空医学的一个分支学科。从卫勤部门的隶属关系和军事科学系统科学的划分而言，属于空军后勤学的组成部分。

应用和有待解决的学术问题

随着现代高技术在航空领域的广泛应用和空战地位的提高，以及空军建设和卫生工作的发展，空军卫生勤务学的理论体系将不断发展和完善；信息化作战卫勤信息化指挥、新的保障模式和高性能战斗机卫勤保障的研究将成为重点；现代管理的理论和电子计算机模拟将成为空军卫生勤务学的重要研究方法。

(李志刚　安瑞卿)

pàobīng wèishēng qínwùxué
炮兵卫生勤务学 （science of artillery force health service）

研究炮兵部队平战时卫生勤务规律的学科。卫生勤务学的组成部分。它对炮兵卫勤建设和卫勤保障提供理论依据与科学预见，为指导炮兵卫生工作，提高炮兵部队战斗力具有重要意义。

简史　炮兵卫生勤务学是在卫生勤务学科研究逐步深入的基础上产生的。苏联卫国战争中，苏军发现炮兵卫生减员不同于步兵，开始对炮兵部队减员特点进行研究。1965年6月，中国人民解放军炮兵司令部、后勤部编著《中国人民解放军炮兵后方勤务教程》、在"卫生勤务"一章中述及炮兵卫勤保障的特点，认为炮兵伤员发生的时间比较集中，炸伤多，伤势重，应当合理组织使用卫勤力量，并提出应当预防火炮发射时的噪声和气体对人员健康的影响。1976年2月，全军战

时卫生勤务教材编写组编写的《战时卫生勤务教材》设立"炮兵部队战时卫生勤务"章节。1979年，炮兵司令部、后勤部编著《陆军高射炮兵后方勤务教程》，述及高炮部队卫生减员及卫勤保障的特点。1983年，军事医学科学院情报研究所编著《国内外军队听器官损伤防护研究与装备》，论及火炮发射所产生的冲击波及声压对人体听觉器官的损伤。同年7月，后勤学院训练部编著《炮兵、坦克部队战时卫勤保障》，论及炮兵卫勤保障特点、卫生减员、医疗后送的组织实施和听觉器官损害、有害气体中毒的预防内容等。1985年7月，后勤学院训练部编著《坦克、炮兵部队战时卫生勤务》，阐述炮兵师、团战时卫勤保障的特点。1992年5月，总后卫生部组织编写《战术卫生勤务教材》，在"炮兵部队战斗卫勤保障"一节中，较为系统地叙述了炮兵卫勤保障理论，使炮兵卫生勤务理论趋于完善。进入21世纪，随着作战样式变化和军制结构调整，炮兵已纳入合成军队建设。

研究内容　主要有：①炮兵卫勤的特殊性及相应对策。包括灵活使用分队卫勤力量，以解决短期内伤员发生集中，火线抢救任务重的问题；搞好卫勤协同，以解决分散配属作战保障问题；充分利用车辆，快速机动地做好伴随保障以解决阵地多变，转移迅速的问题。②炮兵部队卫生减员的特点。对炮兵部队卫生减员做出科学预测，为卫勤决策提供科学依据。③炮兵部队卫勤保障的组织与实施。根据炮兵作战特点，解决合理实施分级救治问题。④炮兵阵地卫生防护。包括预防火炮发射所产生的冲击波和声压

对听觉器官的损伤、避免火炮发射在坑道或掩蔽部内所产生的有害气体造成的人员中毒。⑤平时炮兵训练卫勤保障。包括炮兵训练卫生保护方法，以及预防外伤事故的措施等。

研究方法　①历史的方法：研究炮兵卫勤史料，总结平战时炮兵卫勤保障经验，分析影响炮兵卫勤保障的各种因素，找出炮兵与其他兵种在卫勤保障中的异同点，探索炮兵卫勤保障的规律和特点。②实验的方法：进行炮兵实弹射击演习卫勤演练、进行图上和沙盘卫勤作业、实兵卫勤演习、现场作业等实验性卫勤研究，探讨炮兵卫勤保障的特殊性，以及与其他兵种卫勤保障之间的协同关系。③实地调查的方法：进行实地调查和监测，了解炮兵部队卫勤保障中出现的问题，为采取相应措施提供依据。④炮兵装备技术测试法：通过对武器装备的测试和研究，提供对人员有效的防护措施。

同邻近学科关系　炮兵卫生勤务融入陆军卫生勤务后，仍可作为一个相对独立的学科来看待，与装甲兵等陆军其他兵种卫生勤务学并列。

(刁秀展　邹小军)

zhuāngjiǎbīng wèishēng qínwùxué
装甲兵卫生勤务学 （science of armoured force health service）

研究装甲兵部队平战时卫生勤务规律的学科。卫生勤务学的组成部分。为装甲兵部队卫勤建设和保障提供理论依据和科学预见，以充分发挥卫勤系统的人力、物力和医学技术的作用，更好地为提高部队战斗力服务。

简史　装甲兵卫生勤务学是伴随装甲兵的发展而逐步形成的。1916年9月，英国在索姆河战役

中首次使用坦克，法国和德国也相继研制了坦克并用于战场。第二次世界大战期间，各军事强国先后组建了装甲兵部队，战争中出现有上千辆坦克参战的大会战。由此促进了装甲兵卫生勤务研究工作，开展了针对装甲车辆存在的不利于乘员健康的环境因素的卫生防护研究。1956 年，苏联基洛夫军事医学院出版了《特种兵卫生保障》，主要论述乘员作业环境因素的防护及乘员选拔和训练的卫生要求。20 世纪 70 年代以后，随着装甲兵卫生勤务研究的发展，加强了履带式和轮式装甲救护车的研制、装备工作，提高了战时卫勤保障的能力。苏军为了提高救治能力，增加了坦克师、团、营的卫生人员编配比例。美国陆军战时卫生勤务规定，坦克营的救护所设在履带输送车上；在装甲营和机械化步兵营无障碍地快速开进时，其伤员可用直升机从收集点直接后送，减少了伤死。以色列军队在作战中，给装甲车辆乘员配发了防弹短上衣、护目镜、防火装备，降低了乘员胸部、眼部损伤及烧伤的比例。核效应试验表明，装甲兵受到敌方核攻击会造成乘员严重的放射损伤。这些研究实践，为装甲兵卫生勤务学理论发展奠定了基础。

中国人民解放军第二军医大学于 20 世纪 50 年代开办卫勤师资班，讲授了坦克、机械化部队作战卫勤保障的内容。20 世纪 80 年代以后，装甲兵卫生勤务的研究工作逐渐受到重视。在总结边境地区自卫还击作战卫勤保障经验的基础上，编写了《装甲兵部队卫生勤务学》，出版了《装甲兵战伤自救互救》等专著；装甲车辆乘员专用卫生装备和装甲救护车辆的研制工作也得到了加强，

中国装甲兵卫勤保障步入了新的发展阶段，装甲兵卫勤理论逐步趋于完善。进入 21 世纪，随着作战样式变化和军制结构调整，装甲兵已纳入合成军队建设，炮兵卫生勤务也融入军种卫生勤务，但装甲兵卫生勤务学仍可作为一个相对独立的学科来看待。

研究内容 主要有：①乘员选拔、训练保障中各级卫勤机构的任务、内容、组织与活动。②乘员军事作业环境有害因素的防护及职业病的防治，车辆可居性的卫生评价和提高乘员环境适应性的措施。③各级卫勤机构平战时的编制体系、组织形式、工作内容、活动条件和运行机制，以及提高应急军事行动快速反应能力。④乘员减员构成和特点，尤其是常规和特种武器所致的乘员阵亡和战伤减员分析，以及乘员伤员流特征，确定可行的卫生减员预计方法。⑤各级卫勤机构药材筹措、储备、消耗、补给的特点和装备标准，尤其是研究以伴随保障为主的实践活动中药材消耗和快速补给的方法和要求。⑥装甲部队医疗后送保障体制，乘员战伤的救治与后送。⑦装甲兵部队战时卫生防疫、卫生防护的特点和要求。⑧装甲兵卫勤保障中科学的领导方法，提高各级卫勤干部的组织管理水平。

研究方法 ①历史的方法：对比分析中外各军种、兵种部队卫勤保障的历史资料，总结装甲兵部队卫勤保障的特点，探讨卫勤保障的规律。②系统实验法：通过一定规模的试验性卫勤演习和武器的效应试验进行系统的实验研究，探讨和检验卫勤保障中的新课题。③数理统计法：应用数理统计原理，对获得的大量数据进行统计处理和分析，建立相

应的数学模型。④模拟仿真法：通过各种数学模型对卫勤保障内容进行电子计算机模拟和仿真，为装甲兵部队实战应用提供科学依据。

同邻近学科的关系 装甲兵属陆军，其卫生勤务学属陆军卫生勤务学范畴，与炮兵、陆军航空兵等陆军的兵种卫生勤务学处于同一层级，分别就各兵种特点研究其卫生勤务规律，提供陆军兵种卫勤保障的基本理论和方法。

应用和有待解决的学术问题 随着信息化条件下一体化联合作战的发展，装甲部队在联合作战中的作战样式和行动方式发生了巨大变化，装甲兵卫生勤务学需要更多关注卫勤保障行动与军事行动的协调性、卫勤保障时效性及有效性，特别注重信息技术在卫勤保障中的运用。

(吴圣钰 许顺雄)

huǒjiànjūn wèishēng qínwùxué

火箭军卫生勤务学 （science of rocket force health service）
研究火箭军卫生勤务特点与规律的学科。主要使命任务是为火箭军卫勤建设、卫勤应急和卫勤保障提供理论指导和支撑。中国人民解放军火箭军的前身是第二炮兵，火箭军卫生勤务学原称第二炮兵卫生勤务学。

简史 20 世纪 50 年代末，美、苏、英、法等国家相继组建了战略导弹部队。随着导弹核武器的研制，各国除注重导弹核武器的大规模杀伤效应及其防护的研究工作外，也进行了卫生防护保障的研究。1962 年，美国空军制订了代号为 "6302" 的综合性研究计划，专门研究火箭推进剂毒性危害以及卫生防护等问题，并于 1972 年出版了《化学火箭和化学推进剂危害手册》。1973 年，

美国国防部和原子能委员会审定颁发了《核武器事故预防办法和紧急措施指南》，规定了导弹核武器事故中的人员防护和救治的有关原则。80年代，导弹核武器系统和火箭推进剂化学工业不断发展和完善，各主要国家建立了以导弹核武器卫生防护为主要内容的医疗保健机构和卫勤组织体系，建立了专门从事核辐射和推进剂医学防护的独立科学研究机构，在医学院校开设了导弹核武器医学防护、事故处置和卫生管理的专门课程。

中国人民解放军火箭军从20世纪60年代至21世纪初期，经历了初创起步、筑底爬坡、稳步推进、快速发展和拓展转型发展阶段，实现了"核常兼备、全域慑战"，成为重要的战略军种。与部队建设发展同频共振，火箭军卫生勤务逐步完善组织体系，建立起火箭军-基地-旅团三级卫勤管理与保障机构。从1966年开始，运用军队卫生勤务学的一般原理，借鉴美国、苏联等国家战略导弹部队卫生建设和保障经验，积极探索火箭军卫勤保障方法。1983年，编辑印发了《核条件下作战第二炮兵卫生勤务》。1997年，先后组织编写了《第二炮兵卫生勤务学》以及《火箭兵医学》《核辐射卫生卫生防护》等，标志着火箭军卫生勤务有了独立完善的理论体系。同时，在总后勤部卫生部、后勤学院、军事医学科学院、军医大学和第二炮兵后勤部组织编写的卫勤或后勤理论专著中，均有火箭军卫生勤务的章节。跨入21世纪，开展了火箭军新体制卫勤建设、特色转型、核应急医学救援等重大问题和战时卫勤保障特点规律等基本问题研究，《战略导弹部队作战卫勤保障研究》《常规导弹部队作战卫勤保障研究》获得军队科技进步二等奖。部队卫生人员集中使用、经费集中统筹、物资集中供应、防病集中监管、服务派出保障的"四集一派"卫勤保障新模式在全军范围内试点推广。

研究内容 ①火箭军卫勤基本理论，跟踪外军导弹武器装备发展和火箭军作战任务，提出火箭军卫勤保障的特点规律、重点内容和方式方法。②火箭军卫勤组织体制，包括火箭军各级卫勤机关和预防、医疗、保健机构的职责任务及其人员组成，为卫勤力量建设提供理论依据。③火箭军核辐射与推进剂职业健康管理，包括健康体检、剂量监测、伤病诊治和特勤疗养等，维护火箭军核武器操作官兵的身心健康。④核武器核事故应急医学救援，包括应急准备、应急响应和应急终止3个阶段的任务与内容，确保核武器和核武器操作官兵的绝对安全。⑤火箭军战时卫勤保障，围绕火箭军作战任务、作战样式、作战部署和作战环境，研究提出不同类型作战的卫勤保障内容、方式、方法和措施。⑥火箭军卫生标准制度，包括卫生机构建设标准、医疗卫生服务标准、战备药材储备标准、核辐射和推进剂损伤救治药材标准等，提高卫勤建设质量，更好维护火箭军官兵健康。

研究方法 ①历史的方法：研究中外火箭军部队卫勤保障历史资料，分析总结火箭军部队卫勤保障的特点、规律。②实地调研法：深入核导弹、常规导弹部队调研不同地理气象条件、不同时空、不同作战样式的卫勤保障，以及卫勤管理等问题。③演习检验方法：通过参加重大演习检验火箭军卫生组织体制、核与推进剂医学防护措施等。④模拟仿真法：通过建立各种数学模型对核导弹、常规导弹部队卫勤保障内容进行电子计算机模拟和仿真，研究卫勤保障行动与作战部队同步，与军事、后勤指挥部门协同等问题。

同邻近学科的关系 火箭军卫生勤务学是火箭军军事学、军事医学的交叉学科，军队卫生勤务学的组成部分，是将卫生勤务学的基础理论与导弹部队的具体实践相结合，研究特定条件下的卫生勤务问题。火箭军卫生勤务学也是火箭军后勤学的重要组成部分，其形成、建设、研究和发展均是在火箭军后勤学的框架、规划之下形成的。火箭军卫生勤务学服从、服务于火箭军军事学，其卫勤研究和实践的一切活动，都必须依照火箭军战略、战役、战术的兵力部署、作战样式、战争转换等的变化，及时调整卫勤力量规模、结构和布局，全力以赴地实施与军事行动同步的卫勤保障。

有待解决的重要课题 随着火箭军建设发展和医学科学技术进步，火箭军卫生勤务学建设发展面临新的形势要求。一是火箭军"由兵变军"后使命任务拓展，卫生勤务应当聚焦核心能力扎实建设；二是军队编制体制改革深化，卫生勤务应当顺应改革方向创新发展；三是核安全任务越加繁重，应当加强特殊作业领域深化研究；四是官兵健康观念逐步改变，卫生勤务应当树立更好满足新型健康需求的发展理念。

(吴振龙 马衡阳)

shòuyī qínwùxué

兽医勤务学（science of veterinary service） 运用兽医理论、技术、装备等，研究军用动物疾病、人畜共患病、食用动物疾病防治，以及动物性食品兽医卫生检验与监督等军事兽医勤务特点规律的学科。

简史　兽医勤务学是在兽医实践基础上形成和发展起来的。兽医勤务可追溯到中国古代周朝的马政管理，当时即有"质马之职，以司鉴定；兽医之职，以司医疗；圉师之职，以司调教；校人之职，以司管理"的职能分工。《宋史》中，有"收养病马""取病浅者送上监，深者送下监"的分类后送记载。《文献通考》中记载，马医用药由"药蜜库"保障。1882年，俄国军队已颁布兽医职责条例。1903年，俄军组织兽医勤务训练。1918年，苏维埃红军出版《红军军事兽医勤务手册》《苏军军事兽医勤务》，并列入莫斯科兽医大学的教科书。1904年，中国清朝创办"北洋马医学堂"。1912年，中华民国政府将其改为"陆军兽医学校"，设有兽医勤务班，讲授《部队兽医行政》勤务课程。

中国人民解放军从建军起就有兽医从事兽医保障。土地革命战争时期，红军长征时，骑兵部队编兽医科，组织实施兽医勤务保障。抗日战争时期，随着部队的发展壮大，军马逐渐增多，炮兵部队编有兽医股。解放战争时期，白求恩卫生学校及其冀中分校增设了兽医班。中华人民共和国成立后，全军于1950年建立健全了兽医勤务组织体系，相继组建了各级兽医医疗、科研、训练和药材保障机构。1953年，兽医大学组建了勤务教研室，后勤学院、军区军医学校卫勤教研室也编有兽医勤务教员，兽医勤务训练正式列入院校教学计划。20世纪80年代，随着军队现代化建设

的需要，军马大量减少，兽医勤务学也由过去研究军马伤病防治，转向研究保护指战员免受人畜共患病侵害和动物军事模拟试验，并先后组织了人畜共患病和家畜流行病调查，为组织实施兽医勤务保障提供了客观依据。美军兽医勤务实行陆军单一军种负责制，即陆海空三军平战时的兽医勤务保障统一由陆军提供。美陆军兽医勤务是美陆军卫生体系内的十大功能模块之一，其主要工作职能包括动物健康、食品卫生、生物监测、研发改善受益人生活的新方法等。

研究内容　①军事活动条件下组织实施军用动物伤病、人畜共患病的防治和动物性食品兽医卫生检验、实验动物良种培育与驯养的管理规律，为制订保障方案提供科学预测和决策的理论依据。②兽医勤务保障机构组织体系、兽医保障力量应用、分级救治机构的配置、兽医物资储备与使用的规律，为充分发挥兽医技术、物资、装备的作用，提高保障整体效益提供客观依据。③军事兽医工作方针、原则、政策和规章制度，使军用动物预防、医疗和人畜共患病防治工作有章可循，有法可依，提供依法管理与专业管理相结合的法规依据。④各种军事活动条件下兽医勤务保障具体措施、实施方法和考察、评估保障实效的手段。为改进保障方法、提高保障能力提供科学依据。⑤各种军事活动条件下兽医勤务计划的运筹与设计、决策的构思与策划、组织的控制与协调、管理的效果与艺术，为促进兽医勤务领导方法科学化、提高管理艺术水平提供理论依据。

研究方法　①历史的方法：研究兽医勤务历史资料和历次战

争兽医勤务保障经验，分析军用动物致伤、发病因素，认识保障特点，探讨保障规律，如对平战时军马伤、病比例和军马常见病、多发病的资料分析等。②调查的方法：通常当军用动物在某一时间、地点大批发病时，通过从果寻因的方法，从管理、饲料、使役中发现存在的问题，追溯致病因素，提出防病措施，控制疾病蔓延。③实验的方法：一种为现场实验，多用于军用动物患非传染病或不明原因的疾病研究，以证实某种致病因素与动物疾病的关系，从而采取相应的防病措施。另一种为模拟实验，根据军用动物患病特点、病理变化，利用参试动物研制动物疾病模型，探讨致病因素与发病的关系。④统计的方法：从统计报表中选有可比性的数据，进行比较分析，研究军用动物伤病规律，为兽医勤务保障提供客观依据。常见的有历年军马鼻疽检疫比较分析、动物性食品卫生检验结果比较分析等。⑤模拟的方法：通常多用实兵演习兽医勤务保障的现场模拟、室内沙盘作业模拟和兽医勤务保障计划拟制、军用动物减损预计的信息系统模拟等。

同邻近学科的关系　兽医勤务学是卫生勤务学的组成部分，其专业领域包括兽医预防医学、实验室动物医学、兽医病理学、兽医比较医学、兽医临床医学等。在卫生勤务学中，与军兵种卫生勤务学并列。

（高超然　杨卓轶）

jūnduì yàocái gōngyìng guǎnlǐxué
军队药材供应管理学（science of military medicinal supply management）　研究军队平战时药材供应和药事管理规律的学科。卫生勤务学的重要组成部分。

简史　20世纪初，苏联军事医学院在卫勤指挥系的教学大纲中就已经规定了药材供应的基础知识课程。1942年，苏联基洛夫军医学院成立药材供应教研室，主要讲授医药器材供应的组织原则、供应方式和战时药材供应、储备等内容。1946年，苏联出版的《军事医学百科辞典》中有药材供应的内容。1948年，美军出版《第二次世界大战的药材供应》，总结了二战中的药材供应问题，特别是在各战区组织药材供应的经验。1974年，美军出版《越南战争的药材供应》。1983年，苏联出版的《苏联军事医学简明教程》中，详细论述了药材供应的组织、药材供应标准，以及药材保管和防护。

中国人民解放军在长期的革命战争年代，积累了丰富的药材管理经验。解放战争时期，建立了基本完整的药材供应管理制度和药材供应标准。1948年，全军第一届药材工作会议统一了全军药材供应标准和供应制度，为军队药材供应管理学的创立奠定了基础。1950年后，各军医院校相继开设药材供应管理课程。1953年，胡坚编写的《军队卫生器材管理》，较系统地论述了军队药材管理的原则和实施方法。1955年，原第二军医大学药学系成立药材供应管理教研室，开展教学和科研活动。1957年，原总后勤部卫生部颁布《药材供应管理工作教范》。1963年，原第二军医大学药学系编写出版《军队药材供应管理学》，系统、完整地介绍了军队药材供应和药事管理的内容。1984年，原总后勤部卫生部主持编写出版了《军队药材管理》，论述了现代管理思想和方法在药材供应管理中的应用。20世纪80年代以来，第二军医大学药学院分别开设了"军队药材供应管理学""医院药事管理学""药学情报""药事管理学"等课程，并承办多期全军药房主任学习班。军队药材供应管理学一直作为国家学位授予和人才培养二级学科下的专业方向开展学科建设和研究生教育。1983年，第二军医大学开始在社会医学与卫生事业管理学科下招收药事管理方向研究生，成为国内最早培养药事管理研究生的院校；2012年，在药学一级学科新增军事药学、社会与管理药学两个二级学科，军队药材供应管理学成为这两个二级学科的重要支撑内容。2014年，第二军医大学根据教学需要和人才培养要求，重新修订出版了《军队药材供应管理学》（图1）。

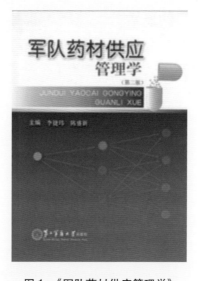

图1　《军队药材供应管理学》
（舒丽芯供图）

研究内容　主要有4个方面。①军队药材政策，包括军队药材工作发展战略、军队药物制度、军队药材储备配备采购供应标准、军队医疗用药、军队药学教育以及军队药材政策的监测与评估。②军队药材供应管理理论，包括平时药材供应组织的原则模式方法、战时药材保障的内容方法措施。③军队药材供应链优化技术，包括药材需求分析、消耗数据挖掘、药材运筹模型和决策支持技术。④军队药材质量管理体系，包括军队药材工作各环节的质量控制、质量保证和质量改进活动。

研究方法　①文献分析法：通过文献资料的分析研究，总结以往药材工作经验，汲取其他专业勤务工作的经验，并借鉴国外军队药材工作的经验。②社会统计学方法：包括事件史法、回归分析法、相关分析法、队列研究法等多种社会统计学方法，对药材工作相关指标进行数据挖掘、统计描述和统计推断。③管理数学的方法：运用应用数学和运筹学方法，为药材计划、预算、分配、储备、动员等活动提供理论依据和有效手段。④模拟的方法：编写近似实战要求的想定，组织图上作业、沙盘作业或演习，应用仿真技术模拟研究战时各种条件下的药材保障。⑤实验研究的方法：通过对照研究、队列研究等实验设计，暴露影响药材保障效率和效能的关键因素，研究不同的干预措施对药材工作的影响。⑥药物经济学方法：运用药物成本效果分析、药物成本效益分析和药物成本效用分析等方法，为军队药材供应标准和合理医疗药材遴选提供决策支持。

同邻近学科的关系　军队药材供应管理学的发展与邻近学科关系密切。军事学、军事后勤学、卫生勤务学为军队药材供应管理学明确了逻辑起点与发展目标，管理学、卫生事业管理学、药物经济学、药物流行病学为军队药材供应管理学输送了理论指导与方法支撑，创新药物研发、前沿信息技术、现代物流网络为军队药材供应管理学提供了物质基础与条件平台。

（陈盛新　舒丽芯）

zhànjiù yàocái

战救药材（medicinal material for field first aid）　作战中用于救治伤员的药品和器材。主要包括镇痛、止血、急救、麻醉、抗休克、抗感染等类药品和包扎、固定材料等。

战救药材按标准供应，要求品种精、数量足。品种确定主要是根据战斗、战役救治伤员的需求，战伤发生规律，救治范围等。世界各国军队战救药材的种类、标准和供应方式不尽相同。中国人民解放军总后勤部 2008 年 12 月颁布的《军队师以下部队战备药材基本标准》中的"师以下部队各级战救药材标准品量表"，包括抗感染药、镇痛与镇静药、麻醉及麻醉辅助药、心血管药与兴奋药、止血药、调节水电解质及酸碱平衡药、辅料和包扎固定材料、外科消毒防腐药、一次性耗材与易耗器材 9 类 79 个品种，分装在特制的箱中（图 1）。新的战救药材供应标准仍以基数为计量单位，陆军、空军及火箭军战救药材基数是指战时某级救治机构

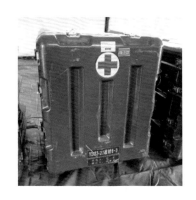

图 1　战救药材箱组

（海军军医大学供图）

通过 50 名伤员一次用药材品量，分为营基数、团基数、旅基数、师基数。海军（舰艇）战救药材基数是指战时某级救治机构通过 20 名伤员一次用药材品量。战救药材平时一般不得动用，只在受领作战或救灾等紧急任务时才能动用，消耗后应及时申请补充。储备的战救药材要做到每年轮换一批，3～5 年轮换一遍，对药品必须建立效期登记，并在失效前 6 个月轮换完毕。战救药材一般采用基数与单品种相结合进行补给。战前，按预计的卫生减员数计算基数备齐。战中，按药材消耗情况逐级申请，前送补充。

（储文功　蔺丽萍）

zhànjiù yàocái jīshù

战救药材基数（basic unit of medicinal material for field first aid）　战救药材配备、储备、消耗和补充的计算单位。通常以救治机构通过一定数量伤员一次消耗的药品品种、数量为一个基数。中国人民解放军以营以上救治机构战救药材的计量单位为基数。陆军、空军及火箭军按照战时救治机构通过 50 名伤员一次用药材品量确定为 1 个基数，形成师、旅、团、营、连基数。海军舰艇按照战时通过 20 名伤员一次用药材品量为 1 个舰艇基数。由于战时伤员实施分级救治，师、旅、团、营、连的救治范围不同，各级基数所配的药材品种、数量也有所不同。不同级的战救药材基数不能相加减，只有同级的基数才能合计。药材基数由特定的包装箱包装，以便于运输、搬运和计算。战救药材基数标准由军委后勤保障部卫生部门统一规定。采用基数供应方法，便于申请，简化手续，减少层次，有利于快速补给。

战救药材基数品量定期统一组织调整，参考现代战伤救治技术的需求与发展、某一时期药材临床使用及市场供应情况，充分借鉴外军药材保障最新理念，结合未来一个时期军队主要作战任务的卫勤保障需求进行品种与数量的调整。

（蔺丽萍）

zhànshí chángbèi yàocái

战时常备药材（ordinary medicinal supplies in wartime）　战时各级卫勤保障机构用于门诊和留治伤病员所用药材。主要包括药品、化学试剂、血清、疫苗、敷料及卫生材料等消耗性药材。各级卫勤机构一定时期内门诊人数或住院床位数的平均药材消耗，通常以基数确定数量。其品种和数量的确定是依据科室设置、医疗救治范围、床位数、门诊人次、发病率、疾病谱以及药物的疗程等。中国人民解放军战时常备药材，在革命战争时期主要靠自采自制和缴获于敌人。解放战争后期，曾制定战时常备药材供应标准，按每 100 人月量为计算单位，分普通人员、伤病人员、战伤人员 3 种类型，规定了不同品种和数量，同时规定了部队各级平时携带的月量（储存量）。这样，既保障了部队平时药材的合理使用，战时也能得到及时供应，为后来军队制定各类药材配备标准打下基础。2008 年 12 月颁布的《军队师以下部队战备药材基本标准》中的"师以下部队各级战时常备标准品量表"，包括抗感染药、解热镇痛和镇痛药、镇静和抗过敏药、麻醉及其辅助药、心脑血管药与兴奋药、呼吸系统用药、消化系统用药、止血药、维生素、调节水电解质及酸碱平衡药、消毒杀虫灭菌药及疫苗、皮肤眼科

五官科用药、敷料及包扎固定材料、一次性耗材与易耗器材、化验药品与成套试剂盒共 15 类 175 个品种。根据各级卫勤机构收治范围不同，陆军、空军及火箭军战时常备药材分为营月量、团月量和师月量，海军（舰艇）战时常备药材分为二级舰甲类月量、二级舰乙类月量、三级舰月量、潜艇月量、核潜艇月量。战时常备药材只有储备计划和装箱单，不储备实物（边防部队除外）。当部队进入战前准备时，迅速按计划申请，采购装箱，下发至使用单位。2021 年，颁发了新的药材标准（参见战时药材器材配备标准）。

（居长山　蒯丽萍）

jūnduì tèxū yàopǐn

军队特需药品 （medicines for military use only）

军队用于防治战伤和军事特殊环境引发疾病的药品。部分医疗器械（含诊断试剂）、卫生材料、消毒产品等按法规要求也按军队特需药品管理。军队特需药品限于军队内部使用。

军队特需药品是军队平时作训、突发事件应急和战时药材保障的重要物资，是国家医药战略储备的重要组成部分，其研制、注册、生产、储备、使用和监督

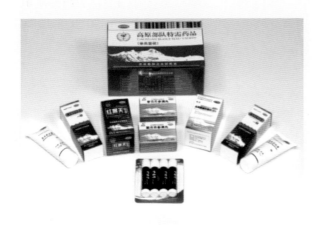

图 1　高原部队配备的军队特需药品
（原总后卫生部供图）

管理依法保密。一般为创制新药，或者从上市药品中遴选后在化学结构、剂型、给药系统等方面进行改进，以适应需要。军队特需药品的剂型、包装，应当便于识别、使用和携（运）行；稳定性应当利于储备和野外环境条件下储存。根据注册审评技术要求和勤务特点，军队特需药品分为核化生武器损伤防治药物、战伤救治药物、军事特殊环境疾病防治药物（图 1）、军事理化物理因素所致疾病防治药物等多个类别。

中华人民共和国成立以来，原军事医学科学院、各军医大学等国内相关科研机构就已开展军队特需药品的研发工作，但由于该类药品的特殊性，其研发、生产及使用与一般药品有很大的不同，无法按照一般的药品进行管理。1985 年 7 月 1 日，《中华人民共和国药品管理法》首次规定"中国人民解放军特需药品的管理办法，由国家军事主管部门制定"。为此，1995 年 8 月 7 日，军队颁布了第一部《中国人民解放军特需药品管理办法》，并于当年 9 月 1 日起正式实施。2001 年 12 月 1 日，修订后的《中华人民共和国药品管理法》规定"中国人民解放军执行本法的具体办法，由国务院、中央军事委员会依据本法制定"。据此，《中国人民解放军实施〈中华人民共和国药品管理法〉办法》（2005）第五条规定"军队特需药品的研究、审批、配制、

供应管理办法由总后勤部另行制定"。2005 年 11 月 18 日，总后勤部颁布《军队特需药品管理办法》，就军队特需药品的研究与试验、申请与审批、生产与储备、供应与使用、监督与奖惩等做出了明确的规定。

（蒯丽萍　舒丽芯）

jūnduì wèishēng jīngjìxué

军队卫生经济学 （science of military health economy）

运用经济学基本原理和方法，研究军队卫生工作中经济活动和经济关系规律的学科。经济学、军事学和医学交叉学科，军队经济学的组成部分。其基本形态是非物质生产经济，非物质产品主要是维护和提高军队成员健康，具有保障与福利双重性质。军队卫生经济学应用性很强，对指导军队卫生经济活动，提高卫勤保障效益，推动军队卫生事业发展具有重要意义。

简史　卫生经济学是一门新兴的学科，它作为一门独立的学科体系形成于 20 世纪中叶，然而其发生、发展却经历了一个漫长的过程。17 世纪中期，英国著名的经济学家和统计学家威廉·配弟开创了人力资本理论，研究用经济价值的方法来衡量一个人的生命价值，这标志着卫生经济学的萌芽。19 世纪以后，英国的爱德文·查特维克发展了威廉·配弟的学说，但因研究内容仅限于医院财务、效率和保险方面，卫生经济学尚未形成独立的学科体系。20 世纪 50 年代，随着世界医药卫生事业的发展，许多经济学家开始用经济学的原理和方法来研究卫生领域的经济问题，系统阐述健康在经济学研究上的重要性，最著名的是美国经济学家、诺贝尔经济学奖获得者缪尔达尔，

被誉为卫生经济的奠基人。中国卫生经济学是从对医院经济管理研究的基础上开始发展起来的。20世纪80年代前后，随着计划经济向市场经济转化，国家组织开展了医院经济管理的理论与方法研究，不少全国性的卫生经济学术会议相继召开，1983年成立了中国卫生经济学会，标志着中国的卫生经济学作为一门独立学科的开始。21世纪前后，在医药卫生体制改革、区域卫生发展规划、卫生总费用、政府职能转变等研究方面取得了重要进展。初步形成了以卫生部卫生经济研究所、医学院校卫生经济教研室为主体的卫生经济队伍，并广泛开展了国际、国内的交流。

中国人民解放军的卫生经济学是在规范军队医院服务经济管理研究基础上发展起来的。1989年，总政治部、总后勤部联合下发了《军队人员及其家属医疗收费管理规定》，规范了医院对外医疗成本和收益的核算方法。进入20世纪90年代，军队卫生经济研究和实践不断深入发展，围绕改革军队卫生事业的性质、卫生经济管理的体制、医疗保障制度等，相继召开了4次卫生经济研讨会。与此同时，军队卫生经济队伍建设也得到了发展，1996年，全军各类医院在历史上第一次编设了卫生经济管理科，第二、第四军医大学开设了卫生经济的本科生和研究生学历教育，取得了一批军队卫生经济的研究成果，军队卫生经济学基本形成。进入21世纪，重点开展了军队卫生需求利用和资源优化配置、军民融合式卫勤发展、军队卫生经费供给与管理、军队新型医疗保障制度改革等研究，2008年出版《军队卫生经济学》专著（图1），军队卫

生经济学趋于成熟。

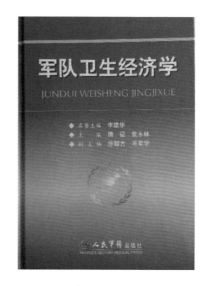

图1　《军队卫生经济学》
（毛常学供图）

研究内容　从不同的角度来看，研究内容的侧重点有所不同。

从政治经济学角度来看，研究内容主要有：①军队卫生技术经济研究，即卫生服务保障生产力的研究，研究如何根据军队卫生需求来有效组织和发展生产力的问题，主要应用军队卫生技术经济的分析和评价方法，研究军队卫生服务保障的规模、机构、布局、运转等。②军队卫生政治经济研究，即卫生服务保障生产关系的研究，研究军事、社会和经济效益之间的关系，如何实现既满足军队需要，又适应市场经济发展，包括军队卫生部门内向性经济关系及其规律，与军队内部其他部分、社会发生的外向性经济关系及其规律，卫生服务产品的生产、交换、分配和消费的规律等。③军队卫生制度经济研究，即卫生服务保障上层建筑的研究。研究如何根据军队经济、社会卫生经济的发展，制定军队卫生政策和制度，提高有限卫生资源的利用率，保障军队人员的

健康权益。

从部门经济学角度来看，研究内容可分为：①军队卫生服务需求与供给，包括卫生服务需求与供给的特点、原理、影响因素、测算方法、现状分析、变化趋势等。②军队卫生资源配置，包括军队卫生资源的分类、内容、特征，卫生资源配置基本原理、原则、内容、方式，卫生资源利用现状分析以及合理利用的对策，卫生资源总量和结构优化，军队卫勤保障、科研、教育机构的区域规划以及资源优化配置等。③军队卫生保障制度与经济管理体制，包括军队卫生经济宏观、中观、微观管理的机构设置与职能划分，军队卫生经济管理的模式，军队卫生经济运行机制，军队卫生经济管理体制改革等。④军队卫生筹资与卫生费用，包括资金来源渠道、数量、比例，军队卫生筹资与费用的特点，军队卫生筹资的依据，军队卫生费用的分类与构成，国家综合实力、军事战略方针、医学模式转变、医学科学技术发展、医疗保障制度、疾病谱变化等因素对军队卫生费用的影响，军队卫生事业费、卫生装备购置费、卫生科研费管理以及其他卫生费用的管理与改革等。⑤军队卫生经济学评价，包括军队人员健康效益评价、军队卫生政策评价、军队药物经济学评价、军队医院管理经济学评价等。⑥医疗卫生机构经济管理，包括财务管理的特点与原则，财务预算决算、收入支出、资产负债、净资产管理以及财务分析等。⑦战时卫生经济问题，主要研究卫生经济规律在战时的表现形式和作用特点，包括战时卫生资源需求、来源、构成、布局、储备，平战结合与平转战的经济工作以

及战时经济保障与管理，卫生资源动员特点、内容与方法、需要量的测算以及卫生资源动员体制、动员机制等。

研究方法　有思想方法和量化方法之分。思想方法主要有抽象法、矛盾分析方法、系统分析方法，基本属于定性分析方法。量化方法主要有：①实证经济方法。结合军队卫生工作的特点，对军队卫生事业中的各种经济关系和经济活动进行解释、分析、证实和预测。②资源配置方法。通过现状分析，预测和计算军队卫生资源的可供量，以资源的利用效率作为中间环节，将军队卫生资源的需要量和供给量联系在一起，求得动态平衡，达到资源优化配置。③技术经济方法。从卫生资源的投入和产出的角度，评价军队卫生规划方案、医疗技术、医疗设备等的经济性、合理性和有效性。④经济模型方法。通过收集影响卫生服务各因素的历史资料，运用多元统计方法和计算机技术，建立经济学模型，并对其进行分析，不仅寻找出主要影响因素，而且确定其影响的程度。

同邻近学科的关系　①与军队经济学的关系：军队经济学侧重研究国防与经济、战争准备和保障与经济、军队及其所属部门活动与经济的关系，是军队卫生经济学的上位学科。军队卫生经济学受军队经济学科的指导和制约，属于军队中的部门经济学，与军队经济学的关系是一般与特殊的关系。②与社会卫生经济学的关系：社会卫生经济学侧重研究和解决社会成员健康及卫生服务中出现的经济现象和经济问题，军队卫生经济学与之相比，两者在基本原理和方法上有着共同的

基础，但在研究对象、研究内容性质和具体政策制度上有很大区别。军队卫生经济学侧重研究对军人、战争和战争准备以及平时服务保障过程中的经济活动和经济关系及其规律，两者亦是一般与特殊的关系。③与卫生勤务学的关系：卫生勤务学侧重研究卫勤组织与工作的规律，是军事学、医学和管理科学的交叉学科。军队卫生经济学与卫生勤务学有着紧密的联系，卫生勤务学为军队卫生经济学提出任务需求和思想指导，军队卫生经济学为卫生勤务学提供经济方面的理论支持和决策依据，是卫生勤务学的组成部分。

有待解决的重要问题　军队卫生经济学是一个年轻的学科，随着新时代的到来和军队卫生建设的转型发展，给军队卫生经济学进一步繁荣与发展提出了更高要求：①学术思想需要转型。新时代军事战略方针将引起我军在整个军事体系的彻底改造和重建，向着联合作战、联勤保障方向发展。军队卫生经济的学术思想需要进一步定位思考，推进卫生经济理论创新、体制创新和制度创新，向适应未来信息化作战和一体化联勤保障的卫生经济全面转型。②需求研究需要深化。随着我国经济发展、社会进步、医学模式转变和医疗卫生消费逐步发育成熟，人们的健康观念和卫生服务需求将发生一系列的变化。军队成员的"健康标准"将被适应未来战争特殊环境条件的"能力"标准所取代。军人的医疗卫生需求会突出地表现在高强度行动与作业、应急反应、对紧张激烈战场的心理承受等方面，给军队卫生经济研究提出了很多新的研究课题。③配置研究需要优化。

随着军队规模结构和政策制度的调整改革，卫生资源配置不合理现象将逐步得以纠正，但仍有一些焦点、难点问题需要进一步解决好。在宏观方面，需要完善军队卫生资源的规模、结构、区域规划、重大关系等研究；在微观方面，需要加强资源配置由医院向部队、预防保健、药材保障方面倾斜研究。④研究方法需要拓展。随着国内外卫生领域先进的管理理念和管理模式发展，军队卫生经济学研究的方式方法逐步增多，需要进一步加强循证医学、成本预测、医疗评估、质量论证等方面的借鉴和引入，推动军队卫生经济学理技融合，科学发展。

(毛常学)

jūnduì wèishēng tǒngjìxué

军队卫生统计学（military health statistics）　运用统计学理论和方法对军队卫生工作相关数据进行收集、整理、分析、解释与表达的应用学科。军队卫生勤务学的组成部分。分为描述性统计学、推论性统计学、军队卫生统计调查。其作用是准确、及时、完整地反映军队成员健康状况、军队卫生力量的数量质量和卫勤保障能力，反映卫生工作的成绩和问题以及卫生勤务措施的实施结果，，揭示不同条件下的军队卫生工作规律，为改进和加强卫勤管理决策、卫生服务保障和医学教育科研等工作提供依据。

简史　中国人民解放军的卫生统计工作可追溯到红军时期。毛泽东同志早在 1928 年《井冈山的斗争》一文中，就应用了红军的伤病员数及战斗减员等不少统计数字。1931 年春，红军颁布卫生法规时，其中就包括医疗工作、药品器材、卫生干部等各种登记

表册和战伤疾病统计报表等。在以后的革命战争时期，军队登记统计制度逐步完善并趋向统一。中华人民共和国成立后，军委卫生部颁发应用统一的卫生统计报表。军医大学薛仲三主持编制了《抗美援朝卫生工作统计资料》，郭祖超等撰写了第一部《军队卫生统计学》教材。1957 年，中国人民解放军总后勤部卫生部颁布并实施了《中国人民解放军卫生统计工作教范》。为更快军队卫生统计专业人员的培养，举办了多期全军卫生统计训练班，并通过招收进修生、研究生、在职进修等方式，培养了一大批军队卫生统计学师资力量。1993 年，总后勤部卫生部和各军区、军兵种先后建立了卫生统计信息中心。至此，军队卫生统计学已建立起完整的体系和充实的内容，成为军事医学中一门独立学科。此后一直到 21 世纪初，各级卫生统计信息中心每年都编制本系统卫生统计资料汇编，提交卫生统计分析报告。全军相继组织实施了全军卫生体制与资源调查论证、军队医疗保障制度改革、军队卫生体制编制调整精简等大项活动的卫生统计工作，发挥了不可替代的作用。

研究内容　①描述性统计学研究内容：将观察到的总体数据或样本数据综合为卫生统计指标，通过卫生统计指标或统计图表描述观察对象的特征和卫生统计指标间的差异。军队卫生统计的观察对象包括个体、群体和卫生机构。军队卫生统计学的描述内容包括军队成员健康状况（传染病发病率、慢性病患病率、训练伤发生率、就诊率、住院率等）；健康危险因素（吸烟率、酗酒率、肥胖率等）；卫勤保障能力（各类卫生人员总数、基层卫生机构数、

医院床位数，以及伤病员的平均住院日、治愈率、抢救成功率、病死率等）；战伤救治情况（卫生减员率、留治率、抗休克成功率、输血率、手术率、归队率、各类后送方式百分比等）。②推论性统计学研究内容：根据所采集的军队卫生样本数据推论总体数据特征。③军队卫生统计调查内容：军队根据《中华人民共和国统计法》和军队条例实施军队卫生统计调查研究工作。随着时代发展的进步，军队卫生统计学研究逐步向军人身心强健、生命质量、军事效益、高技术战争等伤病员数据采集、传输与统计分析领域拓展。

研究方法　①描述性统计学方法：统计学变量类型主要分两类，一类是连续性变量，如身高值、体重值、血压值等，也称为计量资料；另一类变量是分类变量，如两分类变量、三分类变量、四分类变量等。计量资料的统计指标包括平均数指标，如算术均数、中位数、几何均数，变异指标，如标准差、极差、四分位间距。分类资料的统计指标包括频率和百分比，如部队发病率、患病率、减员率、住院率、住院患者中各类军事职业的百分比等。②推论性统计学方法：主要包括抽样方法，如完全随机抽样、分层抽样、整群抽样、多阶段抽样等，各种抽样方法的样本量估计、调查问卷设计等；实验设计方法，如单一处理因素设计、多个处理因素设计、各种实验设计方法的样本量估计、随机化分组方法等；另外还有总体参数估计、假设检验、时间序列分析与统计预测、多变量分析等。③军队卫生统计调查组织方法：主要包括军队单位和军人个体的普查、抽样调查、

定期全面统计报表、重点调查等。随着计算机技术和大数据分析技术的发展，卫生统计逐步向信息网络共享、云计算、多维度模型等方法拓展。

同邻近学科的关系　军队卫生统计学是统计学、卫生统计学的下位学科，是军队卫生勤务学的重要支撑学科，与社会医学、卫生管理学、卫生经济学、财会学、保险精算学关系密切。

（徐勇勇　胡　湖）

jūnshì yīxué dìlǐxué

军事医学地理学（military medical geography）　针对军事环境特点与军事行动需求，研究地理环境因素对军队成员健康的影响和防护措施的学科。军事医学的分支学科，军事地理学与医学地理学的交叉学科。对维护军人健康、提高卫勤保障水平具有重要意义。

简史　历代军事家对恶劣地理环境条件给军队带来的不利影响均有深刻认识。西方的军事医学地理思想约启蒙于 12 世纪初。1189 年的罗马天主教会十字军东征战争、1498 年的西班牙军队围攻格卢纳达战争、1528 年的法军在那布勒斯的战争等，都因发生大量地域性疾病而战败。第二次世界大战时，地理环境的改变使军人抵抗力减低成为疾病的易感人群，或直接受到恶劣环境的伤害。1941 年，德军进攻苏联莫斯科，时值冬季，天气寒冷，德军冻死冻伤的减员比战死的多数倍。1944 年，在日军侵略印度的伊姆法尔战役中，10 万日军中有 6 万余人患上疟疾。美国、英国、德国和苏联等国家，先后总结编写出版了数十部军事医学地理方面的专著或疾病地图集。美国学者卢登瓦尔特（Rodenwaldt）主编出版的《世界医学地理图》，德军

组织编写的《世界流行病地图集》，都曾为本国军队提供极大的卫生支持。日军在实施侵略行动前，通常编绘进攻国资源图册，其中必含有医学地理内容。在1991年的海湾战争中，美军的"军事指挥系统"（C³I）包含有军事医学地理信息，2000年开发"全球军事指挥系统"（C⁴ISR）时，军事医学地理信息仍是其中一个重要的模块。

中国军事医学地理的历史悠久。公元前6～前5世纪中国古代兵书《孙子》内即有"凡军处高而恶下，贵阳而贱阴，养生而处实，军无百疾，是谓必胜"等与医学地理有关的记载。《三国志》也记载了曹操大军由北方南下，将士们先是"水土不服"后是疾病流行，致战斗力大减。同期，诸葛亮南征七擒孟获时，也遇当地"瘴气"所致的疾病流行。中国人民解放军十分重视军事医学地理研究。1952年，结合"爱国卫生运动"，组织全军进行了驻地自然疫源地调查。同期，借鉴苏联经验，原人民军医出版社、人民卫生出版社分别翻译出版了《军事医学地理学基本问题》《军事医学地理》等专著。1975年，总后勤部卫生部组织各军区编写出版了涵盖32个省（市）军事医学地理内容的《流行病学与医学动物》内部资料。1980年，又进行了补充修订和再版。1984年，后勤学院卫勤教研室在对"三北"地区军事医学地理进行调查研究基础上，编写了《我国三北地区军事医学地理简介》内部教材。1987年，海军卫生部编辑出版了《中国海军医学地理》内部资料。1992年，原第二军医大学卫勤教研室将军事医学地理作为一个独立章节编入本校《卫生勤务学》本科教材。1996年，全军建立的"军队卫生监测系统"包含了大量的军事医学地理内容。2000年，第三军医大学组建"军事医学地理学教研室"。2004年主编出版《高原军事医学地理学》本科讲义，开始给临床医学本科生授课。2012年主编出版《军事医学地理学》本科生教材，同年开始给本校多个军事医学专业本科生授课。2013年主编出版《军事医学地理概论》（图1）。

研究内容　①揭示军事活动区不同地理环境所致疾病和流行病发生的种类、发病率、发生因素与地理分布规律。约80%的流行病学资料具有空间属性，人群或动物的患病总发生在一定的空间位置，而处在某一空间位置的地理环境或社会因素又影响着疾病的发生。精确分析疾病空间分布特征，就能有效地研究疾病病因及其影响因素，进而确定高危人群和高发地区，制订预防措施。②探索军人驻地和不同军事行动区自然地理条件对军队成员健康和卫生保障的影响，研究其成因和防护、修复及保障措施。③研究不同军事行动区的卫生人力、物力等资源情况，以及当地人文、经济、道路交通情况对军队卫生工作的影响，探讨卫生动员的对策。④研究军人驻地与战区的居民健康状况、生活习惯及其卫生水准，增进军队防护能力。

研究方法　①实地描述研究法：对调查收集来的地理环境因素资料进行记述，并对这些资料加以分析和综合，然后利用各种图表、照片等各种形象进行描述，说明该地区的军事医学地理状况。在描述的基础上，还可进一步对资料进行数理统计分析，使结果更加科学。②医学地理制图法：运用地图学方法，全面准确反映和显示某疾病和健康状况与当地地理环境的关系，揭示危害军人健康的各种疾病在空间、时间和地域人群中的流行区域与特点，以及发病环境区域的地理特性，以反映病情和疾病的地理特点与流行规律。主要包括反映军队驻地各种疾病流行特点和动态的疾病流行图，以及反映军队医疗实力与布局的医疗保健图。制图方法有传统的手工绘图法和现代的电子制图法。③地理信息系统研究法：依据地理信息系统建立医学地理信息数据库和信息平台，创建各种疾病地图或数字制图，制作出各种疾病专题地图，分析预测某地区疾病的流行趋势。④实验室研究法：借助仪器设备，对影响军人健康的地球物理、化学、生物等现象进行微观的研究。常

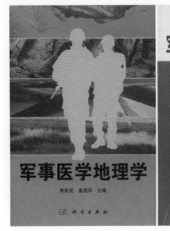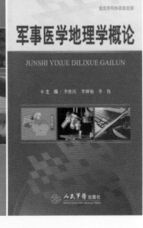

图1　军事医学地理学教材
（李维民供图）

用技术有传统的地理理化分析技术和新兴的生物工程技术。此外，还有社会调查法、历史研究法、统计分析法等。

同邻近学科的关系 军事医学和军事地理学是关系最为紧密的学科。军队卫生学、军队流行病学、卫生勤务学等学科，均从相应角度为军事医学地理研究提供基础和指导，军事医学地理研究的创新成果，为相关学科的发展提供基础支撑。

（李维民 刘运胜）

jūnshì yīxué dìlǐ xìnxī xìtǒng

军事医学地理信息系统（military medical geographic information system，MMGIS）

能够动态获取、存储、管理和分析军事行动区域内军事医学地理相关信息的自动化工作平台。军事地理信息系统的组成部分。对提高战场建设与卫勤保障数字化水平，服务军队平战时卫勤管理与决策具有重要意义。

地理信息系统起源于20世纪60年代。加拿大建立了世界上第一个地理信息系统，主要用于土地利用管理。之后，地理信息系统得到了迅速发展，其理论、方法和技术日趋成熟。地理信息系统能为流行病学研究中空间数据的管理、分析提供有效的工具，揭示特定位置中影响疾病分布的各种因素，如地理因素、土壤因素、景观种植格局、气象因素和人文社会因素及其与不同区域疾病分布变化的联系，探索疾病的影响因子。地理信息系统已被应用于疟疾、血吸虫病、蜱传脑炎等的空间分布的研究，为军事医学地理信息系统的发展奠定了基础，军队医学科研机构研制的新发突发传染病预警信息系统、重要战略方向军用水源信息系统、城市反空袭军事医学地理信息系统等已经投入实际应用。

实用的军事医学地理信息系统基本构成一般包括系统硬件、系统软件、空间数据、应用人员和应用模型五个类型的要素，形成与军事地理信息系统相似的框架结构，具有信息搜集、信息传递、信息处理、信息显示、决策监控、执行等模块，具备对空间数据的采集、管理、处理、分析、建模和显示等功能。①数据采集与编辑：重点是对图形数据的采集、编辑，以及对属性数据的编辑与分析。②数据存储与管理：重点是数据库的建立与维护、数据库操作、数据传递。③数据处理和变换：重点是数据抽取、数据变换与数据重构。④空间分析与统计：包括拓扑空间查询、缓冲区分析、叠置分析、空间集分析、地学分析、数字高程模型的建立、地形分析等。⑤结果制作与显示：输出全要素地图以及各种专题地图。

基于军事医学地理信息系统，卫勤指挥人员可掌握卫勤部队的配置情况、医疗后送情况、相互协同情况、作战地域疾病情况等重要信息，使卫勤决策更加科学合理。①救护所展开选址规划，结合战区自然地理、经济地理、区域人口分布，避开疾病疫源地、水源污染区，合理配置各救护所。②现场救护、医疗后送最佳路径选择，迅速研判战区水系、植被、道路等分布与通达情况，标记出染毒地段、敌炮火区等情况，生成现场救援、伤员后送的最佳路径并实时标注。③卫生防护污染源分析，包括核化生沾染区以及传染病、流行病和有害动物区的静态标注和动态预测。

（李维民）

wèiqín yánjiūfǎ

卫勤研究法（health services research methods）

在卫勤研究中发现新现象、新事物，或提出新理论、新观点，揭示事物内在规律的工具和手段。研究法是人们在从事科学研究过程中不断总结、提炼出来的，旨在使研究更加科学、规范、高效。传统的卫勤研究法包括文献法、调查法、观察法、思辨法、行为研究法、历史研究法、概念分析法、比较研究法等，以定量分析为主的现代科研法在卫勤研究中促进了卫勤研究的水平，取得了越来越多的研究成果，也越来越得到卫勤研究工作者的重视。

发展史 卫勤理论是在卫勤保障实践中逐渐建立、发展起来的，而卫勤理论的发展离不开卫勤研究方法。最初卫勤研究基本是在战例总结的基础上通过经验汇总法进行的。1932年6月，中华苏维埃共和国中央革命军事委员会总军医处颁布《卫生法规》，规定医院工作、部队医疗、卫生防疫、药材保障等管理制度，统一各类卫勤报表。新中国成立后，系统地应用统计学法对抗美援朝战争减员统计分析，使军队的卫勤研究朝着定量化分析方向发展。20世纪80年代后，在采用历史、逻辑、调查、统计等方法的基础上，系统工程、运筹学等方法在卫勤研究中得到重视，第四、第二军医大学还使用电子计算机模拟团、师救护所的组织与工作，根据排队论原理，模拟师救护所的伤员手术和通过情况，摸索规律，探讨对策。1995年，尹宗江主编《军队卫生勤务学》教材中，专门增加了卫勤管理常用技术章节将一些基本方法编入。同年，郭志文主编《卫勤学术研究方法与实践》由军事科学出版社出版，对卫勤研究方法做了系统的梳理和论述（图1）。全军卫勤学术委员会还在西安举办全军"卫勤现代科研方法"培训研讨会，进一步提高了卫勤研究的能力和水平。进入21世纪，随着卫勤理论的不断发展，卫勤研究方法更加丰富。2014年，孙海主编《卫勤学术研究与写作》由军事科学出版社出版。同年，军事医学科学院和第二军医大学分别获批军队医学重点实验室"卫勤模拟评估实验室"和"卫勤决策支持实验室"，从而使卫勤通过专用实验室开展研究，使卫勤研究方法的应用又上了一个新台阶。

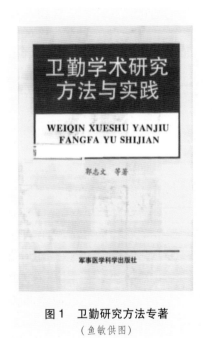

图1　卫勤研究方法专著
（鱼敏供图）

分类　由于卫勤学科的交叉特征，其研究的方法也较为多样，有军事学应用的社会科学、医学应用的自然科学以及管理学应用的研究方法等。

按照适用范围分类　可分为：①哲学法。主要包括唯物辩证法、认识论和辩证逻辑。科学一旦进入理论领域，必须借助于理性思维方法，借助于哲学方法指导。由于哲学方法能促使科学思想进一步发展，能够帮助科学工作者选择正确的研究道路，因此许多科学工作者总是自觉或不自觉地从研究哲学方法入手，求得本学科领域研究方法的创新，进而在本学科领域取得重大的突破。②一般研究法。这里是指应用自然科学和社会科学领域里通用的研究方法。如科学抽象法、逻辑法、数学法；社会科学中常用的社会调查法、历史比较法、社会统计法；现代管理科学中常用的控制论法、系统论法、计算机法、预测法和决策法等。③特殊研究法。指个别领域采用具有自己特色的研究方法。如涉及医学领域的临床观察、动物实验和流行病学调查方法等。

按照研究对象的特征分类　可分为：①定性研究法，也称为质性研究。就是对卫勤研究对象运用归纳和演绎、分析与综合以及抽象与概括等方法，对获得的各种材料进行思维加工，从而能去粗取精、去伪存真、由此及彼、由表及里，达到认识事物本质、揭示内在规律，如归纳与总结文献法。②定量研究法，也称为量化研究。就是对卫勤研究对象的认识进一步精确化，以更加科学地揭示规律，把握本质，理清关系，预测事物的发展趋势。

按照方法源自的学科分类　可分为：①自然科学研究法，主要包括实验观察、演绎推理、统计分析、系统科学等方法。②社会科学研究法，主要包括历史文献、问卷调查、社会实验等方法。③管理科学研究法，主要包括现场调查、实验观察、文献分析等方法。

内容　由于卫勤学科的交叉特性，使得卫勤研究的方法非常广泛，主要有以下几方面。

归纳总结　针对军队人员战伤和疾病预防救治开展工作性分析，对卫勤保障经验进行归纳与总结，对战伤救治、疾病预防的特点规律进行凝练。

卫勤调查　包括组织现场调查，总结典型经验；实施统计调查，分析表格资料；撰写调查报告，提出论证方案等。

统计分析　系统性地开展卫生减员分析，探讨战伤与疾病发生与救治特点。

现场试验　开展涉及的核化武器损伤生物效应试验、军事装备人—机工效等卫勤学术研究，从试验结果推论实战卫勤保障。

演习作业　包括卫勤图上作业和沙盘作业。通过卫勤作业，分析军事行动对卫勤保障的影响，探讨战役、战斗卫勤保障的特点，研究卫勤组织指挥和救治机构部署等问题。这既是重要的卫勤教学法，也是重要的研究法。过去主要用于战时卫勤教学，其实也可以用于军队医院管理、药材供应管理的教学和研究。卫勤演习包括示范性演习、试验性演习和检验性演习三大类。为了探讨战时卫勤保障新课题，卫勤学术研究机构主要采用试验性卫勤演习。这种演习不应孤立进行，通常是作为战时卫勤保障研究的一个重要阶段，即理论研究得到初步结果后，通过演习进行验证，以便得到全面的认识，所以又称为研究性演习。

运筹优化　主要应用运筹学方法，开展组织伤员搬运，安排工作程序，减员预测，战役后方医院床位需要量计算，集团军医院床位分配，化学和生物武器减员公式的改进等研究。还可应用数学方法研究卫勤保障质量的评估，用指数法综合评价战伤救治效果，建立定量分析模型研究战伤救治经济效益评价等。

模拟仿真 使用计算机技术和模拟仿真技术，制订卫勤保障计划，计算减员和卫勤人力物力需要量，分配战役后方医院床位；也可用于卫勤资源优化配置，各类方案的模拟验证等。

（鱼　敏）

wèiqín mónǐ

卫勤模拟（health services simulation） 按照已知或假定的情况和数据对卫勤系统、工作活动过程进行的模仿。主要应用于卫勤科学研究与卫勤教学训练。

发展史 世界军事强国普遍重卫勤模拟，其中以美军研究起步较早，水平较高。20世纪70年代，美军即开始运用计算机模拟方法研究伤病员医疗后送等战伤救治问题，主要的模型有伤员发生模型、通用数据模型、救治功能模型、医疗机构模型、伤员点模型、后送站模型、后送能力模型。俄军根据战时卫勤保障的不同情况研制了战时卫生减员与结构预测模拟系统、战时伤病员医疗后送模拟系统等。德军成立有执勤培训与卫勤演习中心，为外派执行任务的医疗队战伤救治能力进行实证评估。中国军队卫勤模拟研究始于80年代，研究重点以战术层次卫勤模拟为主，主要有对团救护所的组织与工作和救治能力检验模拟、海上医疗后送模拟、基于GIS的医疗后送模拟及后送工具配置研究、卫生装备优化编配决策评估模拟、海上医院船医疗救治的模拟仿真等。

模拟类型 模拟就是选取一个物理或抽象系统的某些行为特征，用另一个系统表述它们的过程。模拟方法主要分为物理模拟，如演习、沙盘作业、模拟人救治等；数学模拟，如解析模型、统计模型、经验模型、系统动力学模型等，也称计算机模拟；也可是二者结合的混合模拟。这些模拟方法多采用计算机模拟，其可重复的特点克服了物理模拟的费时、费事的缺点。在卫勤保障实践、教学训练和科学研究中都发挥着重要作用，也越来越得到卫勤部门和广大卫勤人员的重视。

功能作用 ①能对复杂的内部相互作用的卫勤系统进行实验。②能设想各种不同方案，观察这些方案对系统的结构和活动的影响。③能反映变量间的相互关系，分析哪些变量更重要以及如何影响其他变量和整个系统。④能研究卫勤系统不同时期相互间的动态联系，以反映系统随时间变化的情况。⑤能检验模型的假设，改进模型的结构。这些特点和作用使得卫勤模拟为探讨卫勤保障规律、分析影响因素、制订保障计划、优化资源配置、精简指挥流程、辅助管理决策、提高保障效率、评估活动效果等提供了高效适用的手段。在卫勤理论研究中，由于研究对象的复杂性、不确定性，模拟方法为卫勤研究提供了一个全新的理念与途径。

方法步骤 对一个卫勤系统进行模拟仿真，主要步骤包括确定问题、收集资料、制订模型、建立模型的计算程序、鉴定和证实模型、设计模型试验、进行模拟操作和分析模拟结果。

确定问题 在开展卫勤模拟前必须首先明确所要研究的问题是什么？是进行预测、决策、优化？还是评价？对象是什么？

收集资料 围绕研究问题，分析开展研究所需要的体制、流程、数据等必要的资料。

构建模型 对待模拟的问题进行定量描述，建立系统的数学模型。一种是利用先验的技术信息建模，从某些前提、假设、原理和规则出发，通过数学逻辑推导来建立模型。另一种利用对真实系统的试验数据信息建模，通过对真实系统的测试获得数据，这些数据中包含着能反映真实系统本质的信息，然后通过数据处理的方法，从中得出对真实系统规律性的描述。

模拟运算 通过模拟计算程序、进行模拟计算。

结果分析 对仿真结果数据进行整理，进行各种统计分析，以得到科学合理的结论。当模拟结果不合理时，需要对模型和数据等进行调整。

卫勤模拟训练 是在模拟研究的基础上，针对训练问题开发训练系统，其开发过程类似与卫勤研究，但其目的和对象有所不同。

注意事项 由于卫勤系统和活动的复杂性，需要简化模拟模型，而简化的模型往往会忽略一些关键因素与机制，模拟过程中如果模型简化的不合理或者边界条件设定的有差错，会导致模拟结果失真甚至失败。另外，由于选择方案的局限性，可能遗漏掉最优方案。

（鱼　敏）

wèiqín jīgòu

卫勤机构（health service institution） 军队中组织与实施卫生工作的专业组织。全称卫生勤务机构。健全的卫勤机构是完成军队平战时卫生工作的组织保证。

发展史 卫勤机构是随着武器装备、战争规模、军队组织体制及医学科学技术发展而形成和发展的。军队卫勤机构的形成可以追溯到公元前 4~前 3 世纪的古希腊，当时的军队里设有医疗机构。15 世纪，西班牙的警备区设有医院。18~19 世纪，欧洲一些国家在中央军事部门和部队内先后建立医院等近代卫生勤务组织。俄军在 1707 年成立莫斯科外科医务学校，1771 年建立总医院、陆军医院、海军医院和师野战药房，1798 年成立彼得堡外科学院。德军也在这个时期成立了解剖室和外科医学院。中国军队卫勤机构可追溯到春秋战国时期。当时，作战中发生的重伤员集中在士大夫家中医治，这种形式近似临时伤兵医院。公元 2 世纪中叶，东汉将领皇甫规率军与羌族作战，军中发生流行病，在庵庐中隔离治疗传染病员。13~14 世纪，元朝曾为出征回程的伤病军人设立类似兵站医院的"安乐堂"。1861 年（清咸丰十一年），清军在洋枪队建立一所西医院，1893 年（清光绪十九年）在天津成立北洋医学堂（后改名为海军军医学校）。1895 年，袁世凯领导的新建陆军曾在督练处设军医局，以后又在兵备处设医务股。1906 年，清政府在陆军部设军医司，并在广东建立随营军医学堂。1912 年，孙中山领导的中华民国南京临时政府在陆军部设军医局。北伐战争时期，国民革命军的军、师两级设军医处，团设军医主任，并编设担架排。抗日战争爆发后，国民政府军事委员会于 1937 年 8 月成立卫生勤务部；1946 年，成立国防医学院。

中国人民解放军创建时就有卫勤机构。1927 年 9 月，秋收起义部队中设有卫生队；同年 10 月，在井冈山宁冈的茅坪建立第一所红军医院；1928 年 5 月，设立药材库。1931 年 11 月，中华苏维埃共和国中央革命军事委员会成立了总军医处，1932 年 9 月改为总卫生部，下设医政局、保健局和总务处。同年，在江西瑞金创办了中国工农红军军医学校（1933 年改称卫生学校）。1933 年，方面军设卫生部，军团设卫生部和野战医院，师设卫生部和野战医院分院（所），团设卫生队。战役中，前方团、师开设绷扎所，军开设伤兵转运站，军团开设野战医院；后方开设了兵站医院和后方医院。抗日战争中，八路军和新四军进一步健全了各级卫勤组织。团卫生队开设休养室，旅卫生部设有 100 张床位的休养所。抗日战争初期，红军卫生学校发展成为中国医科大学，八路军、新四军先后创办了晋察冀军区卫生学校（后改为白求恩卫生学校）、苏北卫生学校等教学机构。解放战争时期，组建了卫生防疫队；多数野战军的纵队（军）卫生部下设一所野战医院，有的野战医院还设有医疗队和手术队。中华人民共和国成立后，军队卫勤机构进一步完善，统一了全军卫勤组织体制，组建了海军、空军、第二炮兵卫勤组织系统，建立了现代化的医院、疗养院、医学院校、医学研究所和卫生防疫、药材保障机构。

类型与职责 包括卫勤管理机构、卫勤保障机构、医学教学机构和医学科研机构。

卫勤管理机构 各国军队编制、名称不完全相同。中国人民解放军在军委后勤保障部设卫生局，主管全军卫生工作；在各军种后勤部和军委管理保障总局等设卫生局，管理各系统或部门的卫生工作；在各战区军兵种后勤部设卫生处，在战区联合参谋部战勤局设卫勤战救处，在军级单位后勤部设卫生处，师级单位保障部设卫生科等；在联勤保障部队设卫勤局，在各联勤保障中心设卫勤处。

卫勤保障机构 各国军队卫勤保障机构的设置亦不尽相同。中国人民解放军卫勤保障机构主要包括医疗保健机构、战时医疗后送机构、卫生防疫防护机构、药材保障机构、部队综合卫勤保障机构。

医学教学机构 俄罗斯军队设有军事医学院，美军设有联合勤务保健科学大学，日本自卫队设有防卫医科大学。中国人民解放军医学教学机构主要有军医大学、医务士官学校等，负责军队各级各类卫生专业人员的学历教育和进修培养。

医学科研机构 中国人民解放军医学科研机构，主要有单独设立的军事科学院军事医学研究院，陆、海、空军特色医学中心编有相应的研究科室，以及部分医学院校、医院等机构内设的研究所、研究室等。负责军事医学、预防医学、临床医学和卫勤学术研究。

（徐卸古 徐 雷）

wèiqín guǎnlǐ jīgòu

卫勤管理机构（organization of health service management）

负责军队卫生工作计划、组织、控制、协调的职能部门。卫勤机构的组成部分。

发展史 各国军队卫勤管理机构的编制、名称不完全相同。俄罗斯国防部、军区、军种设卫生部，在集团军、师设卫生主任办公室。美国国防部设卫生事务助理部长办公厅，陆军设卫生部，海军、空军设军医局和卫生局，战区设陆军卫生部，军、师、旅设军医主任办公室。德国国防部设保健卫生监督部，陆军、海军、空军分别设保健卫生监察局，军、师、旅设军医主任。法国国防部三军参谋部之下设三军卫生总局，陆军、海军和空军设卫生局。

中国人民解放军在土地革命战争时期，红军编有总军医处，后改为总卫生部，下设医政局、保健局和总务处，并在方面军、军团、师设卫生部。抗日战争时期，八路军设军医处，后改为野战卫生部，师和旅设卫生部；在新四军也设有类似的卫勤管理机构。解放战争时期，中共中央军事委员会设总卫生部，下设秘书室、研究室、医政科、防保科、材料科和总务科；军区和野战军卫勤领导机关也相应地进行整编，军区卫生部设有政治部、医政处、保健处、材料处、行政处和供应部等；纵队设卫生部，师设卫生处。中华人民共和国成立后，初期卫勤管理机构隶属于军政首长，其后各级卫勤管理机构均隶属于本级后勤机关，并统一了全军各级卫勤管理机构的编制。在2016年军改前，总后勤部、军区联勤部、军种、兵种后勤部编设卫生部，总装备部设卫生局；军级单位后勤部和联勤分部编设卫生处；师级单位后勤部编设卫生科。

机构设置　中国人民解放军在军委后勤保障部、战区军兵种和联勤保障中心设卫生局，各局之下内设若干处。军委后勤保障部卫生局是最高卫勤管理机构。卫勤管理机构对各卫勤专业机构和下级卫勤管理机构主要进行业务指导。军级单位后勤部门和联勤保障中心设卫生处，旅（师）级单位后勤部门设卫生科。另外，在全军和军兵种还设有医学科学技术委员会和爱国卫生运动委员会。

职能任务　①拟制本级或执行上级的卫生勤务发展建设规划、卫生工作方针、原则、标准及规章制度。②制订本级平时卫生工作计划和战时卫勤保障方案。③组织开展平战时卫生防疫、卫生防护、医疗后送、医疗保健、药材保障、兽医保障、计划生育技术指导等。④组织实施医学科研、训练工作等。

（徐　雷）

wèishēngjú

卫生局（health division）　中央军委后勤保障部及各军兵种主管卫生工作的业务部门。在2015年军改前称为卫生部。

发展史　1931年11月，中央革命军事委员会成立总军医处，贺诚任处长。次年9月，总军医处改称总卫生部，下设医政局、保健局、总务处等，贺诚任部长。抗日战争爆发后，军委总卫生部兼八路军总军医处，下设后方卫生部和野战卫生部。后方卫生部下设政治处、医政科、材料科、管理科、卫生学校、王家坪医院、甘谷驿医院、甘泉医院和庆阳医院，先后担任部长的有姬鹏飞、饶正锡、孙仪之、姜齐贤、苏井观。1945年9月，解放战争初期，军委卫生部机关下设秘书室、研究室、医政科、保健科、材料科和总务科，苏井观任部长。1949年4月，军委卫生部随军委机关进入北平，组织机构随工作任务的增加而扩编，下设医政处、防保处、教育处、药材处、财务处、政治处和办公室，贺诚任部长。中华人民共和国成立后，军委总卫生部改称总后勤部卫生部，内部机构进行过多次调整。1950年，编设办公室、专家室、计划处、医政处、教育处、防保处、干部

处、政治处、财务处、总务科等处、室。为加强业务建设，1954年经军委批准，将医疗、预防、训练、药材4个处改编为局（1957年又恢复为处），同时编设组织计划、干部管理、财务3个处与办公室。1958年，兽医局并入卫生部。70年代，增设计划生育领导小组办公室。80年代，编设办公室、计划财务处、科技训练处、卫生防疫处、医疗处、兽医处、中医中药管理处、药材处、全军计划生育领导小组办公室。1992年，撤销兽医处、中医中药管理处，增设全军保健领导小组办公室，各业务处改为局，共编8个局室，即办公室、计划财务局、科技训练局、卫生防疫局、医疗管理局、药品器材局、保健和计划生育局。1998年，编设综合计划局、科技训练局、卫生防疫局、医疗管理局、药品器材局、保健和计划生育局。2003年，编设综合局、科技训练局、卫生防疫局、医疗管理局、药品器材局、保健和计划生育局，另按照相关政策设有禁止生物武器履约事务局、全军卫生信息中心、全军医疗事故技术鉴定工作办公室和全军药政管理办公室，履行部分机关职能。2015年军改后，军委后勤保障部成立卫生局，各军种及联勤保障部队分别成立卫生局及卫勤局。各军区、各军兵种后勤部卫生部，跟随全军编制体制改革也作了相应调整改革，总的趋势是规模精简，突出特色，强调素质。先后担任部（局）长的有贺诚、饶正锡、孙仪之、张步峰、张汝光、陈念棣、贺彪、张祥、张禄增、韩光、张立平、陆增祺、白书忠、李建华、张雁灵、任国荃、李清杰、陈景元、房彤宇。

机构设置　按照"军委管总、

战区主战、军种主建"原则，军委后勤保障部编设卫生局，内设综合、卫生防疫、医疗管理、药品器材、生物安全处，以及保健和计生办公室。各军种后勤保障部编设卫生局，内设卫生防疫、医疗管理等处。联勤保障部队编设卫勤局，内设部门与军种相仿。

职能任务 军委卫生部门的主要职责：①拟制全军卫生工作方针、政策、法规，制订全军卫生工作和医药科技发展规划、计划。②组织指导全军卫生防疫、卫生防护、医疗保健、药材保障、兽医勤务和计划生育技术工作，组织战时卫勤保障，组织开展中西医结合工作。③组织指导全军医学专业教育训练和医学科学技术研究工作。④组织指导全军卫生战备工作。⑤对全军执行卫生法规情况实施监督。⑥参与拟制全军卫生装备、卫生经费标准制度，协同有关部门管理全军卫生人员，对全军卫生机构的组织编制提出建议。⑦组织管理全军卫勤学术研究、医学书刊出版和卫生信息工作。⑧承办全军爱国卫生运动委员会、全军保健领导小组和全军计划生育领导小组的日常工作。各军兵种卫生部门参照军委卫生部门职责，负责本系统的相关卫生工作。

(徐 雷)

wèishēngchù

卫生处（health section） 中国人民解放军设在战区或军一级单位中主管卫生工作的职能部门。卫勤管理机构的组成部分。其中，设在战区联指战勤局的称为卫勤战救处，设在战区军种、集团军、军兵种基地等单位后勤部的称为卫生处，设在战区联勤保障中心的称为卫勤处。根据不同规模等级编有不同数量的卫勤管理人员，

通常编处长和助理员。卫生处的职能性质有所不同，分为主战、主建两种类型。

主战性质的卫勤战救处主要职责：①掌握战区部队卫勤保障能力，拟制战区各类军事行动卫勤保障方案计划。②指导战区卫生机构日常战备工作，指导协调处置重大突发公共卫生事件、突发疫情等紧急情况。③指导协调战区联合作战、军种作战和支援配合其他战略方向军事行动以及反恐维稳、抢险救灾、安保警戒、远海护航、国际维和、国际救援等非战争军事行动卫勤保障，协调参与战场联合搜救。④筹划组织战区联合战役卫勤保障训练，指导战区军种卫勤保障训练，组织指导中外联合卫勤演训，组织卫勤保障能力评估。⑤统筹战区卫勤建设需求，研究提出卫勤准备意见。⑥组织指导战区机关、直属单位的卫生工作。

主建性质的卫生处主要职责：①根据上级指示要求，制订本单位卫生工作规划、计划。②组织实施本单位卫生防病、卫生防护、医疗保健和计划生育技术指导工作。③组织本单位卫生人员专业训练、科研和新技术的推广应用。④组织实施本单位药品器材的供应与管理。⑤组织实施本单位的卫生战备工作。⑥对本单位执行卫生法规情况实施监督。⑦协同有关部门管理本单位的卫生人员和卫生经费。⑧承办本单位爱国卫生运动委员会和计划生育领导小组的日常工作。⑨组织本单位作战和非战争军事行动卫勤保障。

(徐 雷 贾万年)

wèishēngkē

卫生科（health unit） 中国人民解放军师（旅）一级单位保障部中主管卫生工作的业务部门。

卫勤管理机构的组成部分。1928年，在红军第五军初创时期，就成立了军医处，下设卫生科。1931年11月成立了中央革命军事委员会中设有总军医处，下设医务科、卫生科、材料科等部门。抗日战争和解放战争时期，部分二级军区卫生机构设有卫生科。新中国成立后，1950年10月，军队进行整编，师一级卫生机关整编为师后勤卫生科。通常编设科长和助理员。

卫生科主要职能任务：①贯彻执行军队卫生工作方针，制订并落实平时卫勤工作计划及战时卫勤保障预案和计划。②组织开展卫生战备训练，督促检查战备药材储备和管理。③协助组织部队开展爱国卫生运动，检查指导部队落实各项卫生防疫措施。④指导部队开展健康教育。⑤指导本单位卫勤分队业务工作。⑥组织干部、战士体格检查，掌握部队健康状况。⑦指导部队计划生育技术工作。

(徐 雷)

Zhōngguó Rénmín Jiěfàngjūn Yīxué Kēxué Jìshù Wěiyuánhuì

中国人民解放军医学科学技术委员会（Commission of Medical Sciences and Technology of the Chinese People's Liberation Army） 军委后勤保障部卫生局直接领导下的医学科学技术工作的咨询机构和学术组织。又称中国人民解放军医学会，简称全军医学科委会。基本任务是贯彻执行国家、军队科学技术和卫生工作方针政策，围绕军队医学领域的研究重点和中心任务，团结全军广大医学科技工作者，坚持科教兴国、科技兴军、以人为本，促进医学科学技术创新发展和普及提高，促进医学科技人

才成长和进步，倡导良好的医德医风和科学道德风范，为国防现代化建设服务，为部队官兵和人民健康事业服务。

发展史　全军医学科委会于1954年4月1日经中央军委批准成立，在1963年第二次全体会议上确定了医学科学研究工作"面向部队，面向临床，平战结合，研究医学科学，提高防治水平，为国防建设服务"的基本方针。1966年以前委员达到123名，设立了24个专业学组。1966年以后，由于"文化大革命"的干扰破坏，致使刚刚起步的全军医学科委会的工作被迫中断。1979年4月，恢复重建，先后召开了第三、四、五、六届全体会议，成立了《解放军医学杂志》编委会，制定了全军医学科学技术"七五""八五""九五"规划发展纲要。至20世纪末，委员达到197名，专业委员会发展到68个。进入21世纪以后，科委会的活力不断释放，制定了全军医学科技"十五""十一五""十二五"发展规划，研究部署了全军医学科技工作，审议通过了2006～2020年发展战略纲要和军队医学科技创新体系建设方案。

全军医学科委会发展大致划分为三个阶段。第一个阶段是初创起步阶段，时间跨度从1954年到"文化大革命"末期。这一阶段，构建了学术组织架构和军事医学学科体系，突出的标志是组织编写的系列卫生教范下发部队试行。刘少奇、周恩来、朱德、邓小平等党和国家领导人曾接见了科委会第二届全体会议代表。第二个阶段是发展上升阶段，时间跨度从"文化大革命"结束到20世纪末。这一阶段全军医学科技工作迎来了科学的春天，最重要的标志就是"战时特种武器损伤的医学防护研究"和"苯芴醇及其亚油酸胶丸制剂"分别获得全国医药卫生领域国家科技进步特等奖和技术发明一等奖，奠定了军队在国家和国际"三防"医学领域的重要地位。江泽民、杨尚昆、刘华清等党和国家领导人接见了全军医学科委会第五、第六届全体会议代表。第三个阶段是创新跨越阶段，起于21世纪的前十年。这一阶段在"科教兴国""科技强军"战略形势下，实现了第二次跃升，突出的标志就是吴孟超院士获得了国家最高科学技术奖，成为中国医学界获此殊荣的第一人。在国务院组织的16个科技重大专项中，原总后勤部卫生部与国家卫生部共同牵头组织实施了重大新药创制和重大传染病防治两大专项，再次彰显了军队卫生系统在国家科技创新体系中的地位和作用。2010年9月，胡锦涛亲临全军医学科委会第九届全体会议，接见会议代表并做重要指示，给全军医学科技工作指明了方向。

组织体制　全军医学科委会下设若干领域委员会，领域委员会设置若干专业委员会。

全军医学科委会　职能是全军医学科委会全体会议的执行机构，在全军医学科委会全体会议闭会期间行使全军医学科委会全体会议的职权，领导全军医学科委会的工作，执行全军医学科委会全体会议决议，制定全军医学科委会工作计划和发展规划，审议各医学领域委员会的议案，指导和监督各级委员会的工作。设主任委员1名，副主任委员、常务委员若干名，正副主委由全军医学科委会常务委员会在民主协商的基础上选举提名，常务委员通过充分酝酿、民主协商从委员中选举，两者经全军医学科委会全体会议或常务委员会会议审议通过，报军委后勤保障部卫生局批准并颁发证书。正、副主任委员、常务委员、委员、荣誉委员一届任期为5年，正、副主任委员原则上不超过2个任期，特殊情况由科委会办公室提出调整或增补建议，经全军医学科委会常务委员会会议审议通过。全军医学科委会全体会议通常每5年召开一次，遇特殊情况可提前或推迟召开，提前或推迟召开的期限不得超过1年。召开全军医学科委会全体会议须有2/3（含）以上委员出席，其决议须经到会委员2/3（含）以上同意方为有效。

医学领域委员会　职能是引领学科领域发展的学术组织。设卫生管理、军事预防医学与卫生装备、基础医学与药学、内科学、外科学、医学技术6个医学领域委员会。主要职责：指导所属各专业委员会的建设和发展，审议并汇总所属各专业委员会提出的议案、年度进展报告及学术活动计划，报全军医学科委会；组织开展本领域学术交流和协作；拓展领域发展方向，加强、带动本领域与军内外医学团体的交流与合作。设主任委员1名，副主任委员2至4名，委员若干名，秘书长1名。其中主任委员、副主任委员候选人在全军医学科委会常务委员中推荐，委员由该领域各专业委员会主任委员兼任，秘书长由主任委员提名，审议通过和报批程序同全军医学科委会。

专业委员会　职能是负责对外交往和进行学术、技术交流，又称专业学会。各专业委员会设主任委员1名，副主任委员2～6名，顾问1～4名，常务委员

（含正、副主任委员）10～20名，委员（含常务委员）30～50名，秘书1名。各专业委员会换届时，新当选及50周岁以下的委员人数，不得少于委员总人数的1/3，50周岁以下的副主任委员不得少于2名。主任委员候选人，可由全军医学科委会常务委员会、医学领域委员会、本专业常务委员会提名，或3名以上本专业委员联合提名，由专业委员会选举产生。专业委员会主任委员一个任期为5年，原则上为一个任期。两院院士，在任国际学术团体理事以上、国家同专业学术委员会主任委员或候任主任委员，任期考评优秀者，可续任一个任期。各专业委员会可根据需要设置青年委员会或专业学组。

工作内容 主要工作是辅助科技决策、实施学科和成果鉴定评审、组织开展学术活动。

辅助科技决策 结合军队医学科技工作实际，提出发展医学科学技术、人才培养、业务建设等重大决策方面的咨询意见和建议；参与全军医学科学技术的研究计划、规划和发展战略的调研论证。

实施学科和成果鉴定评审 包括全军医药卫生重点科研项目的立项、论证和评审，全军医学重点学科、专科技术中心、重点实验室的检查和评估，国家科技奖励项目、军队科技进步奖和医疗成果奖的鉴定和评审，开展临床新技术、新方法、新成果评价与论证工作。

组织开展学术活动 加强学科、专业之间的相互联系和科研协作，沟通和扩大与国内外学术团体的联系和交往，了解和掌握国内外医学科学技术发展的最新动态，促进科技信息的交流和传播；开展医药卫生科技咨询服务，协助业务主管部门举办医药卫生科技展览，促进科技成果的转化与应用；评选和奖励优秀学术论文，发现、培养和推荐优秀科技人才；组织编辑出版综合性或专业性学术期刊、军事医学科普读物、医学论著、学术论文汇编等医学科技资料及电子音像制品；开展继续医学教育，对医药卫生科技人员进行专业技术培训；密切与全军广大医药卫生科技人员的联系和交往，广泛听取、收集和反映发展军队卫生事业和医学科学技术工作的意见建议。学术活动统一由全军医学科学技术委员会办公室归口管理。全军性的专业和专题学术活动由有关专业委员会负责组织和筹办。各专业委员会组织的全军性大型和综合性学术活动，一般每2～3年举办一次。

（王 林）

Zhōngguó Rénmín Jiěfàngjūn Àiguó Wèishēng Yùndòng Wěiyuánhuì

中国人民解放军爱国卫生运动委员会（Committee of Patriotic Health Campaign of the Chinese People's Liberation Army）

在中国人民解放军的各级党委统一领导下，协调组织部队开展爱国卫生运动的领导组织。简称爱卫会。全军团级以上单位都成立有爱卫会，按照分工负责、部门协同、官兵参与、科学治理、依法监督、常抓不懈的原则组织实施，为保护官兵健康和促进部队全面建设发挥了重要作用。

发展史 1952年3月19日，中央向全国人民和全军指战员发出了反对美帝国主义细菌战的号召，同年12月召开全国卫生工作会议，毛泽东主席题词："动员起来，讲究卫生，减少疾病，提高健康水平，粉碎敌人的细菌战争"。抗美援朝，保家卫国，反对敌人的细菌战争，使全国人民受到了一次生动的爱国主义、国际主义的教育。人们把积极参加卫生运动，粉碎细菌战，看成是反对美帝国主义侵略、保卫人民江山的爱国主义精神和爱国主义行动的具体体现。爱国主义已成为推动群众性卫生运动不断前进的力量源泉，人们自豪而又亲切地把卫生运动称为"爱国卫生运动"。随着全国"爱卫会"的成立，全军团以上单位各级"爱卫会"相继成立，基层营（连）单位成立了卫生防病领导小组，后改称爱国卫生工作领导小组，爱国卫生工作机制在全军逐步形成。"文化大革命"期间"爱卫会"曾一度遭到破坏，爱国卫生工作受到严重影响。1978年4月全军"爱卫会"重新成立，军队爱国卫生工作的建设与发展迎来了第二个春天。从1960年开始，各级每5年制定一个工作规划。"五五"规划重点是防治痢疾、肝炎，开展除"四害"，讲卫生，移风易俗活动；"六五"规划重点是搞好"两管五改"，加强基层生活卫生设施建设；"七五"规划重点是提高环境质量和生活质量，努力消除有害健康因素，降低部队发病率；"八五"规划重点是增强自我保健能力，创建"卫生营院"；"九五"规划重点是强化"大卫生"观念，创建"卫生单位"；"十五""十一五"规划重点是创建"文明卫生军营"；"十二五"规划以提高部队整体健康水平为中心，以优化健康军营环境、营造健康文化氛围、完善健康饮食条件、强化健康管理能力、提升健康服务水平、深化健康促进与教育、培养健康生活习惯为重点，广泛开展创建"健康军营"活动（图1）。

组织体制 设置全军、军兵种、军以下各部队爱卫会，建立工作制度。各级爱卫会组织结构、工作内容大体相同。主任委员由本级1名领导担任，副主任委员分别由联合参谋部、政治工作部、后勤保障部、装备发展部1名领导担任；委员分别由军训、军务、组织、宣传、财务、军需、卫生、军事设施建设等有关部门1名领导担任。主要职责：①贯彻执行国家、军队有关爱国卫生的法律、法规、规章和方针、政策。②按照上级爱卫会的统一要求，组织所属单位开展爱国卫生工作。③研究本系统爱国卫生工作发展思路，制定规划、计划。④指导、考评所属单位爱国卫生工作，表彰鼓励先进。⑤指导下级和支援地方爱国卫生工作。爱卫会下设办公室，为协调和处理爱卫会日常工作的办事机构，通常设在本级的卫生部门，由卫勤领导担任，并设专职办事人员。

工作任务 基本任务：通过健康教育与健康促进、心理健康维护、疾病预防控制、卫生监督

监测、环境综合治理、有害生物管控、生活设施建设与管理等，实现军营和谐健康、官兵身心强健，促进部队圆满完成各项任务。

主要工作：①组织开展活动。依据每一个规划的工作任务、重点、目标，确立相应的载体形式，制定实施办法和标准，以此为抓手促进规划目标要求的实现，开展创建"卫生营院""等级卫生单位""文明卫生军营""健康军营"活动，以及形式多样的爱国卫生月活动、控制吸烟活动、饮食百日安全活动、每周卫生日活动、每月卫生清整活动、卫生检查评比活动等。②执法监督检查。各级"爱卫会"按照落实规划的实施办法和标准要求，组织爱国卫生工作专家，对部队开展爱国卫生工作，落实规划情况进行督查指导，凡达到标准的单位可申报上一级爱卫会直至军兵种、战区爱卫会考评确认并报全军爱卫会备案，作为本规划期间爱国卫生工作达标单位予以挂牌。各级爱卫会还可对开展工作积极，落实规划质量高，维护官兵健康成效显著的先进单位和先进个人予以表彰。③科学总结评估。各级

爱卫会分阶段对部队开展爱国卫生工作情况，特别对部队饮水食品卫生、营区环境卫生、生活设施建管、医疗卫生保健、疾病预防控制、官兵心理健康维护、健康行为养成，以及部队整体健康适应完成多样化任务进行量化考评，科学分析考评结果，优化工作内容，强化工作机制，不断提高军队爱国卫生工作效率和质量，持续增强其在部队建设中的地位作用和工作活力。

（范顺良）

wèiqín bǎozhàng jīgòu
卫勤保障机构（organization of integrated health service support of troops） 军队中组织运用医学理论与技术实施伤病防治、维护军队成员健康、巩固部队战斗力的卫勤机构。按照功能划分为医疗保健机构、战时医疗后送机构、防疫机构、卫生防护机构、药材保障机构和部队综合卫勤保障机构。健全的卫勤保障机构，对于完成平战时卫勤保障任务，保障部队训练和多样化军事任务的顺利进行具有重要的作用。

发展史 外军最早的卫勤保障机构可追溯到公元前2400年苏美尔国王时期，这一时期部分专职的医生陪同军队进入驻地，他们为国王和高层次官员提供医疗救治，这是外军古代最早的军队医疗队。随着火器的大范围应用，战场伤亡规模逐渐增大，成立了专职处理士兵伤亡的机构，如在1597年法国成立了战时流动医院，1629年法国又成立第一批永久性驻军医院。随着医学技术发展和人们对医学的认识逐渐加深，系统的卫勤保障机构相继出现，1742年英军为团级部队编配了团医院，在后方较大城镇建立大型综合军队医院。同年法国机动野

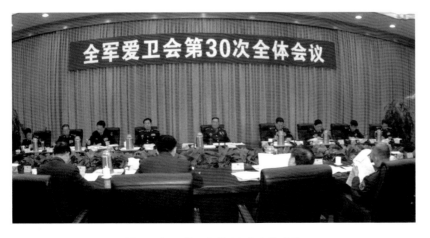

图1 全军爱卫会第30次全体会议
（原总后卫生部防疫局供稿）

战医院首次实现了伤病员后送，将伤病员从前线运送至接近前线的医院运送站，由团医院外科医生对伤员进行简单处理，随后继续后送至后方医院，由后方综合医院实施大型手术。20世纪初，世界各国均成立了独立系统的卫勤保障机构，例如英军建立了包括团级卫勤分队、后送连、野战医院、驻地传染病医院、后方综合医院、医疗列车、医疗船等与现代卫勤保障机构相近似的卫勤保障体系。日本军队通过对德国、法国军事强国体系制度的学习以及改革创新，成功建立了高效完善的战时伤病员保障体系，伤病从现场急救开始，通过营救护点、团救护所，到师级野战医院、基地医院、后方医院，保证了伤病员在每一级机构都能得到连续治疗。

在中国，早在春秋战国时期，当时各国就重视伤病员治疗，建立了近似临时伤病医院的机构。公元2世纪中叶，东汉军队曾在庵庐中隔离治疗传染病患者，可视为中国军队早期的传染病医院。中国古代对军队伤病员的救治保障职责一般由地方医疗机构兼任。自隋唐开始，从中央设立太医署，到地方州府均设立医学部，除担任医学教育和地方医疗外，还兼任属地部队的医疗工作，战时临时征召地方医者设立临时伤病员流动医院。该体制从宋代一直延续至清末，如北宋末年，设立的"医药院"专职收容溃散的伤病员；元朝为出征回程途中的伤病军人设立类似兵站医院的"安乐堂"等。清末出现了随营医院、前敌行营医院和惠军药局等保障机构。中华民国时期的国民党军队，平时编有陆军医院、药库、防疫队等卫勤机构，战时设有野战医院、兵站医院、要塞医院和后方医院等。

中国人民解放军的卫勤保障机构，随着中国共产党的革命自战火中诞生，经历土地革命战争、抗日战争、解放战争，机构建设从无到有、从小到大、从弱到强，逐渐向系统化、标准化、制度化发展。1927年10月，中国工农红军在井冈山革命根据地建立了第一所正式的卫勤保障机构，即宁冈茅坪红军医院。其后随着根据地的扩大和医学技术的提升，卫勤保障机构逐渐建立和发展，1933年建立卫生材料厂，是药材保障机构的前身。到抗日战争时期，八路军、新四军已先后组建50多所医院、各级卫生部（处）均设材料科（股）或药库。解放战争时期相继建立了涵盖医院、防疫队、制药厂以及药材仓库等相对完备的卫勤保障体系。

建国初期，军队医院350余所，卫生防疫队29个，以及各类药材生产、供应及管理机构。军队卫勤保障机构进入现代化、正规化建设时期。各级卫生防疫、医疗保健、药材保障等专业保障机构逐步健全。其中，军队医院于1954年实行统一编号，1963年对医院、野战医院、疗养院进行编制调整。部分医院转为野战医院和疗养院，同时增加了总医院和中心医院的编制。1964年3月，全军保留医院254所，野战医院41所，疗养院34所。其后医疗保障机构又多次精简整编，1982年撤销野战医院番号，同时将部分医院、疗养院移交地方。到1986年军队保留医院240余所。建国初期各军区均建有卫生防疫队，1953年经军委批准改为卫生防疫检验所，同时开始合并或逐步撤销，精简为每个军区1个卫生防疫检验所。1960年经总部批准将

军区卫生防疫检验所与兽医防治检验所合并，组建军事医学研究所。2003年改为疾病预防控制中心。新中国成立之初专业药材保障机构较少，仅有部分制药厂和药材库。其后经过多年发展，药材供应机构、药材专业技术保障机构逐渐完善，1983年全军召开药材仓库工作会议，确立了现代化药材仓库建设的新起点，陆续新建一批库房，使各级药材仓库面貌焕然一新，同时，药材检验、医疗器械维修，制氧、制液、供血站等机构相继组成，已经形成了较为完善的集供应、储备、管理等功能的保障体系。

组织机构与职能任务 世界各国军队均设有卫勤保障机构，但由于各国的编制体制的不同，卫勤保障机构在设置上不尽相同。中国人民解放军卫勤保障机构，主要包括：①医疗保健机构。包括总医院、中心医院、教学医院、队属医院、专科医院、疗养院、门诊部、体检队等。主要负责军队人员医疗保健和伤病员的门诊、住院治疗、疗养、保健等工作。②战时医疗后送机构。主要有野战医院、基地医院、后方医院、中转医院、传染病医院、战俘医院以及包括野战医疗所、野战手术队、野战医疗队、医院船医疗所、卫生运输船医疗队、援潜救生医疗队、卫生列车医疗队、汽车后送医疗队、空运医疗队、心理卫生救援队、救护所、连抢救组、担架队等。主要负责战时伤病员分类、收容、治疗和后送等工作。③卫生防疫机构。主要有疾病预防控制中心、卫生防疫队、卫生防疫检验所、野战防疫队、野战检验队等。负责平战时部队健康教育，部队卫生防病技术指导，卫生检验、监测和消毒，传

染病的防治、卫生执法监督等。④卫生防护机构。主要有"三防"医学救援队、核化伤员救治队、核生化伤员抢救队、卫生防疫防护队等。主要负责组织和指导卫生防护工作，对核生化伤员进行抢救、治疗和洗消，对生物战剂进行监测、侦（调）查、检验与判定，参与消除杀伤后果，对军事作业的有害物质进行计量监测和卫生监督等。⑤药材保障机构。主要有药材仓库、医疗器械检修所、药品仪器检验所、供血站、医用制氧站、制液站、野战药库、基地药库等。主要负责军队药材筹措、供应、储存、维修和更新轮换等。⑥部队综合卫勤保障机构。包括医务室、卫生所、卫生队、师（旅）医院、海军部队医院等。按建制主要负责平战时伤病员门诊、收容治疗、卫生防疫、卫生防护、伤病员救治与后送、药材供应管理等综合性卫勤保障任务。

（李 伟 贾万年）

jūnduì yīliáo bǎojiàn jīgòu

军队医疗保健机构 （military organization of health care）

运用临床和预防医学技术早期发现和诊疗疾病，实施康复保健疗养的卫勤保障机构。按照救治范围和功能划分为总医院、特色医学中心、中心医院、教学医院、队属医院、专科医院、疗养院、门诊部、体检队、航空医学鉴定训练中心等。

医疗保健机构的主要工作任务：①门诊、急救和巡诊。对就诊者进行及时诊断和医疗处置，对危急重症患者能迅速组织有效救治，及时收容住院治疗或转送上级医院救治；深入基层部队营区、家属区以及临时驻地进行医疗巡诊，开展卫生防病知识宣传，以便早期发现、早期治疗。②收容治疗。按照机构编制、规模、技术以及保障体系划分收治伤病员实施住院治疗，做好住院期间的诊疗、护理和技术管理。技术条件有限，难以完成本级救治任务时，按救治体系逐级或越级转院。③体格检查。组织实施对广大官兵特别是特勤和特种作业人员以及老干部健康体检和鉴定，促进和维护心理健康。④医学监督。通过组织贯穿军人从入伍到离开部队全过程的经常性和有计划的预防保健措施，传播卫生防病知识，指导卫生行为，掌握官兵健康状况，做好健康鉴定和评价，早期发现病因，及时采取防治措施。⑤保健（康复）疗养。对需要康复疗养的伤病员和职业病患者，以及需保健疗养的特勤人员和团以上干部实施体格检查，进行必要体育锻炼和疾病矫治，以便增强体质和恢复健康。⑥医学指导。对体系部队、基层医疗卫生机构实施业务指导和帮带，促进其提高专业技术和卫生管理水平。⑦卫生战备。针对作战或突发事件，完成卫勤保障组织的预编，制定卫勤保障预案，落实战备物资准备，组织卫勤战备演练，完成临战卫勤准备，从组织、制度、技术、装备等方面做好卫生战备工作。⑧评残和镶装。军人因战、因公、因病致残，需要评定伤病残等级，或者镶牙、配镜者，按规定条件及时办理。

（李文考 李 伟）

jūnduì yīyuàn

军队医院 （military hospital）

以收容伤病员住院治疗为主的军队医疗保健机构。军队医疗保障体系的重要组成部分，军队平战时卫勤保障的骨干和中坚力量。通常编有相应的卫生技术和管理人员，并配有一定数量的医疗床位和较为完善的医疗设施、设备，设有若干医疗科室。其主要任务是负责伤员的门诊、住院治疗；培训卫生技术人员，开展医学科学研究；对军人进行体格检查，指导并参与部队防病治病，维护军队人员健康。

发展史 军队医院是随着军队的建立和作战的需要，以及医学的进步而逐步发展起来的。公元前4~前3世纪，古希腊出现的国家军事医疗机构，是欧洲军队医院的萌芽。公元15世纪起，西班牙从设立医官发展到设立警备区医院。法国在1597年成立战时流动医院。1629年成立第一批永久性驻军医院。17世纪，俄国建立第一所战时医院。19世纪中叶，欧美一些国家军队开始出现分科的近代医院。中国军队医院的建立则追溯到春秋战国时期，《墨子·号令篇》记载春秋战国各国临时征用当地富户房屋收治伤病员，并由士大夫派人照料。一般认为这是中国军队战时临时伤病员医院之始。公元2世纪中叶，东汉军队在庵庐中隔离治疗传染病患者，可视为中国军队早期的传染病医院。唐朝建立了中央、地方两级服务地方和军队官兵的医疗保障体系，其体制自宋朝一直延续清末。北洋军阀政府时期，建有北洋医院、陆军医院、陆军残废军人教养院等。中华民国时期国民党政府建有野战医院、兵站医院、后方医院、陆军医院、总医院、休养院、荣誉军人（荣军）教养院和教学医院。

1927年10月7日，中国工农红军在井冈山革命根据地宁冈茅坪建立第一所红军医院。1932年，将红军医院编为野战医院、兵站医院、预备医院和后方医院四种类型。抗日战争时期，八路军、新四军先后组建 50 多所医院。1949 年，中国人民解放军共有医院 450 多所（含分院）。中华人民共和国建立后，中国人民解放军接管、改建了一批军队医院，并新建一些分科的综合性医院，将医院分为总医院、中心医院、驻军医院、队属医院等类型。2003 年体制编制调整，取消部分驻军医院，保留的驻军医院均改为中心医院，全军军队医院规模整体压缩，逐步向内涵建设、规范管理方向发展。2016 年体制编制调整后，军队医院隶属军种和联勤保障部队。

组织机构　军队医院组织机构根据规模和保障任务略有不同，通常编设医院机关和医疗科室，其中，医院机关包括卫勤部（处）、政工部（处）、保障部（处）、护理部等。科室通常包括门诊部、急诊科、内科（根据专业再分科）、外科（含手术室，根据专业再分科）、传染科、五官科（含眼、耳鼻咽喉、口腔）、妇产科、儿科、中医科和放射科、特诊科、检验科、理疗科、病理科、药局等科室。海军、空军及火箭军医院科室还设有海潜科、空勤科及医学防护科室。

职能任务　按照平战时状态的具体要求，军队医院在平战时任务、功能也有所不同。平时，军队医院按业务范围、科室设置可分为综合医院和专科医院。按照规模和保障任务可划分为总医院、中心医院、教学医院，队属医院。战时的军队医院由平时的军队医院抽组、临时扩建或改编而成，根据配置地域、保障区域划分以及收治范围，划分为野战医院、基地医院、后方医院以及传染病和核化专科医院等类型。综合医院科室设置比较齐全，救治能力较强，可综合收治各种类型的伤病员。专科医院临床科室设置相对单一，主要担负专科伤病员的诊治任务，根据任务的不同还可分为传染病医院、口腔医院、结核病医院和精神病医院等。

军队总医院具有医疗科室齐全、医疗设备先进、技术力量雄厚等特点，是全军或战区、军种、兵种范围内的医疗保健中心，主要负责疑难伤病的专科会诊、收治和高级干部的医疗保健，以及卫生技术骨干进修培训，军事医学、临床医学科研工作以及指导下级医疗机构业务技术建设和人才培养等任务。军队中心医院的科室设置较齐全，技术力量较强，担负医疗体系部队伤病员的医疗保健、技术指导、卫生技术骨干培训等任务，收治下级医疗机构转来的疑难伤病员。军队队属医院主要负责本部队伤病员的门诊、收容治疗和卫生防疫防护的技术指导、监督等。军队教学医院一般附属于军队医学院校，主要负责军队医学院校临床教学任务，培训高级专科技术人才。

野战医院、基地医院、后方医院均属于战时医疗后送救治阶梯的重要环节。野战医院一般配属在野战兵站区域，以实施早期治疗为主；具有组织精干、装备轻便、机动能力强等特点，可在各种复杂条件下独立执行救治任务；按照战时保障区域的收治任务，还可再分为野战轻伤病医院、野战传染病医院、中转医院、野战专科医院和战俘医院等。基地医院一般配置在战役后方基地，主要实施专科治疗；具有配置合理、功能完善、专科技术较强等特点，按承担的战时救治任务，基地医院可作为综合医院、创伤外科专科医院、传染病医院、分类后送医院、中转医院等使用。后方医院一般配置在战略后方区域；具有驻地稳定、分科较细、装备齐全、专科技术力量强等特点；承担伤病员专科和康复治疗，组织残情鉴定，实施大中型功能恢复手术，以及对下级医院和部队的技术支援和指导。

（李文考　李　伟）

jūnduì zǒngyīyuàn

军队总医院（military general hospital）　军队中层次最高、规模最大、总体实力最强的医疗保健机构。军队医院基本类型之一。按照职能任务、隶属关系可划分为中国人民解放军总医院、战区总医院，隶属于联勤保障部队。

发展史　美国、俄罗斯、德国等国家军队均曾编有总医院。随着各国编制体制改革，外军总医院相继实施精简、撤裁或合并，建立具有本国特色的医院医疗体系，特点是采取依托地方或军民共建的方式，由区域医疗中心负责对保障区域内的三军官兵实施医学救治。美军大型医院以及医学中心主要有华尔特里德陆军医学中心，是美国陆军最大的医疗卫生机构，主要任务是为陆军的军官、士兵、退休军人及其家属提供优质医疗服务，对其他军种人员亦提供广泛的医疗保障，此外还对部分非军队人员如总统、副总统、国会议员等提供服务；在战时将承担部分战伤医疗救护任务。俄军总医院是落座于莫斯科市的布尔坚科临床总医院，隶属于俄军国防部中央直属。德军总医院是科布伦茨总医院，前身是德军中央野战医院，1971 年更名为德军总医院，负责军人门诊与住院治疗任务，协助全军解决医疗疑难问题，组织军医与卫生人员的培训与进修，生产、制备及检验药物等。英军对军队医院进行撤裁，采取寓军于民的做法，在地方医院设立军人病房，取代军队医院职能；主要大型医疗机构有伯明翰的皇家国防医学中心。

中国人民解放军在土地革命战争时期，各根据地均建有总医院，湘赣根据地 1933 年将黄岗医院发展为湘赣军区总医院，湘鄂西根据地建立湘鄂西革命军委员会总医院，西北革命军事委员会将红四方面军总指挥部野战医院改为西北革命军事委员会总医院。新中国成立后，在革命战争年代中分散组建起来的医院名称、编制、制度不统一的情况下，对全军医院进行大规模的整编，到 1954 年底基本统一了医院类型，设立了总医院编制。同年在北京组建中国人民解放军总医院和海军总医院、空军总医院，并在各军区建立总医院。1983 年组建中国人民武装警察部队总医院。1999 年成立第二炮兵总医院，2016 年改名为火箭军总医院。2018 年新军改后成立了新的解放军总医院（图1）、战区总医院。

组织机构 中国人民解放军总医院院机关编设卫勤部、政治工作部部、护理部、保障部。下设 8 个医学中心、海南医院、研究生院、医学创新研究部，保健工作办公室和卫勤训练中心。战区总医院机关编设与解放军总医院形式相同，只是规模较小。医疗科室编设门诊部、急诊科、各类住院临床科室，以及辅诊科、药剂科等科室。

职能任务 中国人民解放军总医院的主要任务：负责中央军委和总部的医疗工作；承担全军各战区、军兵种疑难病患者的诊断治疗；担负党和国家领导人、军委首长的医疗保健任务；指导全军医院开展疾病预防和保健服务；招收研究生、进修生、实习生和专修班学员，为全军培养高层次临床医学人才；结合临床医疗实践开展医学研究。

战区总医院的主要任务：为战区机关和直属单位，以及驻战区部队的伤病员提供专业医疗服务和相关技术保障；指导驻战区医院、部队开展疾病防治和保健服务；组织开展临床医学科学研究、技术革新和医务人员的继续医学教育训练和对下级医院的技术指导，招收研究生、进修生、实习生等。战区总医院担负支援驻战区军兵种医疗保障任务。

（李清杰 李 伟）

jūnduì zhōngxīn yīyuàn

军队中心医院（military central hospital） 担负某一地区部队伤病员诊治和对下级医疗机构进行技术指导任务的医疗保健机构。中国人民解放军后方医院类型之一。1953 年开始，军队医院按地区分群，每群指定一个技术力量和医疗设备条件较好的医院为本地区内的中心医院，承担若干驻军医院医疗后送、技术指导、骨干培训等任务。2004 年医院调整精简，撤销驻军医院，保留的驻军医院统一改为中心医院（图1），体系保障任务不变。

中心医院隶属于军种和联勤保障部队，床位数量根据担负任务编设。机关编设要求具备医务、政治、院务和护理职能。中心医院科室设置较齐全，通常设门诊、内科、外科、五官科、妇产科、儿科、传染病科、皮肤科，并在内科、外科系统分设相应科室；医技科室有药械科、放射科、检验科、病理科和特殊诊疗科室等。

中心医院职能任务：①负责体系部队伤病员的门诊和住院治疗，收治下级医疗机构转来的疑

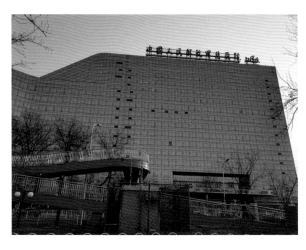

图1 中国人民解放军总医院门诊楼
（王欣宇供图）

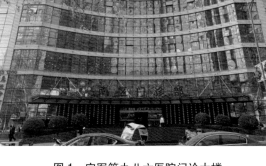

图1 空军第九八六医院门诊大楼
（解宏伟供图）

难伤病员。②深入体系部队和下级医疗机构，帮助搞好伤病防治、体格检查等工作，并进行技术指导。③开展学术活动，培训下级医疗机构和部队的卫生技术人员。④结合临床需要，有计划地开展科研工作，解决部队医疗保障中的技术难题。⑤按照上级要求，制定卫生战备预案，落实卫生战备编组，开展卫生战备训练，搞好战时药材储备。⑥战时抽组野战医疗所（队），执行机动卫勤保障任务，或根据战役卫勤部署开设基地、野战医院，按救治范围收治伤病员。

（李清杰　解宏伟）

jūnduì zhuānkē yīyuàn

军队专科医院 （military specialized hospital） 以诊治某一类或少数几类专科伤病为主的军队医院或医学中心。军队医院按照收治范围可以分为综合性医院和专科医院。专科医院的特点和生命力在于"专"，专科专治，专病专治，分工细，专业化程度高。专科医院的作用功能主要有专科诊疗、专病防治、科学研究、临床教学、指导基层等。医院等级按照设备、人员、规模等标准划分。

中国人民解放军平时设有传染病医院、结核病医院、精神病医院、口腔医院、肝胆外科医院（图1）等类型，主要收治体系部队专科伤病员，开展专科临床研究工作，培养专科卫生技术人员，具有专科技术优势。战时根据专科伤病员发生情况的预测，通常以野战医院或地方医院为基础，加强某种专科手术队（组）或专科医疗队（组），开设骨科、烧伤、颅脑、胸科、放射病、精神病、毒剂伤等专科医院，配置在医院群内，负责伤病员的专科治疗。

专科医院的床位和机构内部设置根据所承担的任务而定。工作人员编配比例和综合医院基本相同。临床科室主要依专科病种类型设置，另设综合诊疗科和医技科室。随着现代战争高科技武器的使用，将会出现一些与特殊类型伤病诊治相适应的专科医院。

（解宏伟　扈长茂）

jūnduì jiàoxué yīyuàn

军队教学医院 （military teaching hospital） 附属军队高等医学院校或与院校建立教学协作关系的军队医院。军队医院的类型之一。承担着军队高等医学院校的部分临床理论教学、临床见习、临床实习等的临床教学任务，如解放军总医院、各军医大学附属医院等（图1）。教学医院除了承担医疗、教学和科研任务，还承担有平战时卫勤保障任务，担负军事斗争卫勤保障的重任，在突发公共卫生事件处理、抢险救灾医学救援中也具有十分重要的作用。教学医院是完成军队高等医学教育临床教学任务的主要场所，是培养军事医学人才的实践基地。

发展史 土地革命战争时期，1932年成立的红军军医学校附设有教学医院。抗日战争时期，除中国医科大学编设有附属医院外，其他卫生学校均设有供学员实习的医院。中华人民共和国成立后，各军医大学和军医学院（校）均设有担负临床教学任务的附属医院。1975年，经调整后，每所军医大学有2～3所教学医院。此外，各医学院校还选择技术力量强、教学条件好的军队医院作为

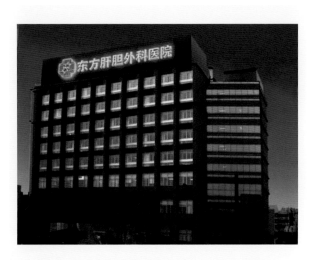

图1　海军军医大学附属医院东方肝胆外科医院
（海军军医大学供图）

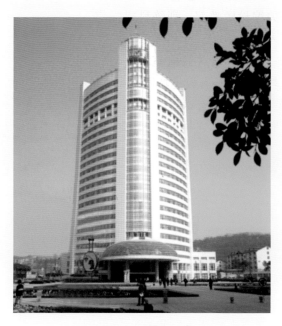

图1　陆军军医大学附属医院西南医院
（陆军军医大学供图）

本校学员的临床教学医院。

组织体系 军队的教学医院分别隶属于军医大学、军种或联勤保障部队。临床实习教学任务由卫勤（医务）部（处）主管，在组织临床实习教育的同时，根据学校教学大纲，制订、检查、落实教学计划，考试教学效果。美军、俄军、法军的军队医学院校设有相应的教学医院，但是编设和隶属关系不尽相同。美军、德军和俄罗斯军队的教学医院隶属于医科大学或学院；日本自卫队的教学医院隶属于医科大学或防卫厅长官；法军的教学医院隶属于三军卫生总局或军区。

职能任务 中国人民解放军教学医院的主要任务：①按临床教学需要收治军队和地方的伤病员，完成临床教学任务。②负责所在地区驻军部队伤病员的专科门诊和疑难病症的收容治疗。③进行有关临床医学、军事医学课题的研究。④招收临床医学博士生、硕士生，接受进修生，培训高级专科技术人才。

主要特点 ①教学职能突出。机关编设医教部、训练科或指定专人负责组织、计划临床教学工作；各科室设有教研室，负责临床教学。配备有教学场所和设备，主系列人员具有医疗和教学的双重职务。一般通过科内授课、床边教学、出科考试等方式，理论联系实际，将临床实习教育拓展到临床工作的全过程。②医疗、教学、科研相结合。教学医院一般编设床位较多，科室设置齐全，设备先进，技术力量雄厚。教学医院有优良的资源，将医疗、教学、科研相结合，搭建院校科研合作平台；有选择性的收治病人，为临床教学和科学研究提供病例，医疗、教学、科研互相促进、相

辅相成，有利于医院整体技术水平的全面提升。

（扈长茂　解宏伟）

duìshǔ yīyuàn

队属医院（hospital attached to troop）　隶属部队建制，主要担负所属部队医疗保障任务的军队医院。中国人民解放军主要在陆军集团军、火箭军和战略支援部队的基地编设队属医院，在驻港部队、空降兵部队等单位也设有队属医院。其特点是与部队联系紧密，驻地相对固定，科室设置比较齐全，特种损伤救治能力较强，为所属部队医疗、预防、保健和卫生物资保障中心。

队属医院的主要任务：①负责本体系部队伤病员的门诊和收容治疗。②负责卫生防护的技术指导、监督和特种损伤的专科治疗。③结合部队任务、特点和临床工作实际，开展医学科研，推广应用科技成果。④组织基层医疗单位人员技术培训，指导开展新业务、新技术。⑤担负干部和特种作业人员体格检查和保健任务。⑥帮助部队开展疾病普查、监测和防治。⑦组织疑难和重症伤病员后送。

（张国占　解宏伟）

jūnduì yīxué zhuānkē zhōngxīn

军队医学专科中心（military specialized medical center）　寓于并依托军队医院、疗养中心优势特色学科和先进医学技术组建，从事医疗、疗养和医学科研、教学的医疗保健机构。包括专科技术研究所、专科技术中心、专病技术中心和疗养康复技术中心。医学专科中心的建立对发展前沿医学专科技术、促进相关学科的建设、提高军队医学科学技术水平具有重要作用。

1977年全军医院工作会议上

明确提出建立医学专科中心，同年11月经中央军委批准着手组建。1978年总参谋部、总后勤部制定《全军医院技术建设规划》，确立了首批37个全军医学专科中心，拉开了全军医学专科中心建设和发展的序幕。经过多年努力，医学专科中心的建立对医院以及科室的专业技术水平起到巨大的推动作用。到20世纪90年代，医学专科中心又经历一次跨越式发展，总后勤部卫生部制定下发《关于加强医学专科中心建设的意见》，确定了加快医学专科中心建设的发展思路。至2003年，专科中心先后经过7次大的调整。将部分成绩突出、条件较好的医学专科中心升级为全军医学专科研究所。截至2003年10月，全军有医学专科中心134个，其中，研究所35个、专科中心99个。进入21世纪初，总后勤部卫生部相继出台《军队医学专科中心和专科研究所建设管理规定》《军队医学专科中心建设基本标准》等一系列规章、制度和标准，逐渐健全了专科中心建设管理体系，医学专科中心的建设在军队医院发展中发挥了突出作用。

全军医学专科中心具有专业技术水平高、技术人才队伍强、支撑条件好、军事医学特色明显等特点。组建医学专科中心的条件，是具有一支由著名专家、教授作为带头人，老、中、青技术人员比例适当的技术队伍，配置有先进的专科仪器设备和专门的治疗室、实验室和资料室，专科技术领先，科技成果突出。基本任务：①负责医疗体系内伤病员的专科医疗救治、非体系伤病员疑难危重疾病的会诊、转诊、救治和伤病员的疗养康复工作。②培养医学技术人才，承担继续

医学教育训练和对全军医院的技术指导。③引领和瞄准世界医学发展前沿，组织开展医学科学研究和临床应用实践。

（陈守龙　李　伟）

jūnduì ménzhěnbù

军队门诊部（military clinic）

军队中主要担负本单位伤病员门诊医疗、预防、保健任务的综合性医疗保健机构。中国人民解放军通常在军以上机关和院校编设门诊部，担负以机关官兵和院校干部、学员为主体的医疗保障任务。门诊部一般编设挂号室、临床科室、辅诊科室、防疫科室、药房、统计室、收费室等，有的还编有观察、治疗床位。2017年军队体制改革时，将同一城市的机关院校门诊部划归医院建制。

门诊部的基本任务：①开展伤病员门诊、治疗、护理，组织对疑难病症患者的会诊、转院工作，抢救危重症患者。②组织开展卫生防病知识宣传和健康教育，开展卫生防病、卫生监督、计划免疫和计划生育技术指导。③组织实施保健对象的健康体检、疾病矫治和疗养。④负责审批镶牙、配镜、外诊费和医疗补助费，办理评残审报手续。⑤负责机关、直属分队卫生事业费的预决算，做好平战时药材供应与战材储备工作。⑥负责卫勤统计工作。⑦组织本门诊部卫生人员业务学习，开展新业务、新技术和科研工作。

（贾万年　解宏伟）

tèqín tǐjiǎnduì

特勤体检队（physical examination team for special services）

专门承担空勤、海勤人员和招收航校、海校学员体检鉴定任务的医疗保健机构。分专职和兼职体检队。中国人民解放军空军从50年代初期组建空军体检组和制定体格条件标准，到现在经历了近10次大的调整。1985年，空军飞行人员定期大体检改在疗养院进行后，体检队主要担负招收飞行学员体检任务。1987年空军自行组织招飞工作后，各体检队均在所在军区空军招飞办公室的安排下，执行招飞体检任务。体检队人员在招飞期间由招飞办公室使用，招飞工作结束后，下到临床科由有关科室使用。2004年6月全军联勤，军区招收飞行员体检队完全脱离了医院，后又转回空军、海军、战区空军、海军基地编有专门的体检队或体检组两种类型。体检队编有负责内科、外科、耳鼻喉科、眼科、口腔科和神经精神病科的体检医师，展开工作时通常开设主检室和相应的专科组室。

主要任务：①担负招收飞行学员、航海院校学员的体检工作。②对部队飞行人员、海勤人员，飞行基础学院、飞行学院飞行人（学）员，航海院校学员等进行体格检查与健康鉴定。③参与制定、修改招收飞行学员、海校学员和飞行人员、海勤人员体格条件和有关规章制度等。

（郭树森　解宏伟）

jūnduì liáoyǎng zhōngxīn

军队疗养中心（military sanatorium center）

承担军队伤病员康复疗养、干部保健疗养和特勤疗养任务的医疗保健机构。疗养中心的定位：坚持为部队服务方向，以中高职干部和特勤人员疗养为重点，使疗养院成为维护和促进官兵健康、提高部队战斗力的预防保健基地。疗养中心多数选择在海水、矿泉、治疗用泥、森林及景观等自然疗养因子丰富的地方，利用自然疗养因子和传统医学、药物、物理、营养、体育等手段为疗养人员服务。

中国人民解放军在抗日战争和解放战争时期编有疗养性质的康复疗养所（院）等机构。1950年，正式编设疗养院。各疗养院分别隶属总部、军区和军种、兵种管理领导。2004年，军队实施体制编制调整改革，总部、军种、兵种管理的疗养院全部划归所在军区管理领导，而且有些师级疗养院还下辖军队医院。2016年改革后，军队疗养中心隶属于军种、联勤保障中心，业务上接受卫生部门的指导，床位编设100～400张（图1）。

疗养中心设若干疗养科及辅诊科室、理疗科、体疗科等，服务对象主要是军队团以上干部和飞行、潜艇、潜水人员，以及康复期伤病员。主要任务：①充分利用疗养中心所具有的自然疗养因子和特色技术，开展部队常见病、慢性病和职业病的治疗，以及心理咨询、心理干预和治疗。

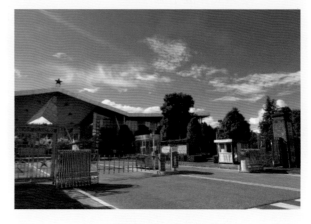

图1　昆明疗养中心腾冲疗区

（解宏伟供图）

②应用综合措施，实施伤病延续性矫治与功能康复等。③负责航天、飞行、潜艇和潜水人员的体格检查和健康鉴定，根据体检结果，进行疾病矫治。④开展相关科学研究工作。

特勤疗养是以维护特勤人员良好的健康状况和作业能力为主要目的，以健康鉴定和生理功能性训练为主要环节，以集中安排、严密组织为实施特点的特殊类型的疗养，是特勤人员定期在疗养院进行的从身体、心理到能力的全维健康维护，是保证特勤人员战斗力处于完备状态的重要手段。解放军特勤疗养始于1951年，现已形成了独立的特殊疗养科，特勤疗养作为直接为特勤部队服务的特殊军事卫生勤务，是疗养中心的一项重要任务。特勤疗养根据《军人体能考核标准（专项体能）》，对特勤人员进行专项体能训练。

（张　疆　解宏伟）

zhànshíyīliáo hòusòng jīgòu

战时医疗后送机构 （medical evacuation organization in wartime）

战时执行伤病员救护、收容、治疗和后送任务的卫勤机构。卫勤保障机构的组成部分，作战卫勤保障的主要力量。建立健全战时医疗后送机构，提高医疗后送能力，对完成作战卫勤保障任务，维护部队战斗力具有重要的作用。

发展史　战时医疗后送机构的产生可追溯到公元前4世纪。当时，古印度军队在离前线不远的地方展开特制帐篷（相当于后来的包扎所），医生在里面对伤员进行治疗。在中国汉代长城烽火台遗址，发现类似"急救包扎所"的遗迹。10世纪，随着火器的出现，战争规模扩大，伤员数量增多，军队加强了战时医疗后送机

构的建设。14世纪，中国元朝为出征作战的伤病员设立了类似兵站医院的"安乐堂"。l6世纪，法国军队编有移动医院。17世纪，俄国军队建立战时医院。俄土战争中（1735~1739年），俄军开设了野战医院。19世纪普法战争中，普鲁士军队建立了将伤员从救护所经野战医院后送到后方医院的医疗后送体系。20世纪初，清朝军队建有"前敌行营医院"。第一次世界大战中，俄军在军队作战卫勤保障系统中开设了各类后送站，后送站展开有医院和后送运输机构，负责伤病员的救护治疗和后送。第二次世界大战中，各参战国均开设了医疗和后送机构，并建立了立体的伤病员后送体系。海湾战争中，以美军为首的多国部队实施立体式非线性部署医疗后送机构。

中国人民解放军在土地革命战争时期，初步形成了从连到军团的分级救治体系，作战中展开有医疗机构和伤员转运组织。抗日战争时期，部队编有医疗机构和担架队，根据地开设有医院，负责收治作战时的伤病员。解放战争时期，为适应大兵团作战中大量伤病员医疗后送的需要，师以下部队医疗机构进行了扩编，纵队（军）开设有野战医院、医疗队和手术队；各野战军后方展开有野战医院和后方医院，并沿医疗后送线开设有伤病员转运站和兵站医院，参加伤病员后送的担架队、大车队等。中华人民共和国建立后，在历次保卫边境作战中，对伤病员实行的是分级救治，沿医疗后送线开设有大量的医疗机构和伤病员后送机构。随着军队现代化建设推进，战时医疗后送机构不断完善发展。20世纪80年代，取消了野战医院编

制，代之以由医院抽组更为灵活快捷、模块化的机动医疗后送分队。进入21世纪，重点完善加强了保障海上、空中、新质作战部队的医疗后送机构和大型保障平台建设，形成了陆、海、空相衔接、建制、基地、机动相配套，专业齐全，具有中国军队特色的医疗后送力量体系。

组织体系　战时医疗后送机构具有建制保障、区域保障和机动保障有机结合的特点，从战斗前沿至战略后方梯次设置。主要有：①连抢救组。战前，连临时抽调人员组成，人数视战斗任务而定。②救护所。在部队平时医疗机构的基础上，进行内部结构的调整，通常编设师、旅、团、营、舰艇、码头、场站救护所等，由各部队建制卫勤分队负责开设。③医院、疗养院。包括陆上野战医院、基地医院、后方医院和康复疗养院，以及医院船、空中医院。④机动医疗后送分队。医疗为主的分队包括保障旅卫生营、野战医疗所、野战医疗队、专科手术队等；后送为主的分队包括汽车后送医疗队、卫生列车医疗队、海上伤员运输船医疗队和空运后送医疗队等。⑤地方动员医疗后送力量。战时医疗后送机构除军队编制的以外，还有通过支前组织征用的地方医疗及后送力量，包括医院、专科手术队、担架队，以及伤病员运输车、船、飞机队等。根据作战需要，军队和地方医疗后送力量可进行重新编组。未来信息化条件下的局部战争，高技术武器的使用，使伤类更加复杂，将增加新伤类的专科救治机构。随着航空事业的发展，伤病员空运后送机构将向专业化发展，形成空地、空海相结合的伤病员立体后送体系。

机构部署 战时根据伤病员分级救治原则，沿医疗后送线配置医疗后送机构。①战术后方区：连战斗队形之后配有连抢救组；营、团、旅、师后勤地域分别配置有救护所；舰艇开设有舰艇救护所；航空兵开设有场站救护所。该区内同时配置有野战医疗队、核化伤员抢救队等，并根据需要配有军工担架队、卫生汽车后送医疗队。②战役后方区：开设有野战医院和基地医院。野战医院也称一线医院，医院成群配置，按专业分工收治伤病员；基地医院也称二线医院，成网状分别配置在基地兵站地域内，按专业分工收治伤病员。该区内同时配置有医院船、码头救护所、核化伤员救治队、野战医疗所等，并配有汽车后送医疗队、卫生运输船医疗队、空运后送医疗队等。③战略后方区：展开有各类后方医院，配有卫生列车后送医疗队和空运后送医疗队等。战役和战略后方区根据情况开设康复疗养机构，由驻地疗养院担任。动员的地方医院一般在驻地收治后送的伤病员。

战时医疗后送机构按照本级救治范围开展工作，担负不同的医疗后送任务。任务区分有：①对负伤人员进行急救和补充急救。②对一般伤病员实施紧急救治、早期治疗和专科治疗。③按规定留治伤病员。④对核化伤员和推进剂中毒伤员等进行抢救和实施专科治疗。⑤对传染病员和传染性伤员进行隔离治疗。⑥负责伤病员的后送及后送途中的救护。⑦负责伤病员康复治疗等。

（王欣宇　谷瑞廷）

yězhàn yīyuàn

野战医院（field hospital） 适于野战条件下展开，机动性强，主要实施早期治疗工作的战时医疗后送机构。通常在野战兵站区域展开，具有组织精干、装备轻便、机动能力强的特点。

世界各国军队战时大多设有野战医院。中国人民解放军从1930年开始，在历次革命战争时期都设有野战医院。中华人民共和国建立后也曾编设过野战医院，1983年起平时不再编设，而在战时临时指定或组建。野战医院通常由现有军队医院改编或由野战医疗所组编或扩编而来，实行分所制或分组室制，可下属若干个医疗所或由一个野战医疗所组成，能分能合，以便于战时机动使用。展开时，分为收容分类、抗休克、手术、收容治疗、后送和医疗技术保障、生活保障等组（室）。

野战医院通常配置在战役后方地域开设一线医院，一般在野战兵站区域内开设，也可在战役后方指定地域展开（图1）。主要任务：收治师、旅（含相当等级部队）救护所和就近医疗机构后送的伤病员；对伤病员实施战伤早期治疗和部分专科治疗；留治2~3周内能够治愈和暂时不宜后送的伤病员；组织伤病员后送，实施伤病员残情鉴定。可以执行专项或特殊任务，如分类后送医院、轻伤病医院、传染病医院、中转医院、战俘医院、专科医院、综合医院、预备医院等；根据需要也可用于加强战术地域或参加核、化学、生物武器伤员的救治工作。必要时，派出力量加强战术地域师、

旅救护所或参加核、化学武器伤员的救治工作。

野战医院一般具有独立机动能力和自我保障能力，配套设施齐全，可在各种气候条件下投入使用。为了应付各种医疗设备巨大的能源消耗，医院配备了独立的发电机，还配备有完善的水净化系统，在野外完全可以保证用电、用水的需要。

（王欣宇　谷瑞廷）

jīdì yīyuàn

基地医院（base hospital） 战时部署在战役区、主要实施专科治疗任务的战时医疗后送机构。基地医院是专科治疗的基本力量，对提高治愈率，降低伤残率具有非常重要的作用。

第二次世界大战期间，苏联军队设有基地医院。印度、新加坡等国军队在战时也设置基地医院，美军在战区后勤地带配置的驻军医院也相当于基地医院。中国工农红军在四次反"围剿"时，设置了相当于基地医院的兵站医院。解放战争初期，设立了相当于基地医院的后方医院。在抗美援朝作战中，中国人民志愿军在兵站区后部、近铁路干线终点地区配置基地兵站医院。1979年中越边境自卫反击作战时，中国人

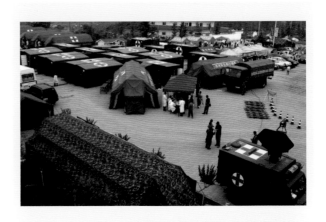

图1　2018年汶川地震医学救援中展开的野战医院
（王欣宇供图）

民解放军在战役后方深远纵深配置了相当于基地医院的二线医院。

战役编成内的基地医院，通常由战区联勤所属军队医院或就地的地方医院担任，由战区卫勤统一指挥，按统一划分的保障区，实施区域性卫勤保障。基地医院驻地相对稳定，装备条件较好，专科技术力量较强。按承担的战时救治任务，可作为综合医院、创伤外科专科医院、传染病医院等使用。基本任务：收容来自野战医院和就近医疗机构后送的伤病员；对伤病员实施专科治疗；留治2个月以内能够治愈和暂时不宜后送的伤病员；组织伤病员后送；实施伤病员残情鉴定和协助有关单位装配医用矫形器；必要时派出专科救治力量，对野战医院实施支援。信息化战争条件下，基地医院可运用远程医学等信息技术对野战医院和战术区各级救治机构实施支援保障和技术指导。

（王欣宇　邹小军）

hòufāng yīyuàn

后方医院（rear hospital）

战时配置在战略后方区域，主要实施专科治疗和康复治疗的战时医疗后送机构。具有驻地稳定、分科较细、装备齐全、专科技术力量强等特点。根据任务的不同，后方医院可以分为综合医院、专科医院。根据现代战争的特点和要求，后方医院在救治技术上强调综合治疗与专科治疗相结合，提高对各种新式武器伤害的救治能力。

世界主要国家军队战时都编设后方医院。美军的后方医院一般由海外基地和本土的医院担任。中国人民解放军在土地革命时期即编有后方医院，1928年在井冈山革命根据地创建了第一所红军医院，1932年以后逐步分为野战医院、兵站医院和后方医院。在抗日战争、解放战争及中华人民共和国建立后的历次作战中都开设有后方医院。

后方医院通常由战略后方区的中心医院、总医院担任，亦可由动员的地方医院担任。不同类型和不同规模的医院，医疗科室的设置有所区别，有些医院除设有各种西医科室外，还设有中医科室，采用中西医结合的方法医伤治病。主要任务：接收从基地医院以前医疗后送机构或附近部队救治机构转送来的伤病员，实施专科治疗；对治疗终结的伤病员进行残情鉴定；将部分需要功能康复和疗养的伤病员送往疗养院；抽组机动力量对战役后方区医院实施支援保障和技术指导。

（王欣宇）

yězhàn chuánrǎnbìng yīyuàn

野战传染病医院（field infection hospital）

开设在战役后方、具有机动性能、专门收治传染性伤病员的战时医疗后送机构。中国人民解放军的野战传染病医院通常由军队传染病医院抽组，或者在野战医疗所的基础上，加强一定的专科力量组成，可展开200～300张床位，执行机动支援保障任务。

野战传染病医院由指挥组、分类与流调洗消组、呼吸道传染病医疗组、虫媒传染病医疗组、消化道传染病医疗组、医技保障组等组成。职能任务：①负责传染病患者的收治与隔离，根据收治的传染病种类，发病人数等情况，及时上报疫情，并向卫勤指挥部门提出卫生防疫和传染病防治的建议。②开展流行病学调查，实施传染病的哨点监测与预警。③对缺乏传染病救治经验的单位开展传染病救治技术培训和业务指导，发挥技术辐射作用。④参与应对生物武器袭击卫勤保障，派出救援分队实施污染区域伤病员救治，接收后转生物武器袭击伤病员。⑤和平时期，对遭受生物恐怖袭击实施救援，控制生物恐怖袭击后传染病播散。实施突发公共卫生事件和灾害医学救援任务，及时提出疫情预防和控制策略，进行灾后传染病防控宣传教育，收治传染病员。

（彭　博）

jīdòng wèiqín fēnduì

机动卫勤分队（mobile medical resources）

在紧急情况下，能够快速部署、灵活使用、配备相应的野战卫生装备，担负机动卫勤支援保障任务的分队。又称机动卫勤力量。战时主要执行战役或战略机动卫勤支援保障任务，平时主要执行抢险救灾等突发事件的独立卫勤保障或支援保障任务。对应付突发情况，保障当前，衔接后续，完成整体卫勤保障任务，具有重要地位和作用。

发展史　20世纪80年代中后期，中国人民解放军中央军委确定了新时期战略方针实行百万大裁军，野战医院这一级全部撤销，为了应对平战时需求，填补机动保障的真空，开始有重点、分层次、有步骤地建设新的机动卫勤力量体系。

起步建设阶段　1992年首先在原南京、成都、兰州军区和总后系统医院中选定抽组了5所应急机动医院进行重点建设，1993年在南京军区第180医院召开了全军首次机动卫勤力量建设研讨会，认真总结交流了建设经验。1994年新增建设了5支医疗队和7个应急保障旅卫生营，形成了"五院、五队、七营"的格局。1996年在宁波召开了卫生战备工作座谈会，提出了规范建设机动卫勤力量的要求。此阶段，一批新的战备规章制度和标准陆续出台，包括《应急机动医院战备工作暂行规定》《野战防疫队建设暂行规定》《军队"三防"医学救援队（分队）建设暂行规定》和《野战卫生装备维修队（分队）建设暂行规定》等，制度建设不断完善。

规模建设阶段　1999年，在武汉召开了应急机动卫勤力量建设现场会，明确了"十五"期间，分3批重点建设105支机动卫勤分队，基本形成机动保障的应有规模。

能力建设阶段　2004年，机动卫勤力量建设座谈会在泰安举行，提出了立足平时、着眼战时、注重质量、讲求实效的指导思想和着力提高快速反应能力、战（创）伤救治能力、复杂环境适应能力的建设目标，从侧重规模建设转向突出能力建设，重点解决影响保障力生成的瓶颈问题。

全面建设阶段　2006年，194支机动卫勤分队纳入应急作战后勤保障力量体系筹建。2014年机动卫勤力量规范化试点会议召开，明确了机动卫勤力量建设计划，机动卫勤力量建设种类更加齐全，体系更加完整，形成医疗后送、防疫防护、药材保障各专业全覆盖的机动卫勤力量体系。

组织体系　中国人民解放军机动卫勤力量主要由三部分组成：①后勤综合保障力量，共6种，包括野战医疗所、野战医疗队、野战血站、野战药材保障队、野战卫生装备维修队与野战防疫队。由军委保障部统一规划，纳入应急保障旅、应急兵站、后勤装备综合维修队、火箭军基地后勤应急保障队等后勤综合保障力量，统一进行建设和使用。②后勤专业保障力量，共16种，包括未纳入后勤综合保障力量的野战医疗所、野战医疗队，以及野战传染病医疗所、医院船医疗所、救护艇医疗队、空降医疗队、援潜救生医疗队、卫生运输船医疗队、卫生列车医疗队、空运医疗队、直升机后送医疗队、野战防疫队、"三防"医学救援大队、"三防"医学救援队、核事故医学救援队与动物疫病应急处置队，由军委后勤保障部统一规划，列入后勤专业保障力量体系建设，作为战略和战役后勤应急保障力量使用。③卫生专业补充抽组力量，共3种，主要由专家组成。包括高原病防治队、心理卫生救援队和专科手术队。由军委后勤保障部卫生局根据保障需要，补充抽组建设，遂行任务时纳入全军机动卫勤力量体系统一筹划使用。根据机动卫勤分队性质、规模和功能要求，分队内部实行模块化编组。随着现代战争向多维立体发展和损伤防治要求日趋复杂，以及卫生装备的小型化、集成化、信息化、系列化，机动卫勤分队的组织体系和编组形式更加灵活多样，功能更加完善，保障能力进一步提升。

职能任务　①医疗救治。独立展开时，通常完成早期治疗任务和部分专科治疗的任务；配属给其他卫勤部队、分队时，通常执行被加强单位救治范围。②伤病员后送。负责接收伤病员，对伤病员进行分类、补填伤票和后送登记；组织或协同实施伤病员乘载；实施伤病员后送途中的医学观察和护理，开展继承性治疗、紧急处置；组织协调伤病员后送途中的生活保障；办理交接手续，移交伤病员；对后送工具实施消毒。③野战防疫。指导和支援保障区部队、医院的卫生防疫工作；开展作战地区卫生流行病学侦察和疫情监测；实施水源、食品、环境卫生检测与监督；指导部队健康教育、预防接种、卫生检疫和有害生物防制工作；开展疫情调查，指导部队控制疫情和传染病救治，进行疾病预防控制评估；协助部队做好标本采集、初步鉴定、后送和人员洗消等卫生防护工作。④三防医学救援。开展核、化学、生物武器卫生防护宣传教育；指导并参与部队核、化学武器损伤伤员的现场处置，指导核、化学危害因素的控制；指导并参与核、化学武器损伤伤员治疗；实施生物武器袭击后的医学调查、检验、鉴定，指导部队开展现场处置，并参与生物武器损伤伤员治疗；开展疫情监测，提供决策咨询。⑤药材装备保障。主要担负战术战役区域部队或医院药材供应保障任务；承担上级指定各类卫勤分队的野战卫生装备快速修复和战损卫生装备的技术鉴定。随着军队使命任务的变化，机动卫勤分队的职能任务进一步向遂行非战争军事行动卫勤保障拓展。

（邬小军　彭博）

yězhàn yīliáosuǒ

野战医疗所（field medical post）　从军队医院抽组，通常部署在战役后方，主要执行早期治疗和部分专科治疗任务的机动卫勤分队。战略战役卫勤支援医疗保障力量。技术全面、装备轻便、机动性能强，具备快速反应、应急机动、医疗救治、通信联络、独立保障和野战生存等能力。

野战医疗所随着战争规模的扩大和医疗后送力量需求的提高而产生。中国人民志愿军在抗美援朝期间，军开始设立医疗所，是作战区医疗机构最得力的机动增援力量。军编设 3 个医疗所，通常一个医疗所作为机动外科医院，前伸设在主攻师的救护所附近，协助师救护所收转突破第一道防御阵地时发生的伤员，减轻救护所的救治压力，保证师救护所随本部队进发。另两个医疗所设在相对靠后的位置，主要收治一个月内能治愈归队的轻伤员。中越自卫还击战中，由驻军医院等抽组的野战医疗所，编制为 77 人，战前加强到 80 人。在老山作战中，野战医疗所已发展较为完备，编制 100 人、100 张床位，担负老山地区对越防御作战一线医院救治任务。

野战医疗所预编寓于军队医院之中，由所在医院负责人员队伍、卫生装备、信息化建设，常态管理和战备训练。通常编 120 人，展开床位 100 张。编设所长、政治协理员、助理员、干事、信息化参谋、军医、护士、医技和后勤保障人员。编有指挥组、分类后送组、重伤救治组、收容处置组、手术组、防疫洗消组、医疗保障组、后勤保障组。配备指挥车、手术车、X 线车、远程医疗车、伤病员运输车、淋浴车等指挥、技术车辆。战时通常部署在战役后方，配置在野战兵站或指定地域，独立展开或联合开设野战医院（图 1），对保障区域内军兵种部队救治机构后送伤病员实施医疗保障，主要承担伤病员早期治疗和部分专科治疗任务，留治 2~3 周能治愈归队和暂时不宜后送的伤病员，隔离治疗或后送传染性伤病员。可担负野战医院任务，完成伤员的后送分类医院、中转医院、轻伤病员医院、传染病医院、战俘医院等任务。根据需要，也可配置在战术后方地域，接替师（旅）救护所工作。

（孙金苏）

yězhàn yīliáoduì

野战医疗队（field medical team）

从医院抽组，通常部署在战役、战术后方，主要实施战役卫勤支援，执行紧急救治和早期治疗任务的机动卫勤分队。装备轻便、机动性强、使用灵活，具备快速反应、应急机动、医疗救治和独立保障等能力。

野战医疗队随着战争中伤员的增多而产生。早在 19 世纪普奥战争和普法战争中，交战双方就派有医疗组增援前方。第二次世界大战期间，一些参战国将医疗队配置在列车、汽车等后送工具上，逐渐发展成为机动医疗队。1982 年，马尔维纳斯群岛战争中，英军将医疗队配置在救护直升机、卫生运输船和医院船上，完成了不同条件下伤病员的救护任务，中国军队于清朝末年出现了"随营救治机构"，可视为野战医疗队的初期形式。中国人民解放军在抗日战争、解放战争中，均组建了一定数量的医疗队，加强到作战区，负责伤病员的医疗后送。在抗美援朝、边境自卫反击作战中，派出大量医疗队实施保障，对顺利完成伤病员救治任务起到了重要作用。

野战医疗队预编寓于军队医院之中，由所在医院负责人员队伍、卫生装备、信息化建设、常态管理和战备训练。通常编 50 人，展开床位 30 张、手术台 2 张。各类人员、装备编设和模块分组与野战医疗所类似，只是数量规模较小。战时通常配置在战术后方保障地域内，主要用于加强师（旅）、场站、码头救护所，也可根据指令接替旅（团）救护所工作，或配置在战役后方基地医院使用，执行相应救治机构任务（图 1）。战时执行紧急救治和早期治疗任务时，留治 1~2 周内能治愈归队的轻伤病员，做好伤病员后送准备。

（孙金苏）

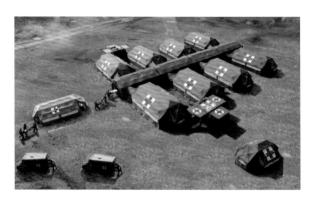

图 1　野战医疗所展开
（孙金苏供图）

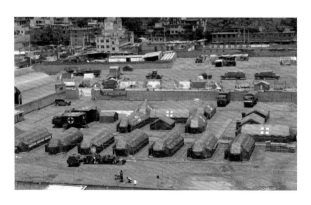

图 1　汶川地震野战医疗队在陇南展开
（原兰州军区兰州总医院供图）

yězhàn shǒushùduì

野战手术队 （field surgery team）

从军队医院预编抽组、具备专科手术治疗能力，执行支援、加强手术治疗任务的机动卫勤分队。战时卫勤支援保障力量体系的组成部分。通常加强到战术救治机构或配属到战役后方的医院，开展或指导伤病员早期治疗和专科治疗。

第一次世界大战后期，大批弹片伤员需要实施早期外科手术，军队出现了手术增援组织。第二次世界大战中，苏军组建了股骨大关节专科手术队。20世纪50年代，出现了摩托化机动手术组和空降外科手术组。美国陆军在20世纪90年代初期建立了前沿外科手术队，手术队由10名军医和10名卫生员组成，该队可被指派到旅战斗队，具有100%的机动能力，其任务是在作战前沿快速展开，在"黄金1小时"内为伤员进行复苏手术。中国人民解放军在抗日战争时期，就组建有手术队（组），解放战争时期有的纵队编有执行支援任务的手术队（组）。70年代后期，中国人民解放军将手术队寓于医院之中，成为一种平战结合的组织。

野战手术队分综合性和专科性两类。综合性手术队由外科医生、麻醉医生和护士组成，一般编10~15人，通常配备手术车和常用手术器械，战时主要加强到部队师（旅）救治机构，重点完成早期治疗手术任务。专科性手术队，由某一专科，如骨、颅脑外、胸心外、泌尿外、烧伤等科的医生、麻醉医生和护士组成，一般编7~10人，通常配备手术车和专科手术器械，战时主要配属到战役后方的野战医院、基地医院，以及海上医院船、航母医务中心，完成专科手术治疗任务（图1）。

（孙金苏）

wèishēng lièchē yīliáoduì

卫生列车医疗队 （medical team on medical train） 担负卫生列车后送伤病员途中医疗保障任务的机动卫勤分队。主要任务是快速将经过前一级救治机构且病情较稳定的伤病员安全转送到下一级机构，并提供途中不间断的医疗救护。卫生列车具有伤员接收批量大，机动速度快，区域跨度广，医疗设设施齐的特点，大大提升了卫生列车医疗队的保障能力，使其在战时遂行战略、战役支援保障任务和平时完成各类灾害医学救援任务中，发挥了重要作用。中国人民解放军在解放战争和新

中国成立后的历次作战及灾害救援伤病员医疗后送工作中，都使用过卫生列车医疗队。2008年，第四军医大学唐都医院卫生列车医疗队在汶川抗震救灾过程中，安全转运伤员1048名。陆军军医大学新桥医院卫生列车医疗队多次参加实战演训、健康巡诊和国际医疗服务活动。2020年8月16日，新桥医院成为国内首家集卫生列车医疗队、卫生列车和卫生列车军专线（站）于一体的医院（图1）。

卫生列车医疗队通常从军队医院中抽组，编设指挥组、医疗护理组、手术组、医疗保障组和生活保障组等。卫生列车医疗队主要任务是接收、分类伤病员；组织伤病员乘载；护理伤病员，观察伤病情，并实施合理必要的救治；给予心理干预和情感交流；组织协调伤病员途中生活保障；办理交接手续，移交伤病员。

（解宏伟）

yīyuànchuán yīliáosuǒ

医院船医疗所 （medical station on hospital ship） 在医院船上主要执行伤病员早期治疗和部分专科治疗任务的机动卫勤分队。由军队医院抽调人员组成，分为指挥、分类换乘、手术、收容、

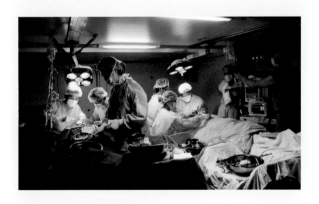

图1 汶川地震救援野战手术队在手术车上同时开展两台手术

（陆军军医大学供图）

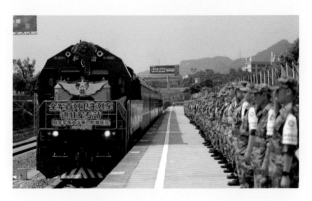

图1 卫生列车医疗队举行卫生列车军专线（站）启用仪式

（陆军军医大学供图）

医疗保障、通用后勤保障、伤员搬运等组室，担负海上作战、战备训练、突发事件、抢险救灾等的伤病员救治任务。

医院船医疗人员数量各国不尽相同，通常按床位数及船上的医疗设施确定人员数量及专业分组结构，中国人民解放军海军一般根据医院船上床位的数量按1：0.6编配医务人员，如200床位的医院船编配125名医务人员。医院船医疗所的基本任务是实施海上收容与治疗伤病员，以战伤外科为主，实施早期治疗和部分专科治疗；战时主要接收来自舰艇部队和登陆部队的伤病员（图1），对经救治后伤情稳定者组织后送；留治暂时不宜后送的危重伤病员，或视情留治部分伤病员直至痊愈。对需隔离治疗的进行隔离处置，并要求尽快隔离后送至专科治疗机构。平时也可对海上或近岸突发事件实施卫勤支援，收治灾害中发生的伤病员。医院船医疗所是海上伤病员医疗后送体系构成中技术水平最高、救治能力最强的卫勤力量，对海上伤病员获得及时的确定性治疗，降低伤死率和伤残率起有

重要作用，也可对边防海岛进行义诊、寻诊；外出人道主义医疗援助。

(胡家庆)

yuánqián jiùshēng yīliáoduì
援潜救生医疗队 （submarine rescue medical team） 在援潜救生工作中，担负对失事潜艇艇员医学保障和伤病员救治任务的机动卫勤分队。海上机动卫勤保障力量之一，对降低脱险艇员的阵亡和伤死具有重要作用。

通常援潜救生医疗队由30人组成，根据任务和救治范围，援潜救生医疗队不仅具有常规海上医疗救护能力，而且具有对潜艇艇员水下脱险可能发生的潜水疾病的救治能力。因此援潜救生医疗队在其他海上医疗队组成的基础上，还要有潜水疾病救治组。结合援潜救生工作的特点，编设指挥组、分类组、急救组、手术组、医护组、医疗保障组和潜水疾病救治组。援潜救生医疗队在实施援潜救生任务时，必须提供的条件：①要求具有加压舱的舰船，能执行援潜救生任务，其加压舱的舱容能满足援救失事潜艇艇员数量的需求，一般为防救船

及其相应的船舶。②要求能够提供医疗急救舱室和场所，便于伤员分类、展开和临时手术。③能够提供相应的病房，便于进行脱险出水艇员的观察和患病艇员的治疗与护理。④能够提供检验和X线检查的条件。

职能任务：①实施援潜医学保障。海上援潜卫勤力量通常由防救船大队军医、防救船军医和海上援潜救生医疗队医务人员共同组成。海上援潜救生医疗队主要承担脱险潜艇艇员的医学保障，进行相应的医学处理，包括脱险艇员伤员的伤情分类、急救、潜水疾病及其他疾病的临床治疗（图1）。②协助防救船大队和潜艇支队进行较大深度潜水作业训练的医学保障。防救船大队和潜艇支队进行较大深度潜水作业训练时，由于部队受医疗力量及技术的限制，不能满足医学保障的需要，为了保证训练的安全及对出现意外情况能及时、恰当救治，常常需要援潜救生医疗队协助进行医学保障，包括加强潜水作业的医学保障和临床疾病的救治力量。③执行海上医疗队其他任务。平战时援潜救生医疗队也可以参

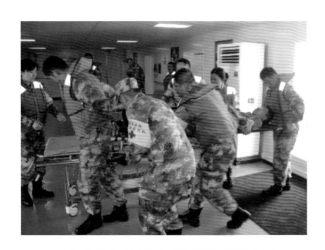

图1 医院船医疗所在检伤分类区接收伤员
(胡家庆供图)

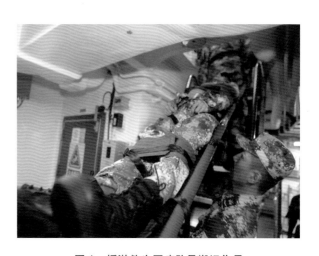

图1 援潜救生医疗队员搬运伤员
(图片来源:《解放军卫勤杂志》)

加海上战役编队伤员收治、医疗后送及码头救护的任务。

（胡家庆）

jiùhùtǐng yīliáoduì

救护艇医疗队 （medical team on ambulance boat）

在救护艇上执行紧急救治和伤员后送任务的机动卫勤分队。由军队医院抽调人员组成，主要任务是对近岸作战的海上伤病员实施救护，在支援登陆作战中接收水际滩头伤员；对收容的伤病员进行止血、输血输液、抗休克、心肺复苏、早期抗感染等紧急救治和快速后送。平时也可用于沿海岛屿和近岸舰艇编队进行巡回医疗，对近海失事舰船进行医疗救援和落水人员的捞救（图1）。救护艇医疗队救治范围按《战伤救治规则》执行。

根据救护艇的使命任务，将10名医疗队员与舰艇人员混合编组，分设：①指挥组，由队长与艇长、指导员组成；负责艇上医疗救护的组织领导及后勤保障工作。②分类组，由1名外科医生（兼组长）和1名护士组成；在换乘分类区展开，对接收的伤病员实施检伤分类，补填伤票和挂伤标、分类牌等。完成分类工作后，按预先安排参加其他组室工作。③抢救（手术）组，由2名外科医生（1名兼组长）、1名麻醉师和1名护士组成；在抢救室展开，对需要抢救的伤病员实施紧急救治，待伤情稳定后转入病房，并把处置情况填入伤票。在完成抢救工作后，按预先安排参加其他组室工作。④医护组，由1名内科医生（兼组长）和1名护士组成；在病房展开，对接收的伤病员实施处置，并将处置情况填入伤票，作好后送准备。⑤医疗保障组，由1名药剂师担任；在药房展开。战前应按标准请领药品器材；任务中负责药品器械、敷料等的供应；每次任务后，应及时补充药品器材。⑥捞救换乘组，3~4人，伤员搬运组6人均由艇员兼任。接收伤病员时，按分类牌将伤病员搬运到相应组室治疗；后送伤病员时，将伤病员搬运到甲板上等待换乘。

（胡家庆）

wèishēng yùnshūchuán yīliáoduì

卫生运输船医疗队 （medical team on transport ship）

在卫生运输船上主要执行伤病员后送任务的机动卫勤分队。由军队医院抽调人员组成，分为指挥、手术兼分类、医护兼抢救、医疗保障等组室，另由船员组成换乘搬运组和通用后勤保障组。

卫生运输船多由各型船舶临时征用而来，有时只做简单的改装，甚至不做任何改装就承担伤病员的后送任务（图1），如在1982年英阿马岛战争中，英海军临时指派的3艘海洋测量船作为卫生运输船使用中，只是做了少许改动和对舱室作了适当调整，就较好地完成了从医院船把伤病员后送到乌拉盖蒙得维的亚港的任务。由于船上医务人员较少，仅有5~6名军医、医士或医疗技师，为提高运送伤病员的能力，在航途中，还对船上的60名船员进行了医疗训练，把他们训练成看护兵，以协助看护伤病员。

卫生运输船医疗队的职能任务：将救护艇或舰救护所的伤病员运送至医院船或码头救护所；将医院船处理后伤情稳定的伤病员运送至码头救护所；登岛作战中，可接收来自登陆基地救护所的伤病员，运送至医院船或码头救护所。后送途中对伤病员进行继承性治疗及护理，对危重伤病员实施救命处置；对需要隔离的伤病员实施隔离后送。做好伤病员及其医疗后送文件的移交工作，

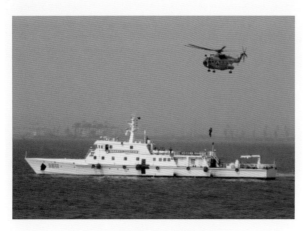

图1 救护艇医疗队海上训练
（海军特色医学中心供图）

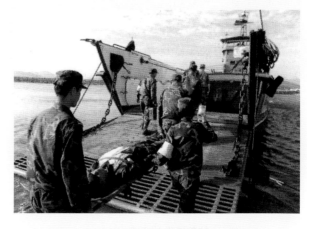

图1 登陆艇改装的卫生运输船运送伤员
（资料来源：《中国军事后勤百科全书·卫生勤务卷》）

移交后对全船进行清洁消毒。

卫生运输船医疗队医护人员通常配备：①指挥组，由医疗队长、政工干部和船领导组成，负责业务、政治与后勤保障工作。②分类（手术）组，由2名外科医生、1名麻醉医生、1名器械护士组成。对接收伤病员进行检伤分类；对需紧急手术的伤病员，实施手术救治。③医护（抢救）组，由3名内科医生、6名护士组成。负责后送途中伤病员的继承性治疗、护理及危重伤员的抢救；完备医疗后送文书，做好后送交接准备。④医技保障组，由1名药剂师、2名特诊医生、1名检验技师、1名消毒供应室护士组成。负责药品器材的请领补充和供应管理，心电图、B超检查，临床检验，消毒供应等工作。⑤换乘（搬运）组，设组长1名、换乘员5名、担架员10名。负责伤病员换乘、接收和搬运等工作。组长由副船长兼任，换乘时负责现场指挥，确保安全；并负责担架员的调度与任务安排。⑥后勤保障组，由船长指派船员担任。负责海上后送途中伤病员、医务人员的饮食、水、电等生活保障。

（胡家庆）

空降医疗队 kōngjiàng yīliáoduì（airborne medical team）

由空降部队抽组担负医

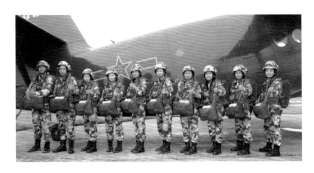

图1　整装待发的空降医疗队队员
（叶跃增提供）

疗后送任务的机动卫勤分队。军队卫勤机动力量的一种。对空降作战卫勤支援保障和非战争军事行动空降医疗支援保障具有重要作用。

世界各军事强国都十分重视空降卫勤支援保障力量建设，组建有不同规模、不同类型的空降卫勤支援力量。20世纪60年代初期，法军组建了空降前哨手术队，曾在越南和阿尔及利亚战场伤员救护中使用。英军建有伞兵野战救护队，由131人组成，主要用于空降卫勤保障。俄罗斯军队设有空降兵空中机动医院，编设2个外科组和1个内科组，具有人员跳伞和物资装运技能。中国人民解放军2000年3月在第457院抽组成立了空降医疗队，平时寓于医院之中，执行任务时按预案抽组，先后参加了"卫勤—2000""空降机动—2009""卫勤使命—2014"等演练演习和5.12汶川抗震救灾医学救援，逐步实现了从单兵伞降到人装分离空降。2012年空降医疗队被纳入国家应急救援体系（图1）。

空降医疗队编60人，设指挥组、分类组、重症急救组、伤员留治组、手术组、医疗保障组和勤务组7个要素单元，编配相应的卫生装备和器材，可展开手术台4张、床位40张，昼夜伤病员通过量100~200人次、实施中小手术80台。根据支援保障需要，人员、组室和装备有机拆分可为2个机动模块。主要任务：①可在适当地域独立展开救护所，对空降作战部队伤

病员进行医疗救治和后送。②以部分力量对空降作战部队旅救护所进行加强。③接替失去保障能力的空降兵旅救护所，实施伴随保障。④非战争军事行动中，以空降方式实施应急医学支援。

（明平静）

空运后送医疗队 kōngyùn hòusòng yīliáoduì（aeromedical evacuation team）

担负伤病员待机、空运途中医疗救治任务的机动卫勤分队。为了保证伤病员在空中的安全和连续性治疗，20世纪40年代，美、德、法、澳等国纷纷建立空运后送医疗队，通常由医生和飞行护士组成。随着卫生飞机的出现和发展，空运后送医疗队的任务不断拓展，并且根据后送飞机的大小和伤病员的人数来确定医疗队的人员数量和结构。

中国人民解放军空运后送医疗队包括机上医疗组和空运中转站，通常由空军医院、联勤系统医院抽调卫生人员组建，战时配置在主要作战方向场站。由军医、护士、卫生员组成，分成若干个空运后送医疗组。依据空运后送飞机大小配备医疗组。医疗组数与飞机数之比为（1.5~2.0）∶1，机上医务人员与后送伤员数之比为1∶（10~25）为宜。机上配备呼吸机、除颤仪、心电监护等急救医疗设备、急救药品及护理用品。空运后送中转站配有制式野战卫生装备，需要展开时，中转站的人员和装备应能随时机动到指定地区展开工作。空运后送医疗队的主要任务：①负责接收伤病员及其医疗文书。②组织指挥伤病员登机、离机。③对伤病员实施空中医疗护理和机上救治。④向接收单位移交伤病员及其医疗文书，并交换担架、被褥等。⑤负责医疗队的药材申请补充。

空运后送医疗队成员需要接受野战外科、急救、航空医学相关知识和空运后送相关医疗护理知识的训练。

（郭树森　张晓丽）

xīnlǐ yīxué jiùyuánduì
心理医学救援队 （psychological support team）

担负军队人员或受援群众心理疏导干预及伤病诊治等任务的机动卫勤分队（图1）。通常由军队医学院校、科研院所、疾控中心、医院、疗养院抽组。编10人，设队长1人，3个心理卫生救援组，每组编精神科医师1人、心理医师1人、心理咨询师1人。

心理卫生救援队主要任务：制定心理卫生保障方案；开展部队官兵及受灾群众心理学调查，组织开展心理评估；组织心理健康教育训练；开展心理咨询和心理障碍治疗，适时采取群体应激心理干预措施；指导部队心理卫生服务工作；对心理伤病员或异常者进行有效的心理咨询、心理疏导、心理治疗和转运后送，减少战争或灾害带来的心理创伤；做好心理信息资料的采集和统计分析工作。

（郭金鹏）

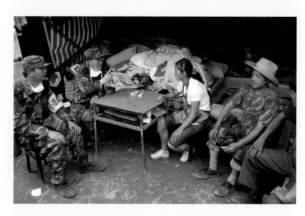

图1　军队心理医学救援人员为地震受灾群众实施心理疏导

（郭金鹏供图）

jiùhùsuǒ
救护所 （medical aid station）

在战术区由部队综合卫勤保障机构开设的以通过性救治为主的战时医疗后送机构。中国人民解放军通常由师、步兵旅医院，兵种旅（团）卫生队，营卫生所及相当级别的部队综合卫勤保障机构开设。在土地革命战争时期团级救护所称之为绑扎所；抗日战争时期团（营）救护所称为包扎所，军分区（旅）称之为休养所；解放战争时期团（营）救护所仍称为包扎所，而师（旅）级作战部队则称救护所。

战时，陆军、火箭军营、团、旅、师开设救护所，空军开设场站救护所，海军开设舰艇（船）和码头救护所。主要任务：①组织运力，前接、后转伤病员。②对伤病员进行分类，按救治范围实施救治。③参加核、化学、生物和新概念武器伤员的现场抢救、治疗。④组织本级战时卫生防疫和药材保障工作。团级以上救护所一般展开指挥组、分类后送组、手术组、重伤救治组、收容处置组、防疫防护组、医疗保障组和生活保障组等。营救护所展开救护组、伤员后送组。救护所通常在本级后勤展开地域内靠前配置，集中或分散展开。展开地点的选择：靠近主要作战方向、靠近主要前接后转道路、有足够的展开地幅、有可供利用的水源、有较好的隐蔽条件（图1）。营救护所通常在进攻作战中，紧跟连队行动，在行进中实施救护；在防御作战中，可适当选择地点实施伤员救护工作。

（尹芳秋）

jiàntǐng jiùhùsuǒ
舰艇救护所 （medical aid station on ship）

战时在三级以上舰艇或勤务船展开的医疗救治机构。分主救护所和预备救护所，一般以舰艇会议室为中心展开，设手术室和病房等。舰艇救护所是海军战时伤病员分级救治中第一级救治阶梯，舰艇救护治疗的中心。

发展史　帆船时代的军舰上没有医务人员，舰员的发病率和死亡率颇高。根据外军资料，从16世纪初起，主要是在19世纪，西方的海军舰艇上就有专门用来救治海上伤员的救治机构。包扎站是舰艇救护所的雏形，多数设置在水线以下的任意主舱，条件比较差。1907年，俄国波罗的海舰队医生格洛维茨基，在法国国际海军博览会上提出舰艇战时包扎所模型，解决了舱室照明、给水、通风、垃圾清除，以及煮沸消毒、蒸馏等一系列问题，形成舰艇救护所的初步构想。在中国，明朝郑和下西洋，在舰艇上专门配备有医务人员，对发生的伤病员进行救治；清末海军参考西方

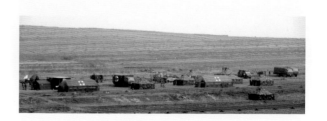

图1　野战条件下步兵旅救护所展开

（白求恩医务士官学校供图）

海军，在舰艇上都编配了军医，伤员的救治都在下舱实施。

工作内容　舰艇救护所的救治范围通常是急救或紧急救治，在卫勤力量得到加强时也可扩大救治范围。主要工作内容：①负责组织将伤病员从各战位搬运至救护所，分类并进行抢救，必要时对伤病员进行洗消。②进行医疗救护，补充和纠正战位救护的急救措施。③填写伤票、战伤登记簿等医疗后送文书。④做好伤病员后送的准备，积极联系后转。⑤负责组织实施舰艇卫生管理、卫生防病工作。⑥及时请领和补充药材。

工作方法　当舰艇发出一级战斗准备信号时，救护所立即展开，卫生人员即进入卫生战位，打开药柜，调试手术床、灯，准备急救药品器材，备好急救包，展开完毕向舰指挥所报告。主救护所以会议室、餐厅为中心展开，设手术室、复苏室、治疗室等。预备救护所在大型舰船上又称辅助救护所，在主救护所遭破坏或伤员较多时展开，通常在后会议室或医务室，以及战时征用的住舱中展开。主救护所、预备救护所和药库、治疗室分散配置，有效保存卫勤人力物力，避免因局部爆炸使舰卫勤力量全部被毁。上级增派手术组，可联合展开，也可各自展开，共同收治伤病员。战斗间隙时，舰艇救护所军医深入战位巡回救护，指导搬运、抢救危重伤员，同时对伤员分类，佩戴分类标志（图1）。

工作要求　战斗结束后，伤员救治成为全舰的中心任务，集中一切救治力量，并抽调战位卫生员参加救治工作，以抗休克和急救手术为主，轻伤员经纠正包扎后返回战斗岗位，留治伤员尽

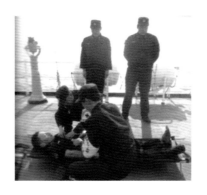

图1　舰艇救护所组织伤员救护训练
（解放军第 971 医院供图）

可能安置在大舱，便于护理治疗。军医填写伤票和其他医疗文书，做好伤员后送准备。待后送工具到达时，协助伤员进行换乘。

（刘　建）

mǎtóu jiùhùsuǒ

码头救护所（medical aid station on wharf）　战时部署在港湾、码头、岛屿等舰艇集结地域以后送中转功能为主的医疗救治机构。海军战时分级救治中海上与陆地相衔接的中间环节。主要担负将舰艇、岛屿、岸滩伤病员后送到野战医院和基地医院的任务。

发展史　中国人民解放军在很早的海战中就设有码头救护所。1954 年 9 月，华东军区海军在解放东矶列岛海战中，在海门、石浦码头各设 1 个伤员收转站，各配 7 名医护人员，对伤员进行分类、填写伤票、实施危重伤员的抢救手术和部分轻伤员的留治。一江山岛登陆作战中，在海门、石浦、头门山、白岩等码头附近开设伤员收转站或救护所，对伤员实施救治，并留治 10 天内可治愈的轻伤员及暂不宜后送的危重伤员。1959 年炮击金门战斗中，在厦门、三都等地开设码头救护所，负责接收海上伤病员。在历次海战中，80% 的海上伤员都经

码头救护所处置后送至医院。

工作内容　码头救护所，通常分为由舰艇大队卫生队开设的大队码头救护所、舰艇支队岸勤部医院（水警区医院）开设的支队（水警区）码头救护所和由联勤系统应急机动卫勤力量（野战医疗所、队）开设的码头救护所三类。主要任务：组织运力到舰（船）前接伤病员；对伤病员进行检伤分类、登记、补充填写医疗后送文书；对伤病员进行急救手术、抗休克、抗感染，纠正和补充不正确的包扎、固定救治措施；留治一周内能治愈归队的轻伤员和暂时不宜后送的危重伤病员；隔离治疗传染病病员；组织伤病员后送；对遭受核、化学武器伤害人员进行急救处置和卫生处理；协助有关部门做好战俘伤员的救治和烈士遗体的善后处理工作。

救治范围，可根据任务和救治能力，以及设备和技术条件，对伤病员实施紧急救治或部分早期治疗。舰艇大队码头救护所执行紧急救治范围，开设分类后送组、医疗组和保障组。舰艇支队（水警区）码头救护所和由联勤力量抽组的码头救护所执行部分早期治疗范围，一般开设指挥组、分类后送组、手术组、抗休克组、医疗组、医疗保障组、后勤保障组，接收核、化学武器伤病员时开设洗消组（图1）。

工作要求　码头救护所选址须考虑到交通方便，尽可能靠近作战海域的港口、码头、公路、铁路，以利于伤病员的前接后送、救护所展开以及必要时撤收转移；力求隐蔽，便于伪装防卫，以利安全；有适当的展开地幅和良好的水源。还须与后勤部署相适应，与上、下级救治机构相衔接，便于保障、救治。码头救护所通常

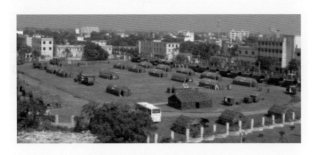

图1 码头救护所展开演练
（海军军医大学供图）

在保障部队部署调整、撤出战斗或者受敌严重威胁时实施转移，转移前必须报上级批准，并通报被保障部队和友邻单位，撤收时应认真清点物资器材，妥善后送和安置滞留伤病员，随时做好遂行新的任务或者归建准备。

（陈国良）

chǎngzhàn jiùhùsuǒ

场站救护所（medical aid station on air station）

由航空兵场站医院或卫生队开设的战时医疗后送机构。中国人民解放军航空兵场站救护所相当于陆军师救护所。它隶属于场站首长指挥，业务上接受师旅卫生部门的指导。场站救护所战时展开指挥组、现场救护组、手术组、收治组、防疫组、医疗保障组和生活保障组。在核、化学、生物武器作战条件下，增设洗消组。

场站救护所在战时主要负担以下工作：①组织实施伤员现场抢救和紧急救治。②对各种创伤进行各种初期的外科处理以及对危重伤病员实施早期的手术治疗，经加强的航空兵场站救护所可开展部分专科治疗。③留治轻伤病员，组织重伤病员的后送。④指导部队进行核、化学、生物及其他高新技术武器的卫生防护，参加核、化学武器杀伤区伤员的抢救和早期治疗。⑤根据地域、季节、疫情特点组织部队开展战时卫生防病工作，参加生物战剂污染区、疫区的卫生学处理和检疫。⑥协同有关部门做好遇险跳伞、迫降飞行人员的寻找救护工作。⑦为航空兵部队提供战时心理卫生服务，提高参战人员的心理健康水平。

场站救护所战时通常在原驻地展开，为保证机场遭受敌方空袭时救治工作不中断，应在距跑道中心5000米左右、避开跑道两端延长线、地形隐蔽、交通方便、有一定展开面积和可供利用水源的地方，选择一至两个预备展开点，以备必要时使用。

（陈良恩）

lián qiǎngjiùzǔ

连抢救组（company rescue team）

连队及相当连级的分队实施现场急救的救护组织。中国人民解放军在历次革命战争中，均设有连抢救组，由连卫生员和加强的军医负责火线抢救，属于最基础的建制救治机构（图1）。战时，通常在连副职首长的指挥下，以卫生人员为骨干，临时抽调战斗救生员和其他人员等共同组成，其人员数量视具体情况而定。连抢救组配卫生员背囊，有军医的连配军医背囊。主要任务：①负责指导官兵自救互救。②寻找、搬运和隐蔽负伤人员。③实施通气、止血、包扎、固定和基础生命支持等急救。④组织后送。⑤请领补充战救药材。

连抢救组应灵活组织使用。连抢救组的使用，应视本级战斗任务、战场态势等具体情况集中或分成若干小组，在连战斗队形之后，负责负伤人员的集中、战现场急救和隐蔽，防止伤员再次伤害，并协助组织后送。进攻作战时通常分为2～3个小组，1个小组以军医为主组成，位于连指挥所附近，负责各排伤员的集中、战现场急救和组织后送；其他小组由卫生员和战斗救生员组成，分别紧跟主攻排和助攻排，负责突破口附近和纵深战斗的负伤人员集中、急救和隐蔽。防御战斗时，可相对集中在连指挥所附近展开，负责集中、急救和后送负伤人员。

（尹芳秋）

dānjiàduì

担架队（stretcher team）

战时以各式担架作为运输工具，负责搬运后送伤员的勤务分队。通常在战前临时抽调。中国人民解放军在历次革命战争中都编有不同规模的担架队，对保证及时救治

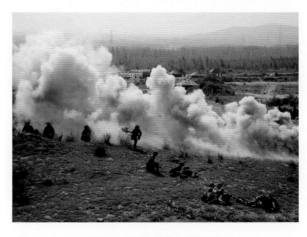

图1 连抢救组现场急救
（白求恩医务士官学校供图）

伤病人员起到了重要的作用。土地革命时期，展开有伤员转运组织；抗日战争时期，部队编有担架队；解放战争时期，为适应大兵团作战大量伤病员医疗后送的需要，师以下救治机构进行了扩编，有专门负责伤员后送的担架队；抗美援朝时期，后送力量有担架队、汽车队和卫生列车护送大队等也编有一定量担架；西南边境作战时，沿医疗后送线开设有伤病员后送机构，编配有担架队，步兵团配备1个担架排，由高炮分队担任。

担架队按人员来源及组成，可分为军工担架队和民工担架队。军工担架队，由战时指定在编的基层分队组成，主要在团以下单位使用，负责前接、后送伤病员，战救药材等。民工担架队，由地方支前机构从民兵中抽组，配属部队使用，主要在团及相当团级以上单位救治机构之间和救治机构内部使用，负责前接、后转及各组室之间搬运伤病员。军工担架队一般由建制连队承担，俗称担架连、排、班。民工担架队参照军工担架队建制编配。师在战时编担架连，团编担架排。担架连编设正、副连长，正、副政治指导员及司务长、卫生员、通信员、器材管理员、炊事员等。担架排编设正、副排长。通常每个担架班编配5副担架。主要任务：①对通过和救治伤病员的搬运和后送。②前送药材、食品、弹药等物资。在未来战争中，担架队在战（现）场和救治机构内部伤病员运送过程中将继续发挥重要作用（图1）。

（尹芳秋）

jūnduì jíbìng yùfáng kòngzhì jīgòu
军队疾病预防控制机构（military organization of disease control and prevention）　运用预防医学理论和技术实施军队卫生防疫与防护工作的卫勤保障机构。又称卫生防疫防护机构。主要包括疾病预防控制中心、卫生防疫队、卫生防疫检验所等。

发展史　为了实施军队卫生防疫保障，各国军队都编有卫生防疫专业机构。俄罗斯联邦在国防部卫生部内设有防疫处，各军区（保障区）编设有卫生防疫检验所，医院基地内编有卫生防疫队。美国军队在陆军保健勤务部下设军队卫生检验所和陆军环境卫生局。中国人民解放军从建军开始就重视卫生防疫工作。土地革命战争时期，中国工农红军编设保健局，负责组织卫生防疫工作。1937年抗日战争爆发后，军政部军医署专门组织防疫大队，分配到各战区进行卫生防疫工作，

至1945年先后成立了9个防疫大队与若干防疫分队。解放战争后期，中国人民解放军各野战军和军一级部队相继组建了专业防疫队或防治队。1950年初，中南军区成立卫生防疫检验所；同年，军委卫生部成立机动防疫大队。1953年，卫生防疫队改为卫生防疫检验所，同时进行合并或逐步撤销，精简成每军区一个卫生防疫检验所。1960年军区卫生防疫检验所与兽医防治检验所合并，组建军事医学研究所，改编后的研究所仍然担负部队的卫生防疫任务。20世纪70年代，总部、军区、军种先后组建卫生防疫队，军区空军、海军基地及空军、海军航空兵场站增设卫生防疫所（队），各师医院编设防疫所。1978年，建立了三级卫生防疫体系。1986年，为加强对军事预防医学的研究和对全军卫生防疫工作的业务技术指导，成立全军预防医学中心。2003年以后，军队三级疾病预防控制体系逐渐完善，中国人民解放军疾病预防控制中心在总后卫生防疫队的基础上由军事医学科学院组建，军区、军兵种卫生防疫队先后更名为疾病预防控制中心。

机构组成　中国人民解放军疾病预防控制机构分指挥管理机构和专业保障机构两种。指挥管理机构包括军委后勤保障部卫生局卫生防疫处、联勤保障部队卫勤局防疫处、军种后勤部卫生局防疫处和战区联合参谋部战勤局卫勤战救处等。专业保障机构有三级，第一级为中国人民解放军疾病预防控制中心；第二级为军委机关事务管理总局卫生防疫队、战区联保中心疾病预防控制中心、新疆军区疾病预防控制中心和西藏军区卫生防疫队；第三级为军

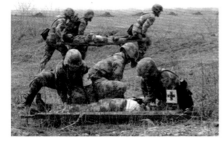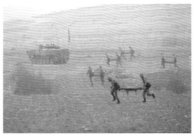

图1　担架队战场上运送伤病员
（白求恩医务士官学校供图）

兵种的基地、战区空军、海军舰队航空兵、集团军（含相当等级单位）的卫生防疫队（所）和卫生防疫防护（检验）所，以及机关、院校门诊部和师以下单位的卫生防疫机构。

职能任务 ①编制疾病预防控制工作规章、政策、标准、制度、规划和方案等，为机关和部队提供决策咨询和技术指导，指导部队开展卫生工作，指导和监督部队执行国家和军队的有关卫生法律制度。②对传染病和重点非传染病发生、流行及分布规律进行监测，实施疫情预测预报、报告、流行病学侦察、疫情及食物中毒调查处置、检验、检疫、免疫等预防控制措施的检查指导。③对部队饮水、食品、公共场所和放射卫生等职业卫生实施卫生学监测、评价，指导部队提高生活、环境卫生质量。④组织部队开展预防性消毒和疫源地消毒，指导医疗机构开展医院感染预防和控制工作。⑤开展病媒生物防治工作，指导部队开展杀虫、灭鼠等综合防治。⑥指导部队开展军事作业卫生防护和核、化学、生物损伤防护训练。⑦掌握部队健康教育需求，指导部队开展健康教育并进行效果评价。⑧承担突发公共卫生事件等应急处置和战时卫生防疫防护保障任务。⑨管理和维护卫生防疫信息网络系统，收集、核实、汇总、分析、评价、报告相关信息，为机关和部队提供信息服务和技术支持。⑩开展卫生防疫防护相关技术培训和军事预防医学应用研究和学术交流。

(汤　浩　王惠淑)

yězhàn fángyìduì

野战防疫队（field epidemic prevention detachment）　担负野战条件下部队卫生防疫工作的机动卫勤分队。机动卫勤力量的一种。中国人民解放军野战防疫队，由军队疾病预防控制机构预编抽组，编组20人。通常设指挥、侦检和后勤保障组，编有军队卫生学、微生物学和检验等专业技术人员，配有相应的药材、装备、专业技术车辆和运输工具。是战时和应急情况下卫勤支援保障力量体系的组成部分。

主要职能任务：①负责对军队行动地域进行防疫侦察。②指导部队开展卫生防疫工作，遇食物中毒和传染病暴发等突发公共卫生事件时，协助部队调查和扑灭疫情等。③组织开展健康教育与心理疏导。④遭遇生物武器袭击时，指导和协助部队采取侦察、检验、消毒、预防和治疗措施，处理大面积污染区和疫区等。

(郭金鹏　唐　毅)

jūnduì tūfā gōnggòng wèishēng yìngjí chǔzhì dàduì

军队突发公共卫生应急处置大队（military public health contingency emergency response group）　中国人民解放军执行突发公共卫生事件应急处置的战略机动力量。隶属于联勤保障部队，组建于2005年1月。先后完成汶川抗震救灾、禽流感疫情处置等数十起突发公共卫生事件处置任务，已发展成为军队和国家重大公共卫生事件现场处置的一支中坚力量，初步具备现场预警分析、风险评估、快速筛查、现场处置及后方确证能力。

大队下辖应急分析实验室、特种实验技术保障室、现场流调队、现场采样队、现场侦检队、现场处置队和现场保障队，由指挥管理、专业技术、后勤保障等专业干部、文职人员和士官组成，配备指挥车、生物检验车、卫生防疫车、乘员车、运输车、消毒灭菌挂车、手持式生物侦检仪、荧光定量PCR仪、多参数水质分析仪、傅里叶红外光谱分析仪等专业技术车辆和装备。

大队主要担负任务：①开展军队突发公共卫生事件的监测和预警。②实施军队突发公共卫生事件现场处置的技术指导和支援。③执行军队赋予的国家重大突发事件公共卫生应急处置任务。④协助战区部队疾控力量开展战场有害因素监控、传染病防控、卫生监督监测等任务。⑤承担军队突发公共卫生事件应急处置预案、方案的制订和技术培训。⑥承担突发公共卫生应急处置技术、装备研发与培训推广工作。

(郭金鹏)

jūnduì dòngwù yìqíng chǔzhìduì

军队动物疫情处置队（military treatment team for animal epidemic）　担负军队动物疫情应急处置和人畜共患病预防的机动卫勤分队。2005年，依托军事医学科学院军事兽医研究所抽组而成，编有指挥管理、业务技术、后勤保障人员，下设指挥组、专家咨询组、应急处置行动组。配备指挥车、生物检验车、移动式生物安全三级实验室、乘员车、运输车、荧光定量PCR仪、生物侦检仪、生物材料无害化处理系统等专业技术车辆和装备。

动物疫病应急处置队主要担负的任务：①平时负责国家和军队突发公共卫生事件中重大动物疫病、人畜共患病的应急处置，以及流行病学调查、现场处置、病原检测和防护指导等。②战时协助完成反生物武器袭击的机动支援保障，负责动物生物战剂侦检消防，同时协助侦检其他生物战剂和指导部队卫生防护等。

③参与军队反生物战与生物反恐、重大动物疫情应急处置等相关信息综合分析和决策咨询,指导制定应急处置方案,开展应急处置效果评估。④动物疫病、人兽共患病等现场应急处置技术、装备培训与研发。

（郭金鹏）

jūnduì yàocái bǎozhàng jīgòu

军队药材保障机构 （military organization of medical supplies）

军队中负责药材供应及技术保障的卫勤机构。卫勤保障机构的组成部分。基本任务是按照规定的保障范围,为卫勤部（分）队提供药材供应及技术保障。

发展史 药材保障机构是随着军队作战、建设需要和医药科技进步而发展的。公元前4～前3世纪,古希腊军队在医疗机构中就编有药材保障人员。火器用于战场后,伤员数量增多,军队加强了药材保障机构建设。15～16世纪,西班牙建立的警备区医院编有药材保障机构。第一次世界大战中,俄国军队在作战部队卫勤保障部门中设有不同的药材保障机构。第二次世界大战中,各参战国军队从总部到基层医疗机构均设有药材保障机构和人员,形成上下贯通的药材供应管理体系。海湾战争中,以美军为首的多国部队建立了完善的药材保障及管理网络。

中国先秦时期,军队医药不分,由"方士"主持军中的医药管理。唐初,天策上将府编有功曹参军2人,兼管医药事务。五代时,军队所需药材由太医署负责。宋朝,药材由太医局或"惠民和剂局"管理。明清两朝,设有管理药材的官员和惠军药局,专司药材供应与管理工作。中华民国时期,国民党军队从后方到军事行动区的各级单位均设有药材保障机构。

中国人民解放军各个历史时期均设有药材保障机构。土地革命战争时期,总军医处设有药材局,基层医疗机构设药房;抗日战争时期,总部卫生部有药材处,各根据地部队卫生部有药材处、科。解放战争时期,军委卫生部和各野战军卫生部设药材处,军卫生部有药材科,师卫生部有药材股,医院有药局。中华人民共和国建立后,军队药材保障机构逐步发展完善。总后勤部卫生部和军区联勤部卫生部编有药材局、处,各医院、疗养院设药局,师、旅、团卫勤分队有药房。同时,总部、军区、军种、兵种还建立了药品检验所、医疗器械检修所、药材仓库、供血站等机构。2000年实行联勤保障体制后,军种、兵种的直属药材保障机构撤销。

组织体系 军种后勤部和联勤保障部队编设有完整的各类药材保障机构,区域药材保障机构主要有药材仓库、药材供应站、药品仪器检验所、卫生装备维修队、医用制氧站、各类医院、疗养院编设药剂科、医疗设备科或药械科,部队卫勤分队编有药房,形成三军一体、军民联合、战略战役战术衔接配套的三级药材保障体系,寓于后勤保障体系之中。

职能任务 ①药材供应机构:负责验收药材,按药材性质分类保管,定期检查保养,及时配发、运输药材,进行各项统计并及时上报,战时在战役后方兵站开设有基地药库和野战药库。②药材技术保障机构:负责药品和医疗器械质量检验,对下级单位进行业务指导,培训专业人员,进行技术交流,开展新业务、新技术、新方法的研究和推广,战时派出医疗器械检修组。③基层药材保障机构:各类医院、疗养院负责本单位的药材供应管理和药学技术工作;部队卫勤分队药房负责本级和下级药材供应管理和药学技术工作,战时开设药材保障组。

（蔺丽萍）

jūnduì yàocái cāngkù

军队药材仓库 （military medical supplies depot）

军队中实施药品、医用器材和卫生装备储存、保管、分发的药材保障机构。中国人民解放军药材仓库的主要任务是接收上级调拨的药品、医用耗材和卫生装备,并进行抽样核查,对储备物资进行维护和管理,组织对保障范围内独立团以上部队和卫勤部队、分队实施药材供应,进行药材进出库登记和统计（图1）。战时配置在战役纵深的药材仓库称基地药材仓库,在野

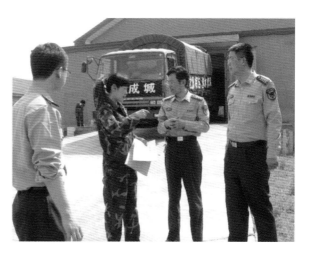

图1　总后药材仓库向汶川地震灾区发送急需药材
（军委后勤保障部药品仪器检验所供图）

战兵站临时开设的药材仓库称野战药材仓库。战时还可视情在战区内多个方向增设野战药材分库或药材分发点。药材仓库以保管队的编制形式构成，隶属于综合仓库，编设有相应专业人员。药材仓库业务上接受本级卫勤部门的指导，建有适宜药材储存的库房，装备有搬运、装卸、拆码垛机械和运输工具，使用电子计算机进行管理，逐步建成全自动化立体药材仓库，药材的接收、发放、管理全部实现自动化。

（蔺丽萍）

军队药材供应站 （military medical supplies station） 军队实施药品、器材、仪器设备、血液制品集中采购与供应的药材保障机构。中国人民解放军的药材供应站是为适应国家医药法规要求及市场发展所建立的药材采购机构，军队药材主渠道供应的重要组成部分，军民融合式药材保障网络体系的桥梁，对军队适应医药市场发展、提高药材供应质量和经济效益具有重要意义。

药材供应站隶属于综合仓库，划区负责药材的筹措工作，通常设供应组、采购组、财务组、库房组、运输组。战时，战区内药材供应站在本区卫勤指挥部门的组织下，负责战区内供应接口单位的药材申请汇总、供应计划编制、药材筹措和供应工作。药材供应站利用平时建立的地方药材生产、经营和储备供应渠道，借助全军药材采购信息平台，随时掌握药材资源和需求情况，协调使用地方医药公司的运力，组织协调战时药材的配发与补给。药材供应站主要职责：①采购、验收、保管和供应药材。②承办储备药材的轮换更新。③收集、整

理药材信息，协助上级业务主管部门掌握药材生产、经营和储备渠道情况。④使用管理药材供应周转金。⑤定期汇总上报药材供应工作情况。

（蔺丽萍）

野战药材仓库 （field depot of medical supplies） 配置在野战兵站内的药材供应机构（后改称野战药材保障队）。中国人民解放军野战药材仓库通常战时临时组建，由战区内的药材库抽组，隶属于野战兵站，业务上接受战役卫勤机关的指导。

抗日战争及解放战争时期，军队尚未形成固定的药材仓库，采用坚壁的方式藏药于民，建立多梯田洞、悬崖绝壁、直井死埋等药库，可谓是野战药材仓库的雏形。抗美援朝作战期间，朝鲜战地已没有民房可以作为药材仓库，主要利用自然洞、矿洞或开掘式土洞等野战药材洞库来储存药材。1962年西南边境自卫反击战期间，在战区一线设立补给站。1978年西南边境自卫还击战期间，在崇左第一兵站、保德第二兵站建立野战药库作为一线储备。21世纪初，在军队医院抽组野战药材保障队，其功能任务类似野战药材仓库，但其机动性更强。

野战药材仓库编有药材专业军官和士兵，配有适于野战条件下使用的仓库设备、用具和运输工具，构筑简易设施或在疏散隐蔽的露天场地开设，储存应急药

材，可根据战况变化随时展开和撤收（图1）。主要担负保障区域内各级卫勤保障机构药材供应任务，包括接收上级调拨的药品、医用耗材和卫生装备，并进行抽样核查，对储备物资进行维护和管理，组织对保障范围内独立团以上部队和卫勤部队、分队实施药材供应，进行药材进出库登记和统计。

（蔺丽萍）

基地药材仓库 （base depot of medical supplies） 配置在战役纵深基地兵站内的药材供应机构。中国人民解放军的基地药材仓库通常由战区内药材库组建，隶属于基地兵站，业务上接受战役卫勤部门的指导。西南边境作战期间，以桂林七八五仓库和贵县六五六仓库为基地药库，建立二线储备，随时补充一线储备的消耗，取得了药材供应的主动权。基地药材仓库编有药材专业军官和士兵，配有仓库设施和设备，建有永久性和半永久性的药材储存设施，包括较为坚固的地面库、半地下库、洞库等，主要储存战略、战役药材。基本任务：储存、管理、补给药材，对基地兵站医院

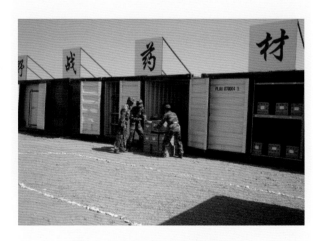

图1 野战药材仓库组织药材出库
（原兰州军区卫生部供图）

和附近部队实施药材供应，包括接收上级调拨的药品、医用耗材和卫生装备，并进行抽样核查，对储备物资进行维护和管理，组织对保障范围内独立团以上部队和卫勤部队实施药材供应，进行药材进出库登记和统计，并对野战兵站的野战药材仓库实施支援保障。

（蒯丽萍）

jūnduì yàopǐn yíqì jiǎnyànsuǒ

军队药品仪器检验所（military institute for drug and medical instrument repair）　担负军队药品监督检验、卫生装备检修的药材技术保障机构。药材保障机构的组成部分。中国人民解放军在联勤保障部队编设药品仪器检验所。

中国人民解放军于1955年成立总后勤部卫生部药品检验所，1976年成立总后勤部卫生部医疗器械检修所，1979年两所合并为总后勤部卫生部药品仪器检验所。20世纪60~70年代，军区、军兵种陆续建立药品检验所和医疗器械检修所，1999年军兵种药品仪器检验撤销，其任务由总后勤部卫生部药品仪器检验所和军区联勤部药品仪器检验所承担。2018年，药品仪器检验所移交联勤部队建制。

药品仪器检验所机关设有业务、政工、管理部门，下设化学、药理、抗生素、中药、光学、电子、放射、综合等科（组）室。药品仪器检验所包括药品检验和生物医学工程两个专业，主要职能任务：①负责药品、卫生装备质量检验和技术监督工作。②承担医疗卫生单位的药品器材技术保障任务。③进行药品、卫生装备质量检验专业技术指导和人员培训。④对药品与卫生装备鉴定

结果进行仲裁，开展相关技术和标准研究。⑤承办军队新药、军用特需药品、制剂和卫生装备的技术评审、注册检验。⑥担负药品监督管理和卫生装备的检定、维修及采购供应任务。⑦负责军队药品与卫生装备信息的采集与统计。适应未来信息化战争对卫勤保障的发展，要求药品仪器检验所保障模式从条块分割向联勤保障转变；拓展业务功能，从单纯检修型向检修研复合型转变；跟踪部队需要和前沿科技，在技术培训和咨询方面发挥更大作用。

（傅小英）

yězhàn wèishēng zhuāngbèi wéixiūduì

野战卫生装备维修队（field medical equipment maintenance team）　在野战条件下实施卫生装备维护修理的机动卫勤分队。药材保障机构的组成部分。通常从药品仪器检验所、承担区域性联勤装备检修任务的医院或技术保障单位预编抽组，中国人民解放军建有战略级、战役级野战卫生装备维修队，职能任务及使用方式大同小异。

维修队设队长和放射类、电子类、检验类、常规类卫生装备维修技术人员（图1）。战时，维修队在指定位置开设野战卫生装备维修站，主要任务是实施保障区域内师以下部队和机动卫勤分队配备的野战卫生装备的维修，实施两级维修体制。战役级维修分队通常前伸配

置到重点方向伤员集中的医院和卫勤分队，主要开展重点部位卫生装备的快速修复；战略级维修队主要依托药材仓库开设维修站，负责保障范围内医院或部队上送卫生装备的维修。

（纪春雷）

jūnduì yīyòng zhìyǎngzhàn

军队医用制氧站（military station of medical oxygen preparation）　军队生产、供应医用氧气的药材保障分队。药材保障机构的组成部分。世界一些国家军队也设有类似的医用制氧机构，为高原地区部队及战时卫勤保障机构供应氧气。20世纪70年代末，中国人民解放军各军区陆续组建医用制氧站。西南边境作战期间，在战役后勤保障基地内开设了医用制氧站，由后方医院抽组，为各级作战卫勤保障机构生产供应医用氧气。昆明军区后勤部制氧站战前由昆明开至开元展开工作，制氧分发3个方向的4个兵站，储备40L的氧气瓶150瓶，保障了战伤救治用氧。

制氧站设有站长、工程师、技术员、制氧员等，装备有空气压缩车、空气分离车和辅助车组

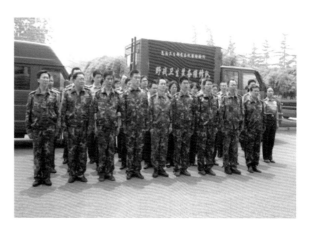

图1　汶川地震发生后，总后药品仪器检验所组成的野战卫生装备抢修队整装待发

（原总后卫生部药材局供图）

成的制氧车组。主要设备有空气压缩机、空气过滤器、冷却器、分馏器、液氧汽化器、充氧台等。主要通过深冷法、吸附法、电解法、化学法生产氧气。制氧站工作一次产生氧气160～240瓶（每瓶容量40L），工作一次持续时间为5～7天。制氧站的主要任务是生产医用氧气，供心血管疾病、各种中毒、严重出血、极度贫血和胸部、颅脑外伤及高原病等伤病员治疗使用。氧气是助燃物，极易爆炸。医用制氧站应十分注意安全管理，清除周围易燃易爆物，健全消防设施，并远离油库、弹药库等建筑物。

(谢廷生　蒯丽萍)

yězhàn xuèzhàn

野战血站 (field blood station)

承担野战条件下血液保障任务的机动卫勤分队。战略战役血液支援保障力量。通常从军队采供血机构所在医院抽组。主要工作包括血液的接收、储存、供应、应急采血，实施血液质量控制，对救治机构进行野战输血技术指导等。具有批量血液保障能力。

第一次世界大战期间，为及时挽救大量失血的伤员，一些国家军队中开始建立血站和血库。第二次世界大战中，血站和血库迅速发展，不仅能大量供应全血，还能供应血浆、血清、白蛋白液等。中国人民志愿军在抗美援朝作战期间，建有血转运站，成立了血库队，在长春建立血库，在沈阳建立志愿军中心血库，依托基地医院建立野战血库，并有一定规模的"献血队"，源源不断地向朝鲜前线供应血液。20世纪70年代末，中国人民解放军组建供血站，1979年中越自卫反击作战期间，分别开设供血站，组建野战血库。"两山"作战期间，设立

有野战供血站。2000年以后，抽组建设了数十个野战血站，为战时血液保障打下基础。

野战血站预编寓于军队医院之中，由所在医院负责人员队伍、装备设备、信息化建设，以及日常管理和战备训练。编设站长、军医、检验技师、护士和驾驶员。通常编有指挥组、储供组、送血组和保障组。配备卫生专业和军事后勤通用装备。其中，野战运血车、血液冷藏方舱、简易运血箱等装备，简便易行、快速安全，便于运送过程血液储存和冷链保持。通常部署在战役后方的野战（应急）兵站或应急保障部队，依托机构展开（图1），也可以独立展开。野战血站与区域采供血机构和建制部队卫勤保障机构形成血液供应体系，血液来源主要是区域采供血机构，并主要向师、旅和独立团供应血液，采取前送与自领相结合，以前送为主的方式，按照规定对保障区域内救治机构实施血液保障。

(孙金苏)

bùduì zōnghé wèiqín bǎozhàng jīgòu

部队综合卫勤保障机构 (organization of integrated health service support of troops)

师以下部队建制内担负综合性伤病防治任务的卫勤保障机构。世界各国军队都编有此类机构，名称和规模不一，主要伴随部队担负战场伤员救治后送和平时官兵医疗保健任务。中国人民解放军部队综合卫勤保障机构创建于秋收起义部队，设有卫生队。1933年，师设野战医院分

院（所），团设卫生队，开设休养室等；抗日战争时期，师以下作战部队都相应建立卫勤保障机构，基本具备医、教、治、养、保、防的功能。新中国成立后不断完善发展，教学工作改由专设的医学教育机构负责。

部队综合卫勤保障机构包括陆军卫生营、卫生连、卫生排，火箭军旅（团）卫生队，海军舰艇支队（水警区、岸勤部）医院、舰艇医务室，空军场站医院（卫生队）、航医室等。团以上部队单位的卫勤保障机构，通常编设有卫生营长（院长、连长、队长）、助理员、军医、护理、药剂、技师等专业人员和生活保障人员等，内部科室设置根据编制员额数量确定。营以下分队的卫勤保障机构，通常由军医和士官组成。隶属于本级后勤保障部（处）或分队首长领导。

基本任务：①贯彻军队卫生工作方针，制订本单位平战时卫勤保障计划和预案。协助训练部门组织部队进行自救互救、战伤救治技术和卫生勤务专业训练。②按建制负责平战时伤病员门诊与收容治疗、卫生防疫、卫生防护，伤病员救治与后送，以及药材供应管理等综合性卫勤保障。③对部队实施生活、环境卫生监督和疾病监测，按要求填报军队

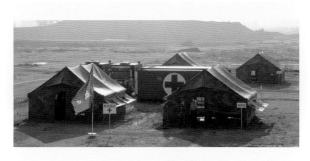

图1　野战血站展开
(孙金苏供图)

卫生统计报表和录入、传报部队卫生管理信息。④负责本单位干部的医疗保健和干部、战士的体格检查、健康检查、健康教育、心理卫生等工作。⑤申报或审查批准镶牙、配镜、外诊费和医疗补助费。⑥开展本单位业务学习，引进和开发应用军内外先进的实用医学技术。⑦负责计划生育技术指导和随军家属子女的妇幼保健等工作。

(贾万年　尹芳秋)

zhīduì yīyuàn

支队医院 (detachment hospital)

建制在海军舰艇支队的综合性卫勤保障机构。基本任务是组织实施建制部队的医疗、预防、保健、卫生专业训练和卫生战备工作，指导舰艇军医做好舰艇航行、潜水作业、舰艇修理等条件下的卫勤保障。

中国人民解放军海军的第一支护卫舰部队正式组建于1949年11月，1955年10月改名为护卫舰六支队，由此产生了第一个支队医院。20世纪70年代初支队医院称为支队医疗所，1994年始称为支队医院。支队医院由机关人员和各诊疗科室、辅助诊疗科室组成，通常编设床位40~60张，医院中各类工作人员中，卫生技术人员一般占70%~75%，政工人员占3%~4%，其他行政及保障人员占20%~30%。

支队医院工作具有医疗、预防、保健一体化特点。预防保健主要开展部队健康教育、卫生防病、健康促进、官兵体检等工作。医疗工作主要以诊疗和护理两大业务为主体，具有住院医疗、门诊医疗、急救医疗和康复医疗的功能。战时按照军事指挥员的要求，就地或到指定地点展开救治工作。此外，对本级和下级卫

机构人员进行业务培训和技术指导，并结合部队卫勤保障实际，开展力所能及的技术革新和临床医学应用研究。

(胡家庆)

wèishēnglián

卫生连 (medical company)

设在陆军建制旅担负综合性卫勤保障任务的分队。隶属于旅勤务保障营或支援保障营，是陆军战术卫勤保障的核心和主体。

中国人民解放军旅卫生连根据旅的类型编制20~54人，配有野战急救车和/或装甲救护车、手术方舱、医技保障方舱等卫生装备，设有连部、重伤救治组、手术组、医疗留治组、机动救护组、防疫组、医疗保障组等。卫生连的主要任务：平时负责组织与实施本旅卫勤保障，开展卫生防疫、医疗保障、药材供应管理等工作，组织所属卫生人员训练，对营连卫生工作进行业务指导；战时开设救护所，对伤病员实施早期救治和后送，指导和开展部队卫生防疫防护工作，参加核化生武器杀伤现场医学救援，组织对营救护站的卫生物资补给，支援加强现场急救力量，对下级卫勤工作进行指导。

(李　晖)

wèishēngpái

卫生排 (medical platoon)

设在陆军合成营的综合性卫勤保障机构。隶属于营部，接受旅卫生科和卫生连业务指导。通常编制10~11人（排长兼医师1人，卫生员9~10人），配有装甲救护车或野战急救车4台。卫生排的主要任务：平时负责组织与实施本营卫勤保障，开展卫生防疫、医疗保障、药材供应管理等工作，组织所属卫生人员训练和组织官兵开展自救互救训练，对连队卫

生工作进行业务指导；战时开设救护站，对伤病员实施现场急救和后送，组织实施营、连卫生防疫防护工作，请领卫生物资等。

(李　晖)

jiàntǐng yīwùshì

舰艇医务室 (naval vessels infirmary)

编配在舰艇上的综合卫勤保障机构。负责舰艇平战时卫勤保障。中国人民解放军海军三级以上舰艇及相当的勤务船和潜艇均编设医务室。其人员编设，按舰艇船的类别、种别、级别、型号，通常编有军医、卫生员。按舰艇等级配备舰艇战救药材、战时常备药材、舰艇战位急救箱等，配有舰艇基本医疗保健辅助设备，如诊断床兼手术床、手术灯、诊断桌、药品器械柜、候诊椅、洗手池等（图1）；战时在会议室、餐厅展开舰艇救护所。

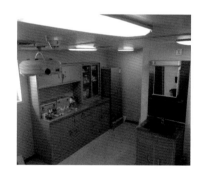

图1　某舰艇医务室药械治疗室
(91202 部队供图)

医务室在副舰（艇）长领导下开展工作，负责舰艇的卫生防疫、门诊医疗，以及组织实施战伤救护等。①组织实施舰艇出海的疾病预防控制、舰艇卫生和爱国卫生日常工作。②承担舰艇人员门诊、巡诊、医疗转送和危重伤病员的紧急救治工作。③组织实施舰艇航行、护航、作业的卫勤保障和舰载机飞行人员的航空

卫生保障。④负责舰艇药品器材的筹措、请领和保管工作。⑤组织实施本单位卫生专业训练和卫生战备工作，指导官兵自救互救训练。⑥承担本舰（船、潜）艇卫生信息的登记、统计工作。⑦战时开设舰艇救护所，承担现场急救任务，对伤员进行分类和急救处置；开展伤病员医疗护理和生活护理；交接伤病员；协助进行落水伤员的寻找与营救、伤病员换乘和后送工作。

（尹芳秋）

jūnduì yīxué jiàoxué jīgòu

军队医学教学机构 （military medical teaching institution）

培养军队各级各类卫生专业人员，兼具开展医学科学研究的卫勤机构。主要包括军医大学、卫生士官学校、卫生员训练队等，对打造军队现代化卫生人才方阵起着核心支撑作用，成为军队医学人才培养基地、特色医学科技创新高地和白求恩精神文化传承阵地。

发展史 18 世纪开始，随着军事科学的发展及战场救治的需要，世界一些国家的军队陆续创建军事医学院校，如维也纳军医学校，柏林军医学校，俄军莫斯利总医院医科学校等。20 世纪，比较著名的军事医学教育机构有俄罗斯基洛夫军事医学院、德军根多夫的陆军卫生学校、日本自卫队防卫医科大学，以及素有"军事医学西点军校"之称的美国防部军医科大学等。中国军队于 1902 年（光绪二十八年），在天津开办北洋军医学堂，1912 年改名为陆军军医学校，后改名中央军医学校，1946 年改为国防医学院，1949 年 4 月迁至台湾台北。

中国人民解放军在土地革命战争时期创建中国工农红军军医学校，抗日战争爆发后改为八路军军医学校，1940 年 9 月在延安扩建为中国医科大学。解放战争时期，医学院校在数量上和规模上都有很大发展，比较著名的有白求恩医学院、华东医科大学、长春军医大学、华北医科大学等。中华人民共和国成立后，先后组建了 7 所军医大学和 6 所军医学校。"文化大革命"开始到 1998 年，军医学校多次组建、合并、撤销。至 2015 年，全军只保留了 3 所军医大学及 2 所陆军军医大学卫生士官学校，分别转为陆、海、空军建制。另外，海军、空军、火箭军还编设有培训专业士兵的训练大队等教育机构。

组织体系 军医大学机关设有办公室、教务处、教保处、科研学术处、政治工作处、纪检监察处、安全管理处、供应保障处。院系包括基础医学院、研究生院、航空航天医学系、军事航海医学系、军事预防医学系、高原军事医学系、药学系、卫生勤务系、军事医学心理系、护理系、中医系、医学检验系、医学影像系、战术卫勤系、健康维护系、战救医疗系等。另外还有附属医院和特色医学中心。

职能任务 根据医学教育机构的职能划分，分别承担本科生、专科生、学位研究生、技术骨干进修等教学任务，为全军培养卫生军官和文职人员，同时面向全军培养卫生士官，主体培训任务是生长军官高等教育、现职军官基本培训（初级）、研究生教育、士官职业技术教育、文职人员培训等。

（徐 雷）

jūnyī dàxué

军医大学 （military medical university）

军队培养高层次医学人才的教学机构。中国人民解放军军医大学是军事医学力量体系和国家医学科学创新体系的重要组成部分，对加强军队卫生事业现代化建设发展起着培育人才的支撑作用。

发展史 为使军队卫生工作适应新形势下建军任务的需求，1949 年 12 月 29 日，军委电令组成军委天津、上海、长春军医大学，后分别更名为第一、第二、第三军医大学。1952 年 6 月，又将第一军医学院改称第四军医大学，第三军医学院改称第五军医大学，第四军医学院改称第六军医大学，第二军医学院改称第七军医大学，隶属军委总后勤部卫生部建制，委托所在大军区领导，培养定位为军医（医师）、药剂师等。1954 年将 7 所军医大学合并成 4 所，隶属总后勤部。"文革"期间，军医大学和军医学院相互搬迁，直至 1975 年，第一、第二、第三、第四军医大学才正式定名定位。2004 年第一军医大学整体移交广东省，更名为南方医科大学。2017 年军改中，第二、三、四军医大学分别转隶海军、陆军、空军并更名为海军军医大学、陆军军医大学和空军军医大学。

陆军军医大学 为一所有着光荣历史和鲜明军事特色的军医大学，是新中国成立后第一批全国重点大学，军队"2110 工程"重点建设院校之一，"卓越医生教育培养计划"试点高校。学校先后参加了抗日战争、解放战争、抗美援朝战争、中印和中越自卫反击战等卫勤保障任务，多次遂行抗击非典、汶川特大地震和玉树抗震救灾等非战争军事行动中。两次被中共中央、国务院和中央军委授予"全国抗震救灾英雄集体"称号。先后培养 7 万多名专业技术人才，成长出 13 位院士、47 位将军和 127 位三级以上专家教授。学校下设基础部、公共卫生与军事预防医学院、药学院、生物医学工程学院、医学心理系、高原军事医学系、医学检验系、医学影像系、护理系 9 个院系部和研究生管理大队、干部轮训大队、卫勤训练大队 3 个大队，1 个学员旅，以及西南医院、新桥医院、陆军特色医学中心（大坪医院）三所综合性教学医院。共开设基础医学、临床医学、预防医学、药学、医学检验技术等 5 个本科专业。2017 年军改后，根据军委改革方案和陆军整编命令，以第三军医大学、白求恩医务士官学校为基础，连同西部战区陆军综合训练基地军医训练大队和 3 所医院，组建陆军军医大学。主要面向陆军、火箭军、武警部队培养医疗卫生军官和文职人员，同时面向全军培养医疗卫生士官，主体培训任务是生长军官高等教育、现职军官基本培训（初级）、研究生教育、士官职业技术教育、文职人员培训，成为陆战医学人才培养基地、陆军特色医学科技创新高地、军队卫勤保障重要力量、陆军卫勤决策咨询中心和白求恩精神文化传承阵地。

海军军医大学 为国家"211 工程"、军队"2110 工程"和原总后勤部"530 工程"重点建设院校，首批国家"双一流"世界一流学科建设高校，军队研究生培养重点建设院校，军队 3 所设置研究生院的单位之一，全国首批博士、硕士学位授予单位和首批开办八年制医学教育的高校，入选教育部"卓越医生教育培养计划"、国家建设高水平大学公派研究生项目、国家生命科学与技术人才培养基地、外军医学留学生培养基地。下辖基础医学部、海洋军事医学院、药学院、卫生勤务学系、护理学院、心理与精神卫生学系、热带医学与公共卫生学系、中医系、外训系、继续教育学院、研究生管理大队、干部轮训大队、学员旅。教学附属医院有长海医院、长征医院、东方肝胆外科医院等单位。海军医学系、卫生勤务学系、中医系均为全军唯一的专业系，外训系是全军唯一的医学留学生培养基地；开设了临床医学（八年制）、临床医学（五年制）、中医学（八年制）、中医学（五年制）、麻醉学（五年制）、药学、中药学、医学心理学、公共事业管理、生物技术、护理学等本科专业。主要面向海军培养医疗卫生军官和文职人员，是海军医学人才培养基地、海军特色医学科技创新高地、军队卫勤保障重要力量。

空军军医大学 为一所培养高层次医学专业人才的全国重点大学。1959 年被中共中央确定为全国首批 20 所重点大学之一，1995 年进入军队重点建设院校行列，1997 年成为国家首批 22 所"211 工程"重点建设院校之一，2017 年进入国家一流学科建设院校行列。三所附属医院为西京医院、唐都医院、秦都医院。学校本部在西安（图 1）。建校以来，先后培养 9 万余名高素质医学人才，很多毕业生已成为国内外知名的专家学者和军队各级卫生机构的领导。涌现出了被国家和军队授予"富于理想、勇于献身的优秀大学生"张华、华山抢险战斗集体、模范学员大队、"育人大师"李继硕、"模范军医"陈绍洋等全国先进典型。学校坚持人民军队宗旨，坚决履行人民军队使命。在抗日战争、解放战争、抗美援朝、西藏平叛和边境自卫反击战中，用信仰和忠诚传承了红色基因，圆满完成了战场救护任务。执行抗击非典、抗洪抢险、抗震救灾、国庆阅兵、世博安检、亚运三防、维稳处突、国际维和等 30 余次非战争军事行动卫勤保障任务。2017 年军改后，学校在中央军委和空军的正确领导下，聚焦加快建设一支立足空军、面向全军、突出特色、集约办学的高等军事医学学府。

（徐 雷）

wèishēng qínwùxué jiàoyù jīgòu

卫生勤务学教育机构 （health service educational institute）

军队医学院校和科研院所中开展卫生勤务普及教育、学历教育及任职教育，培养卫勤指挥管理人才的专业单位。

发展史 20 世纪初，俄军把卫生勤务作为一门独立学科进行讲授和研究。1922 年苏维埃红军印发了军医卫勤战术大纲教材，

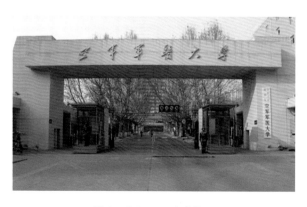

图 1 空军军医大学校门
（徐雷供图）

并在列宁格勒军事医学院建有卫生勤务教研室，讲授和研究卫勤组织与战术，1930 年在该院建立卫勤组织与卫生战术教研室。

中华人民共和国成立后，1951 年军医院校相继建立了卫生勤务教研室。1954 年 7 月，第二军医大学开设筹建卫勤系，并于当年招生。1955 年 9 月，正式命名为中国人民解放军第二军医大学卫生勤务系（图 1）。编系主任和政治委员，设系部，辖卫生勤务学教研室，卫勤师资训练班和学员队。1960 年，该系划归后勤学院建制，系下设卫勤教研室和卫勤队。1969 年，因后勤学院撤销停办。1976 年 4 月，在第二军医大学重建卫生勤务系。1977 年 12 月，卫勤系又划归后勤学院，后于 1978 年与军械系合并为卫勤军械系（1986 年撤销）。1992 年 9 月，第二军医大学再次重建卫勤系。20 世纪 90 年代各军医大学、军医学院、后勤学院设卫勤教研室，开展卫生勤务普及教育和继续教育，军医学院撤销后卫生勤务教学由军医大学承担。1986 年开始招收卫勤硕士研究生，1993 年开始招收地方应届高中毕业生，1994 年开展卫勤专业函授教育，2002 年开始系统开展任职教育，2003 年开始招收卫勤博士研究生，2012 年开始培训预选卫生士官。2017 年，各军医大学和军事医学科学院虽分别改隶军种和军事科学院管理，但卫生勤务学教育机构基本保持不变。

组织体系　中国人民解放军卫生勤务教学机构有两种类型，一是专业系（所），包括第二军医大学卫生勤务学系、军事医学研究院卫生勤务与血液研究所；二是专业教研室，包括第三军医大学、第四军医大学、国防大学联合勤务学院等院校卫勤教研室。其中，卫勤系设系部和军事学、卫生勤务学、军队卫生事业管理学、军队卫生装备学、军队卫生统计学等教研室及学员队，有卫勤模拟训练中心、图书资料室、卫勤决策支持实验室等辅助教学设施。卫生勤务与血液研究所设卫生勤务研究室、医学专业勤务研究室等。

职能任务　卫生勤务教育机构的主要任务：①培养从事军队卫生勤务管理和教学的专门人才，培训现职初、中级卫勤管理军官。②承担全军卫勤重大科研课题的研究，开展卫勤学术活动。③负责本系（所）的教学、科研、行政管理。

各卫生勤务学教研室不仅向临床医学等各专业学员传授卫生勤务学知识，普及卫生勤务教育，也承担卫勤研究生教学任务，培养高层次卫勤专业人才。开设的主要课程有军事后勤共同科目、基础医学理论、临床医学概论、军队卫生学、军队流行病学、医学防护学、平时卫生勤务学、战时卫生勤务学、非战争军事行动卫生勤务学、现代卫生管理学、卫生经济学等。

（王　谦　秦　超）

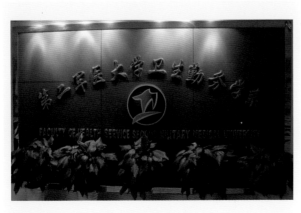

图 1　卫生勤务学系
（宋著省供图）

hǎijūn yīxué jiàoyù jīgòu

海军医学教育机构（naval medical educational institute）从事海军军事医学教育的专业机构。主要担负海军军事医学、军事航海医学的教学、训练和相关领域科学研究，为部队培养海军医学人才，提供卫勤保障理论和技术支撑。

世界主要发达国家海军都在军队医学院校设立海军医学教育机构。其中美海军医学教育机构数量多，培训机构分类细，如美国贝塞斯达三军医科大学、蒙特里海军研究生院、贝塞斯达海军卫生学校、朴茨茅斯海军卫生学校、圣迭戈海军卫生学校、彭德尔顿营海军卫勤学校等。俄罗斯圣彼得堡军事医学院、英国皇家医学院、法国军事医学院等都有下属的海军医学教育机构。

中国人民解放军海军医学教育机构包括海军医学系、士官培训基地和医院的在职进修队等。海军医学系于 1958 年遵照中央军委的命令在第二军医大学筹建，1960 年正式开始招生，2017 年转隶海军称海军军医大学（图 1）。经多年的发展和不断调整，海军军医大学编设有潜水医学、舰艇卫生学、航海特殊损伤防护医学、海军航空医学、舰船辐射医学、海洋生物技术、海军军事卫勤与装备、海军流行病学教研室和若干个学员队，是中国高等院校中唯一的军事航海医学专业人才培养基地，拥有特种医学、航海医学、放射医学、食品与营养卫生

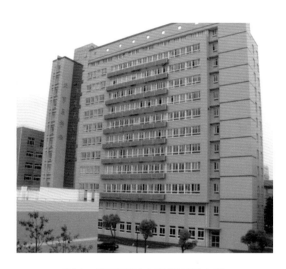

图1 海军军医大学海医系主楼
（海军军医大学政治工作部供图）

学、军事预防医学博士学位授权点；建有航海医学国家和军队级重点学科、航海特殊环境医学防护军队重点实验室、国家级实验教学示范中心和国家级虚拟仿真实验教学示范中心；配备有潜艇脱险模拟训练系统、多种类型加压舱、舰船辐射侦检仪器、模拟核辐射辐照装置、舰船运动模拟器、海洋有毒生物标本库、海军核化医学救援装备及相关医学科学仪器等，为教学科研和服务部队提供了优良的支撑条件。

海军医学教育机构的职能是在基础医学和临床医学教育的基础上，开展海军军事医学的教育培训工作，使所培养的医学生能适应海军部队卫勤保障工作的需要；同时开展相关领域的科学研究工作，为增进海军人员健康和作业效能、提高战斗力服务。主要任务是培养海军医学各层次生长学员，包括本科生、硕士生、博士生及博士后；培训军事航海医学相关的任职教育学员，包括舰艇军医、潜水军医、海军卫勤指挥人员、留学生等；围绕培养对象，开设的课程有潜水医学、

海军卫生学、海军流行病学、航海特种伤病防治、海军卫生勤务学、海军卫生装备学、舰船辐射防护学、海军航空医学、海军航海医学心理学、海军军事知识等。

（朱仁心）

hángkōng hángtiān yīxué jiàoyù jīgòu

航空航天医学教育机构（air force medical educational insti-tute） 培养军事航空航天医学人才的医学教学机构。主要有航空航天医学系、航医训练队等，是航空航天医学高级专业人才的培养基地。主要任务是培养军事航空医学专业本科生、进修生、留学生，培养航空航天医学专业硕士生、博士生、博士后，开展航空航天医学理论和应用性基础理论研究。

发展史 在第一次世界大战期间，航空医学作为一门新的学科初露头角。1919年，美国陆军部出版了一本篇幅巨大的历史性著作《航空勤务医学》。同年，英国皇家海军的格雷恩·安德森（H. Graene Anderson）撰写了第一本航空医学教科书《航空的内、外科问题》。1920年美国陆军部成立了航空医学院，并出版了《航空医学》教科书。至40年代末，在美国和加拿大已有6000多名医师完成了毕业后的航空医学训练。美军航空医学的初级教育阶段根据军种不同分别由美国空军航空航天医学院、美国陆军航空医学中心、美国海军航空航天医学院负责培养；而航空航天医

学专业高级训练阶段则由美国空军航空航天医学院和美国海军航空航天医学院负责培养。在教程和培训内容上各军种也各有特色。总之，有志于获得航空航天医学证书的医师，其教育和训练计划包括4个毕业后学年。必须接受1年临床训练，这通常在医学院毕业后的第一年进行。然后进行1年的院校训练，绝大多数人在这年结束时获得公共卫生硕士学位。第三年集中学习航空航天医学的生理、环境及临床的特殊问题。最后一年是在临床、研究、教学方面实习或进行附加的院校训练。

1950年，中国人民解放军空军开办航医训练班，由苏联卫生顾问讲授航空医学，培养了首批专业人员。1954年10月在长春第一军医大学组建航空医学系，1958年学校建制归地方，该系撤销。1960年在西安第四军医大学组建航空医学系，1999年10月改称为航空航天医学系。1976年在空军军医专科学校编设了航空医学教研室。此外，中国医学科学院于1960年组建了宇宙医学专业班，划归基础医学研究所生理系管辖，1962年改名为宇宙生理专业班，1963年结业，培养学生40名。空军军医大学航空航天医学系是中国高等院校中唯一设置的航空航天医学学科专业点。1982年以来，航医系每年举办全国性航空航天医学专业培训班，结业的航空医学专业进修生已达数千名。1989年航空医学专业被国家教委批准为国家级重点学科。1996年作为航空航天医学学科专业点被确定为全军重点建设学科。该系是军医大学"211工程"建设的重点学科之一。1998年该系成为国家教委实施的"长江学者

奖励计划"首批设立特聘教授岗位的学科之一（图1）。

组织体系 航空航天医学系下设航空航天生理学、航空航天生物动力学、航空航天临床医学中心、航空航天卫生学、航空航天医学装备、航空航天训练、飞行人员疗养与康复教研室等。拥有一支包括博士、硕士研究生指导教师在内的师资队伍。另外，在空军特色医学中心，下设有航医训练队，担负航医培训任务，与军医大学航空航天医学系联合培养航空航天医学专业研究生。

职能任务 航空医师必须具备临床医学的知识和技能，同时经过航空医学专业培训，才能更好地履行自己的岗位职责。航空航天医学系主要培养为航空兵部队服务的航空医师和从事航空临床医学专业工作的全科医师及教学、科研工作人员，本科学制5年，毕业合格者，授予空军临床医学专业学士学位。航空航天医学系、空军特色医学中心、中国航天医学工程研究所联合培养航空航天医学硕士、博士研究生。空军特色医学研究中心主要开展飞行人员生理心理训练与航空卫生人员业务培训，设有航空生理实验室、航空军医主任培训中心

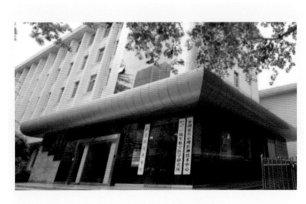

图1　航空航天医学系
（空军军医大学供图）

及载人离心机医学训练基地。

此外，航空航天医学系还担负全军航空航天医学专业继续教育培训任务，对从事航空卫生工作的在职干部培训，是航空医师培训的主要方式。航空医学专业进修时间一般为2～4个月，学习航空航天生理学、航空航天生物动力学、航空航天心理学、航空航天营养与食品卫生学、航空航天临床医学、航空卫生勤务、航空航天知识等课程，完成教学实习或见习，经考试合格者授予结业证。

（李金声　王其荣）

gāoyuán jūnshì yīxué jiàoyù jīgòu
高原军事医学教育机构（high altitude military medicine educational institute） 设在高等医学院校或科研机构内培养高原军事医学人才的教学机构。

发展史 中国人民解放军高原军事医学教育机构规模建设起于1999年，当年8月31日，经总部批准，在中国人民解放军第三军医大学组建了高原军事医学系，该系是中国高原军事医学专业人才的培养基地。成立之初，下辖病理生理学教研室（高原医学研究室）、卫勤教研室、卫生统计学教研室、中心实验室，后又新设高原卫生学、高原疾病学、高原军事医学地理学教研室和高原卫生装备研究室。2003年4月，学校将卫生统计学教研室重新划归预防医学系，高原卫生学教研室改名高原军队卫生学教研室，高原军事

医学地理学教研室改名军事医学地理学教研室，成立高原疾病学教研室（挂靠在拉萨临床学院）。2007年9月，组建专管共用的实验室，将中心实验室重新划归基础部，将军事学教研室划归高原军事医学系。2008年，成功申报高原医学教育部重点实验室后，对外统称高原医学实验室。2008年9月，建立高原疾病学教研室。2013年7月，军队院校编制体制调整时，将卫生勤务学教研室和军事教研室的运行编制转隶本校卫勤训练基地，新组建高原特需药品与卫生装备研究室，同时对部分教研室进行更名。2017年军队编制体制调整，卫生勤务学教研室、军事教研室以及军事医学地理学教研室转隶本校陆军卫勤训练基地，其他教研室进行调整重组，现编制高原生理学教研室、高原生理学与病理学教研室、高原作业医学教研室、寒区医学教研室、高原特需药品与器材研究室。在几十年积淀的基础上，已经形成了独立学科和完善的教育体系。

专业机构 中国人民解放军高原军事医学教育机构主要包括陆军军医大学高原军事医学系、军事医学研究院环境医学与作业医学研究所、西藏军区拉萨总医院等，其中以陆军军医大学的高原军事医学系组织体系最为完善，设高原生理学教研室、高原生理学与病理学教研室、高原作业医学教研室、寒区医学教研室、高原特需药品与器材研究室4个教研室和1个研究室。建有高原环境医学教育部重点实验室、军队高原医学重点实验室，配有包括常温低压舱、低温低压舱和动物低压舱在内的大型低压舱群等专用设备。该系是全军"2110工

程"、原总后"530 工程"重点建设学科,国家自然科学基金委特殊学科点,国家中医药管理局高原病重点专科,国家级虚拟仿真教学实验中心,中国高原医学人才培养、科研攻关、服务保障的重要基地,也是经总部批准的全军唯一的高原医学外军培训基地。

职能任务 各高原军事医学教育机构的主要职能任务是培养高原军事医学专业本科生、研究生,承担任职培训;开展为军服务,为拟进入高海拔地区演训部队开展高原卫生防病知识讲座;开展高原医学相关研究;执行高原多样化军事任务卫勤保障。其中,陆军军医大学高原军事医学系是全军唯一的高原军事医学综合教育机构,是中国高原医学人才培养、科研攻关、服务保障的重要基地,也是经总部批准的全军唯一的高原医学外军培训基地。军事医学研究院环境医学与作业医学研究所的职能侧重于高原军事医学教育体系中的研究生教育部分;拉萨总医院的职能任务侧重于对高原部队卫生机构及医院卫生人员进行继续医学教育,并承担高原医学专业本科生的高原现场见习(实习)教学任务。

教育特色 各高原军事医学教育机构中,陆军军医大学高原军事医学系教育训练特色鲜明、科技创新硕果累累,长期引领全军高原军事医学教育的发展,主体地位与核心作用突出。该系一直承担着全校各院系、各层次的病理生理学、军事医学地理学等学科的教学训练任务,并参加学校每年举行的军事医学综合演练。高原军事医学系培养高原医学专业五年制本科生,是高原医学专业硕士和博士授权点、后方专业勤务博士点;出版有《高原军事

医学》《高原病理生理学》《高原卫生学》《高原疾病学》《高原流行病学》和《高原军事医学地理学》等专著和教材,截至 2016 年,共培养高原医学专业本科学员637 名;培训高原军事医学任职干部 3000 余人次;培养病理生理、高原医学、后方专业勤务 3 个专业的博士、硕士研究生 100 余名。12 项教学成果获军队和学校教学成果奖。2006 年,由高钰琪教授牵头完成的《高原病发病机制与防治措施研究》荣获国家科技进步一等奖,标志着中国高原医学研究跃居世界领先水平。先后主办国际学术会议 1 次,主办全国全军学术会议 8 次,有 200 余人次参加国际、国内各类学术会议,交流学术论文 300 余篇。

(高钰琪)

yīwù shìguān xuéxiào

医务士官学校(medical non-commissioned officer academy)

以培训卫生士官为主的军队医学教育机构。军队医学院校之一。中国人民解放军医务士官主要由陆军军医大学士官学校培养,边防训练大队和海军、空军、火箭军卫生员训练队也培养部分士官。

发展史 陆军军医大学士官学校的前身为白求恩军医学院。1938 年创建于河北省唐县牛眼沟村,时称晋察冀军区卫生学校,白求恩同志亲自倡议并参与了学校的创建。为了纪念他为学校创建做出的特殊贡献,1940 年学校更名为"白求恩学校",1946 年

1 月更名为白求恩医科学校,同年 6 月接收张家口医学院更名为白求恩医科大学。1964 年,编为北京军区后勤部卫生学校,驻石家庄市;1969 年,命名为北京军区军医学校;1993 年,更名为石家庄医学高等专科学校,归属北京军区建制领导。1999 年 5 月,更名为白求恩军医学院。随着军队卫生士官制度的建立,2004 年9 月,白求恩军医学院转隶为第四军医大学白求恩军医学院(护理士官系)。2011 年 9 月,第四军医大学护理士官系独立,改建为医务士官学校,全名为中国人民解放军白求恩医务士官学校(图 1),隶属于总后勤部建制领导。2015 年 11 月,军队体制调整改革后,白求恩士官学校先转隶为军委训练管理部直属单位,2017 年 7 月转隶陆军军医大学。

教学体制 士官学校编有校长、政治委员、副校长兼教育长,机关编设有办公室、教务处、教保处、科研学术处等,下设基础部、战术卫勤系、健康维护系、战救医疗系、军事护理系、医技保障系、学员大队、学兵大队、附属医院等。教学性质为卫生士官的职业技术教育、继续教育、

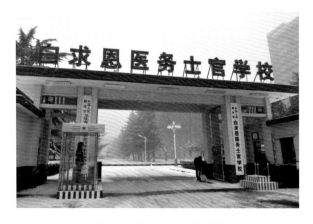

图 1 白求恩医务士官学校
(尹威华供图)

任职培训和资格培训教育，承担卫生士官职业技术教育、预选卫生士官培训、卫生士官升级培训、护理文职人员军事医学任职培训、高技能人才培养、卫生专业士兵职业技能鉴定考评员培训及技能鉴定等任务。课程学制：①卫生士官高等职业技术教育，开设有战救医学、军事护理、军事药学、军事医学检验技术、部队放射技术、部队特诊技术、军事卫生防疫技术、军事口腔技术、卫生装备维修9个专业，学制3年，大专学历。②预选卫生士官培训，学制6个月。③卫生士官升级培训，初级升中级学制3个月，中级升高级学制1个月。各培训类别均面向全军招生。

办学特色 ①根据部队卫生机构卫勤保障的特殊需要，以突出基层部队常见伤病诊治、紧急救护能力和基本诊疗技术、卫生防病、军人基本素质培养特色。②根据卫生士官教育性质、培养方向和人才类型的特殊性，形成以高等职业技术教育、任职教育、资格培训和继续教育相结合的卫生士官培训体系，确立以"宽口径、应用型、复合型"的培养目标，坚持"基础理论'零冗余'、基本技能'过饱和'，卫勤保障'跨专业'、战勤保障'跨领域'"，以及"教管结合、训养一致、强化技能、综合育人"的士官教育特色。③坚持"姓军为兵，面向基层，秉承传统，崇德尚能"办学理念，坚持"用得上、信得过、留得住"的"三得"人才培养特色，落实"价值观念趋向基层、思想感情融入基层、军人素质适应基层、专业技能满足基层"的"四维聚焦"培养模式。④确立"以科学发展理念推进实战化教育教学改革、育人为

本理念强化技能教学中心地位、质量至上理念构建质量保障体系、特色办学理念形成优势提升水平"的办学思路，逐步建立了完善的卫生士官培训体系。⑤坚持用白求恩精神传统育人。围绕"弘扬白求恩精神，争做白求恩传人"的校训，突出特色育人，贴近实战，面向部队，面向战场。

(李云波　尹芳秋)

wèishēngyuán xùnliànduì
卫生员训练队（medical orderly training detachment）　为部队基层单位培训卫生员的初级医学教学机构。对完成部队平战时卫勤保障任务、维护部队战斗力起着重要作用。

发展史　卫生员训练，土地革命战争时期由中国工农红军军医学校负责；抗日战争时期由军团前总、纵队，以及师卫生部卫生训练队和各根据地卫生训练队负责；解放战争时期由军分区、师、旅及部分团组建的卫生员训练队负责。1950年，军委卫生部召开教育专门会议，明确卫生员由师组织培训。1952年以后，逐步统一了卫生员训练机构，军区编卫生员教导大队，军或师编卫生员教导排。20世纪60年代，卫生员教导大队撤销，卫生员教导排改为卫生员训练队，并配有基本的成套教学设备，隶属军直卫生所和师医院。90年代，为解决卫生员训练队编设分散、教学质量不高的问题，军、师两级的卫生员训练队合编，在大部分集团军编设卫生员训练队，实行基地化训练，加快了电教化、模拟化、正规化建设步伐，逐步建立集教学、训练、见习为一体的综合性卫生员训练基地。2001年1月训练机构改革调整，各集团军及海军、空军编设卫生员训练队，隶

属于集团军司机卫生员训练大队、海（空）军后勤训练基地、第二炮兵基地队属医院建制领导。2011年9年全军院校会议后，陆军集团军卫生员训练队撤销，将卫生员训练纳入院校培训体制，改为预选卫生士官培训。陆军统一纳入第二、第三军医大学，以及白求恩医务士官学校和兰州军区综合训练基地军医训练大队培训。海军卫生员训练大队1个，编为正团级，驻河北省邢台市，隶属于海军后勤训练基地建制领导；空军卫生员训练队5个，编为正营级，分别由沈阳、北京、上海、武汉等训练保障基地负责，隶属于空军训练基地建制领导；火箭军卫生员训练队8个，编为正连级，分别由各导弹基地的队属医院负责培训。

编制与培训员额　编制大小根据部队卫生机构的卫生员编制数及服役年限确定。通常编制为正营级，设有队长、教导员、副队长各1名并为兼职教员，以及专业教员、战士等。海军卫生员训练大队设训练处、政治处、管理处和教研室，下设3个学兵中队，每个中队有学兵120名左右；火箭军各基地卫生员训练队，设队长1名，教员由队属医院卫生技术人员担任，每队年培训约80人左右。

培训内容　包括卫生员新训和卫生技术人员的短期集训，分为三个模块：①医学卫生基础，有职责与部队卫生勤务、人体结构与功能、病原微生物与寄生虫。②基层卫生专业知识，有药物常识、心理教育疏导与训练、诊断基础、常见疾病防治、常用医疗护理技术、中医理疗技术（图1）。③基层军事医学技能，有现场救治与防护技术、部队卫生防疫技

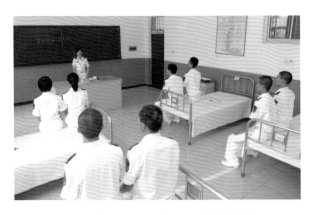

图 1　海军卫训队学员在示教室上课
（全军卫训办供图）

术、部队健康教育技术等。训练时间为 6 个月，760 学时左右。按照军队统一颁发的《中国人民解放军军事训练与考核大纲（卫生员训练队）》《预选卫生士官教材》执行。经各课程培训、考试和初级技能职业资格考核合格，填写《预选卫生士官培训登记表》和《军队卫生专业士兵职业技能鉴定登记表》，并颁发统一印发的《卫生员毕业证》、国家劳动和社会保障部统一制发的《初（中、高）级技能职业资格证书》。为了加强全军卫生员训练队管理，编设了全军卫生员训练改革办公室，纳入白求恩医务士官学校编制，负责全军卫生员培训的教材、毕业证、技能职业资格证书核发以及培训与鉴定的协调、指导等。

（尹芳秋　高永刚）

jūnshì yīxué kēyán jīgòu

军事医学科研机构（military medicine research institutes）

开展军事医学研究的综合性和专业性军队科研机构。综合性科研机构为军事医学研究院，专业性科研机构主要包括陆军、海军、空军、火箭军、战略支援部队等特色医学中心。

发展史　军事医学研究院的前身是军事医学科学院，其发展历程集中体现了中国人民解放军军事医学科研机构发展变迁历史，其他专业性军事医学科研机构的创建与发展与军事医学科学院都有密切的关系。1951 年 6 月 11 日，中央军委根据抗美援朝战争中的重大卫生需求，发出《电告成立中国人民解放军医学科学院》的指示。同年 8 月 1 日，该院在上海正式成立。建院初期的基本任务致力于解决当时部队医学卫生工作上迫切需要解决的问题，提高军队医学科学水平以适应现代国防建设的需要，训练和培养军事卫生干部、高级师资和研究人员。1958 年，该院整体搬迁至北京，主要研究常规战伤和核、化学、生物武器损伤，部队传染病常见病的防治，以及寒区、高原、热区、航空和航天医学保障等。2003 年，根据中央军委命令，依托军事医学科学院成立中国人民解放军疾病预防控制中心，承担军事医学研究与军队疾病防控双重任务。军事医学科学院实验外科系成立于 1952 年 4 月，于 1962 年更名为野战外科研究所，1963 年 3 月迁至重庆，于 1965 年 12 月划归第七军医大学建制；1978 年 2 月，野战外科研究所与第三军医大学第三附属医院合并；后又建立解放军总医院野战外科研究所。

中国人民解放军海军医学研究所于 1954 年 12 月创建，时称海军卫生勤务研究所，隶属海军后勤部卫生部。1964 年正式命名为海军医学研究所。中国人民解放军空军航空医学研究所于 1954 年 8 月建立，空军总医院临床航空医学中心建于 1956 年，隶属于空军后勤部，业务上接受空军科研部和卫生部指导。第四军医大学航空航天医学系组建于 1960 年，始称航空医学系，1963 年更名为空军医学系，1999 年更名为航空航天医学系。2017 年军队编制体制改革，军事医学科学院调整隶属关系，更名为军事科学院军事医学研究院（图 1）。同年，野战外科研究所随原第三军医大学并入新组建的陆军军医大学，海军医学研究所转隶海军军医大学（原第二军医大学），航空医学研究所转隶空军军医大学（原第四军医大学）。2018 年，陆军特色医学中心、海军特色医学中心、空军特色医学中心、火箭军特色医学中心、战略支援部队特色医学中心等成立，各中心内的医学

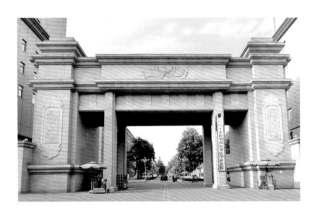

图 1　军事医学研究院
（丁一供图）

研究所仍是开展军种专业性军事医学研究的主要力量。

组织体系　军事医学研究院下设卫生勤务与血液、辐射医学、军事认知与脑科学、环境医学与作业医学、微生物流行病、毒物药物、生命组学、生物工程、军事兽医9个研究所，以及实验动物、生物医学分析、科技保障3个中心，与专业性研究机构共同构成了军事医学科研体系。

陆军特色医学中心编设感染与免疫、战创伤休克防治、脊髓损伤、冲击伤及撞击伤、生物医学电子、武器杀伤生物效应评估、分子生物学、医学情报和野战卫生装备等功能单元。拥有野战外科学国家级重点学科，为中国人民解放军武器杀伤生物效应评估中心、战创伤研究中心、交通医学研究中心和战创伤训练基地，构成了创伤、烧伤与复合伤国家重点学科体系。

海军特色医学中心编设潜水医学、防护医学、舰艇卫生、卫生勤务、流行病学、航空医学、特种被装食品等功能单元，是具有潜水医学、舰艇卫生学、海军特殊环境医学、海军流行病学、海军卫生勤务学、军队卫生装备学、海军航空医学、核辐射防护医学、军事人机功效学、军事药学等多学科专业的科研机构。

空军特色医学中心编设航空卫生勤务、飞行人员健康鉴定、航空救生、高空生理、加速度生理、航空心理、航空卫生装备、航空医学情报信息8个研究室，拥有"中国人民解放军航空生理实验室"和"中国人民解放军航空医学工程实验室"2个全军医学重点实验室。

职能任务　综合性和专业性科研机构的基本职能任务大同小异，在研究领域和能力水平上有所区别。

军事医学研究院职能任务　开展平战时核化生和新武器损伤医学防护、卫生勤务、军队卫生、军事环境医学、军事生命组学、军事药学和军事兽医学等重大科学技术问题研究；开展与军事相关的基础、临床和生物高技术研究，并为全军培养医学高级科技人才。主要任务：①卫生勤务研究，重点开展卫生勤务理论与实践研究，提供决策咨询服务。②放射与辐射损伤医学防护研究，重点开展核武器与高技术武器损伤防护、核与辐射突发事件医学应急救援及相关基础和临床研究。③化学损伤医学防护研究，重点开展化学战剂和其他毒剂毒物的检测、消毒、预防和救治措施研究，以及军用特需药物和相关基础与临床研究。④生物损伤医学防护研究，重点开展生物战剂的侦、检、消、防、治研究，反生物恐怖及突发公共卫生事件应急医学处置研究，生物技术及相关基础研究。⑤军队卫生与环境医学研究，重点开展军队卫生、特殊环境医学、军事作业医学、应激医学和营养与食品卫生安全及相关基础研究。⑥生命组学研究，重点开展战略支援性、基础性、前沿性生物技术的发现与培育研究。⑦野战输血研究，重点开展战时血液采集、检验、消毒、质控、储存研究，血液制品、血液代用品和输血治疗技术及装备技术研究。⑧军事兽医研究，重点开展人畜共患病、军用动物疫病防治和动物性食品安全以及军事兽医学基础、情报、勤务和装备技术研究。建院以来，取得了以国家科技进步特等奖为代表的一系列高等级科技成果。

陆军特色医学中心职能任务　主要开展战伤救治基础、战伤救治技术、战伤救治组织、战伤救治训练研究以及战伤急救器材和野战卫生装备研制，研究特色主要是失血性休克和感染性休克防治、脊髓及神经损伤修复、冲击伤及撞击伤防治、武器杀伤生物效应评估及野战卫生装备研究。在抗休克、抗感染、输血、烧伤及皮肤移植、复合伤、腹部伤、骨折、血液代用品及止血、固定和血管吻合器材等领域取得一系列成果并被广泛应用于战（创）伤救治。

海军特色医学中心职能任务　主要开展与海军人员军事作业有关的医学研究，研究特色主要是水下生理学和高气压医学基础理论与应用研究、舰艇特殊环境因素对人员的生理心理影响及防护措施研究、舰艇舱室环境因素的评估与控制研究、核潜艇辐射剂量监测和辐射环境评价研究、海军卫勤学术研究、舰载机航空医学保障研究，以及海军舰艇部队和特殊作业人员营养代谢、食品、给水卫生和防护被装研究，所取得的科技成果被广泛应用于海军卫勤保障。

空军特色医学中心职能任务　主要开展航空医学、空军卫勤研究，研究制定飞行人员供氧、抗荷及其他防护救生装备生理卫生学标准和规范，研究制定航空座舱工效学标准，负责飞行事故医学调查，负责卫勤保障专用设备和航空救生物品的研制与选型论证，承担有关国家军用标准和技术规范的拟制，组织实施飞行人员离心机医学训练等航空生理心理训练，所取得的科技成果被广泛应用于空军卫勤保障。

（雷二庆）

wèishēng qínwù yánjiū jīgòu

卫生勤务研究机构（research institute of health service）

从事卫生勤务学术研究的军事医学科研机构。其主要任务是开展平战时卫勤基础理论、军队卫生方针政策、法规条例、军队卫勤体制编制及综合发展的研究，为上级决策提供咨询服务；开展战略、战役、战术卫勤保障和外军卫勤研究；组织编写卫勤教材、手册及专业辞书，编辑出版卫勤学术刊物和学术资料等。

发展史　20 世纪初，一些国家军队陆续建立了科研教学机构，初步开展了卫勤学术研究，编写了卫勤著作和教材，向军医和院校学员进行讲授。苏军于 20 世纪 30 年代成立工农红军军事卫生研究所，下设卫生勤务组织与战术教研室，进行卫生勤务教学和研究工作，后改名为工农红军卫生科研试验研究所，下设卫生勤务组织和战术研究部。俄军卫勤研究主要由基洛夫军事医学院和国家军事医学研究所承担。美军没有设置专门卫勤研究机构，其卫生勤务研究主要根据不同阶段的军事需求，组织直属国防部或军兵种诸如陆军医学研究与物资部、海军医学研究与发展部、空军航空航天医学部等科研机构具体实施。法军的卫勤科研机构包括三军卫勤研究中心（设在巴黎）、研究实验室（设在里昂）以及负责医学统计的卫勤会计总局（设在利摩日）。德军卫勤研究机构主要包括 3 个中央卫勤研究所，即科布伦茨中央卫勤研究所、基尔中央卫勤研究所和慕尼黑中央卫勤研究所，均隶属于德军卫生局。日本在自卫队卫生学校研究部设立了卫勤研究室，承担相关卫勤研究任务。

中国人民解放军于 1951 年开始，在军医院校成立了卫生勤务学教研室，为军医学员开设了卫生勤务学课程。1955 年第二军医大学、后勤学院成立卫勤系，专门培养卫勤领导干部，后分别划归海军医科大学和国防大学联合勤务学院建制。1958 年，总后勤部成立了专门的卫勤研究机构—军事医学科学院卫生勤务研究所，空军、海军后勤部卫生部设有卫勤研究室。20 世纪 60 年代，卫勤研究所转隶后勤学院。70 年代末，总后勤部卫生部和海军医学研究所、空军航空医学研究所编设卫勤研究室。2003 年 10 月，总后勤部卫生部卫生勤务研究室与军事医学科学院医学情报研究所合并，成立卫生勤务与医学情报研究所，2017 年军队体制编制改革与野战输血研究所合并。此外，全军医学科学技术委员会下设有卫勤专业委员会，各军种也有类似的卫勤学术组织。

组织体系　中国人民解放军的卫生勤务研究机构，根据体制编制及组织形式的不同，分为两大类。①专门卫勤研究机构：主要包括军事医学研究院卫生勤务与血液研究所、各军种特色医学研究中心编设的卫生勤务研究室。②教学与科研相结合的卫勤研究机构：主要包括国防大学联合勤务学院、各军医大学编设的卫勤系、卫生勤务教研室。其中海军军医大学（原第二军医大学）卫勤系内部设机关参谋、干事和卫勤教研室、卫生事业管理教研室、卫生统计教研室等。

职能任务　主要包括：①承担全军卫勤科研课题研究，包括平战时卫生勤务与卫生管理、平战时保障方法、军队卫勤建设新理论及规章制度等，进行勤务评估，并提出对策建议。②承担军委、军种机关重大卫勤问题的决策咨询、重要政策的设计论证、参与重要报告与方案的撰写等工作。③主责或参与制定全军卫勤学术研究规划、组织指导全军卫勤学术研究和交流协调，推动卫勤学术发展。④承办全军医学科学技术委员会卫勤专业委员会及《解放军卫勤杂志》编委会的日常工作。⑤结合军种特点，开展专业卫勤学术研究和专用卫生装备的论证研究。其中，全军性卫勤研究主要由军事医学研究院卫生勤务与血液研究所承担；军种卫勤研究分别由军种特色医学中心编设的卫生勤务研究室承担。卫生勤务教研室的主要职能是承担院校卫勤教学任务，同时根据各单位学科专业优势和卫勤研究任务需要，分别从战役、战术层面开展卫勤学术研究。

（吴　东　王庆阳）

jūnshì fúshè yīxué yánjiū jīgòu

军事辐射医学研究机构（military radiation medicine research institute）

从事放射与辐射医学研究的军事医学科研机构。中国人民解放军的专职研究机构为军事医学研究院放射医学研究所，兼职机构为军医大学的军事预防医学系或相关专业教研室。

军事医学研究院放射医学研究所前身是军事医学科学院放射生物系，始建于 1958 年。1972 年更名为防原医学研究所。1978 年，为方便对外交流，更名为放射医学研究所。2003 年，随着研究方向的拓展，更名为放射与辐射医学研究所。2017 年，军队编制体制调整再次更名为放射医学研究所。该所参加了中国历次核试验，在放射病治疗、剂量估算、损伤效应、医学防护及防治药物方面处于国际领先地位，形成了一套"侦、检、消、防、救、诊、治"的医学措施和技术装备，是中国核应急医学处置的"突击队"；曾参与北京奥运、广州亚运、上海世博、深圳大运会等一系列重大活动安保任务；领衔了国际人类肝脏蛋白质组计划，牵头组织了国家蛋白质科学基础设施和中国人类蛋白质组计划。研究所下设放射病实验治疗、抗辐射药物药理毒理学、实验血液学、辐射毒理与危害评价、辐射生物化学与分子生物学、辐射防护与保健物理、抗辐射药物化学、实验病理学、军事生物技术、辐射基因组学与蛋白质组学、电磁与激光生物学 11 个研究室。该所还领衔建设国家蛋白质科学基础设施（北京），建有 1 个国家工程研究中心、1 个国家重点实验室、5 个全军重点实验室、4 个省部级重点实验室、3 个全军任务中心（总站），是国家生物医学分析中心主要组成单位之一。

陆军军医大学在军事放射与辐射医学研究领域占有重要地位，在电离辐射生物学效应、急性放射病病理、小剂量外照射的生物效应和慢性放射病、内照射放射损伤、皮肤放射损伤、核爆炸复合伤、核武器伤害的防护等领域有突出贡献。军队复合伤研究所是创伤、烧伤与复合伤国家重点实验室的组成部分。

该类研究机构主要职能是以核与高新技术武器医学防护为核心，研究放射与辐射因素的致伤机制、防治措施技术和装备，提高战场救治、应急救援和作战训练保障能力。开展的重点任务有放射病实验治疗、放射复合伤病

理、抗辐射药物药理和毒理学以及药物化学、实验血液学、辐射毒理与危害评价、辐射生物化学与分子生物学、辐射防护与保健物理、实验病理学、辐射基因组学与蛋白质组学、电磁与激光生物学等研究。

（贾启燕）

jūnshì jīchǔ yīxué yánjiū jīgòu

军事基础医学研究机构（military basic medicine research institute）

以解决军事医学共性科学问题和突破共性关键技术为主要任务的军事医学科研机构。中国人民解放军专职科研机构为军事医学研究院军事认知与脑科学研究所和生命组学研究所，兼职机构主要是军医大学基础医学系。其他军事医学科研机构结合自身职能任务和专长领域，也开展一些专题性的基础研究工作。

1978 年 7 月，根据军事医学科技发展的需要，在以蔡翘为代表的一批著名专家教授建议下，经总后勤部报请中央军委批准，军事医学科学院基础医学研究所成立。经过几十年建设发展，设置有神经生物学、细胞生物学、基因组学、免疫学、前沿交叉科学、生物诊断、生物化学、军事认知、病理生理学、转化医学等研究室。拥有国家发展与改革委员会所属国家免疫诊断工程实验室、全军军事认知与心理卫生、全军生防与疾控前沿技术、全军应激医学等军队重点实验室，是国家科技部蛋白质组重点实验室组成部分。2017 年，军事医学研究院将基础医学研究所重组为军事认知与脑科学研究所，同时新组建了生命组学研究所。

该类研究机构主要职能任务是开展军事医学基础理论与前沿技术研究，为军事医学研究提供

新理论、新技术、新方法、新平台。①围绕"三防"医学及军队卫生科研任务，开展相关的基础医学理论和方法研究。②开展精神损伤因素与新致伤因素的医学防护研究。③开展战创伤及军人健康关键科学问题研究。④建立以神经-内分泌-免疫网络为核心的学科平台。⑤开展新一代生命组学、特种损伤组学、特殊环境组学等高新技术研究。

（房涛）

jūnduì wèishēngxué huánjìng yīxué yánjiū jīgòu

军队卫生学环境医学研究机构（military hygiene and environmental medicine research institute）

主要从事卫生学、环境医学研究的军事医学科研机构。中国人民解放军专职研究机构为军事医学研究院环境医学与作业医学研究所，兼职机构为军医大学的军事预防医学系、高原医学系以及军队各级疾病预防控制中心。

发展史　1951 年，为解决抗美援朝战争中部队夜盲症等问题，军事医学科学院组建营养系，开展军队营养研究。1957 年，随着坦克兵等特种部队组建，为解决其卫生保障问题，成立了以军队卫生研究为重点的卫生系。1958 年，营养系与卫生系合并，正式成立军队卫生营养研究所，主要从事水质检验、"三防"净化、坑道卫生、营养需要量及军用口粮等研究。1962 年，后勤技术装备研究院给养研究所并入该所，设有劳动卫生室、空气卫生室、给水卫生室、营养需要量室、特种军粮室、放射营养室和卫生细菌组、病理生理组。1963 年 6 月，研究所正式由北京迁至天津（图 1）。为保障东南沿海备战、中印边境

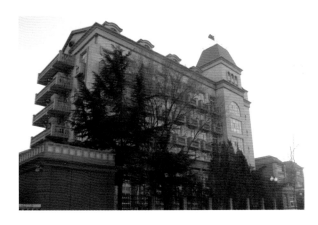

图1　环境医学与作业医学研究所一角
（李哲供图）

自卫反击战和珍宝岛战斗等军事作业的医学需求，研究所相继开展了热区、高原、寒区的军事医学研究。1964年，根据中印边界自卫反击战的需要，组建了高原实验室，并建成全军第一座人体低压舱，开展了高原缺氧的研究。1969年11月，改称军事医学科学院特殊地区卫生研究所。1986年11月，正式更名为卫生学环境医学研究所。1992年，组建了全军卫生检测中心，负责全军卫生监测的业务指导和技术研究。1999年，创建了应激医学研究室。2000年2月，合并成立了高原与寒区卫生研究室。2005年8月，创建了环境毒理研究室，并整合为7个研究室和2个保障室。2010年3月，撤销特殊环境医学研究室，恢复高、寒、热"三带"医学研究室，新建军队慢性病学研究室，形成了卫生学、环境医学两大学科群。

组织体系　卫生学环境医学研究所设有全军卫生监测中心、全军军事环境医学重点实验室、全军军事应激医学重点实验室、天津市卫生学环境医学技术工程中心、天津市环境与食品安全风险监控技术重点实验室。从学科角度，设有军队劳动卫生学、军事环境卫生学、军事营养卫生学、军队卫生检验学、军队卫生毒理学、军事高原医学、军事寒区医学、军事热区医学、军事应激医学等研究室。军医大学的军事预防医学系、高原医学系以及军队各级疾病预防控制中心的组织方式与其教学任务和特色研究领域密切相关，主要体现在高原、海上、坑道等特殊环境的医学保障以及各军种相关的军事劳动卫生学研究等方面。

职能任务　针对作战等军事行动卫勤保障的需求，集中开展高原、寒区、热区等极端自然环境以及移动战斗舱室、大型地下阵地等特殊军事作业环境医学和卫生学综合保障措施的研究。重点开展：①特殊军兵种劳动卫生、营养卫生学、战创伤营养制剂、军事作业助剂、军队空气卫生学、军队饮水卫生学、军队卫生毒理学、军队职业病学、军事训练医学研究。②高原、寒区、热区部队卫生勤务、技术装备与标准研究。③军事应激医学、极端环境因素应激损伤与习服规律、干预措施研究。

军医大学预防医学系的职能任务主要是人才培养和军种特色医学研究；军队各级疾病预防控制中心的职能任务主要是做好部队卫生防疫保障和疾病控制技术指导，并结合部队实际，开展相关技术措施研究。

（胡向军　李　哲）

jūnshì wēishēngwù liúxíngbìng yánjiū jīgòu

军事微生物流行病研究机构
（military microorganism epidemic disease research institute）

主要开展生物危害医学防护研究的军事医学科研机构。专职机构为军事医学研究院微生物流行病研究所；兼职机构为军医大学微生物学教研室与流行病学教研室，以及其他军事医学研究机构的病原学研究室。

军事医学研究院微生物流行病研究所前身为1951年8月1日在上海建院初期的细菌、流行病和寄生虫学三个系。当时的基本任务是针对朝鲜战场上反生物战及部队传染病防治需要，调查志愿军营地遭受细菌袭击情况，传授防护知识。1958年由上海迁至北京后，进行所、系调整时，正式组建微生物流行病研究所。下设微生物检测和艾滋病检测中心，免疫学、流行病学、微生物组学与生物信息学、媒介生物学、药学室、全军、生物安全、分子病原生物学研究室，以及一个技术保障室。兼职机构的组织结构与通常的教研室相似，结合各自专长研究领域在相应实验室建设方面各具特色。

该类研究机构的主要职能任务是研究生物武器损伤、部队传染病常见病的防治等。①生物武器防御研究，重点开展生物战剂的"侦、检、消、防、治"研究，代表国家承担国际禁止生物武器履约核查工作。②开展生物危害医学防护研究、反生物恐怖及突发公共卫生事件应急医学处置研究，军队重大传染病防控研究，生物技术及相关基础研究。③生物危害医学救援，承担军队平时应急保障、战时支援保障、反恐及突发公共卫生事件应急处置和疾病预防控制应用性研究等任务，必要时承担对国家和地方的应急医学救援任务。

（高波）

jūnshì dúwù yàowù yánjiū jīgòu

军事毒物药物研究机构 （military toxin and medicine research institute）

主要从事防化医学和军队特需药品研发的军事医学科研机构。中国人民解放军专职研究机构为军事医学研究院毒物药物研究所，兼职研究机构为陆军军医大学、海军军医大学、空军军医大学和解放军总医院"三防"特色医学中心。其中，毒理研究的兼职机构为各军医大学军事预防医学系军事毒理学与防化医学教研室、解放军总医院第五医学中心，药学研究的兼职研究机构为陆军军医大学药学与检验医学系、海军军医大学药学系、空军军医大学药学系。

发展史　军事医学研究院毒物药物研究所于 1958 年 5 月组建，由军事医学科学院药物、化学、药理三个系合并而成，时称药理毒理研究所，1970 年 5 月改称防化医学研究所，1985 年 7 月起更名为毒物药物研究所，2017 年随原军事医学科学院转隶军事科学院。军事毒理与军事药学兼职研究机构的发展变迁情况较为复杂，参见各军医大学及解放军总医院的历史沿革。

组织体系　军事医学研究院毒物药物研究所设新药评定、军事毒理学、中药药理学、药物安全性评价、药物代谢、药剂学、药物合成、药物分析、植物化学和化学生物学等研究室。拥有国际禁止化学武器公约组织指定实验室、国家应急防控药物工程技术研究中心、国家反恐怖化学检

测鉴定指定机构、国家新药研发综合性大平台、国家北京新药安全性评价研究中心和军队特需药品评价等 3 个军队重点实验室、军队特需药品中试研究基地以及北京市神经精神药理学重点实验室等一批国家、军队重点实验室和技术平台。同时，抽组建立了一支国家防化医学应急救援队。

职能任务　毒物药物研究机构围绕化生恐怖袭击及突发公共卫生事件医学防护和救治药物需求，重点开展：①化学损伤医学防护和新药创制研究，重点是化学损伤防治、神经精神调节、抗肿瘤、抗病毒等药物的研发。②建立完善的防化医学理论体系，研究提出化学损伤"侦、检、消、防、诊、救、治"等系列医学防护综合措施。③完成防化医学卫勤保障和突发化学事件的应急救援任务。军医大学药学系的职能任务主要是军事药学的学科建设与人才培养，同时结合自身特点开展以军用特需药物为特色的研究工作。

科研水平　军事医学研究院毒物药物研究所拥有国家重点学科 3 个，博士授权学科 7 个，硕士授权学科 8 个，博士后流动站 3 个。建有先进配套的药学研究平台；毒物检测技术平台拥有完善配套的化学分析检测设备，建立了国际先进的化学毒剂毒物分析检测技术体系，是国际禁化武组织指定实验室和国家反恐怖化学检测鉴定指定机构；药物合成技术平台建有从克到公斤级、符合国家 GMP 标准的原料药中试生产线，可为不同规模的药物合成研究提供条件支持；药物安全评价平台建有规范配套的动物实验设施，是国家首批 GLP 认证单位；同时该所还建有小动物全身

暴露染毒、药物同位素合成标记和小动物行为药理学研究等先进、具有特色的技术平台以及化合物与天然产物综合样品库等实验室，为开展新药研发提供了有力的条件支撑。军事毒理与军事药学兼职研究机构的科研与教学工作结合紧密，具备相应的学科平台和人才队伍。

（贾启燕）

wèishēng zhuāngbèi yánjiū jīgòu

卫生装备研究机构 （medical equipment research institute）

主要开展卫生装备研制、开发的军事医学科研机构。中国人民解放军专职研究机构为军事工程研究院卫勤保障技术研究所，该所集装备论证、工程设计、试制试验和检测评估于一体，是军队卫生装备研究的中坚力量；兼职机构为军医大学和军队医院设置的军事医学研究机构。

发展史　卫勤保障技术研究所是随着军队平战时对卫生装备迫切需求以及科学技术不断进步而建立并不断发展。根据抗美援朝作战卫勤保障的历史总结和新中国成立后军队卫勤保障实行统一供应体制的发展需要，并借鉴苏联军事医学发展经验，1958 年 1 月，卫生装备研究所在天津市成立。建所初期名称为卫勤研究所，承担野战卫生装备研制任务，隶属于军事医学科学院。建所以后，编制体制不断调整。1959 年 11 月，划归后勤技术装备研究院建制。1971 年 10 月 10 日，根据总后勤部命令，为适应战备的需要，经中央军委批准，随后勤技术装备研究院从天津搬迁至西安。1973 年 2 月，又迁回天津市。1980 年 3 月，后勤技术装备研究院撤销，卫生装备研究所划归军事医学科学院建制。研究所重点

科研方向任务与时俱进、不断调整，1968年前突出热区兼顾高原和通用野战卫生装备研究，1969年转到突出寒区兼顾热区装备研究，1977突出"三北"地区的野战卫生装备配套、战伤救治器材、诊疗设备、伤员后送工具、卫生技术车辆的研究；1985年以后，科研工作在重点研究师以下部队野战卫生装备的基础上进行拓展，从单一的为军队建设服务，转向为军队建设服务与为国民经济服务相统一的轨道，从单一的硬件研究转向到硬软件研究并举。同时，内设科室也随着科研任务的调整和学科方向的拓展有所变化。

组织体系 卫勤保障技术研究所除设有卫生装备信息与系统工程、急救器材与包装工程、机动医疗平台技术与装备、生物医学材料与装备、医用电子技术与装备、分离工程技术与装备、生物防护技术与装备等功能研究科室，以及科技产品试制中心。按学科发展方向分为生物医学工程、军事装备学、卫生防疫防护技术与装备3个主干学科。拥有国家生物防护装备工程技术研究中心、全军野战卫生装备论证中心、全军卫生装备技术重点实验室。

职能任务 卫生装备是军队

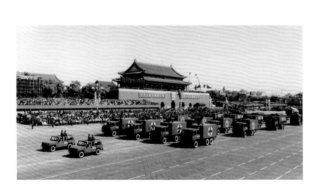

图1 在天安门前接受检阅的军队研制的卫生技术车辆
(杨伟文供图)

装备的组成部分，是卫勤保障的重要物质基础。卫生装备研究的主要方向任务：研究和解决军队卫勤保障需要的战场急救器材、手术及血、液、氧医技保障装备、诊疗装备、伤病员运送工具、防疫防护装备、医疗箱（囊、包、盒）、卫生技术车辆（图1）和机动医疗方舱，以及军队卫生装备发展系统论证、评估、优化和决策咨询研究；实现由人背马驮到车载箱装、由单一配置到系统构建、由单纯机械化发展到机械化信息化复合发展，形成以舱、车、箱囊、帐篷为载体，战略、战役、战术相配套，救、送、诊、治、防功能完善，能适应多样化军事任务保障需要的卫生装备体系。

(杨伟文)

jūnshì shēngwù gōngchéng yánjiū jīgòu

军事生物工程研究机构（military biological engineering research institute）

从事生物高技术及其工程化应用研究的军事医学研究机构。中国人民解放军专职研究机构为军事医学研究院生物工程研究所以及其他军事医学研究机构有生物工程特色的研究室，兼职机构为军医大学生物工程相关教研室。

军事医学研究院生物工程研究所成立于1984年。建所以来，始终致力并推动国家和军队生物高技术发展，主编了中国第一部遗传工程专著；创建了国内首个生物工程产品研发基地，在主持

研发的系列重大产品中，获得国内首个基因工程产品新药证书，研发了国内首个获准应用的基因工程疫苗，新型溶栓药在国际上首获新药证书；率先建立了高等动物基因操作技术体系，国际首创20余种重大疾病的动物模型、多个性状优良的转基因动物新品种，使国家动物整体水平遗传改造能力进入国际先进行列；超前谋划生物技术军事医学应用，获批军队历史上首个重组基因工程疫苗，组织研制的系列腹泻疫苗为军队减少非战斗减员、国家重大灾害后防疫提供了重要支撑；自主研制的"重组埃博拉病毒病疫苗"，是全球首个进入临床的2014基因型疫苗，临床试验结果发表在国际顶级医学期刊《柳叶刀》上。

军事医学研究院生物工程研究所设有9个研究室和1个生物工程产品中试生产基地。拥有蛋白质药物国家工程研究中心，病原微生物生物安全、蛋白质组学、哺乳动物细胞高效表达、生物医学分析中心DNA合成和序列分析等国家重点实验室，全军生物武器损伤防治药物、生物防御、重要疾病防控模式生物重点实验室，首都科技条件平台开放实验室，以及生物工程产品中试生产基地、微生物生物信息学研究中心、细胞工程重点实验室。其他兼职生物工程研究机构的组织形式以生物工程特色实验室或课题组为主。

生物工程研究机构的主要职能任务是开展生物技术药物与疫苗研发、合成生物学与生物信息学研究、转基因和基因打靶研究、肿瘤分子生物学研究、生物安全战略管理研究等。

(韩 铁)

yězhàn shūxuè yánjiū jīgòu

野战输血研究机构 (field blood transfusion research institue)

主要从事野战条件下血液保障的勤务、技术、装备与标准研究的军事医学科研机构。中国人民解放军专职研究机构为军事医学研究院卫生勤务与输血研究所，兼职机构为战区采供血中心及军队医院输血科。

1957年5月，针对抗美援朝战争中血液保障方面的疑难问题，中央军委决定在军事医学科学院设立输血血液病研究所，1958年划归国家卫生部管理，更名为中国医学科学院输血及血液学研究所。1997年，为满足作战血液勤务保障的需要，中央军委决定重新成立野战输血研究所，设有若干研究室，恢复了对野战输血保障的系统化研究。该所同时又是中国人民解放军血液监督检定中心，是全军献血领导小组指定负责军队采供血机构和医疗单位临床用血监督、监测的执法机构。战区采供血中心输血科隶属各战区联勤保障中心。军队医院输血科的隶属关系与所在医院隶属关系一致。兼职研究机构与专职研究机构之间主要是合作与协作关系。《中华人民共和国献血法》颁布实施后，国家和军队献血管理的法制化水平进一步提升，军队采供血中心及军队医院输血科的建设进入新阶段，成为重要的野战输血研究力量。2017年，军队编制体制调整，野战输血所、卫生勤务与医学情报研究所合并，成立卫生勤务与血液研究所。

军事医学研究院野战输血研究机构承担着引领军队血液质量安全理论与技术发展方向、具体指导军队血液质量控制工作的开展、整体提高军队血液安全水平

的任务。军队采供血中心及军队医院输血科主要承担野战血站、临床用血、血液安全等方面的研究任务。两类研究机构重点开展作战条件下的血液采集、质控、储运技术与装备研究，以及止血药物、血液制品、血液代用品、干细胞与再生医学等应用及应用基础研究，为形成整体、灵活、精确、高效、优质的战时血液供应链，为战伤救治提供科技支撑。

(薛荃)

yězhàn wàikē yánjiū jīgòu

野战外科研究机构 (field surgery research institute)

从事野外条件下战（创）伤发生发展规律和防治研究的军队医学科研机构。对提高战时伤员救治能力和水平具有重要作用。野战外科研究所是中国人民解放军野战外科专业研究机构，军事医学研究院、陆海空军特色医学中心、军医大学、军队总医院和部分其他医院也开展野战外科相关研究工作。

发展史 野战外科研究机构是随着武器装备、战争规模、军队组织体制、战伤救治需要、医学科学技术及社会发展而形成和发展的。第一次世界大战以前，野战外科研究为分散进行，无专职机构。1931年，俄罗斯军队在基洛夫军事医学院成立野战外科教研室，专职从事战伤救治研究及人才培养。1943年，美国军队成立陆军外科研究所，主要从事战伤救治研究。

英国、法国、德国、日本、以色列及印度等国家的军事医学研究机构中也设有野战外科研究的部门。中国人民解放军野战外科研究所成立于1952年4月，原名为实验外科系。1958年8月，实验外科系随军事医学科学院由上海迁至北京，于1962年更名为野战外科研究所。根据研究与临床结合的需要，野战外科研究所于1963年3月迁至重庆由第七军医大学代管，并于1965年12月划归第七军医大学建制。1969年10月，第七军医大学调防上海，野战外科研究所重新隶属军事医学科学院。1978年2月，野战外科研究所与第三军医大学第三附属医院合并（图1）。2005年，又建立解放军总医院野战外科研究所。至21世纪初，野战外科研究机构曾经开展了抗休克、抗感染、输血、烧伤及皮肤移植、复合伤、腹部伤、骨折、血液代用品及止血、固定和血管吻合器材的研究，并参与了抗美援朝战争东北地区伤病员治疗、中印边境反击作战、唐山地震救援和西南边境作战等

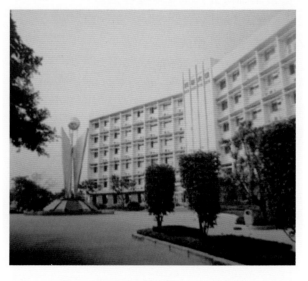

图1 陆军军医大学野战外科研究所
（肖南供图）

医疗保障工作。2017年，体制编制调整改革并入陆军军医大学特色医学中心。

机构设置 野战外科研究所设感染与免疫、战创伤休克防治、脊髓损伤、冲击伤及撞击伤、生物医学电子、武器杀伤生物效应评估、分子生物学、医学情报和野战卫生装备9个功能单元，主要研究方向为武器杀伤效应及评估、战创伤病理生理与发生机制、野战卫生装备与生物医学工程，主要开展失血性休克和感染性休克防治、脊髓及神经损伤修复、冲击伤及撞击伤防治、武器杀伤生物效应评估及野战卫生装备研究。拥有野战外科学国家级重点学科，为中国人民解放军的武器杀伤生物效应评估中心、战创伤中心、战创伤训练基地和交通医学研究所，并为国家创伤、烧伤与复合伤重点实验室，成为博士学位授予学科和博士后流动站。培养了一大批野战外科专业研究生，并为部队培训多批野战外科专业人员。

职能任务 主要担负野战外科研究和人才培养等任务。①战伤救治基础研究：主要研究野战外科、战伤及其救治的概念、内容、形成与发展相关理论；野战外科学的理论体系、研究方法等；野战外科发展规律、发展趋势、情报追踪分析及发展战略；各种武器对人体组织的致伤因素、毁伤参数及其与组织损伤的关系及机制等研究。其结果将为细化野战外科学科体系、明确相关概念和基础理论、指导野战外科学发展方向、明确武器致伤的一般规律和战伤的类型及基本特点，为其救治和损伤防护提供依据。②战伤救治技术研究：主要研究适合野战条件下的止血、包扎、

固定、维护呼吸道通畅、心脑肺复苏、疼痛控制、感染防治、野战输血、麻醉、补液及营养补充，以及伤员搬运等技术；各部位战伤发生规律、病理生理改变、临床表现、早期诊断及救治技术，特别是早期外科处理技术；休克、感染、多器官功能不全等战伤并发症发生发展规律、病理生理机制、早期诊断和防治措施；战伤后创面愈合、器官修复的机制及措施，以及伤残评估、康复方法和康复工程。研究结果将为战伤救治提供重要理论和实践依据，为战时卫勤保障提供技术支撑。③战伤救治组织研究：主要研究野战条件下阶梯救治的组织形式、救治策略和技术范围。为战时优化配置救治资源，保证伤员救治及时合理和连续继承提供理论依据。也开展平时大批伤员救治技术和组织研究。④战伤救治训练研究：主要研究平战时战伤救治相关理论和技术训练的模式、内容、方法和组织形式。针对不同人员，形成相应的训练教程、教材、手册、法规等。⑤战伤急救器材和野战卫生装备研制。⑥野战外科人才培养：招收野战外科学博士生、硕士生，培养高级专业技术人才；开展野战外科理论与救治技术培训。战时参与伤员救治和技术咨询，并进行战伤救治科学调查、研究和总结。

（肖 南）

jūnshì shòuyī yánjiū jīgòu
军事兽医研究机构 （military veterinary research institute）
专门从事军用动物伤病防治、人畜共患病预防与控制、动物性食品安全等研究的军事医学科研机构。专职机构为军事医学研究院军事兽医研究所，其他军事医学科研机构基本不涉及此领域。

军事兽医研究所成立于1949年2月，原为总后勤部卫生部军马卫生研究所。1959年，转隶军事医学科学院。1960年，由军事医学科学院转隶解放军兽医大学。2003年，根据中央军委命令，军事兽医研究所归建军事医学科学院，设置若干研究室。在实验室建设方面，世界动物卫生组织（OIE）在该所设有中国唯一狂犬病参考实验室，国家科技部和吉林省在该所设有人畜共患病预防与控制重点实验室，国家农业部在该所设有狂犬病及野生动物与人畜共患病诊断实验室，原总后勤部卫生部在该所设有高致病性禽流感检测确认实验室，该所同时还是国家卫生部病原微生物卫生应急实验室网络成员单位。主要职能任务是提升军队人畜共患病预防与控制水平、动物性食品安全水平，开展动物病毒学、细菌学、寄生虫学、动物性食品安全、生物毒素学、兽医药理毒理学、生物安全技术与装备研究。

（钱 军）

hǎijūn yīxué yánjiū jīgòu
海军医学研究机构 （naval medical research institute） 从事海军军事医学研究的医学科研机构。其中，专职研究机构为海军医学研究所，主要担负军事航海医学研究、海军专用卫生装备研制，以及部分与海军军事医学研究相关的教学、训练、技术保障等任务；兼职研究机构为海军军医大学海医系和海军医院、疗养院，分别担负海军院校教学和医疗保健任务，并结合工作实际兼顾一部分航海作业能力医学、航海特殊疾病预防、航海医学救援等军军事医学相关研究。

发展史 19世纪末至20世纪上半叶，随着蒸汽舰船的出现和

发展，海军兵种的增加，医学问题增多，军事航海医学的研究逐步深入并有全面发展。20 世纪中叶，美、苏等国海军建立了航海医学教育和医学研究机构，出版了《海军卫生手册》《海军流行病学》《舰艇卫生学》《潜水生理学》等专著，多专业学科的军事航海医学模式基本建立。20 世纪50 年代以后，海军舰艇进入以导弹化、电子化、核能化为标志的新时期，军事航海医学有了新进展，海战卫勤保障出现了卫生船艇与救护飞机结合的医疗后送体系；对核动力舰艇、深潜水作业的医学保障和潜艇医学、海军航空医学的研究，在理论和技术方面有了明显进步；军事医学、军事工效学的应用，促进了海军装备研制与医学措施的结合，二者趋于同步发展，海军卫勤保障能力有了明显提高。世界主要发达国家海军都设立海军医学研究机构，如英国皇家海军医学研究所、德国海军航海医学研究所、法国海军医学研究所、印度海军医学研究所、日本海上自卫队潜水医学实验队等。其中，美海军医学研究机构数量多，学科专业分类细，如海军医学研究中心、海军保健研究中心、海军潜艇医学研究所、海军医学研究代顿分队、圣安东尼奥分队、亚洲分队、研究 3 队、研究 6 队等。部分国家尽管未设立海军医学研究机构，但其研究任务由军队医学院校承担，如俄罗斯基洛夫军事医学院、澳大利亚皇家海军潜水医学院等。

中国人民解放军海军医学研究所是中国海军医学专业研究机构，于 1954 年 12 月创建于北京，时称海军卫生勤务研究所，隶属海军后勤部卫生部。1959 年迁至上海，称海军第六研究所，隶属海军后勤部。1964 年正式命名为海军医学研究所，2018 年军改后并入海军军医大学特色医学中心（图 1）。

组织体系 医学中心编设潜水医学、防护医学、舰艇卫生、卫生勤务、特种被装食品等研究室，并设新技术研究及推广应用、援潜救生医学与装备技术训练等部门。由最初的航海生理、舰艇卫生、海军营养和海军流行病 4 个专业研究组，逐步发展成为具有潜水医学、舰艇卫生学、海军特殊环境医学、海军流行病学、海军卫生勤务学、军队卫生装备学、海军航空医学、核辐射防护医学、军事人机功效学、军事药学等多学科专业的综合性科研机构，建立了集理论研究、技术应用和装备研制为一体的医工结合型军事医学科研创新机构。海军医学系编设潜水医学、舰艇卫生学、海军航空医学、海军军事卫勤与装备、海军流行病学等教研室，建有国家和军队航海医学重点学科及实验室。海军医院设置有海战伤救治研究室等。形成了集理论研究、技术应用和装备研制为一体的医工结合型军事医学科研创新体系。

职能任务 海军医学研究机构的根本职能是增进海军人员健康和作业效能，提高战斗力。围绕海军军事需求，开展与海军人员军事作业有关的医学研究，解决海军人员在生理心理、作业能力和职业健康安全等方面的医学问题，为海军人员提供医学保障技术、方法、装备。专业研究机构任务及内容：①水下生理学和高气压医学基础理论与应用研究，常规潜水和饱和潜水医学保障研究，潜艇艇员水下脱险和援救医学保障技术研究，潜水装具研制与检测评价，水下人员作业功效研究，大深度潜水和脱险技术训练。②舰艇特殊环境因素对人员的生理心理影响及防护措施研究，海军常见病、多发病的预防与控制研究，海军特需药物研究。③舰艇舱室环境因素的评估与控制研究，舰艇非金属材料毒性评价研究，舰艇适居性研究。④核潜艇辐射剂量监测和辐射环境评价研究，人员辐射防护技术和核事故医学应急研究。⑤海军卫勤学术研究，海军专用卫生装备研制，舰船医疗系统设计研制，卫勤信息化技术研究。⑥舰载机航空医学保障研究，海军飞行员作业能力研究，舰载机装备人机功效研究，航空救生技术装备研究。⑦海军舰艇部队和特殊作业人员营养代谢、食品、给水卫生和防护被装研究，舰艇军需设施装备研制。⑧海军军事医学技术情报研究。

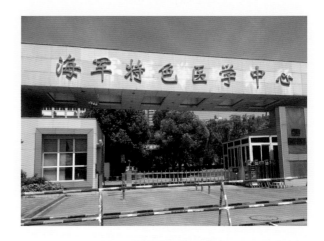

图 1　海军特色医学中心
（邵壮超供图）

兼职研究机构主要针对潜水疾病、航海应激及营养、辐射防护基础及应用、航海作业能力提高、海洋生物伤防治、海军卫勤保障理论、海军流行病特点及防疫等开展研究，探索相关机制，提供技术支持和保障措施。

发展要求 随着海军战略发展，海军武器装备向大型化、远程化发展，海军兵力活动逐渐向深远海延伸，要求海军医学研究机构的任务职能、研究重点、组织体制作相应改变，研究目标从注重健康保健向注重作业能力发展；研究对象从军事医学向人-机-环境系统工程领域发展；研究手段向精细化、微观化、多元化发展；研究机构的职能逐渐向需求论证、项目监管、转化应用、试验评估、特色研究综合一体转变。

（张 建）

hángkōng yīxué yánjiū jīgòu

航空医学研究机构（air force aviation medicine research institute） 在军队中从事航空生理、心理、动力、卫生装备等的医学科研机构。主要担负军事航空医学研究、空军专用卫生装备研制，以及部分与空军军事医学研究内容相关的教学、训练等任务。

发展史 国外航空医学研究机构主要是航空医学研究所，有的称航空医学中心。1927年德国在汉堡建立了航空医学研究所，拥有大型低压舱设备。20世纪30年代中、末期，美、英、苏等国空军先后建立了航空医学研究所，主要研究军事航空活动对人体的影响，制订消除或减轻这些不良影响的措施。美国较其他国家更重视航空医学研究工作，其空军、陆军、海军及民航都分别设有航空医学研究所，从事航空医学的

相关研究并承担部分训练任务。美军的航空医学研究所配有最先进的离心机、低压舱、空间定向障碍模拟器、夜视训练系统等设备。中国人民解放军空军航空医学研究机构起步于新中国成立后。其中，空军航空医学研究所于1954年8月在北京建立，空军总医院临床航空医学中心于1956年建立，隶属于空军后勤部，业务上接受空军科研部和卫生部指导。原第四军医大学航空航天医学系组建于1960年，始称航空医学系，1963年更名为空军医学系，1999年更名为航空航天医学系。2018年，在新一轮军改中，空军航空医学研究所与空军总医院调整组建为空军特色医学中心（图1），隶属于空军军医大学。

组织体系 航空医学研究机构的组织结构正在调整完善之中，主要包括空军特色医学中心、第四军医大学航空航天医学系等。其中空军特色医学中心科研机构主要有航空卫生勤务、飞行人员健康鉴定、航空救生、高空生理、加速度生理、航空心理、航空卫生装备、航空医学情报信息等研究室；2个中心，分别为航空医学工程研究中心、航空人机工效中心；1个航医训练队及载人离心机医学训练基地；拥有2个全军医学重点实验室"中国人民解放军航空生理实验室"和"中国人民解放军航空医学工程实验室"；配有低压舱、载人离心机、空间定向障碍模

拟器、高温舱、模块化飞行模拟座舱、常压低氧舱、高空生理遥测等专用设备。同时，设有两个编辑部，编辑出版《中华航空医学杂志》和《航空军医》。

原航空航天医学系设5个教研室及5个学员队，分别为航空航天生理学教研室、航空航天生物动力学教研室、航空航天临床医学教研室、航空航天卫生与卫生勤务学教研室、航空航天医学装备教研室。

职能任务 原空军航空医学研究所的主要任务：①开展航空医学基础、应用基础及应用研究。②开展空军卫勤研究，提出飞行卫勤保障措施；研究制定飞行人员医学、心理学选拔与鉴定方法和标准。③研究制定飞行人员供氧、抗荷及其他防护救生装备生理卫生学标准和规范，负责装备生理卫生学鉴定与评价。④研究制定航空座舱工效学标准，提出改进措施，负责座舱工效学评价。⑤负责飞行事故医学调查；研究核生化和新概念武器对飞行人员伤害特点及医学防护措施。⑥负责卫勤保障专用设备和航空救生物品的研制与选型论证。⑦承担

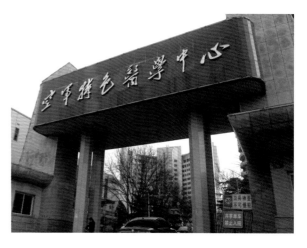

图1 空军特色医学中心
（黄靖供图）

有关国家军用标准和技术规范的拟制。⑧承担国内外航空医学信息的收集、编辑、发行和查新咨询。⑨承担航空卫生人员技术培训、继续教育以及外国留学生航空医学专业培训。⑩组织实施飞行人员离心机医学训练等航空生理心理训练。另外还有招收飞行学员医学选拔；承担体系部队飞行人员航空性疾病矫治、体检鉴定和医疗保障等任务。

空军特色医学中心内的临床航空医学中心的主要任务：担负体系部队飞行人员疾病诊治和医学鉴定，空军、陆军航空兵转诊的飞行人员疑难病症诊治和医学鉴定，高性能战斗机飞行员改装体检等任务；为民航飞行人员进行医疗服务；进行相关的临床航空医学科学研究。空军军医大学航空航天医学系的主要任务是进行航空医学科研和教学工作。科研方向为开展高性能战斗机、武装直升机等航空医学保障研究等。

（张晓丽）

jūnduì yīxué chūbǎn jīgòu

军队医学出版机构（ military publishing house of medical books and magazines） 军队中从事医药卫生图书、期刊、音像制品、电子出版物等编辑、出版、发行工作的机构。军队卫生系统宣传、教育和科学文化工作的重要单位，主要有军事科学出版社和军医大学出版社。

1950 年，军委卫生部决定以人民军医社的名义公开出版医药卫生图书和期刊，同年 9 月《人民军医》杂志正式创刊，朱德总司令还专门为该刊题写了刊名1964 年 5 月创办《解放军医学杂志》，由陈毅元帅题写刊名，并决定由人民军医出版社负责编辑出版。1988 年，总后勤部卫生部成

立解放军卫生音像出版社；1995年，军事医学科学院成立军事医学科学出版社；1997 年，第二军医大学成立第二军医大学出版社；2001 年，第四军医大学成立第四军医大学出版社。截至 2013 年，全军共有专职或兼职及非编的医学书刊编辑人员 1500 余名，负责5 家医学出版社和 100 余种医药卫生期刊的编辑出版工作。2017 年，军队体制编制改革，人民军医出版社、军事医学科学出版社并入军事科学出版社。

医学出版机构的宗旨和基本任务：宣传执行国家、军队出版和医药卫生方针政策，组织医学科学技术人员总结整理医疗、教学、科研工作经验，发表学术论文和科普文章，编译专业著作，出版国家和军队所需要的医学图书、期刊、音像制品和电子出版物，普及、传播、积累医学科学技术知识和成果，锻炼和培养医药科技人才，为发展全军医学科技出版事业，促进全军医学学术交流，提高医学科学技术水平，维护军队人员健康和提高部队战斗力服务。

军队各医学出版机构一般设主编负责编辑业务工作，设有图书编辑部、期刊编辑部、出版制作部、营销发行部、电子出版部和办公室等部门，有的还附设印刷厂和激光照排车间。医学书刊等编辑人员实行技术职务制，其技术职称由低到高分别是助理编辑、编辑、副编审和编审等。出版社的工作范围包括图书、期刊、音像制品和电子出版物等的编辑、出版和发行工作。编辑和出版工作的内容主要包括制订选题，确定作者，组织稿件，编辑加工，定稿发稿（包括文字、插图、照片、音频、视频、动画收集和加

工，图书封面、光盘盘面的装帧设计），校对付印，压盘生产等。

（王　敏）

jūnduì yīxué túshūguǎn

军队医学图书馆（military medical library） 编设在军队医学科研、教学和医疗单位，提供医学信息服务的卫勤机构。主要负责为军队或本系统提供医学文献资源保障、学科化服务和情报研究服务，开展信息咨询、信息技术和数字图书馆等研究，协调文献信息资源的共建共享工作，为医疗、教学、科研人员提供信息服务。

发展史　世界各国都非常重视军队医学图书馆建设，著名的美国国立医学图书馆，其前身就是 1836 年建立的陆军军医总署图书馆；创办于 1798 年的苏联第一所军事医学院—基洛夫军事医学院，当时也建立了图书馆。中国人民解放军的医学图书馆最早起源于 1933 年开办的红军卫生学校，经过不断的发展，目前已经形成完整的组织体系，在军医大学、军队科研单位和医院都设立了图书馆。其中，解放军医学图书馆始建于 1951 年，前身是军事医学科学院图书馆。1990 年 5 月，与解放军总医院图书馆合并为"中国人民解放军医学图书馆"（图 1），隶属于总后勤部；1992年 10 月，转隶至总后勤部卫生部管理；1993 年 6 月，升格为副师级；2003 年和 2016 年，编制体制调整后，先后划归军事医学科学院和军事科学院建制，是全军规模最大，集服务、研究、典藏、培训等职能为一体的数字化医学专业图书馆，馆藏总量达 100 余万册，拥有数据库 69 个；建有集医学文献信息采集、信息组织、信息存储、信息发布和信息检索

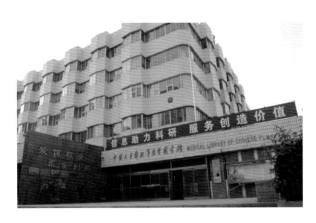

图1　解放军医学图书馆
(谢锋仁供图)

为一体的医学信息资源管理与服务平台，形成了以数字化网络化为主、军事医学特色显著、覆盖生物医学核心领域的文献资源保障体系。2017年军改时并入军事科学院信息研究中心。

机构设置　军队医学图书馆根据不同规模和职能，科室设置不尽一致。解放军医学图书馆设有资源建设、读者服务、学科化服务、信息服务、网络管理、编辑培训等业务科室，形成了由图书馆学、情报学、医学和计算机网络等学科专业组成、具有较高素质的人才队伍。军医大学图书馆设立有读者服务、信息采集、信息技术、医学信息情报研究等部门，军队医院普遍建立有电子阅览室。

主要特色　解放军医学图书馆拥有"全军卫生训练教材库""高原医学数据库"和"全军军事认知与心理卫生网站"等16个自主研发的专题数据平台，其中，20世纪90年代研发的中文生物医学期刊文献数据库（CMCC）和中国生物医学期刊引文数据库（CMCI）是国内最早研发和长期使用的大型生物医学数据库。拥有国家科技查新业务资质。馆舍面积达到1.9万平方米，可藏书120万册，有先进的电子阅览室和500个座位的开放式书库和社科书库，年接待读者10余万人次；拥有全军图书信息资源共享工程网络、全军远程医学信息网等先进完善的网络设施，网站年访问近400万人次。馆办期刊《中华医学图书情报杂志》被美国《化学文摘》等4个国际性文献检索工具收录。

（陈　锐　谢锋仁）

jūnduì wèishēng rényuán

军队卫生人员（military health personnel）　军队中从事卫生专业工作的人员。包括卫勤管理人员和卫生技术人员。建立高素质卫生人员队伍，对顺利完成卫勤保障任务具有重要意义。

发展史　常备军出现后，为救治战伤和普通外伤人员，军队中开始配备专门的卫生人员。在公元前5~前4世纪的古印度和公元前4~前3世纪的古希腊军队中均编有医疗机构和卫生人员。15~16世纪西班牙团队里设有医生。俄军于1707年开始有系统培养的军医，并于1716年规定，每师编配2名医官，1名司药；团编配1名医官；连编配1名兼管医务的理发师。20世纪上半叶，由于化学、生物、核武器在大战中的相继使用，军队中出现了相应的防护机构和防护医务人员。第二次世界大战后，卫生人员分工越来越细，培养和管理也更加正规化。

中国军队的卫生人员，最早见于周朝。《周礼·天官》中记载"疡医下士八人，掌肿疡、溃疡、折伤"，其中就包括军医官在内。据中国兵书《六韬》记载，先秦时期军中有专职专门的军医（方士），负责伤病救治和药物工作。后唐末帝李从珂在公元936年的一份诏命中首次使用了"军医"的名称。晋朝设有太医校尉、太医司马等主管或兼管卫生行政的医官。宋朝时军中有正式的军医编制，还有专门管理药料的官员。明朝郑和率船队下西洋时，带有众多军医，为中国最早的海军军医记录。鸦片战争后，西方的医疗组织形式逐步在中国军队中推行。1895年张之洞筹练的"自强军"中编有随营军医和兽医。1902年清政府在天津开办陆军医学堂，培养军队卫生人员。

中国人民解放军建军之初就编有卫生人员，在井冈山红军医院里，有中西医工作人员。1931年成立军委总军医处，并建立红军卫生学校，使卫生人员的管理和培养逐步走向正轨。红军连有卫生员；团有卫生队，设正副队长，有中西医官和数名看护兵；师以上的部队有野战医院、兵站医院、总医院或后方医院，医院编院长，医务主任，以及为数不多的医护人员；师以上卫生机关有军医处（卫生部），设处长（部长），中革军委有总军医处（后改总卫生部），设处长（部长），以及若干名卫生工作人员。抗日战争和解放战争时期，各类医学院校和各种短期训练班培养了大批卫生人员，使军队卫生人员数量和质量都有很大提高，胜利完成了各项卫勤保障任务。中华人民共和国成立后，1956年总后勤部卫生部制定了军队卫生技术干部职务晋升暂行条例，使卫生技术干部晋升制度逐步走向正规化轨道。除陆军外，新成立的海、空军和其他技术兵种也都有了自己的卫生组织和卫生人员，如舰艇军医、航空军医等。在继续做好常规伤病防治的同时，培养了一批从事核、化学、生物等特种武器损伤防治的"三防"专科军医和研究人员，增强了不同武器和不同环境作战条件下的卫勤保障能力。1980年，"文化大革命"中一度终止的评定和晋升专业技术职务制度恢复，这也调动了广大卫生人员的积极性。1988年，中国人民解放军实行文职干部制度，卫勤专业机构中的部分卫生专业技术干部改为文职。2005年6月23日，国务院、中央军委颁布《中国人民解放军文职人员条例》，正式执行我军文职人员制度。2006年3月，文职人员聘用工作正式启动，随着文职人员管理体制的不断完善，目前已经成为军队卫生人员的重要组成部分。

来源 军队卫生人员的来源各国不尽相同，主要有以下3种途径：①军队医学院校招收地方青年学生或军队干部、战士直接培养。中国人民解放军主要采取这种形式。②从地方医学院校中招收毕业生，再经一定时间的军事和军事医学训练成为军队卫生人员。西方国家大都采取这种方法。③在地方医学院校中招收国防生，与地方院校学生共同培养，增加军事体能训练科目。地方毕业和国防生一般毕业后在军医大学等训练机构进行数月军事共同科目岗前任职培训后任职。

分类 军队卫生人员按工作性质可分为卫生技术人员和卫勤管理人员两大类。①军队卫生技术人员：指直接从事医疗、药剂、护理、防疫、教学、科研等技术工作的卫生人员，所从事的工作科学技术含量高，是医疗、防疫、护理、教学、科研等具体工作的直接执行者，是完成各项卫勤保障任务的基本力量。卫生技术人员按所从事的专业可分为医疗、卫生、药剂、护理、医技、研究、教学、实验8类；按技术职务可分为高级卫生技术人员、中级卫生技术人员、初级卫生技术人员3类。②卫勤管理人员：指从事医药、卫生、教学、科研等具体卫生工作的业务管理、行政管理等的卫生人员，对卫生工作的全局和卫生事业的发展起着举足轻重的作用。卫勤管理人员按管理范畴大体可以分为卫勤领导部门的卫勤管理人员和卫生专业机构中的卫勤管理人员两类。

职责 军队卫生人员的基本职责是增进和维护军队有生力量健康，巩固和提高军队战斗力。卫生技术人员的主要职责是努力学习本专业的基础理论和专业知识，熟悉本级业务范围，熟练掌握平战时保障业务技术，认真履行岗位要求，高质量地完成本职工作。卫勤管理人员的主要职责是贯彻执行国家和军队的卫生工作方针、政策，拟制卫生法规，制订军队卫生工作和医药科技发展规划、计划，组织和协调各项业务工作，维护卫生机构正常的工作秩序，提高工作质量和效率。

要求 军队卫生人员应当忠于职守，全心全意为部队和伤病员服务；刻苦钻研业务，对技术精益求精；模范执行卫生法规，严格遵守技术操作规程，严防差错、事故；遵守职业道德规范，努力为巩固和提高部队战斗力做贡献。随着军队建设的发展、军事任务的拓展和医学科学技术的进步，军队卫生人员应当紧紧围绕强军目标，适应信息化战争的特点和要求，突出军队卫勤特色，提高完成以打赢信息化战争为核心的多样化军事任务的卫勤保障能力。

(田学军 鱼 敏)

wèiqín guǎnlǐ rényuán

卫勤管理人员 （management personnel of health service） 军队中从事卫勤组织工作的人员。卫生人员的组成部分。中国人民解放军自建军起在各类卫勤机构中都设有卫勤管理人员。

中国人民解放军卫勤管理人员一般分为两大类：①在卫勤管理机构任职的卫生人员。编设在师以上卫勤管理部门的卫勤管理人员，称卫生局长、卫生处长、卫生科长、卫生助理员、卫勤参谋等，对本系统实施卫勤管理工作。②在卫勤保障、教学、科研、信息资料等专业机构中任管理职务的卫生人员。对本单位实施卫勤管理工作。根据机构和岗位设置，编有校长、院长、处长、科长、所长、队长、主任、参谋、助理员等。

卫勤管理人员根据职务分工，履行相应的职责。共同的职能是贯彻党和军队的路线、方针、政策、法规；组织领导管理机关工作；制订卫勤目标、规划、计划；组织开展卫勤建设、卫勤保障、卫勤训练和卫生战备工作；进行卫勤决策、工作协调、业务指导与状态控制等。

卫勤管理人员要具备良好的思想政治素质和医学科学、军事后勤学、哲学、现代管理科学、信息科学等专业知识，掌握卫勤预测、决策、计划、组织、控制等技能和领导艺术。科学技术的进步和信息化战争的发展，对卫勤管理人员的素质要求越来越高。

为适应这一需求，卫勤管理人员的教育训练应当按照院校专业教育、基地培训和岗位在职训练相结合的模式发展，把培养和造就一大批具有政治觉悟、掌握现代科学技术和信息化战争卫勤指挥和管理艺术的卫勤管理人员，作为全军卫勤建设的一项战略任务。

（毛常学　鱼　敏）

jūnduì wèishēng júzhǎng

军队卫生局长 （director of military health division）

中央军委和军兵种卫生主管部门的领导。卫勤管理人员的组成部分。军委后勤保障部卫生局，陆军、海军、空军、火箭军后勤部卫生局和联勤保障基地卫勤局设局长。世界其他各国军队也有同类职务，但称谓有所不同，如许多国家的最高卫勤管理机构的领导称为军医总监。

卫生局长在本级后勤保障部、联勤部队首长领导和上级卫生部门的指导下，分别负责组织管理全军或本系统的卫生工作，主要职责：①负责在全军或本系统贯彻党和国家的路线、方针、政策，军委、战区、军种的决策指示，以及军队卫生工作方针。②负责组织协调、检查指导全军或本系统平战时卫生工作。③负责指导本部和所属部队、分队的全面建设。④负责协调军队其他同级部门之间、军队与地方卫生部门之间工作关系。⑤负责全军或本系统卫生工作政策、法规，以及规划、计划等重大问题的决策或请示报告。⑥履行上级赋予的其他职责。

（毛常学　鱼　敏）

jūnduì wèishēng chùzhǎng

军队卫生处长 （chief of military health service division）

中国人民解放军军级单位后勤机关卫生主管部门的领导，军队卫生管理人员的组成部分。根据战区主战、军种主建的任务性质不同，卫生处长编制名称和职能任务也不尽相同。

战区联合参谋部战勤局编设卫勤战救处长，在联合参谋部战勤局长领导下，负责战时和非战争军事行动时的卫勤计划、组织、协同和控制，接受军委后勤保障部卫生局业务指导。其基本职责包括：①拟制战区各类军事行动联合卫勤保障方案计划。②指导协调战区联合作战、军种作战和支援配合其他战区战役方向军事行动卫勤保障，协调战场联合搜救和伤病员联合医疗后送事宜。③组织协调反恐维稳、抢险救灾、安保警戒、远海护航、国际维和、国际救援、重大突发公共卫生事件等非战争军事行动卫勤保障，指导战区卫生机构日常战备工作。④筹划组织战区联合战役卫勤保障演习，指导战区军种卫勤保障演习，组织军事行动及联合演习卫勤保障能力评估。⑤统筹战区卫勤建设需求，研究提出卫勤建设发展意见。

军种和战略支援部队所属军级单位后勤机关编设的卫生处长，接受本级后勤首长的直接领导，组织管理本系统或本单位的卫生工作，对下级卫勤管理部门和所属卫勤保障机构进行业务管理与指导，同时接受上级卫生主管部门的业务指导。基本职责包括：①组织落实上级的卫生法规制度和文件指示精神。②制订本级各类卫生工作计划并组织落实。③组织所属部队卫勤机构开展平时卫生工作和战时卫勤保障。④组织所属部队开展卫生战备工作和平战时卫生专业技术训练、卫勤演练。

（万　毅）

jūnduì wèishēng kēzhǎng

军队卫生科长 （chief of military health unit）

中国人民解放军师级单位后勤机关卫生主管部门的领导。卫生管理人员的组成部分。卫生科长通常从经过医学院校培训并有实际工作经验的卫生人员中选拔任命，接受本级后勤首长的直接领导，负责本单位或本系统的卫生管理工作。

卫生科长的基本职责：①贯彻落实军队卫生法规、制度和上级的文件指示精神。②制订本单位或本系统的各类卫生工作计划和战时卫生保障计划，并组织落实。③组织本单位或本系统开展平战时卫生防疫、卫生防护、医疗保健、医疗后送、药材保障、兽医保障、计划生育技术指导、军人健康管理等工作。④组织部队和基层卫生人员开展卫勤和医学技术训练；协同组织官兵自救互救训练。⑤组织部队开展卫生战备工作。

随着军队建设的发展和医学科学技术的进步，对军队卫生管理人员的要求越来越高，要求卫生科长不断提高综合素质，特别是部队卫勤组织管理素质，掌握现代战争部队卫勤保障特点规律和组织管理技能，指导部队增强遂行多样化军事任务的卫勤保障能力。

（王　锐）

jūnduì yīyuàn yuànzhǎng

军队医院院长 （director of military hospital）

军队医院中主管业务和行政工作的最高领导。卫勤管理人员的组成部分。中国人民解放军医院院长在上级后勤首长和本级党委领导下开展工作，接受上级卫生主管部门业务指导。

主要职责：①负责领导全院的医疗业务和行政工作，与政治委员共同组织领导全院人员贯彻执行党的路线、方针、政策和完成医院各项任务。②领导制订各项工作计划，认真总结经验，定期向上级领导机关和院党委汇报工作。③实行科学管理，开展以医疗为中心，医、教、研相结合的服务保障工作，定期分析医疗工作效率和医疗质量。④定期深入病房查房，了解和检查诊断、治疗与护理等情况，必要时亲自组织领导危重伤病员的会诊和抢救工作。⑤教育全院人员树立全心全意为伤病员服务的思想和良好的医德医风，督促检查各项规章制度和技术操作常规的执行，保证医疗安全。⑥领导全院人员的业务训练、技术考核和科研工作，培养技术骨干，不断提高业务技术水平。⑦组织医院卫生人员深入部队开展防病治病，进行技术指导，定期召开防治体系会议，交换意见，交流经验，改进工作。⑧审查药材、物资采购计划与财务的预决算，督促各部门合理地使用和管理经费、物资。⑨组织领导全院的卫生战备工作。⑩战时依据战时卫勤保障计划安排组织全院参加伤病员救治工作。

（李德敏　张献志）

jūnduì wèishēng zhùlǐyuán

军队卫生助理员 （military medical staff officer）

协助卫勤领导开展卫勤组织工作的人员。卫勤管理人员的组成部分。按管理范围，分为在卫勤领导机关协助行政领导工作的卫生助理员和在卫勤专业机构中协助业务领导工作的卫生助理员。

主要职责：①平时主要协助卫勤领导做好医疗保健、卫生防疫、卫勤训练、医学科研、药材供应等业务管理工作，承办公文起草、工作协调、会议筹备等卫生行政日常工作。②战时主要协助卫勤首长做好卫勤保障组织工作，拟订卫勤保障预案、方案、计划、总结等卫勤文书，协助做好卫勤保障协同工作。③定期开展调查研究，收集、整理卫生工作材料，向卫勤首长提供有关卫生工作的信息和建议。④传达卫勤首长指示要求，监督、检查、反馈所属各级单位执行情况。

卫生助理员应具有较扎实的卫勤管理基础知识，较强的人际沟通能力、组织协调能力、文字写作能力、公关办事能力，确保高效的执行力。

（胡雪军）

jūnduì wèishēng jìshù rényuán

军队卫生技术人员 （military health professional）

军队中从事卫生专业技术工作的人员。卫生人员的组成部分。包括卫生技术干部和卫生士兵。根据工作性质分为医疗、护理、药剂、医技、防疫、教学、研究等专业系列。

中国人民解放军卫生技术干部设置专业技术职务，分为高级、中级、初级3个档次。医疗、防疫、护理、药剂、医技系列，高级技术职务包括主任和副主任医师（护师、药师、技师），中级技术职务包括主治（主管）医师（护师、药师、技师），初级技术职务包括医师（医士）、药师（药士）、护师（护士）。医学教学系列技术职务包括教授、副教授、讲师和助教。医学研究系列技术职务包括研究员、副研究员、助理研究员和研究实习员。卫生士兵主要指部队基层工作的卫生员和卫生士官，一般不编设专业技术职务。

不同职务的卫生技术人员专业技术水平的具体要求：①高级技术职务卫生人员，应精通本专业基础理论和专业知识，掌握本专业国内外发展趋势，有本专业丰富的工作经验，能解决本专业的疑难重大技术问题，有较高水平的专著和论文，为本专业的学科带头人，具有培养专业人才的能力。②中级技术职务卫生人员，应熟悉本专业基础理论，有较系统的专业知识，有本专业较丰富的工作经验，能熟练地掌握本专业技术操作和处理较复杂的问题，具有指导下一级卫生技术人员的能力。③初级技术职务卫生人员，应熟悉本专业基础理论，有较系统的专业知识，具有一定的技术操作能力，能独立完成本专业的技术工作。

卫生技术人员不仅要掌握现代医学知识，有较强的专业才能和明显的业务专长，还应具有良好的科学文化素养和医学职业道德。卫生技术人员应通过继续医学教育，不断提高综合素质。对医师、护士等国家有明确执业要求的卫生专业技术岗位，卫生技术人员上岗前还必须通过国家相关考试，获得执业资格，才能从事相关工作。

（鱼　敏　丁敬美）

jūnyī

军医 （surgeon）

编制在军队中从事医疗保健和卫生防疫等工作的医师。军队卫生技术人员的组成部分。一般由受过系统的军医教育或具有军队医疗卫生工作经验的人员担任。世界各国军队均编有军医。中国人民解放军在营以上各级医疗卫生机构编配军医，有的边防连队也编有军医。在航空兵和舰艇部队编制的军医分别称航空军医和舰艇军医。军医有的编在医院、疗养院、疾病预防控制中心等卫生专业保障机构，但主要编配在师以下作战部队。

军医职责：①平时，卫生专

业保障机构军医按照职责分工，开展本职专业技术服务保障工作；严格遵守职业道德和工作制度；指导下级卫生人员的技术工作等。部队军医主要负责部队伤病员的治疗、转诊和常见病、多发病、传染病的预防和控制；提供基本的心理卫生服务；对部队人员进行健康教育；指导部队开展战伤救治训练等。②战时，军医主要担负战伤救治、疾病预防和核、化学、生物武器损伤的卫生防护等（图1）。

军医的来源，除军队医学院校培养外，还招收地方医学院校毕业生。军医必须经过系统的高等医学专业教育，符合政治坚定、技术精良、身体健康的要求，具有一定军事素质，掌握本专业的基础理论、基本知识和基本技能，能防治军队的常见病、多发病，掌握战伤救治和核、化学、生物武器损伤救护技术，自觉献身国防，全心全意为伤病员和部队服务。

（李奎兴 冯少鹏）

fángyì jūnyī

防疫军医（anti-epidemic surgeon）

军队中负责卫生防疫工作的军医。军医的一种。防疫军医必须经过预防医学教育和卫生防疫知识培训。中国人民解放军各级卫生防疫机构和部队医疗卫生机构中均设有专职或兼职防疫军医。

在红军时期和抗日战争时期，均由部队军医遂行部队卫生防疫工作任务。解放战争时期，各野战军向全国进军，各种传染病、地方病、自然疫源性疾病大量出现，开始组建防疫队，专门编制了防疫军医，明确了其防疫工作任务及职责范围。新中国成立以后，各军区、军兵种成立以预防医学研究为主的军事医学研究所和防疫队，军、师级单位成立防疫队或防疫所，专职防疫军医队伍迅速扩大，旅团卫生队设置了兼职防疫军医。1978年以后，防疫军医专业培训机构得到了不同程度的充实和加强，原第三军医大学开设卫生防疫专业以培养预防医学本科生，原军事医学科学院和各军医大学招收军事预防医学的研究生、进修生，培养专业防疫军医，各军兵种和部队开办卫生防疫专业培训班，培训基层防疫军医。

卫生防疫机构的防疫军医职责：①参与制订保障地区本职范围的卫生防疫工作计划。②深入部队开展与本职相关的卫生宣传教育、疾病监测、卫生监督、消杀灭、检验检测、统计分析等业务工作。③掌握地区疫情动态，做好应急准备，随时出动开展流行病学调查，指导和参与疫情处置和控制工作（图1）。④熟悉本专业仪器性能和使用方法，正确使用实验仪器、药品和试剂。⑤对下级防疫专业人员进行技术指导。

部队医疗卫生机构防疫军医职责：①对建制部队实施卫生防疫技术指导。②深入基层，检查卫生现状，督促各项卫生制度的落实，并帮助基层卫生人员开展卫生防病和健康教育工作。③对部队驻地、集结地域进行卫生流行病学侦察。实施水源、饮食、环境卫生监督监测，并做出卫生学评价。④严格执行各项卫生防疫制度，熟练掌握饮水净化、食品检验、害虫防制、隔离消毒等部队防疫技术。努力学习医学科学知识，防治传染病和常见病、多发病。⑤指导部队进行预防接种，参加指导新兵的卫生检疫工作。⑥随时掌握部队传染病发病情况，做好疫情登记、统计、报告工作；根据疫情提出并实施防疫措施，帮助基层总结、推广防病工作经验。

（陆 洲 高及仁）

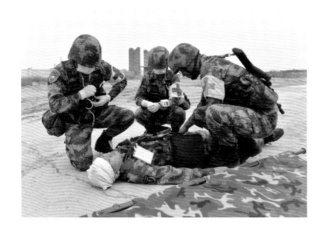

图1 卫勤演习中军医对伤员进行救治
（陆州供图）

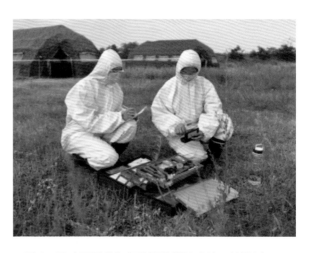

图1 防疫军医进行部队野外训练驻地环境检测
（陆州供图）

jiàntǐng jūnyī
舰艇军医（ship surgeon）　编配在舰艇上，直接对舰艇人员实施卫勤保障的军医。舰艇军医须经过系统的基础医学、临床医学专业教育和海军医学培训，并具有基本的军事航海知识和健康的体魄。

中国人民解放军海军三级以上舰艇和潜艇均编有舰艇军医。舰艇军医在舰（艇）首长领导下，除履行舰（艇）员共同职责外，主要负责本舰（艇）卫生工作，并在业务上接受上级卫生部门的指导。其基本职责：①协助舰（艇）长组织实施全舰（艇）卫生防病常识和核、化学、生物武器防护技能教育，组织舰（艇）战伤救护训练。②组织舰（艇）员的疾病防治工作，对病员提出全休或者半休的建议，需舰（艇）外就医的，出具转诊手续并报告舰（艇）首长。（图1）③组织本舰（艇）卫生防疫工作，督促检查卫生制度的落实，发现疫情及时向舰（艇）首长汇报并提出处置建议；定期进行舱室消毒或者熏舱；协助军务部门检查内务卫生。④组织战伤救护工作，适时提出伤员后送的建议，并协助做好后送工作。⑤组织舰（艇）航行、修理、潜水作业以及游泳训练和潜艇艇员脱险训练时的卫生勤务保障工作。⑥掌握舰（艇）员健康情况，定期组织舰（艇）员体检，提出患病舰（艇）员的治疗和处置建议。⑦实施新舰（艇）员的医学观察。⑧负责药品和医疗器材的领取、保管、更换和保养。⑨指导炊事人员执行有关食品卫生规章制度，检查食物、餐具、饮水和冷库食品卫生。⑩填写《舰（艇）卫生工作日志》和卫勤报表，总结经验，积累资料。

舰艇军医除履行基本职责外，常规潜艇军医还应当测定舱室有害气体的含量，发现超过标准时及时报告，并指导艇员采取相应的卫生防护措施。核潜艇军医还应当协助进行放射安全知识教育，实施卫生防护；掌握舱室放射剂量情况，对超剂量限值照射的艇员及可能受放射损伤的艇员进行医学监督及处理。配备舰载机舰（艇）的军医还应当做好舰载机飞行员的航空卫生保障工作。

（刘小龙）

hángkōng jūnyī
航空军医（flight surgeon）　在航空兵部队、飞行学院直接对军事飞行人员实施卫勤保障的军医。简称航医。一般编设在航空兵团或飞行大队的航医室。航医须经过普通医学、军事医学和航空医学的专业培训。

第一次世界大战初期，飞行人员因身体原因造成飞行事故的伤亡数远远超过战斗伤亡数，引起了许多国家军队对飞行卫勤保障的重视。1918年，美国和苏联军队开始向航空兵部队派出航空军医，专门从事飞行卫勤保障。此后，各国军队陆续在航空兵部队编配航空军医。中国人民解放军在1950年组建航空兵部队时即编配有航医室和航空军医，实施飞行卫勤保障。1954年在第四军医大学成立空军医学系（1999年改称航空航天医学系），为飞行部队培养航空军医。

航医的主要职责：①开展一般卫生常识和航空卫生知识教育工作，维护飞行人员的身心健康。②参与各种飞行活动，根据不同任务和条件，进行相应的卫勤保障，确保飞行安全。③检查指导飞行人员正确使用各类飞行防护救生装备。④参与飞行人员飞行训练、生理训练的计划，制订科学的训练强度和时间，并对体育锻炼进行医学监督（图1）。⑤对饮食营养、起居作息和生活条件

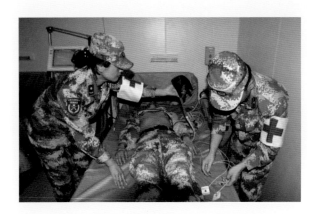

图1　舰艇军医在为舰（艇）员进行治疗
（刘小龙供图）

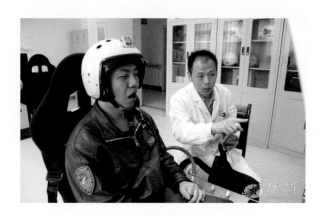

图1　航空军医指导飞行员进行飞行生理模拟训练
（张洁琼供图）

进行卫生指导和监督，增强飞行人员体质。⑥开展飞行部队卫生防疫工作。⑦参加飞行人员的体检鉴定和组织健康疗养。⑧对飞行人员实施健康观察和伤病门诊治疗。⑨参加受伤、遇险飞行人员的救护、医疗、后送和飞行事故医学调查。⑩担负飞行人员的卫生统计工作。

（张洁琼）

jūnduì hùshìzhǎng

军队护士长（military head nurse）

编制在军队中从事基层护理管理工作的卫生干部。军队卫生技术人员的一种。护士长通常编配在军队医院、疗养院、门诊部等医疗保健机构。在护理部主任和科主任的领导下，不仅要负责病房的护理业务和护理管理工作，又要参与医院的服务质量监督等方面的工作，其工作直接影响到医疗保健机构的护理质量和管理水平，对科室和医院建设起着重要的作用。

护士长主要职责：①负责制订护理工作计划，并组织实施，督促检查。②负责护理人员工作分工及调配，按时组织护理查房，进行具体指导。③教育和督促护理人员加强工作责任心，改善服务态度，认真执行医嘱、各项规章制度和技术操作常规，严防事故差错。④随同科室主任查房，参加临床病例讨论和危重伤病员的抢救工作。⑤请领药品、器材、被褥、营具及卫生用品，检查保管和使用情况。⑥组织护士、卫生员业务学习和技术考核，指导实习护士工作，搞好护理教学，组织开展护理新业务、新技术和科研工作。

担任军队护士长的基本要求：①具有良好职业素质。确立全心全意为部队服务、为官兵服务、为伤病员服务的坚定信念，爱岗敬业，谦虚谨慎，心胸坦荡，大公无私，维护良好的军人、护士形象。②具有较高的业务能力水平。护士长的理论知识、专科护理、操作技能、高新技术等应为护理队伍中的佼佼者，必须紧跟学科发展前沿，不断拓展业务知识的广度和深度，熟悉军事医学基础知识和战伤护理技能，并积极带动年轻护士形成良好学习氛围。③具有较好的领导艺术。护士长是军队医疗单位的基层领导者，必须具有较强的领导能力、凝聚力和管理水平。灵活掌握和运用不同的激励手段调动护士的工作积极性，包括工作激励、报酬激励、批评激励、尊重激励、情感激励等。④具有良好的沟通协调能力。军队护士群体来源多元化，层次结构丰富，护士长应当关心爱护护士、以身作则、换位思考，尽可能地为护士提供方便，为护士的发展和成长提供机遇。在管理好护士同时，还要与各级领导、其他科室部门保持良好的团结协作关系，处理好与病人的关系。

（张洁琼 夏禹富）

jūnduì hùshì

军队护士（military nurse）

取得执业证书，编制在军队医疗卫生机构从事护理工作的卫生专业技术人员。主要编配在军队医院、疗养院、门诊部和其他医疗保健机构。护士在护士长领导及医师指导下完成治疗、护理工作。

自护理工作从医疗工作中分离成为专门的业务以来，就有了护士和护理专业。现代护士的始祖是弗罗伦斯·南丁格尔（Flonence Nightingale，1820~1910年），她创办了第一所护士学校。她的护理实践和思想为护理工作赢得了应有的社会地位，护士开始职业化、技术化。20世纪上半叶，两次世界大战，出现了大量战伤伤员，护理工作成为迫切而繁重的工作，护理人员需求大大增长。第二次世界大战结束后，各国军队护理队伍得到了空前发展。中国人民解放军护士主要来自军队医学院校、地方医学院校毕业应征入伍和普通医学专科学校毕业学员。从20世纪50年代开始，在军医大学和军队医学专科学校开办护士学校和护理专业。90年代，开始招收护理本科生和研究生。2007年，军队颁布了《战伤护理技术规范》。随着军队编制体制改革调整，文职人员逐步成为军队护士的主力军。

护士的主要职责：①承担基础护理工作，经常了解伤病员的心理和饮食、睡眠情况，严密观察和记录危重伤病员的病情变化，发现异常及时报告。②执行各项规章制度和技术操作常规。正确执行医嘱，按时完成治疗、护理工作。③做好查对和交接班工作，严防事故差错。④协助医师进行各种诊疗工作。⑤负责收集检验标本。⑥按照分工，负责领取、保管药品器材及其他物品。⑦维持病区秩序。⑧按照分工，办理伤病员入、出、转院和转科（所）手续及有关登记工作。⑨参加护理教学和科学研究，指导实习护士和卫生员工作。⑩宣传卫生知识，完成赋予的其他任务。

军队护士的主要工作与一般社会护士大体相同，但有着特殊素质要求，包括：具有良好的军人素质和作风，敢于承担急难险重任务，熟练掌握军事医学知识，具备和熟悉战伤护理技术，辅助军医完成战时医疗文书记录，对部队官兵和伤病员极端热忱等。

（陆洲 夏禹富）

军队兽医 (military veterinarian)

jūnduì shòuyī

军队中专门从事军畜（禽）伤病和人畜共患病防治工作的医师。军队卫生人员之一。兽医的基本任务是运用兽医技术实施军用动物伤病防治、人畜共患病防治，保障指战员动物食品卫生安全。

尽管现代战争已由机械化时代发展到信息化时代，但由于特殊地理和气候环境，以及特殊任务的需要，世界许多国家军队包括美军、俄军和德军仍编有兽医。中国人民解放军兽医主要编配在边防团的军马所、骑兵营和连的兽医所、军犬队的兽医室，部分疾病预防控制机构也编有兽医。兽医按技术职务分为高级兽医师、兽医师和助理兽医师。

兽医的主要职责：①负责军马、军驼、军犬、军鸽等军用动物的伤病诊治、健康检查、免疫接种、隔离检疫，以及饲养、使役、训练的卫生监督，维护军用动物的健康。②负责军队动物性食品检验和卫生监督。对食品生产、加工、运输、储藏过程进行卫生监督，保证食品安全，防止人畜食物中毒，保障军队人员健康。③指导部队军用动物和农副业生产家畜家禽饲养和实施的疫病防治，防制人畜共患病发生和传播蔓延。④负责战时军用动物损伤治疗和卫生防护工作。随着重大动物疫病、人畜共患病不断发生，兽医的职能任务逐步拓展，生物反恐、动物源性食品安全和人畜共患病预防与控制逐步成为平时兽医工作的重点。

（万毅 王锐）

卫生士官 (medical non-commissioned officers)

wèishēng shìguān

军队中经过专业培训、从事医疗卫生工作的职业士兵。军队士官的一种，卫生技术人员的组成部分，是基层部队卫勤保障的骨干力量。

世界各国军队通常都编有卫生士官，最早出现于美国独立战争时期。中国人民解放军从1999年开始实行士官制度，现已有高级士官编制，设下士、中士、上士、四级军士长、三级军士长5个衔级。在师旅团卫生机构、队属医院、中心医院、总医院均编有卫生士官岗位，并根据岗位要求从事战（现）场急救、护理、药剂、放射、特诊、食品卫生检验、卫生防疫、卫生装备维修、口腔、中医理疗等工作。在基层卫生机构还承担卫生训练伤防护、健康维护和卫生宣传工作。

卫生士官来源有3种途径：①经过预选卫生士官培训择优改选士官，其培训分为初训和复训两个阶段，培训周期分别为初训半年，复训时间根据部队训练任务和岗位任职要求灵活调整，无学历。②经过全军统一选拔考试招生入学，合格者进入卫生士官院校接受高等职业技术教育，毕业后直接任命为士官，其培训类型为大专学历。在新的编制体制下，卫生士官作为技能型人才，在高等职业教育的模式下，下一步将对接国家职业教育改革开设职业教育本科。③卫生士兵参加岗前任职培训，培训周期根据岗位任职要求分为6个月、10个月不等，择优改任士官，此类所占比例很少。

卫生士官应当具有初级综合的卫生专业知识技能，既要完成部队常见病、多发病的初步诊治工作，又要担负部队官兵的防病、心理疏导和健康教育工作，还要完成战地救护和组织自救互救的任务。

（于树滨 陈活良）

军队卫生员 (prarmedic)

jūnduì wèishēngyuán

受过初级卫生专业训练，从事基层医疗卫生工作的专业士兵。军队卫生人员的组成部分，包括卫生义务兵和卫生士官两类。中国人民解放军部队和基层医疗卫生单位编设有卫生员。卫生义务兵需经6~8个月的卫生专业训练，且每年复训1次。卫生士官通常在卫生义务兵中选拔，经分阶段、阶梯式专业化培训，提升为1~4级卫生士官。卫生员是初级技术操作人员，通常每个连级分队编制1名，经过专业培训的卫生士官，可以配置在师旅团卫生机构的护理、检验、放射、药剂、防疫等岗位工作。

卫生员因工作岗位不同，工作职责有所区别。其中，连卫生员在连首长领导和营军医指导下负责全连卫生工作，主要职责：①对全连人员进行健康教育和指导连队开展自救互救训练。②培训班排卫生战士。③坚持每日下班排、伙房和深入训练、施工、生产现场，督促检查连队卫生制度执行情况。④组织实施预防接种和预防服药。⑤实施饮水、食品卫生监督和消毒、杀虫、灭鼠等工作。⑥经常了解和掌握驻地疫情，发现传染病及时报告，并采取必要措施。⑦战时，参加营连抢救组，组织实施伤员战现场急救与后送，检查纠正自救互救处置。⑧辅助军医或技师工作，完成军医或技师交给的其他任务。

卫生员工作方法主要是及时向营军医、连首长汇报连队卫生工作情况，及时提出卫生防病工作建议；采用各种形式进行卫生宣传教育；定期或不定期召集卫生战士会议，研究指导班排卫生工作；深入班排和训练、值勤、施工、生产等场地进行卫生监督，发现并及时处置伤病员。

（陈活良　居长山）

wèishēng zhànshì

卫生战士 （medical soldier）

基层兼做卫生工作的士兵。基层单位战时现场救护和平时卫生工作的群众骨干。对充实卫勤专业力量，降低战时危重伤员阵亡率，协助卫生员做好平战时卫生工作具有重要意义。

中国人民解放军卫生战士须经过培训，掌握有关卫生常识和战伤救护技术。通常在每个班、战位、炮位、战车指定或推选1名士兵担任，根据流动情况适时轮换更替。卫生战士除了履行自己的军事岗位职能外，还负责本班组的卫生工作，遇到难以处理的问题，请求卫生员或军医帮助解决。卫生战士要有工作热情，责任心强，有良好的卫生习惯，模范执行部队卫生工作制度。主要职责：①在卫生员或军医指导下，开展经常性的卫生知识宣传教育，督促落实部队卫生工作制度。②指导士兵自救互救训练。③发现传染病及时报告并协助卫生人员采取必要的防疫措施。④协助卫生人员做好预防接种和预防服药工作。⑤实施饮水、食品卫生监督和参与消毒、杀虫、灭鼠工作。⑥战时参加火线抢救。

（居长山　陈活良）

wèiqín bǎozhàng

卫勤保障 （health service support）

运用医学科学技术和相关资源以及组织管理等综合措施，进行伤病防治，维护和促进军队成员健康的活动。军队战斗力和后勤保障的重要组成部分。按业务性质分，主要有医疗保障、防疫保障、防护保障、药材保障、通用军事后勤保障等；按行动状态分，主要有建制伴随保障、基地固定保障、机动支援保障；按空间地域分，主要有陆上卫勤保障、海上卫勤保障、空中卫勤保障、航天卫勤保障等。

发展史　第一次世界大战中，各参战国广泛加强火线抢救，有些国家开始实施医疗和后送相结合的阶梯治疗。第二次世界大战中，各参战国普遍采用分级救治体制救治伤病员。有些国家开始组织伤病员的空运后送。苏联军队开始实行"指定性后送"。第二次世界大战后，为适应新武器伤的救治需要，许多国家军队开展防治新武器损伤的医学研究，加强卫生防护体系建设，制定一系列卫生防护措施。在一些局部战争中，一些参战国都采取靠前配置救治力量，尽量减少救治阶梯，使用快速部署医院系统加快伤病员的救治。20世纪70年代开始，美军在越南战争、海湾战争等局部战争中广泛使用直升机和固定翼飞机后送伤病员，缩短了后送时间，提高了伤病员的治愈率。除此之外，德军在作战中实行医药物资统一和成套供应制，以简化供应。

中国军队最早实施卫勤保障可以追溯至春秋战国时期，主要是对军队伤病员进行就地治疗。在春秋战国时期制定有选拔士卒的体格标准，并建立了长官每3日1次巡视伤病员的制度。汉代有类似"急救包扎所"的机构和负伤记录的木简，军队用"药函和药盛囊"携带行军作战用的必备药品。东汉末年，华佗发明用"麻沸散"进行麻醉，实施腹部手术。南北朝时期开始对征募士兵进行体检。宋朝军队通常把伤病员安置在民众家中治疗或随营看护。元朝救治创伤已用医疗器械

刀、针刀和缝合针。1851年，清朝军队开始设西医医院，1894年（清光绪十七年），清军将日常生活卫生管理列入军事长官的职责，并对军队防中暑、防冻伤、防水媒传染病和衣、食、住、行的卫生要求做出具体规定。

中国人民解放军在土地革命战争中开设团、师绷扎所，军开设伤病转运站，军团设野战医院；后方开设兵站医院和后方医院，初步实行分级救治；组织开展群众性卫生运动，预防疾病的发生。抗日战争中，八路军和新四军进一步健全了各级卫勤组织，团卫生队开设休养室，旅卫生部有100床位的休养所，各抗日根据地先后组建了50多所医院，8年共收治伤员30万人；更加注意卫生防疫工作，明确提出了"预防第一"的方针，部队开始进行体格检查和各种疫苗预防接种。解放战争时期，建立了阶梯治疗组织体系，加强了战伤分类和轻伤留治工作，战伤救治水平有较大提高，共救治伤员104万人，治愈归队率达70%以上；组建了防疫队，开展了重点传染病的调查和防治工作。中华人民共和国成立后，统一了全军卫勤组织体制，建立了一批现代化的医院、疗养院、药材仓库、疾病预防控制中心等保障机构，建立了各种卫勤保障规章制度，培训了大批卫生人员，开展了航空、航天、潜水、航海等卫勤保障，医疗、防疫、药材保障水平和服务质量有了很大提高。

保障原则　在以往多年的作战卫勤保障实践中，中国人民解放军已经形成了许多科学的卫勤保障原则。例如，在卫勤组织方面，坚持建制保障与区域保障、独立保障与支援保障相结合，分级救治、逐级后送，预防为主、

防治结合等原则。在现代战争的卫勤保障中仍然应当遵循这些基本原则。与此同时，根据现代战争的新特点和对卫勤保障的新要求，卫勤保障工作还应当坚持以下五个方面基本原则。

一致性原则 坚持与军事作战任务目标保持一致，按照统一的作战目的和企图，全力配合军事行动和作战目的的实现，与作战行动相伴随，以后勤部署相一致，实施整体作战和一体联动保障。必须坚持以减少伤亡、维护部队战斗力为目的，各级各类卫勤保障机构按照协同一致的保障计划和方案，实现各军兵种之间，以及各军兵种与地方卫生力量之间的协同配合，以形成协调一致的联勤保障。医疗、后送、防疫、防护及卫生物资保障功能实时耦合，功能互补、协同配合，共同围绕保障目标开展工作，达到组织形式与军事行动相协调、保障方法与保障环境相适应、保障措施与保障需求相一致的目标。

靠前性原则 坚持医疗与士兵同在、救护贴近战（现）场的原则，以挽救伤员生命为宗旨，加强配置一线救护人员，使伤病员在第一时间得到及时救治。在作战环境和条件允许的情况下，尽力将专科救治力量靠前配置，在战术地域开展创伤控制性手术和必要的专科手术。救护直升机尽量前伸到战术一线，加快伤病员快速后送。加强早期疾病监测和病原体检测鉴定，强化一线战场和作业环境卫生监督，加强流行病学侦查、信息分析和趋势判断，注重群体伤病的早期发现与迹象排查，做好监测预警和早期预防。

连续性原则 坚持战伤救治工作前后继承，前方伤员救治工作为后送争取时间，做好准备，

伤员后送途中进行连续性医疗监护，伤病员陆地后送与空运后送在机场或机降场准确衔接，始终保持医疗不间断、后送不脱节。传染病防控从迹象发现、迹象排查、现场流调、隔离控制、现场处置、预防接种、病员救治等工作环环紧扣、连续实施。卫生物资从请领、计划、配送、反馈全程链接，不留缝隙。

灵活性原则 坚持多种适应、灵活机变，根据进攻作战、防御作战等作战任务不同，部队集结阶段、航渡阶段、抢滩登陆阶段等作战阶段不同，卫勤保障采取不同的卫勤部署方式及卫勤力量使用方案，实行不同的卫勤力量编组。根据高寒、高热、高原，以及空中、海上、水上等作战保障环境不同，采取不同的卫勤保障方式和方法。根据物理、化学、生物等健康危害因素和卫勤保障需求的不同，采取不同的预防保护措施和预防控制措施。根据伤病员伤情、病情变化的不同，采

取相应的救治措施和卫生物资保障方案。

机动性原则 坚持快速反应、应急机动，必须建立完整的卫勤应急机动力量体系，制定各种情况下的卫勤保障预案，完善各种情况下应急保障的卫生物资准备，随时准备应急出动完成支援保障任务。必须建立起随时调用陆地、海上、空中快速运输工具的机制，掌握一定的专用伤病员医疗后送力量，提高卫勤保障力量的全域机动和快速投送能力，保证伤病员的快速后送。随时掌握部队机动转移动向，预有准备、快速转换、伴随机动，实现卫勤力量与作战行动的能力匹配和一体行动，随时达到"跟得上、展得开、救得下"的要求。

保障内容 ①卫勤组织指挥：包括拟制卫勤保障计划、筹措卫勤力量、组织卫勤侦查、卫勤部署和卫勤力量的调整使用等（图1）。②伤病员医疗后送：包括伤病员分类、火线抢救，各级

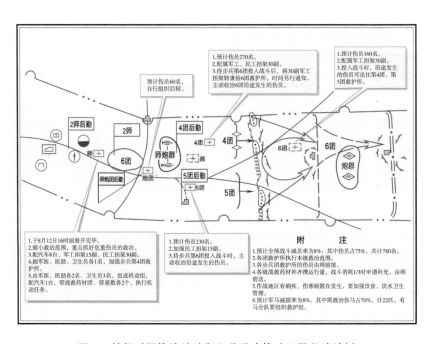

图1 某师对野战阵地防御之敌进攻战斗卫勤保障计划

（资料来源：《中国军事后勤百科全书·卫生勤务卷》）

救治机构分级救治，以及伤病员后送和伤病员信息管理。③卫生防疫：主要是组织入伍新兵卫生整顿，开展健康教育，进行卫生监督，实施计划免疫，落实防疫措施，进行疾病监督、传染病预防和控制等。④医疗保健：主要是组织官兵体格检查和健康检查，早期发现疾病，及时组织防治；开展巡诊和门诊，安排伤病员住院治疗或疗养，对伤病员进行评残等。⑤卫生防护：普及卫生防护知识教育与训练，对核、化学、生物和新概念武器损伤进行预防和治疗，减轻伤害程度，迅速消除后果。⑥药材保障：进行药材筹措、储备、补给、药品检验和卫生装备检修等（图2）。⑦兽医保障：进行动物性食品兽医卫生检验和监督，预防人畜共患病，军用动物伤病防治等。⑧心理卫生保障：主要组织开展心理健康教育和战前适应性训练、开展心理健康状况评估、跟踪监测心理应激源、开展心理咨询与应激干预等。⑨血液保障：主要组织实施战时血液筹措、储备、运输、供应、技术保障和质量监督，保障战时救治伤病员用血需求。

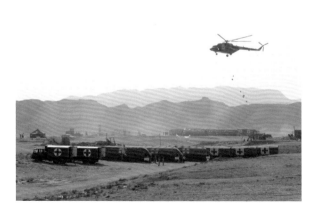

图2　直升机空投卫勤保障物资
（卫勤使命—2009演习）
（军事医学研究院供图）

保障方式　①按保障任务区分为建制保障和区域保障。建制保障是按部队建制关系组织实施卫勤保障，见建制性卫勤保障；区域保障是卫勤机构根据作战范围界定划分为的不同保障区，对区域内的所有部队、分队组织实施保障，见区域性卫勤保障。②按保障机构是否随部队一同行动区分为定点保障和伴随保障。定点保障是在固定地点开设卫勤机构实施卫勤保障；伴随保障是组织卫勤力量随同部队或分队实施卫勤保障。③按上级加强卫勤保障力量的隶属与使用方式区分为配属保障和支援保障。配属保障是上级将加强的卫勤支援力量配属给下级卫勤机构，由下级卫勤直接指挥与使用；支援保障是根据任务需求，对友邻部队或单位实施的援助性的卫勤保障，通常由上级组织，也可由友邻部队或单位之间主动协商组织实施。

实施方法　①建立卫勤保障组织体系，明确各级卫勤保障任务和分工。中国人民解放军军以下部队通常由各级编制内的卫勤机构负责保障；战区所属卫勤机构实施划区保障和联勤保障。医院和部队卫勤机构之间，按所在地区组成防治防护体系，明确分工，相互协作。部队卫生部门主要负责卫生防疫、防护、门诊、急救、军人体格检查和短期收治伤病员；医院负责军人保健、疑难疾病门诊、伤病员收容治疗，并协助部队与医务

人员进行专业训练，指导和提高其防治技术。②提出卫勤保障建议，拟制卫勤保障计划。根据平战时保障任务和部队具体情况，确定不同的保障任务和具体工作要求，提出卫勤保障建议，根据后勤确定的保障任务，制订卫勤保障计划。战时卫勤保障目标和计划，要在预计减员数量、判断卫勤人力物力需要量后确定。战时，为保障伤病员迅速得到治疗、及时治愈归队，通常要围绕伤病员救治和后送，统筹安排其他各项保障。③合理筹措和使用卫勤力量，发挥整体效能。根据作战任务、部队部署、地形和交通条件等合理配置救治机构，使之成为分工明确、前后衔接的有机整体。各机构内部合理编组分工，以提高工作效率；加强主要作战方向或执行主要作战任务部队的卫勤保障力量，掌握较充足的卫勤预备力量、以备机动使用；根据情况，适时转移救治机构、调整各级救治机构的任务，并组织有关部门互相支援和协作。④制定和贯彻卫勤保障规章制度，保障工作正常进行。卫勤保障规章制度，包括卫生防疫、医疗保健、医疗后送、卫生防护、药材供应等各项专业工作规定、细则，药材装备标准，医疗护理技术操作常规和综合性卫生条例等，通过宣传教育、组织学习，使之成为各项工作的依据。⑤改进领导方式，实施科学高效的卫勤管理。各级卫勤领导从调查研究入手，适时组织卫勤侦查，定期研究卫勤统计报表，做好信息反馈，提高卫勤预测、决策的准确性，不断提高领导艺术；切实搞好卫勤保障的计划、组织、控制和协调，保障各项工作顺利进行；及时总结经验教训，不断改进工作。研

发适用的卫生信息管理软件和卫勤组织指挥自动化软件，逐步实现卫勤系统信息化、标准化、实战化建设。另外，还强调加强卫生人员思想政治教育，提高卫生人员为国防建设服务的思想觉悟，培养良好的医德医风，全心全意为部队服务，为伤病员服务。

保障要求 随着新军事变革的不断深入，高新技术的发展和医学科学技术的进步，对卫勤保障提出了更高标准和要求。主要有：①卫勤保障观念由传统的伤病救治向以现代军人健康观、军事医学观、大卫生观为核心的现代卫勤观念转型；卫勤保障体制从陆军主导向联勤保障体制转型；卫勤保障方式由建制保障为主向建制、支援保障并重转型；卫勤保障功能从医疗为主向医疗、预防、强健一体化转型。②卫勤保障领域不断扩展，除传统的伤病员医疗后送、卫生防疫防护、药材血液卫生装备保障外，还涉及心理卫生保障和军事作业卫生保障。③卫勤保障行动多样化，除遂行平战时卫勤保障任务外，还涉及突发公共卫生事件处置，反恐维稳、封边控边、维护海洋权益和海上战略通道，抢险救灾，核与辐射、化学突发事件处置，联合国维和与国际联合军事演习等非战争军事行动卫勤保障。④卫勤保障活动应当逐步实现医学技术、卫生勤务、卫生装备和卫生信息的有机结合，减少机构重叠，全面提升诸军兵种的卫勤保障效能。

（刘胡波　徐雷　王庆阳）

zhànshí wèiqín zǔzhī zhǐhuī

战时卫勤组织指挥（organization and command of health service in wartime） 战时组织卫勤力量对部队实施卫勤保障的领导活动。后勤组织指挥的组成部分。包括卫生部门和卫勤保障机构的组织指挥。搞好卫勤组织指挥，有助于发挥卫生资源的作用，保持行动协调一致，顺利完成战时卫勤保障任务。

发展史 随着战争的发展，战时卫勤保障人员逐渐分工细化、物资种类数量趋多，工作环境复杂，条件限制大，要求设置专门人员和专职机构对战时卫勤保障进行有效的管理。1931 年 11 月，中华苏维埃共和国中央革命军事委员会成立总军医处。抗日战争时期，中国共产党中央革命军事委员会卫生部负责八路军和新四军卫生工作的指挥，进一步健全了卫勤组织指挥机构，明确了部分卫勤指挥程序。解放战争时期，卫勤组织指挥的内容逐步扩大到对卫生减员进行预计，注重卫勤部署，及时收集卫勤信息。中华人民共和国建立后，在历次边境自卫反击作战中，各级卫勤指挥机构都实施了有效的指挥。中国人民解放军卫勤组织指挥随着历次军队体制编制调整发生了重大变化，从军委总卫生部逐步变迁为军委后勤保障部下属卫生局，形成了嵌入式卫勤组织指挥模式，通常作为后勤组织指挥中的重要席位发挥指挥职能作用。在卫勤指挥法规方面，于 1998 年军委颁发了《中国人民解放军医院战时卫勤保障条令》和《中国人民解放军卫勤分队战时卫勤保障条令》，同时在相关军事条令中有伤病员救治后送等组织指挥行为的规定。

指挥体制 联合作战是信息化局部战争的主要作战样式，强调体系对抗，要求建立作战指挥与卫勤指挥、作战行动与卫勤保障密切协同、一体联动的指挥机制，把卫勤指挥与保障融于作战指挥与行动之中，使卫勤保障计划与作战计划融为一体，缩短作战指挥至卫勤指挥的层级和流程，以更好地达成联合指挥、联合保障的目的。按照与军事、后勤指挥体制编设一致的原则，通常建立即战略、战区、作战集团（群）、基本作战军团四级卫勤组织指挥体制，采取嵌入方式，在各级后勤指挥机构内甚至部队作战指挥机构内设立相应的卫勤指挥席位，实现卫勤与军事作战和后勤联合一体、军兵种卫勤联合一体、军警民卫勤协调一体，明确指导、控制和协同关系，运用多种指挥方式，控制卫勤保障行动，提高保障效能。

指挥内容 ①拟制卫勤保障计划：包括卫生减员预计、救治机构的配置位置、救治范围与要求、伤病员后送、卫勤力量的分配与使用、卫生防疫与卫生防护、药材保障、兽医保障、卫勤协同、通信联络与警戒防卫等。②筹措卫勤力量：包括卫生人员、卫生物资、卫生运力的筹措等。③组织卫勤侦察：包括医疗后送侦察、卫生流行病学侦察等。④卫勤部署：包括卫勤部署形式、卫勤机构的配置位置、卫勤力量和保障任务的区分等。⑤卫勤力量调整使用：包括保障方向、保障重点的调整，卫勤预备力量的控制和使用，卫勤机构的转移等。

指挥程序与方式 卫勤指挥一般分战前、战中和战后三个阶段实施。①战前阶段主要是受领任务，了解、判断情况，提出保障建议，筹措药材和卫生运力，制订卫勤保障计划，传达卫勤保障任务，进行卫勤部署，组织卫勤协同，开展卫生防疫，组织临战卫勤训练，检查准备情况等（图1）。②战中阶段主要是不断了解情况，组织伤病员后送，调整卫勤力量和保障任务，组织药材补给，组织卫勤机构的警戒防卫与转移，组织卫生防疫防护保障等。③战后阶段主要是组织卫勤保障机构参加打扫战场，突击救治和后送伤病员，调整补充卫生人员和药材，进行卫生整顿，总结卫勤保障经验，组织对战俘伤病员的救治和移交，组织对伤病员的伤情鉴定等。

根据战况和卫勤保障情况变化，卫勤组织指挥通常采取集中指挥与分散指挥相结合、按级指挥与越级指挥相结合、定点指挥与跟进指挥相结合等方式灵活组织实施，始终保持卫勤组织指挥的及时、稳定、连续、高效。对全局性和关键性的保障行动实施集中统一指挥；各级卫勤组织指挥层次以按级指挥为主；各保障区卫勤以区域指挥为主；各军兵种战役军团卫勤（或相关机构）以协同指挥为主；基本指挥所内的卫勤组织指挥应以定点指挥为主，必要前出指挥组或指挥人员跟进实施指挥。

指挥要求 为实现权威高效、正确果断、快速灵活的指挥，发挥卫勤资源最大保障效能，卫勤组织指挥必须采取多种手段收集信息，准确、快速、全面的了解战场情况，及时获取并掌控作战相关信息，全面掌握卫勤保障需求；准确领会上级作战、保障和卫勤保障决心，通观全局卫勤保障需求，对卫勤保障行动进行整体筹划；依托指挥信息系统网络，迅速获取卫勤保障信息，并与作战、运输、军需等部门实现信息互联互通，精确控制卫勤保障行动；因地制宜、因时制宜地灵活组织、优化配置、模块编组，灵活组织实施按需保障，满足陆军、海军、空军、火箭军等各军兵种作战卫勤保障需求。通过对广阔战场范围内实施联合作战的多军种卫勤部队进行统一、精确地控制并对卫勤保障力量进行及时调整，确保作战期间卫勤指挥对卫勤保障行动的精确、持续、高效的控制。

（杜国福　张树华）

zhànshí wèishēng jiǎnyuán yùjì

战时卫生减员预计 （estimate of medical depletion in wartime）

战前对战役战斗可能发生的伤病员进行的预先估算。战时卫勤组织指挥的内容之一。主要是对战伤减员、疾病减员、战斗应激减员、非战斗损伤减员数量、种类，以及时间、单位分布的分析和计算，是战前卫勤人力、物力准备的主要依据。

战时卫生减员预计通常由卫勤部门实施。常规武器卫生减员从团（旅）部队卫勤部门开始预计。核武器与化学武器卫生减员由师以上部队卫勤部门预计。预计主要依据：①首长决心与作战部门对作战总减员数的预计。②影响卫生减员的各种因素，如战斗类型、作战任务、战斗持续时间与激烈程度，作战双方兵力、兵器、技术装备及军事素质，部队配置密度与工事坚固程度，天候、地理、疫情，以及作战双方信息化作战能力等。③以往类似战役、战斗的减员数据，特别是高技术武器的使用对卫生减员的影响及卫生减员发生特点。

战时卫生减员预计主要包括战伤减员预计和疾病减员预计。战伤减员预计通常要预计出战伤总减员数、最高日减员数，以及战伤发生的时间及单位分布。敌方可能使用核、化学武器时，还要预计核、化学武器战伤减员。计算公式：战伤减员数 = 参战人数×战斗减员率×战伤减员占伤亡人数的百分比。在预计出一次战役或战斗参战部队战伤减员数之后，通常采用战斗减员率分配法或百分比分配法对战伤减员作出单位分布。根据作战不同阶段，战斗减员率不同，可以预计出不同作战阶段的战伤减员数。较长时间作战疾病减员通常按照昼夜发病率进行预计，短时间作战一般不作预计。计算公式：疾病减员数 = 参战人数×作战日数×昼夜疾病减员率。

（周世伟　吴峰）

zhànshí wèiqín lìliàng yùjì

战时卫勤力量预计 （estimate of medical resources in wartime）

作战准备阶段根据卫勤保障任务对卫勤人力物力需要量的估算。战时卫勤组织指挥内容之一。卫勤力量筹措主要根据可能发生的卫生减员数量计算，由各级卫

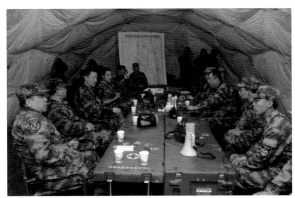

图1　卫勤指挥组召开任务部署会
［资料来源：《解放军卫勤杂志》，2015，17（3）］

部门实施。预计内容通常包括卫生技术人员需要量预计、手术力量预计、医院床位预计、卫生运力和药品器材预计等。

卫生技术人员需要量预计 战时对野战医院和各级医疗救护分队,除规定了救治任务、救治范围外,还对各级救治机构的昼夜通过伤员量有明确要求。当伤员通过量超出本级通过能力时,需要增加相应的卫生技术人员。此时,主要是做好大批伤员的分类、手术、抗休克及危重伤病员的救治,优先满足上述各组(室)人员的需求。预计的方法是按昼夜人均通过伤病员数和需救治伤病员数,估算出需要增加卫生人员的数量。

手术力量预计主要是计算师和野战医院群所需的手术台数。预计一次战斗战役救治机构所需要的手术力量,通常根据最高减员日或昼夜伤员通过量、规定的救治范围、可能完成的手术率和有效工作时间计算。计算出的手术台需要数,减去本级救治机构现有的手术台数,即为需要加强的手术台数。当手术力量不足时,可通过向上申请增加,或适时调整力量提高手术能力的方法解决。计算公式:手术台需要数=[昼夜伤员通过量×需要手术者百分率×需要手术者拟完成的手术率]/[昼夜手术时间×1张手术台1小时手术量]。

医院床位需要量预计 战役后方有野战医院和基地医院,其保障任务、救治范围、收治伤病员的比例不同,床位的预计方法也不一样。以野战医院床位预计为例,通常依据最高减员日到达野战医院的伤员数,野战医院拟完成的手术率,术后伤员留治观察的百分率,伤病员留治百分率,

伤员发生高峰期持续天数,床位扩大收容倍数等因素计算所需床位。计算公式:

$$B = \frac{H + H \times (R \times R1 + S) \times (N - 1)}{1 + M}$$

式中,B 为预计野战医院床位需要数;H 为最高减员日到达野战医院的伤员数;R 为拟完成的手术率;$R1$ 为术后伤员留治观察百分率;S 为伤病员留治百分率;N 为伤员发生高峰期持续天数;M 为床位扩大收容倍数。

卫生运力预计 对完成伤病员所需要运输力量的预先估算,主要依据常规武器伤员的数量及伤势区分即轻、中、重伤员各占的比例,运输工具的种类、容量和速度,运送往返距离,要求完成任务的时间,伤员的装卸或换乘时间,天气、道路的影响及途中受敌威胁的程度计算。常用的计算公式:

$$Y = \frac{W}{[T_1 \div (D \div V + T_2)] \times P} \times (1 + K)$$

式中,Y 为伤员运输工具需求数量;W 为需要后送的伤病员数;T_1 为要求完成任务的时间;D 为往返一次距离;V 为运输工具的时速;T_2 为伤病员装卸、换乘时间;P 为运输工具的乘载人数;K 为天气、道路的影响和受敌威胁的程度。公式要求 $T_1 \div (D = V + T_2) \geqslant 1$。

战时,各级救治机构内部还应配备一定数量的担架,主要用于救护所各组室之间搬运伤员,参加核杀伤区或化学染毒区的伤员抢救,旅、团救护所有时要派出担架员,接回营救护所的伤员。通常团(旅)救护所10~20副,师救护所(野战医疗所、卫生营)

20~30副。

药材需要量预计 药材是完成卫勤保障的物质基础,战术卫勤与战役卫勤部门应分别预计,层层储备,确保卫勤保障任务的完成。通常依据本次作战卫生减员数量、药材供应装备标准、卫勤保障任务进行预计。

战救药材基数需要量预计 战时师、旅、团战救药材基数预计,按一次战斗预计的战伤减员总数计算药材需要量,若需要量超出携运行量时(或标准储备量),则超出多少加大多少,若需要量不超过携运行量时,则按携运行量储备。战前,战役卫勤部门首先按现行规定(或标准)补齐师以下部队战救药材基数的标准量,然后再预计一次战役药材总需要量。其预计思路,一是依据一次战役战伤减员的数量,计算出战救药材基数的理论需要量;二是预计伤员通过营(含相当单位)、团(含相当单位)、摩步旅、师(含相当单位)及野战医院(卫生营)的百分率,预计出不同级别救治机构的基数需要量;三是依据战况变化、药材损失及战中可能遇到其他情况,预测不同级别救治机构的机动(预备)需要量,通常可按 20%~30% 加大储备;四是理论需要量与机动量之和,即为一次战役药材基数的总需要量。

战时常备药材需要量预计 战时,师以下部队应按规定补齐,适量加大储备,通常可保持 1~2 个月量。战中向上申请,逐级补给。战役药材需要量预计,根据战役编成,计算出师(含相当单位)、旅(含相当单位)、团(含相当单位)、营(含相当单位)的个数;其次,明确储备几个月量;最后,计算出每一级救治机

构需要储备几个月量的战时常备药材。

三角巾急救包需要量预计 战时每名官兵配发三角巾急救包2个。加大储备则可根据部队的作战任务、战况的激烈程度等，确定储备定额。其方法是按参战人数平均每人储备若干个计算（战材基数中的三角巾急救包不计算在内），分别由师以下部队和战役药材仓库进行储备，用于战中补充。

基本卫生装备需要量预计 战前，师以下部队应按规定补齐，战术卫勤一般无须加大；战役卫勤部门应加大储备一定数量的师、旅、团、营及野战医疗所需要的基本卫生装备和易损坏的单品种器材，用以补充战中损失。

战救药材单品种需要量预计 为弥补战救药材基数品种、数量之不足，根据一次战斗（役）伤病员的数量，再适量储备部分药材单品种，主要是血、氧、液及其他消耗数量多的药材。另外，坦克、炮位急救箱、舰艇战位急救箱、空勤急救包，除按编制数补齐外，再加大现有数的15%~20%，以便战中补充。

"三防"药材需要量预计 战前，补齐部队的装备标准量。然后按一次战斗、战役预计发生核、化学伤员的数量，计算"三防"药材需要量，并适当加大，作为机动。

替换被服和白袍衣需要量预计 替换被服（原称血衣、血被）是战时用于伤员、受沾（污）染人员的替换和殓葬烈士用的被服。一般包括单衣、单帽、衬衣、棉被等品种，冬季参战应将单衣、单帽改为棉衣、罩衣、绒衣、冬帽，另按不同地区加发袜子和手套等。在替换被服中包括一定比例的干部服装。未来作战，师（旅）、团救护所的替换被服可按一次战斗通过伤员数的50%和30%预计，由军需部门储备。白袍衣又称烈士布，用于包裹烈士遗体的白布。按人份计算，一人份为白平布8m。各级救治机构按伤死人数预计，由军需部门储备。

卫生帐篷和睡铺需要量预计

野战条件下，各级救治机构准备足够的宿营器材，以保证伤病员救治、休养和工作人员的生活需要。通常情况下，救治机构全部使用帐篷集中展开时需要帐篷的数量：野战医疗所、保障旅卫生营、师救护所需20~30顶；合成旅救护所需10~15顶；团救护所需8~10顶。当救治机构有手术、检验、X线等技术车辆时，帐篷的需要量可适当减少。在预计帐篷需要量时，卫生帐篷、伤病员帐篷（可用班用帐篷代替，每顶可住10人），应有一定比例。通常手术组使用卫生帐篷，其他组（室）可配备其他帐篷。各级救治机构应按展开的床位数为伤病员准备睡铺（主要是铺板和轻便床），工作人员的睡铺按参战人数计算。

（王欣宇 梁建岭）

zhànshí wèiqín
zhēnchá

战时卫勤侦察

（medical reconnaissance in wartime） 战前搜集军队行动地域影响作战人员健康的各种因素和实施卫勤保障的环境条件等信息的活动。又称医学侦察。战时卫勤组织指挥的内容之一。目的是为正确地制订卫勤保障计划与组织实施卫勤保障提供客观依据。

按任务和目的可分为医疗后送侦察和卫生防疫侦察。医疗后送侦察，主要是查明救治机构配置地域，及其地形、交通、水源和安全、隐蔽条件，伤病员后送道路情况，以及当地可利用的卫生资源等状况，协同作战部门进行直升机机降场选择。卫生防疫侦察，主要是查明军队拟行动地区有无传染病、地方病及自然疫源性疾病，这些疾病的自然分布、流行特征、流行强度及媒介昆虫与有害动物情况；可供部队饮用水源的种类、数量及其水质、水量情况（图1）；地区的自然环境、卫生状况，是否有毒性植物与被污染的食物；当地卫生防疫工作及资源状况等。

卫勤侦察由卫勤部门负责组织，由临时组成的卫勤侦察小组具体实施。主要方法有搜集与研究资料，包括网上查询，查阅地方卫生部门及军事情报的有关资料；进行现场调查、访问与座谈。侦察前要拟订侦察计划，侦察后要及时提出侦察报告。

（吴　峰）

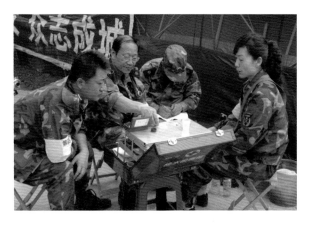

图1　汶川地震医学救援中，防疫机构实施水源卫生侦察

（王欣宇供图）

zhànshí wèiqín bǎozhàng jìhuà

战时卫勤保障计划 (health service support plan in wartime)

对组织实施战时卫勤保障所作预先安排的工作文书。卫勤组织指挥内容之一，后勤保障计划的组成部分。

拟制依据：①作战任务和首长决心。②后勤首长保障意图，上级卫勤机关指示。③卫勤部队、分队的数量、质量、卫生防护水平、机动能力、自卫能力、通信能力等。④当地卫生资源情况和可能提供的卫生资源。⑤作战地区交通、水源和居民的情况，流行病情况，气象特点，水文、潮汐等军事医学地理情况。

主要内容：①卫生减员预计。预计参战部队卫生减员数量、种类、分布等。②卫勤部署。明确配置位置、待机位置和预定转移位置等。③医疗后送。规定各级救治机构的任务、救治范围和要求，伤员后送方式和要求等。④卫生防病。作战各阶段卫生防疫措施、要求及发生疫情时的处理方法。⑤卫生防护。明确卫生防护的重点和服用药物的时机，消除核、化学和生物武器袭击后果的卫生措施。⑥药材保障。明确药材供应关系，各级药材储备和携运行量，药材补给和血、液、氧供应的程序和方法。⑦兽医保障。伤病军用动物的医疗后送，人畜共患病防治，动物性食品卫生检验要求等。⑧卫勤协同。明确卫勤协同的单位、内容和方法。⑨卫勤机构的防卫。明确防卫分工，提出防卫要求。⑩通信联络的方法和完成准备工作的时限等。

主要形式：①文字叙述式。用文字逐条叙述，某些数据可列附表，是战时卫勤保障计划书的一种常用形式。②要图式。将卫勤保障计划绘制成要图，并附以必要的表格和扼要的文字注记。③表格式。将卫勤保障计划的内容填写在表格内，表格不便填写的内容可用备注说明。④工作地图注记式。将卫勤部署等情况标在卫勤指挥工作图上，同时加以必要的附注。⑤网络图式。根据统筹法原理和方法，将卫勤保障的主要内容，按作战发展阶段和工作进程绘制成网络图。

(杜国福)

wèiqín bùshǔ

卫勤部署 (disposition of medical resources)

对卫勤力量的使用区分和卫勤机构的配置。卫勤组织指挥的内容之一。正确的卫勤部署，对合理组织与使用卫勤力量，充分发挥人力物力作用，提高卫勤保障效率具有重要意义。卫勤部署通常由本级后勤首长决定，卫勤领导也可以根据后勤首长的要求，提出卫勤部署形式和卫勤机构具体的配置地点，报后勤首长批准。

部署形式　①集团式部署：卫勤机构在一个地域内展开，对部队、分队实施卫勤保障。其优点是力量集中，工作效率高，便于组织指挥。一般在攻防战斗、作战正面较窄、纵深较浅时采用，师、旅、团救护所多成集团式部署。②成梯队部署：将卫勤力量编成两个梯队，分别在前后两个地域内展开。通常情况下，前梯队以大部分卫勤力量编成，担负对一梯队部队、分队的卫勤保障；后梯队以剩余力量编成，负责对前梯队的支援和纵深部队、分队的保障。前梯队的伤员不再通过后梯队的救治机构。成两个梯队部署多在部队机动频繁、战斗纵深大，受地形、道路条件限制，成集团部署不便实施保障时采用。此种部署形式便于伴随保障，但易造成卫勤力量分散，不便于组织管理。③按方向部署：将卫勤力量分别在主次两个方向上展开，主要力量配置在主要方向上。按方向部署，是在作战正面较宽，纵深较浅，多方向作战或受地形道路限制，成集团式部署不便保障的情况下采用。④按方向成梯队部署：将卫勤力量区分为三部分，以两部分为前梯队，分别配置在前梯队主次两个方向上，负责对一梯队部队的保障；另一部分为后梯队，负责对前梯队的支援和对纵深部队的保障。按方向成梯队部署，是在作战正面较宽，且纵深较大，或受地形道路限制，按方向部署不便保障时采用。⑤按群多点部署：将卫勤力量区分为多个规模不等、功能类同的卫勤保障群，分别配置在多个方向和地域，对各作战群实施保障。这种部署形式，通常是在作战力量编成多个不同规模的作战群，实施多路、多点、多方向作战，且在得到上级较多卫勤力量加强时采用，便于实施伴随保障，但易造成卫勤力量分散，不利于发挥卫勤力量的整体保障效能。

部署要求　①与作战任务相符合。既要集中主要力量保障主要作战方向，又要兼顾次要作战方向；既要利于保障当前作战的需要，又要适应后续作战保障的需要。当作战任务发生变化时，卫勤部署要根据情况变化，及时调整。②要与作战地区地形和交通条件相适应。便于隐蔽和前接后转伤病员，及时补给药材。③与上下级卫勤机构相衔接。上下级卫勤机构之间，要保持适当的距离纵深梯次配置，既要防止上下脱节，又要避免机构重叠，也要防止伤员反向流动。

（张树华）

wèiqín jīgòu zhuǎnyí

卫勤机构转移 （displacement of medical facilities）

战时卫勤机构由原配置位置向新的配置位置移动的过程。战时，卫勤机构应根据战况变化和卫勤保障的需要及时组织转移。转移的时机通常为卫勤机构所处位置不便于实施保障；安全受敌威胁，难以开展工作；配置地域受到放射性沾染、染毒或生物战剂的污染；部队调整部署或撤出战斗。

转移的方式有两种：一次转移，即人员、物资装备一次全部转移到新的地点；分批转移，即人员和物资装备分成两部分，一部分先向新的地点转移，另一部分在原地完成当前工作后再向新的地点转移。

转移的要求：转移前，要有计划安排，条件允许时应对行军路线和新的配置地域进行勘察；转移途中，搞好伪装、隐蔽；转移前后均应及时将新的配置位置报告上级，并通知下级与友邻相关机构，以保持联系。

（杜国福）

wèiqín rènwu tiáozhěng

卫勤任务调整 （adjustment of health service task）

根据战中情况的变化对卫勤机构保障任务做出的变动。战时卫勤组织指挥内容之一。卫勤任务调整通常由卫勤领导提出建议，经后勤首长批准实施。目的在于保证变化后的卫勤保障任务的完成。

战时卫勤任务调整的内容：①调整救治任务。当下级救治机构伤员过多，救治力量不足，完成任务困难，或部队遭敌核、化学武器袭击发生大批伤员时，可缩小救治范围，加速伤员通过；上级救治机构应迅速前接伤员，必要时越级前接。当道路受阻，伤员后送困难时，应尽量发挥现有技术力量扩大救治范围。②调整药材保障任务。采取划区供应与逐级供应多种渠道，上领与下送相结合的补给方法，根据指令派出机动药材保障分队，机动配置在重点方向、重点部队实施支援伴随保障。③抽调和派出机动卫勤力量，加强和替代受损的卫勤分队或支援任务繁重的卫勤保障机构。一是按方向分区调整支援保障。在联合作战中，战略和战役卫勤可采取按方向分区支援的方式，实施分区支援保障。二是调整力量，前伸靠近支援保障。根据支援任务的需要，将机动卫勤力量，前出到适当地区，靠近实施支援保障，以缩短支援保障距离。三是因时而异，超越直达配置实施支援保障。当作战样式转换，保障关系交叉，或因战场环境限制不便于按建制关系实施支援时，可超越战前确定的层级保障关系，向所需保障单位提供直接卫勤支援保障。四是随机调整，应急机动支援保障。根据作战部队的紧急需要，可派出综合或单项的卫勤保障部（分）队，视情实施机动伴随保障或跟进支援保障。战时卫勤任务调整应报告上级卫勤机关和本级后勤首长。在紧急情况下，可边处理边报告，避免贻误保障时机。

（刘 承）

wèiqín xiétóng

卫勤协同 （coordination of health service）

卫勤机构之间、卫勤机构与有关部门之间所进行的协调配合活动。卫勤组织指挥内容之一。目的在于统一步调，充分发挥整体效能，顺利完成卫勤保障任务。

卫勤协同应在统一的意图和指挥下，按具体任务、目的、时间和地点组织实施。协同方式一般采用卫勤协同会议形式，特殊情况时也可采用派人联系、电话、电报或卫勤指挥网络等方式。商定的协同事项列入作战卫勤保障计划。作战行动中，若部队任务、战况有变化时，可对协同的内容、协同关系进行临时调整，变更后应及时通报有关单位。

卫勤机构间的协同，一般在本部队建制内卫勤机构、上级加强军兵种卫勤机构、友邻部队卫勤机构以及地方支前机构之间进行，协同通常由上一级卫勤领导组织。协同内容：①明确建制内卫勤机构间在发生大批伤员或救治机构遭到重大损失时的相互支援办法；救治机构联合展开时的人员编组、运力安排、药材补给；对执行机动任务部队的伤病员协助救护、收容等。②明确各参战军种、兵种部队卫勤机构间的协调配合方式。③明确上级加强卫勤机构的展开方式、收容范围及协调使用等问题。④协商支前民工、民兵伤病员的收治和后送工具的使用分配与管理等。

卫勤机构与有关部门之间协同，主要是与本级战勤和后勤其他业务部门、防化部门、地方支前部门等的协同。协同内容：①伤病员后送工具调配与使用。②生物武器污染区范围划定、封锁及卫生防护。③伤病员组织关系转接，烈士善后处理，战俘伤病员收治。④通信联络及警戒防卫等。⑤地方支前卫生人员、物资、运输工具等的分配与使用。与后勤各业务部门的协同，通常由卫勤领导在后勤会议上提出，由后勤首长组织协调解决，或根据后勤首长指示，由卫勤与各业务机构直接联系，商定协同办法，报请后勤首长批准后执行。与其他部门的协同事项，通过后勤首长在合成军队司令部或联合指挥部召开的协同会议上提出，由合成军队首长协调解决。确定后的重要协同内容及措施，分别纳入合成军队或联合作战协同方案及后勤保障计划。

战时卫勤协同的基本要求：一是明确协同单位；二是明确各协同单位任务时间、地点及协同内容；三是各协同单位通信保持顺畅，便于统一指挥。

（冯秉武 刘承）

zhànshí wèiqín rìbào

战时卫勤日报 （daily medical report in wartime） 作战时当日卫勤情况的报告。又称卫勤日终报告。在战斗或战役过程中，团以上单位卫勤部门向本级后勤首长和上级卫勤领导机关报告当天卫勤综合情况的一种制度。卫勤组织指挥内容之一。团以上单位卫勤机构在每日规定的时间内，旅团救护所每日 20 时以前，师旅卫生科每日 20 时左右，集团军卫生处每日 22 时左右，战区卫生部前指每日 24 时前，报告过去 24 小时内的卫勤综合情况。报告的主要内容：①部（分）队减员情况，包括伤、亡人数，伤势、伤类等统计。②伤病员流动情况，包括接收、后送、现有人数。③救治工作情况，包括留治、手术、观察、特殊伤病员救治等。④药材消耗情况，包括战救药材、战时常备药材等。⑤卫生防疫事项，包括传染病、疫情等。报告方式通常以电话、电报、计算机网络等方式进行。

（王欣宇）

jūnduì wèishēng fángbìng

军队卫生防病 （military hygiene and epidemic prevention） 军队运用预防医学理论、技术，预防疾病，控制和消除传染病流行的活动。卫勤保障的组成部分。军队卫生防病是卫生和防病工作的总称。卫生是指采取各种措施，改善和创造符合健康要求的社会环境与卫生环境，充分利用各种有利条件，消除影响身心健康的有害因素。防病则是采取各种措施，防止疾病在部队发生，控制疾病传播与流行，并促进部队人员保持精神上、社会适应上的完好状态，维护和增进军人健康。卫生是防病工作的基础，而防病工作是卫生的继续。

发展史 疾病特别是传染病，一直是对军队健康的威胁。公元 44 年，中国东汉将领马援一次出兵得胜归来时，军吏因患瘴疫死者十之四五。传染病造成的军队大量非战斗减员，迫使军队积极寻找防治办法。古代，由于受科学技术水平限制，军队只能采取一些行政管理和经验性卫生措施，如宋朝许洞撰写的兵书《虎钤经》中，记有根据水源、水流、透明度、污染情况，将水分为上、中、下三等；"水停而不流者""上源在敌者""有黑脉不定毒流者""水多粪草者""水上有人、狗之尸者"勿饮。19 世纪末，细菌学、免疫学和预防医学的发展，为军队卫生防病奠定了科学基础。20 世纪，许多国家军队相继建立卫生防疫机构，制订行政管理制度、监测监督标准与措施，不断改善卫生防疫装备，加强卫生防病工作。第二次世界大战期间，抗生素、抗疟药、长效杀虫剂和多价疫苗的应用，为疾病防治工作奠定了物质基础，发病有所减少。但由于军队成员的生活、任务特殊，特别是在作战条件下，仍易引起传染病的发生与流行。1944 年，日军在因帕尔战役中，10 万士兵中有 6 万患疟疾、痢疾，以致大批减员，是造成全军溃退的原因之一。现代生物武器的发展，更增加了疾病对作战人员健康的威胁。

中国人民解放军从建军开始就重视卫生防病工作。土地革命战争时期，军委总卫生部设保健局负责组织卫生防病工作，贯彻军委防病的训令，颁发了《暂定传染病预防条例》和《卫生运动纲要》，发动群众开展卫生运动，大力防治痢疾、疟疾、疥疮和小腿溃疡等 4 种疾病。抗日战争时期，加强卫生宣传教育，建立群众卫生组织，根据作战特点，制定卫生规章制度，坚持周末卫生日活动，实施预防接种，提高了卫生防病效果。解放战争时期，军队卫生部门协同当地政府，组织军民联合防疫委员会和防疫队，提出卫生防病措施，共同开展卫生运动，实施技术指导，有效控制和消除疫情，维护军民健康。中华人民共和国成立后，卫生防病工作得到全面发展。确立"预防为主"的卫生工作方针，建立健全卫生防疫管理、科研、教学和技术保障机构，培养卫生防疫人才，开展卫生宣传教育；先后颁发了《部队卫生管理制度》《中国人民解放军急性传染病管理办法》《军队预防接种工作实施办法》《新兵入伍卫生工作暂行规定》《军事训练中安全、卫生工作的规定》《中国人民解放军国防施工安全卫生、劳动保护条例》，以及各种传染病防治方案、卫生防疫工作手册和各项卫生标准等。20 世纪 70 年代以后，狠抓部队基本卫生设施建设，为开展部队卫生防病工作创造物质条件，改善部队生活环境，发病率显著降低，保证了部队训练、作战和其他各项任务的顺利完成。

组织体系 卫生防病组织体系包括业务管理机构和专业技术机构。中国人民解放军团以上单位设立爱国卫生运动委员会，统筹协调部队卫生防病工作。军委后保部卫生局和军种后保部卫生局编有卫生防疫处，负责卫生防病业务管理。部队各级卫生部门设专人组织管理卫生防病工作。军委、军种编有疾病预防控制中心，师旅团及相当单位设防疫所或兼职防疫军医，具体组织实施和指导部队卫生防病工作。军事医学研究院编有卫生学环境医学研究所、微生物流行病学研究所，军医大学设有预防医学系或军队卫生学、军队流行病学教研室，负责卫生防病的医学科学研究和人才的教育训练。

主要内容 军队卫生防病是军队平时卫生工作的重点，主要包括以下内容。①健康教育：通过多种形式开展有针对性的卫生知识宣传教育，普及卫生科学常识，提高对卫生防病重要性的认识，培养部队官兵养成良好的卫生习惯，增强自我保健意识和能力，自觉参加卫生防病活动，推动健康促进活动。②疾病监测：利用各种途径收集卫生防病信息，及时研究、分析疫情动态，健全疫情报告、通报制度，加强疫情采集的信息化建设，提高卫生防病工作的科学性和针对性。③预防接种：根据新兵入伍和部队任务及疫情特点，进行有计划的预防接种，达到有针对性的防病效果。④卫生监督：定期组织对水源、食品和公共场所的卫生监督（图1），开展微生物、毒物和放射性检测，确保卫生安全。⑤卫生治理：组织协调有关部门，动员群众，广泛进行卫生整顿；开展消毒、杀虫、灭鼠活动；加强生活卫生设施建设，改善营区环境卫生面貌。⑥卫生防病业务指导：根据季节变化和影响官兵健康的因素，指导部队开展各项卫生防病工作，提高卫生防病水平和质量。⑦卫生流行病学侦察：部队行军、作战、训练、调防等活动时，事先对其活动地区的卫生状况、地方病、流行病、传染病等情况，进行侦察，以便采取有效措施，防止疾病发生。⑧疾病控制：对传染病流行及其他突发公共卫生事件监测与报告，做好人、财、物和技术准备，以及应急处置演练，一旦发生疫情及时进行流行病学调查，采取有效防控措施。

工作要求 随着健康观念和医学模式的转变，军队卫生防病工作应加强卫生学和流行病学研究，拓宽卫生防病工作范围；加强"预防为主"的思想教育，将群众性卫生防病和精神文明建设、环境保护工作紧密结合起来，逐步提高环境质量和生活质量。由于有些传染病还没有从根本上得到控制，新的传染病还在不断发现，传染病防治仍需摆在防病工作的第一位；针对新式武器和技术装备成为新的有损操作人员健康的因素，要大力加强军事作业卫生保障；不断完善卫生法规制度，使军队卫生防病工作逐步走上法制轨道。

（马纯刚 吴 峰）

jūnduì wèishēng liúxíngbìngxué zhēnchá

军队卫生流行病学侦察（military sanitary and epidemiological reconnaissance） 对部队拟进驻或通过地区进行的卫生学和流行病学的调查活动。又称卫生防疫侦察。目的是查明该地区可能影响部队成员健康的危险因素，以及可利用的卫生防疫资源，以便做出对部队可能造成危害的评估和判断，提出应对措施和方案。随着军事医学逐渐发展完善，卫生流行病学侦察成为军队平战时卫勤指挥的重要内容。

中国人民解放军历来重视卫生流行病学侦察。土地革命战争时期，部队行动时就有派人"打前站"的传统做法，后逐步发展到有专人员负责，规范化操作。卫生流行病学侦察的类型和范围取决于军事行动性质和条件，通常有战略要地侦察及作战地区侦察、部队驻地侦察、临时活动地区侦察。侦察内容：①自然地理侦察，包括气候气象，地形地貌，动物植物等自然条件等。②医学地理侦察，包括人群及动物传染病、

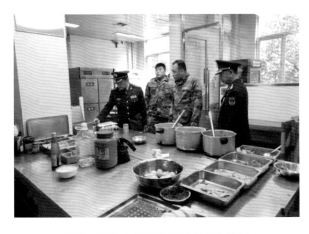

图1 卫生人员在检查厨房卫生情况
（闫铁成供图）

地方病和自然疫源性疾病的流行程度和原因，病媒昆虫和动物种类、分布状况等。③社会地理侦察，包括居民卫生状况、生活习惯，地方卫生防疫资源数量、种类及分布状况，饮食饮水情况等。

卫生流行病学侦察通常由卫生部门组织，由卫生流行病学侦察组实施。侦察组成员包括流行病学、微生物学、医学昆虫和动物学等专业人员，必要时邀请当地卫生行政部门及相关专业人员参加。侦察主要步骤：①领受任务，组织侦察组。②制订侦察计划，确定侦察范围、方法、路线。③汇集医学地理基本信息资料。④实地查看、检测。⑤集体研讨分析评估。⑥形成书面报告。侦察的基本要求是及时、准确、连续。在侦察过程中要注重做好自身防护，尤其是怀疑遭受生物袭击情况下实施侦察时，应采用必要防护和生物安全措施。侦察报告要对侦察情况进行简要、明了的描述性说明，并提出综合分析、评估意见与对策建议。

（李承毅 吴峰）

zhàndòu yìngjī fǎnyìng fángkòng

战斗应激反应防控（prevention and control for combat stress reaction） 对军人在战争中出现的心理、生理异常现象实施的预防与控制。

战斗应激反应 曾被称为"炮弹休克""战争神经症""精神神经症""战斗疲劳""战斗衰竭"等，主要有精神疾病、违纪、心身疾病三种表现类型。精神疾病型可再分为战时神经症与战时精神病两类。战时神经症主要表现为战时癔症、战时神经衰弱、战时强迫性神经症、战时恐怖性神经症、战时焦虑性神经症、战时神经症性自动症；战时精神病

则主要表现为战时反应性精神病和非典型性精神分裂症。违纪表现型与真正的战时犯罪行为之间的界限不易划清，常见的表现有杀戮俘虏、平民，酗酒、吸毒，无所顾忌、不守纪律，与友邻部队发生冲突，装病、擅离职守或拒绝战斗，自伤、威胁或枪杀指挥官等。心身疾病型主要表现为失眠、胃肠不适、呼吸困难、皮肤瘙痒、木僵、完全衰竭状态，技巧、记忆丧失，视、听、触觉受损，软弱、瘫痪、幻觉、错觉等等，但经过全面检查，没有任何器质性损害。

战斗应激反应可分为即刻反应期、急性期、慢性期。在应激创伤后数小时到数天内，即刻反应期的战斗应激伤员主要表现为躯体行为和情感方面的异常，可能有精神运动性抑制或伴有木僵状态，也可能出现精神运动性兴奋并伴有盲动。大多可望在短期内从即刻反应期恢复，如果没有自发的恢复，或者是前线治疗失败后，就会有一小部分进入急性期。急性期开始于创伤后的几个小时或几个星期，主要标志是战斗应激伤员产生了自己是病人或伤员的概念，可持续数周至数月。此期最突出的症状群是焦虑和消极反应、转换反应、躯体疼痛现象以及行为异常。急性期战斗应激伤员的心理状态与病员的心理状态基本相同，但一般性格等方面没有明显变化。战斗应激伤员如果在急性期没有恢复，就很有可能进入慢性期，可有对创伤经历的重现、回避以及高警觉等创伤后应激障碍表现。急性期向慢性期的转化发生在 6 个月以后。区分急性期和慢性期最明显的标识是看性格是否发生了改变，性格的改变是战斗应激反应进入慢

性期的主要标志。

防控原则 第一次世界大战期间，美军的托马斯·萨蒙（Thomas Salmon）博士提出了处理战斗应激反应的"及时（immediacy）、就近（proximity）、期望（expectancy）"三原则即 PIE 模式，使他们的归队率达到了60%～70%。及时原则要求争取在即刻反应期和急性期内处理战斗应激伤员，使其恢复并归队。历史经验表明，即刻反应期的救治时效是 72 小时以内，急性期的救治时效是 168 小时以内。就近原则要求救治尽量不远离所属部队。期望原则要求战斗应激伤员在经过适当的处理后应该尽快归队。

PIE 模式后来又被扩展为PIES 模式：就近（proximity），及时（immediacy），期望（expectancy），简单（simplicity）。现在扩展为 IMPRESS 模式：立刻（immediacy），心理保障措施开始得越早效果越好；军事环境（military milieu），不能住在医院，不能与伤员在一起，不能对其下诊断，让其着装站岗、执勤，总之要像战士而不要像患者；就近（proximity），尽可能靠近前线，靠近战斗现场，靠近其单位，让战友看望；补充休息（rest and replenishment），这是最基础的心理救治手段；期待归队（expectancy-return to duty），不断地、清楚地告知他们将归队；简单（simplicity-short and simple），治疗只涉及交流最近的心理创伤经验，不要涉及过去，不要乱下诊断乱用药；各级监管（supervised at each level-military role），最好由军事人员担任组织监管，监管的目标就是让发生战斗应激反应的人员得到休息补充并及时归队，不要成为患者。

预防重点 应针对创伤前期和即刻反应期，加强战前适应性训练，提高参战人员的应激耐力。战场指挥员的指挥能力和部队的凝聚力也能够有效对抗应激源，预防战斗应激反应。

（雷二庆 王欣宇）

jūnrén xīnlǐ cèpíng

军人心理测评（mental testing and evaluation of serviceman）

运用心理学原理、方法和手段，按一定的原则对军人心理特征进行测量、分析和评价的活动。目的是掌握军人心理健康状况、防治心理疾病，为遴选特定专业岗位人员提供依据。

心理测评的发展起源于三方面，一是评估临床精神疾病的需要；二是实验心理学的发展为心理测评技术提供了基础；三是差异和人格心理学为心理测评的可能性提供了理论基础。在心理测评发展史上，军队一直是心理测评应用最为广泛的领域之一。心理测评技术应用于军事领域，源于军队在训练、作战中的某些军事需求。早在第一次世界大战期间，美军曾对 172 696 名各类军事人员实施了心理测评。中国人民解放军 2006 年正始规定入伍新兵在接受传统筛查的同时，必须接受心理测评，2007 年，在全军院校招生工作中引入心理测评，高考入伍的军校生需要接受有针对性的职业测试，主要检测学员是否适应军官职业所需要的人格特征及其心理健康状态。

测评内容主要有智力、人格、神经心理、能力倾向、职业倾向等的测量与评估。方法包括量表或计算机辅助测验法、仪器测量法、访谈法和行为观察法等。心理测评工作包括心理测评实施过程、心理测评分数解释、心理测评报告的撰写三个部分。心理测评技术性较强，由专业人员实施。

（王欣宇 刘旭峰）

jūnduì wèishēng fánghù

军队卫生防护（military hygienic protection）

军队运用医学防护学的理论和技术，预防与救治核、化学、生物、新概念武器损伤以及武器装备平台、工作环境等有害因素损伤的卫勤保障活动。又称医学防护。目的是使人员免受或减轻伤害，受到伤害时及时得到救治，保护部队战斗力。

发展史 核武器属于大规模杀伤性武器，具有极大的战略威慑作用。自 1945 年美军向日本使用原子弹后，苏联、英、法、中、印度、巴基斯坦、朝鲜等国也先后成为拥有核武器的国家。

人类在战争中使用毒物，由来已久。中国史书《左传》记载，在晋侯伐秦时，"秦人毒泾上流，师人多死"。1900 年 6 月 30 日，英、德、俄、美、日、法、意、奥八国联军在英国海军上将摩西指挥下进攻天津时，曾使用氯气和光气。日本侵华战争中大量地使用了化学武器，据不完全统计，用毒地区遍及中国 13 个省 81 个县，共达一千多次。德国法西斯使用毒剂杀害了数以百万计的战俘和难民。

战争史上，军队常因传染病造成大量减员，而导致军事上的失败。第一次世界大战期间，德国除使用间谍携带鼻疽菌投毒外，还用飞机在罗马尼亚城市上空投放污染致病菌的食品。第二次世界大战期间，德国和日本研制、生产了生物武器。日军根据天皇的秘密指令，建立很大的细菌武器研究所，731 部队先在中国哈尔滨市内，后移至城南 20 千米的一个叫"平房"的地方，研究、生产和使用鼠疫耶尔森菌、炭疽芽胞杆菌和霍乱弧菌等生物战剂杀害中国军民。

核生化武器作为大规模杀伤性武器应用于战场，给军队卫勤提出了严峻挑战。有矛必有盾，伴随核生化武器的应用，军队卫生防护不断发展，主要军事强国军队均建立有卫生防护组织，确立有卫生防护原则，发展卫生防护药材装备，不断提高卫生防护能力。20 世纪 60～70 年代，是中国防化医学发展史上的重要阶段。这一时期，军队防化医学科学体系逐步形成，学科专业建设配套，理论知识日益充实，技术队伍不断扩大，科学研究成绩积累增多，防化医学装备逐步更新，部队对化学武器损伤的医学防护能力明显提高。这期间，几代神经性毒剂预防和救治复方、芥子气中毒综合治疗方案、抗失能剂复方、氰类毒剂中毒救治方案、军粮饮水检毒箱和皮肤消毒包等重要科研成果，先后接连涌现。

工作内容 军队卫生防护通常在部队指挥员统一领导下，纳入司令部防护计划，卫勤机构在防化部门协同下组织实施。核、化学、新概念武器损伤的卫生防护重点是组织伤员救治；生物武器的卫生防护重点是预防发病。

开展卫生防护知识教育 通过教育使军队成员了解核、化学、生物、新概念武器杀伤特点，掌握个人防护知识，正确使用防护器材进行防护（图 1），学会对核、化学、生物等武器损伤的自救互救技术，以及局部洗消和消除沾染的方法。

实施药物预防措施 一些国家军队装备了对核、化学、生物等武器损伤预防和急救的药物。例如，俄罗斯军队的个人"三防"

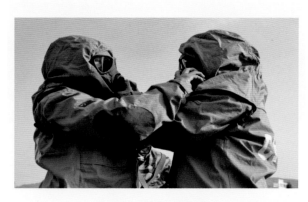

图 1　穿戴防护装备
（张传本供图）

急救盒，装有神经性毒剂解毒针，一号放射线药胱胺和二号辐射防护药碘化钾等。美军的个人化学毒剂防护盒，内装吸附纱布和油膏，可减轻芥子气、路易剂和 V 类毒剂的损伤。中国人民解放军也有卫生防护盒，装有预防药品。战时，按规定使用预防药物。根据敌方可能使用生物战剂的种类，对军队成员普遍进行疫苗接种。接种一般分为计划性接种、战前接种和遭受生物武器袭击后按流行病学指征接种。

实施核化学伤员救治　对核武器杀伤区伤员，燃烧的要立即灭火，将伤员撤离现场，并进行相应的医学处理；设立临时分类站，估计受照剂量，进行初步分类，必要时使用稳定性碘和抗放药物；对人员进行放射性沾染检查和初步去沾染处理，注意防止沾染扩散；对开放性沾染伤口可酌情进行包扎；初步诊断伤员有无放射性核素内沾染，必要时及早采取阻止吸收和促排措施。对化学武器染毒区伤员，神经性毒剂中毒者，立刻肌注神经毒急救针，后续给予阿托品、氯磷定或双复磷等综合治疗；氰类毒剂中毒者，即使肌注抗氰急救针，或静注亚硝酸钠和硫代硫酸钠；失

能性毒剂中毒者，肌注复苏平或服用催醒宁、催醒安、解毕灵；糜烂性毒剂中毒者，属于芥子气皮肤和全身中毒的，按烧伤治疗原则处理，进行抗感染、抗休克等综合治疗，属路易剂中毒的，局部使用二硫基丙醇眼膏和软膏，重度中毒者静注二硫基丁二酸钠或肌注二硫基丙磺酸钠；窒息性毒剂中毒者，采用安静、保温、给氧、防治肺水肿、抗感染和抗休克措施。对化学武器伤员进行全身洗消和用皮肤消毒剂进行局部消毒，待洗消后检测无毒剂残留后使用专用后送工具组织后送；对染毒衣物、器材用消毒剂进行消毒处理。

消除核化生武器袭击后果包括现场调查、采集标本、当时的气象状况等，鉴定生物战剂种类，确定污染区范围，处理污染区、疫区，对污染区进行消毒、杀虫，灭鼠；组织受染部队检疫，实施传染病患者的隔离、治疗和后送等。对沾染、染毒和污染区内的水源、食物进行实验室检查，查明沾染或污染情况，确定能否饮用或食用，指导部队消除沾染和消毒。

基本要求　随着核、化学和生物武器或战剂种类的增多，使用方法不断改进，工程防护、个人防护和卫生防护结合更加紧密，新的防护器材、药物、疫苗将不断出现，对核、化学、生物、新概念武器损伤的卫生防护将提出更高要求。①贯彻预防为主、防治结合，器材防护与医学技术防

护相结合，自救互救与卫生人员救护相结合，特异治疗与综合治疗相结合，工程防护、个人防护和卫生防护结合的原则，实施整体、综合防护。②研制新的防护器材、药物、疫苗，如高效、速效、安全可靠、副作用小的自动注射急救针和活性皮肤消毒剂，快速免疫的新型疫苗，稳定可靠、操作简便、体积小、重量轻的检水检毒装备和个人防护装备等。③引入生物高新技术，发展实时在线侦察生物武器袭击的预警和报警技术、现场自动采样技术、现场快速检测和鉴别技术等。④加强卫生防护信息化建设，建立各种数据库和预测模型，探讨组织大批伤员抢救等问题。

（张传本　陈光明）

héwǔqì sǔnshāng wèishēng fánghù
核武器损伤卫生防护（medi-cal protection against nuclear weapon injury）　运用医学防护学的理论和技术，预防和救治核武器损伤的活动。又称核武器损伤医学防护。军队卫生防护的组成部分。

发展史　1945 年 7 月 16 日凌晨美国成功试验爆炸了第一颗原子弹（约 2 万吨 TNT 当量），显示了巨大的破坏力和杀伤力。同年 8 月 6 日和 9 日，日本广岛市、长崎市分别遭到原子弹袭击造成两市绝大多数城市建筑被摧毁，20 多万人伤亡，引起了世人的极大震动。自从世界上诞生了核武器以来，核武器损伤医学防护研究取得了长足的发展。截至 1998 年 5 月，美国和苏联两国共进行了 1745 次核试验，他们投入了巨大的人力物力进行核武器杀伤后果及其防护研究，并于 20 世纪 50～60 年代达到了高峰，获得了大量的研究成果。

1955年，为了对付核威胁和核讹诈，保卫国家安全，维护世界和平，同时也为了适应核能时代的挑战，中国做出了发展核能和研制核武器的战略决策，国家和军队分别组建了放射医学与辐射防护研究单位，将医学防护研究重点放在原子弹和氢弹并兼顾中子弹的损伤，以急性放射病的预防、治疗、诊断、放射卫生防护中子损伤及其防治为主要研究方向，开展辐射生物效应、抗辐射药物、辐射损伤诊断与治疗以及放射卫生防护等课题的研究。1964年开始，参加了中国核试验现场有关生物效应和医学防护方面的研究，为核试验卫生保障服务，并多次救治因意外过量照射所致的急性放射病患者。在辐射损伤诊断与治疗、国家核试验生物效应研究、放射病防治药物等方面取得重要突破，明确了急性放射病救治原则。利用核试验的条件，进行多种杀伤因素对机体损伤效应的观察，防护措施的效果评价，诊治方案及救援程序演练和评价等。

损伤效应 核武器爆炸产生的杀伤破坏效应主要有光辐射、冲击波、早期核辐射、放射性沾染和核电磁脉冲五种。光辐射、冲击波、早期核辐射、核电磁脉冲都只在爆炸后几十秒钟的短时间内起作用，其中对人体有损害的光辐射、冲击波、早期核辐射统称为瞬时杀伤因素，放射性沾染能在几十天甚至更长时间内起致伤作用。光辐射可以造成人员直接烧伤或间接烧伤，其程度决定于光冲量的大小；冲击波可以造成直接冲击伤或间接冲击伤，其程度决定于动压和超压；早期核辐射可以造成急性放射病，其程度决定于放射线吸收剂量。核

武器爆炸时三种瞬时杀伤因素致使人员阵亡和损伤的地域，称为核武器杀伤区，简称杀伤区或爆区。根据三种瞬时杀伤因素确定综合杀伤半径，按综合杀伤半径划分杀伤区，一般分为极重度、重度、中度和轻度四个区。光辐射、冲击波、早期核辐射的杀伤半径，均随核武器当量的增加而增加，在不同当量核爆炸条件下，各类伤员的比例有很大不同。放射性落下灰沉降到爆区和下风向云迹区，造成空气、地面、露天水源、人员体表、各种物体表面的沾染，或经呼吸、食入等途径进入到体内造成内沾染，统称为放射性沾染。放射性沾染主要以三种方式作用于人体，一是 γ 射线全身外照射，二是皮肤沾染后受到的 β 粒子照射，三是食入沾染的食物、饮水，以及吸入沾染的空气引起的体内照射。其中 γ 射线全身外照射的危害是主要的。

防护内容 分为预防和救治。

预防 ①全身外照射的预防：γ 射线和中子主要靠物理预防。放射性沾染 γ 射线外照射不伴有中子，利用工事和建筑物防护及推迟进入沾染区和缩短停留时间，均能减少受照射剂量。因任务需要进入沾染区，接受的照射剂量可能超过战时控制值时，要限制作业时间或事先服辐射防护药物。②皮肤沾染 β 射线照射的预防：在沾染区作业时，要着个人防护服，

当体表沾染超过控制值时，要尽早洗消除沾染。③放射性落下灰内照射的预防：在沾染区应着带防毒面具的防护服（图1）；不要进食、饮水和吸烟；疑有沾染的食物和水，应进行沾染监测，超过控制值的进行除沾染；为阻止放射性碘进入甲状腺，进入沾染区前服用碘化钾。

救治 ①杀伤区伤员救护：有燃烧的要立即灭火，将伤员撤离现场，并进行相应的医学处理；设立临时分类站，估计受照剂量，进行初步分类，必要时使用稳定性碘和抗放药物；对人员进行放射性沾染检查和初步去沾染处理，注意防止沾染扩散；对开放性沾染伤口可酌情进行包扎；初步诊断伤员有无放射性核素内沾染，必要时及早采取阻止吸收和促排措施。②早期治疗：收治轻度急性放射病、放射复合伤和有放射性核素内沾染者；对体表残留放射性核素沾染的人员做进一步的除沾染处理，对沾染伤口采取相应的处理措施；对中度以上急性

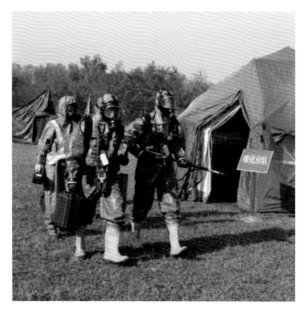

图1 核化分队进行侦检演习
（张传本供图）

放射病或放射复合伤，确定有放射性核素内沾染的人员，及时采取治疗措施，严重者及时后送至专科治疗机构；详细记录病史，全面系统检查，填写伤票，进行二次分类，对暂时不宜后送者可就地观察治疗；必要时对杀伤区救治给予支援和指导。③专科治疗：收治不同类型、不同程度的放射损伤及放射复合伤的伤员，特别是下级救治机构难以治疗的伤员；采取综合治疗措施，使其得到良好的专科治疗；治疗并发症和后遗症，并对伤员的劳动能力做出评价。

（毛秉智　张传本）

héwǔqì shāshāngqū shāngyuán qiǎngjiù

核武器杀伤区伤员抢救（rescue of the wounded in nuclear damage zone）

对核武器杀伤区伤员实施的紧急救护活动。包括卫生人员救护和自救互救，是分级救治的起点。核武器爆炸时三种瞬时杀伤因素致使人员阵亡和损伤的地域，称为核武器杀伤区。根据杀伤因素确定综合杀伤半径，按综合杀伤半径划分杀伤区，一般分为极重度、重度、中度和轻度四个区。光辐射、冲击波、早期核辐射的杀伤半径，均随核武器当量的增加而增加，在不同当量核爆炸条件下，各类伤员的比例有很大不同。

核武器杀伤区伤员抢救工作由核伤员抢救队完成，抢救队通常在司令部门组织下，由团以上卫勤机构派出卫生人员为骨干，并有运输、防化、工程等人员参加组成，或指定建制的分队（如各部队防化排）担任。

核武器杀伤区伤员抢救步骤：①划分抢救区。杀伤区分为带状、扇状，进入前可根据抢救队（组）

的数量、核杀伤区面积大小、区内伤亡分布、战况影响、现场破坏程度、自然条件等情况，将核杀伤区划分为若干抢救区。②发现接近伤员。进入杀伤区后，通过观察战斗现场情况或接收到负伤者发出的联络信号等发现负伤者，并根据当时战斗情况，进行分析判断，利用地形，隐蔽快速接近。③现场救护伤员。有燃烧的要立即灭火，将伤员撤离现场，并进行相应的医学处理。对负伤人员快速采取复苏、通气、止血、包扎、固定、除沾染等救护措施。初步判断伤员有无放射性核素内沾染，必要时及早采取阻止吸收和促排措施。④搬运隐蔽伤员。根据负伤人员的伤情和负伤现场情况，采用各种方法，使其尽快脱离负伤地点，避免再次负伤。在战斗前沿或遭袭现场选择有利地形和较安全的地点集中隐蔽负伤者，估计受照剂量，进行初步分类，并设明显标志，等待后送。

（张传本）

huàxué wǔqì sǔnshāng wèishēng fánghù

化学武器损伤卫生防护（medical protection against chemical weapon injury）

运用医学防护学的理论和技术，预防和救治化学武器损伤的活动。又称化学武器损伤医学防护。军队卫生防护的组成部分。

发展史　化学武器损伤的卫生防护是在物理防护基础上，为增强人员防护能力而逐步发展起来的。防毒面具、防毒衣等防护器材对化学武器有较好的防护作用，同时，也需要研制防毒、解毒药物，特别对速杀性毒剂更为必要。20世纪50年代，美国首先把阿托品急救针用于抢救神经性毒剂中毒伤员。70年代，英军装备了

口服神经性毒剂预防药片 P_2S，苏军装备有预防沙林药片（复方）。80年代初，为提高中毒人员自救互救能力，美军装备了单兵用MARK1神经性毒剂解毒盒和M291皮肤消毒盒；苏军装备了单兵用ИПП51型个人防化包和个人三防急救盒；其他一些国家也装备有类似装备。两伊战争中交战双方使用了大量化学武器，促进了对化学武器卫生防护装备的研究。

中国人民解放军于50年代成立了化学武器防护训练和研究机构，制定了对化学武器的防护措施，着手研制防化卫生装备。到80年代，化学武器损伤的卫生防护，由单一研制自救互救装备过渡到根据化学战条件下的需要而研制系统配套的防化卫生装备，提高了整体防护水平。

损伤效应　化学武器种类繁多，各种毒剂的致伤机制也不尽相同，但化学武器的直接致伤后果通常包括：①中毒。化学武器的主要致伤因素是化合物的毒性作用，对人员的损伤也主要表现为人员的中毒，甚至死亡。例如，神经性毒剂沙林，很小剂量即可引起人员死亡。②爆炸和燃烧。根据化合物的性质，可伴有或不伴爆炸和燃烧，可以引起人员爆炸伤和烧伤。③环境污染。一般而言，有毒气体对环境的污染相对小一些，进入室内、绿化疏密区及低洼地区处的气体，通过风吹、日晒等可很快逸散消失。能够长期污染环境的主要是有毒液体和一些高浓度、良好水溶性的有毒气体，大部分有毒液体为油状化学物质，挥发性小，黏性大，不易消毒，一旦污染形成，毒性的持续时间很长。

防护内容　分为预防、检测和救治。

预防与检测 ①个人防护：及时正确地使用防毒面具、防毒衣等个人防护器材。穿戴防护器材能对化学武器损伤起到有效的防护作用，把器材防护与医学技术防护措施紧密结合，可互相补充，增强防护效果。根据指挥员命令，适时组织服用预防药（对速杀性毒剂提前服用神经性毒剂预防药片，抗氰胶囊）；迅速撤离染毒区，避免毒剂继续作用；严格遵守染毒区的行动规则。②人员物品洗消：对化学武器伤员进行全身洗消和用皮肤消毒剂进行局部消毒；对染毒衣物、器材用消毒剂进行消毒处理。③毒剂检测：对染毒的水源及食物和中毒伤员的分泌物、血和尿，使用检毒盒和检毒箱进行毒剂鉴定（图1）。

救治 总的原则是自救互救与卫生人员救护相结合，抗毒治疗与综合治疗相结合。开展中毒人员的抢救工作，充分使用个人卫生装备进行自救互救，对严重中毒者由卫生人员组织救治。对有特效抗毒药物救治的染毒者，在及时使用抗毒药物的同时，采用其他治疗措施，使症状迅速缓解。在无特效解毒剂时，采用对症综合治疗措施，使中毒症状得到控制、缓解，防止病情发展。①毒剂

伤诊断：根据中毒史和司令部门的相关通报，在突然出现大量症状与体征相似的伤员，临床观察有典型中毒症状和体征，血、尿实验室分析毒剂呈阳性的情况下即可做出诊断。②各类中毒伤员救治：对神经性毒剂中毒者，立刻肌注神经毒急救针，后续给予阿托品、氯磷啶或双复磷等综合治疗；氰类毒剂中毒者，及时肌注抗氰急救针，或静注亚硝酸钠和硫代硫酸钠；失能性毒剂中毒者，肌注复苏平或服用催醒宁、催醒安、解毕灵；糜烂性毒剂中毒者，属于芥子气皮肤和全身中毒的，按烧伤治疗原则处理，进行抗感染、抗休克等综合治疗；属于路易剂中毒的，局部使用二巯基丙醇眼膏和软膏，重度中毒者静注二巯基丁二酸钠或肌注二巯基丙磺酸钠。窒息性毒剂中毒者，采用安静、保温、给氧、防治肺水肿、抗感染和抗休克措施。

（张传本　苏俊峰）

huàxué wǔqì rǎndúqū shāngyuán qiǎngjiù

化学武器染毒区伤员抢救

（rescue of the wounded in contaminated area by chemical weapons） 对化学武器染毒区伤员实施的紧急救护活动。包括卫

生人员救护和官兵自救互救，是分级救治的起点（图1）。化学武器袭击后，军用毒剂的初生毒剂云团、再生毒剂云团和液滴染毒造成人员伤亡的地域，称为化学武器染毒区，又称化学武器杀伤区。根据毒剂浓度的不同，可分为重度杀伤区、中度杀伤区和轻度杀伤区。化学武器染毒区伤员抢救的组织指挥和抢救组织与核武器杀伤区伤员抢救基本相同。

化学武器染毒区伤员抢救包括六个步骤。①抢救队员穿戴防护服：在化学武器染毒区外的抢救队员进入染毒区时应按四级防护标准穿戴防护服，并携带一定数量的防毒面具等防护器材。②发现伤者：通过观察战斗现场情况或接收到负伤者发出的联络信号等发现负伤者。③接近伤者：根据当时战斗情况，进行分析判断，利用地形，隐蔽快速接近负伤者。④救护伤者：对负伤人员首先检查其防护装备的破损情况，如发现有破损情况，应快速更换防毒面具等防护器材，如是神经毒剂中毒，应迅速注射解毒针，有针对性地快速采取复苏、通气、止血、包扎、固定等救护措施。⑤搬运伤者：根据负伤人员的伤

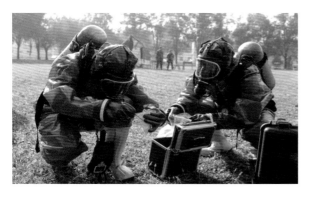

图1　身着防护服的卫生人员实施化学武器染毒区侦检
（张传本供图）

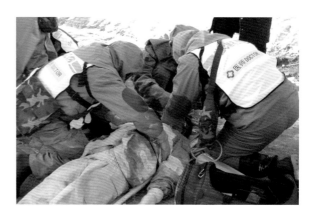

图1　染毒区伤员抢救
（张传本供图）

情和负伤现场情况，采用各种方法，使其尽快脱离负伤地点，避免再次负伤和中毒。⑥隐蔽伤者：在战斗前沿或遭袭现场附近选择有利地形、上风向和较安全的地点集中隐蔽负伤者，并设明显标志，等待后送。

(张传本)

huǒjiàn tuījìnjì wèishēng fánghù

火箭推进剂卫生防护（medical protection against rocket propellant）

运用医学防护的理论和技术，预防和救治火箭推进剂对人体损伤的活动。军队卫生防护的组成部分。

主要内容：①建立和健全卫生防护法规。制定和颁发火箭推进剂空气、地面水卫生学标准，以及污染物排放标准；建立和完善火箭推进剂作业人员医疗保健、卫生防护，以及个人卫生制度等。②进行卫生防护教育训练。加强推进剂卫生防护知识的宣传教育，开展推进剂损伤自救互救、防护急救器材使用，以及防火、防爆和灭火等方面的培训，提高推进剂作业人员卫生防护能力。③开展卫生防护监测监督。对推进剂存放场所和周围环境污染情况进行监测，督促推进剂作业人员采取卫生防护措施，最大限度地减轻推进剂对人员的伤害。④开展医疗保健工作。对推进剂作业人员实施定期体格检查，建立健全健康档案，定期进行健康评定，必要时安排治疗和疗养，对不适于从事推进剂工作的人员提出调离建议。⑤火箭推进剂损伤伤员救治。当发生火箭推进剂泄漏、燃烧爆炸等意外事故时，应及时组织力量对中毒伤员进行洗消和救治，并配合有关部门消除环境污染后果。

(廖远祥)

shēngwù wǔqì sǔnshāng wèishēng fánghù

生物武器损伤卫生防护（medical protection against biological weapon injury）

运用生物医学防护学理论和技术，预防与救治生物武器损伤的活动。又称生物武器损伤医学防护。军队卫生防护的组成部分。

发展史 生物武器损伤卫生防护是随着生物武器的研究与使用而发展起来的。20世纪30年代，日本、英、德、美等国家都研制了生物武器，许多国家开始重视生物武器损伤卫生防护。1952年，以美国为首的"联合国军"在中国东北地区和朝鲜北部进行了细菌战。毛泽东主席发出了"动员起来，讲究卫生，减少疾病，提高健康水平，粉碎敌人的细菌战争"的伟大号召。中国人民志愿军在团以上单位建立了由军政首长和司令部、政治部、后勤部各部门领导参加的各级防疫委员会，营连成立了防疫小组，开展了卫生防疫工作。卫生部门建立和充实了检验机构，加强了防疫机构和传染病医院；对生物武器袭击规定了侦察报告制度，及时采集标本、检验和扑灭生物战剂媒介生物；加强疫情报告制度和对患者的隔离与治疗。

损伤效应 生物武器种类繁多，包括细菌、病毒、立克次体和毒素等，其作用对象不仅仅局限于人，还可以是动物和植物，但主要目标还是针对人类。生物武器损伤效应主要包括三个方面：①人员的直接伤害。致死性病原体能引起受袭击方大量人员的死亡，而且由于大多数此类病原体具有传染性，使得受染者不仅局限于第一时间受到袭击的人员，

还可以由受袭击感染者传染给医护人员、其他人员等。②对环境的污染。在特定的条件下，有些病原体可以长期存活，例如霍乱弧菌在18~37℃的水中能存活40天以上，将对环境和生态造成长期危害。③引发参战官兵心理压力和恐慌。生物武器不仅会造成显而易见的临床症状和伤亡，而且会造成参战官兵巨大的心理压力和恐慌情绪，影响部队战斗力。

防护内容 ①战前，根据情报，部队卫生机构开展宣传教育，实施预防接种；由各疾病预防和控制中心、防生医学救援队和防疫队等开展战前免疫预防接种支援、药物预防等工作。②当发现或可疑遭到生物武器袭击时，部队卫勤机构在上级专业力量支援下，立即组织现场侦察，采集标本，判断情况，迅速报告，为指挥机关决策提供依据。③在发生生物武器袭击后，部队卫勤机构和防疫队、检验机构密切配合，对生物武器袭击后现场进行处置，根据现场调查、采集样本的快速检测结果、当时的气象状况（包括风向、风速、温湿度、太阳辐射）等确定污染范围，并进行标记。④以部队卫勤机构为主，对污染区进行消毒、杀虫，灭鼠，迅速控制传染源，切断传播途径，防止扩散，控制传染病的发生和蔓延（图1）。⑤检验队、防疫队、检验站负责生物战剂快速检测、诊断和分离鉴定，确定生物战剂的种类，及患者病原学的快速诊断和鉴定。⑥传染病医院负责收治与隔离生物武器袭击后出现的传染病患者；对污染区人员及接触者进行医学观察，有条件时可进行免疫和药物预防。⑦在专业力量指导下，部队组织烈性

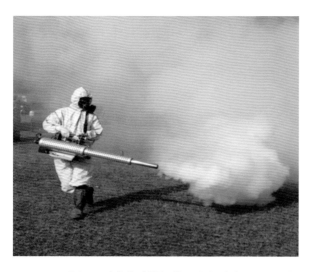

图1 对生物武器污染区进行消毒
（张传本供图）

传染病疫区封锁，对人员、武器装备进行消毒处理。

（张传本）

jūnduì yīliáo bǎojiàn

军队医疗保健（military health care）

运用医学技术对军队成员实施伤病诊疗和健康促进的活动。卫勤保障的重要内容之一。

发展史 古希腊亚历山大三世的军队中就有"医生"，实施医疗活动。公元前1世纪后半叶，古罗马军队的"军医"主要为富有的军官诊疗，普通士兵的伤病治疗则依靠同伴或民间"医生"。在G.J.凯撒统治时期古罗马军队中雇用"医生"为所有官兵提供诊疗，编写手册统一军团的医疗措施，对新兵进行体检；"军医"还负责卫生和防病相关事务，如建厕、沐浴、防蚊、锻炼、管理饮食等。1726年，法国军队开始对新兵进行常规医学检查。1790年，英国军队实施了强制性的医学体检。随着工业和医学科学的发展，抗生素、疫苗的发明，消毒和输血等技术的应用，军队医疗保健水平有了很大提高。第二次世界大战中，世界各国军队普

遍对军人实施免费医疗保障制度。第二次世界大战以后，特别是20世纪下半叶以来，多数国家军队开始实行联勤医疗保健。

中国军队历来重视医疗保健。西周时期，太师吕尚主张军人受伤以后要立即给予医药治疗，并应派人小心看护。唐朝，据军事家李靖著的《卫公兵法》中记载，军队中有专业官员每天早晨向总管报告人员得病受伤情况，总管派医师带药品巡视军营，及时进行治疗。明朝，京师三大营通常编有医官1人，医士数人；边关卫所编有医士1~2人，负责军人医疗工作。清朝末期，陆军部、海军部都设有军医司；陆军部军医司卫生科和医务科负责全国陆军的卫生、医疗等事宜。陆军步兵营、炮队营、马队营等都编有正副医官各1人，负责军人医疗工作；海军部军医司医务科负责承办海军人员医疗工作、招选官兵体检等事宜。中华民国时期，国民党军队除设有各类医院外，师以下部队编有卫勤机构和卫生人员，并制定有医疗保障工作制度及实施办法。

中国人民解放军在土地革命战争时期，就重视医疗保健工作，毛泽东把"建设较好的红军医院"作为巩固根据地的三件大事之一。1927年10月，在江西井冈山根据地茅坪建立起第一所红军医院。当时，医药奇缺，设备简陋，医生也多是动员或雇用当地开业的

中西医，医伤治病多用中草药。红军经过4次反"围剿"作战，卫生力量有所增强，从前线到后方设立了一系列救治机构，医疗保健初步形成体系。抗日战争时期，八路军、新四军医疗保健机构进一步健全，医疗卫生装备逐步改善，技术骨干有所增加。团卫生队配有小型医疗器械，可行小手术；多数师、旅有腹部手术器械，伤员手术率和治疗质量都有较大提高。解放战争时期，卫生力量有很大发展，诊疗技术和战伤救治水平有很大提高，伤员手术率大为增加。师、团医疗单位普遍开展了输液、抗休克和抗感染；医院普遍进行了早期清创、石膏固定等。中华人民共和国成立后，建立健全了各类医院、疗养院、门诊部及部队卫勤保障机构，形成了以陆、海、空三军自成体系的医疗预防体系；2000年1月，以军区为基础的联勤体制正式启动运行，按照就近就便、优质高效的原则，采取区域保障与建制保障相结合、通用保障与专用保障相结合的方式组织实施。军队实行的公费医疗保障制度，是在战争年代供给制的基础上建立和发展起来的，1953年后，发展为以军人、职工免费和随军家属经费包干为主要表现形式的公费医疗保障制度；2004年改为军人免费医疗、随军家属优惠医疗、军队职工保险医疗相结合的新型医疗保障制度。随着医疗保健体系发展，医疗设备逐步改善，诊疗手段进一步增多，推动了医疗保健事业的发展。

主要内容 世界各国军队医疗保健工作基本类同。①体格检查：包括新兵入伍后的体格复查，军事院校学员入校的体格检查，军人的定期体格检查，饮食、保

育工作人员的体格检查和部队官兵的健康检查等（图1）。通过对军人的体格检查，了解官兵身体状况，早期发现患者，及时采取防治措施，并按照军人健康鉴定标准和部队健康综合评价标准，做出军人健康评价和部队健康综合评价。②健康促进：对军事人员进行全面健康保护，使其处于良好的健康状态，并增进其体能、环境适应能力，提高军事作业能力。③门诊和巡诊：根据门诊任务，技术力量和设备条件，设置诊疗科室，展开门诊巡诊工作。做好抢救急症患者的准备，及时发现和隔离传染病患者，对不能来就诊的患者，派卫生人员出诊；实行门诊与巡诊相结合，深入作业现场及家属区进行巡诊，宣传防病知识，进行卫生监督，及时发现和治疗轻伤病员；对需要住院治疗的患者，及时送院。④收容治疗：各级医疗卫生机构按防治体系和收治范围收容伤病员，实施住院治疗。如技术条件有限，本级难以完成治疗任务，可按后送标准逐级或越级转院。⑤组织疗养：军官实施健康疗养，慢性病、职业病患者实施康复疗养，潜艇人员、潜水员、飞行人员、

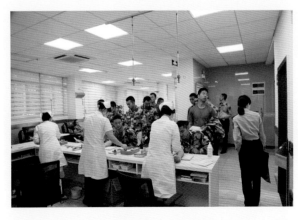

图1　军队医院为部队官兵抽血查体
（闫铁成供图）

航天员实施特勤疗养。通过组织轻松的休息、合理的饮食营养和有针对性的治疗及体育活动，消除疲劳，促进康复。⑥评残和镶装：按规定条件对军人因战、因公、因病致残者，评定伤残等级；对需要镶牙、配镜及装配医疗矫形器者进行镶装。

基本要求　①不断完善医疗保健体系。按划区联勤保障与建制性保障相结合的原则，建立医疗保健体系。各级医疗卫生机构按联勤保障体系和职能分工，对军人人员实施医疗保健。综合医院和专科医院按照就近医疗、统一收治的原则，实施划区联勤医疗保障；设有特勤科的医院、疗养院负责飞行人员、潜水员、潜艇人员的医疗保健；队属医院、师卫生营、旅卫生连和各类门诊部、卫生所对本级机关和所属部队、分队实施建制医疗保障。医院及时收容治疗伤病员，做好伤病员的门诊、住院医疗护理的组织和技术管理，并指导防治体系单位提高医技水平。在各级卫勤管理机构均设有专职部门或人员，负责医疗保健的组织管理和专业指导。②积极开展疾病防治工作。在预防为主的方针指引下，以提高部队战斗力为标准，适应军人健康观的转变，加强健康教育和军人自我保健意识。医疗保障体系内的医院和部队医疗卫生机构密切配合，调动广大卫生人员的积极性，把预防、医疗、保健功能结合起来，主动防治疾病，以提

高整体医疗保健工作的水平。③主动实施专业技术帮带。组织对医务人员的培训，开展医院对部队的技术帮带活动，使技术精益求精，不断提高医疗保健水平。④模范执行医疗保障规章制度。各医院和部队卫生机构应认真执行各项规章制度，以提高医疗保障工作的质量。

（倪家驹　王惠淑）

jūnrén tǐgé jiǎnchá

军人体格检查（physical examination for serviceman）　对军人体格发育、健康状况、身心素质进行医学检查的活动。简称体检。医疗保健措施之一。目的是了解和评价军人健康状况，早期发现疾病，及时采取防治和其他措施。世界各国军队体检内容和要求不尽相同。

中国人民解放军体检，根据检查的对象，可分为普通人员体检以及特勤人员体检；按检查的时间，可分为定期和不定期体检；按检查的目的，可分为健康体检（为筛查疾病和疾病风险所进行的体检）、选拔性体检（如新兵入伍、学员入学、参加特殊作业所进行的体检）和特殊体检（如为科研目的所进行的体检）。

几种常用的体检：①新兵入伍体检。新兵到达部队后，在地方征兵体检的基础上，由军队卫生部门组织在军队卫勤机构进行复查体检，目的是掌握新兵健康状况，保证新兵体格质量，防止新兵将传染病和慢性病带入部队，根据身体素质为训管部门分配新兵提供依据；对不适合服兵役者提出退兵意见；了解新兵中患有不妨碍服役的疾病人员数量，以便有针对性地开展医疗保健工作。②军队院校招收学员体检。包括招收军队普通院校学员和招收军

队特殊勤务院校学员体检，分别按照《中国人民解放军招收学员体格条件》《中国人民解放军招收飞行学员体格条件》和《中国人民解放军海勤学员体格条件》进行体检及衡量录取。③军人定期健康体检。通常1~2年一次，通过军人定期体检可早期发现个体疾病，及时采取治疗措施，并且可以掌握部队成员整体健康状况（图1）。④特勤人员体检。军队对飞行、潜艇、潜水、航天等特殊军事作业人员制定了明确的体格条件和严格的体检制度，其体检结果为鉴定其担负军事任务的能力和保证作战训练安全提供依据。⑤特殊作业岗位人员体检。接触核放射物质、火箭推进剂和其他有毒有害物质的人员要进行上岗前后的体检和在岗期间和定期体检，以预防和早期发现职业性损害，及时采取卫生防护和治疗措施。饮食工作人员上岗前和在岗期间应进行健康检查，且在岗期间要求每半年进行一次健康检查，如发现肠道传染病、肺结核或化脓性疾病的饮食工作人员，要建议将其调离工作进行治疗。

（张志俊　王惠淑）

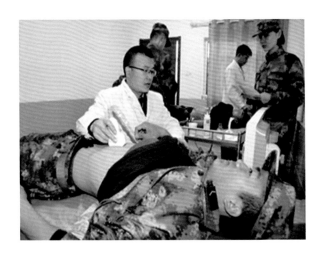

图1　官兵进行年度体格检查
（闫铁成供图）

jūnrén liáoyǎng

军人疗养（sanatorium care for serviceman）　由军队疗养机构实施的休养与治疗相结合的医疗保健活动。对健康维护与促进、消除亚健康具有重要意义。中国人民解放军军人疗养分为健康疗养、康复疗养和特勤疗养。健康疗养主要进行健康体检、疾病矫治、健康教育、健身活动及景观治疗；康复疗养主要进行伤病延续性矫治、功能康复和心理疾病防治；特勤疗养在健康疗养的基础上，主要进行健康鉴定、生理心理检查与训练，以及体能训练。对直接从事核武器放射性作业、推进剂作业的人员，可进行血液、染色体等方面的特殊检查。军队在全国不同自然地理气候区域设有多处疗养机构。

疗养由卫勤部门统一制订计划，组织各类疗养机构具体实施。疗养对象由卫勤部门发给疗养证，到指定疗养点疗养。团职以上现役军官、专项任务人员及军队管理的离休退休干部，享受健康疗养待遇。其中，团职以上人员及离休退休干部2年内可以疗养一次，每次疗养期限为15天。专项疗养每次10天。团职以上干部和飞行、潜艇以及潜水人员，因伤病或者手术后不需特殊治疗、生活能够自理的，可以享受康复疗养待遇。其中，团职以上干部康复疗养期限一般不超过30天，当年享受康复疗养的不再享受保健疗养；飞行、潜艇和潜水人员康复疗养期限最长不超过60天。飞行、潜艇和潜水人员每年安排一次特勤疗养，每次疗养期限为30天；航海人员和直接从事核武器放射性作业、推进剂作业等人员每2年安排一次疗养，每次疗养期限为30天。

（倪家驹　王惠淑）

jūnrén jiànkāng jiàndìng

军人健康鉴定（health assessment for serviceman）　按健康标准和勤务要求，对军人生理、心理以及军事环境和军事作业适应状况所做的医学鉴别与评定。医疗保健内容之一。目的是确定被鉴定者的健康状况是否符合其军事岗位要求，以及是否符合在一般部队或某些特殊兵种继续服役。包括对应征入伍、军队院校学员入学、特殊勤务人员的选调和出勤，以及军人体检、伤病治愈出院等的健康鉴定。主要内容：①通过定期或不定期的体格检查，对干部和战士的健康状况作出评定。②按照体格检查标准，对应征公民和入校学员确定出健康合格和不合格的结论。③根据上级颁发的体格条件，结合海、空勤及特种兵人员的健康状况，做出其适合出勤合格程度的鉴定。④通过体检或住院检查、治疗后，对因健康状况需要退役、转换勤务或转移地区工作的军人，向上级提出建议。⑤确定因战、因公、因病致残的军人残疾等级，以及退役军人的医疗补助费。

健康鉴定须在体格检查的基础上进行，鉴定医师要熟悉标准和有关规定要求，在全面分析体检结果与既往病史材料的基础上做出结论。中国人民解放军健康鉴定结论一般是：对入伍、入学、特殊兵种选调，按"合格""暂不合格""不合格"3 类区分；军人体检时，对干部按"健康""基本健康""需特别观察或疗养"和"急需治疗"4 类区分；对战士体力状况按标准评为甲、乙、丙 3 类，并根据健康状况，分为"健康""基本健康""尚需观察"3 类；对飞行人员、舰艇人员、坦克人员、推进剂作业人员、放射工作人员等其他特勤人员，按各勤务健康鉴定要求分别做出鉴定。

（倪家驹　王惠淑）

jūnrén jiànkāng dàng'àn

军人健康档案（health record for serviceman）

由军队卫生部门管理的记载军人整个服役期间的健康状况与疾病预防、医疗保健、健康促进措施的医务文书。目的是全面反映军队成员个体和群体身体健康状况的动态变化，为卫生部门采取有效的干预措施提供客观依据，并保证疾病预防、诊断、治疗措施的继承性。

军人健康档案包括每个军人所有疾病预防、医疗保健和健康促进服务记录，包括历次体格检查表、门急诊记录、住院记录、预防接种记录、评残材料及有关病案等。空勤、海勤人员的健康档案，包括飞行人（学）员的健康登记本、舰艇船员的健康证。推进剂作业人员的健康档案，应包括既往史和职业史。职业史要详细记载工作岗位、职务、从事推进剂工作的时间、作业中引起的不良反应、病历及体检结果。放射工作人员的健康档案，包括放射医学监督记录、个人剂量记录、非职业性疾病有关医疗情况摘记、放射流行病学调查记录、职业病的劳动能力鉴定记录等。

军人健康档案具有法律效用和科研价值。各级卫生部门要认真记录、妥善保管。中国人民解放军要求军人调动时，随本人转交到接收单位。海勤、空勤人员的健康档案，平时由航医室、舰艇医务室保管，空勤、海勤人员体检、住院、疗养时必须携带，供医师参考和填写检查结果、诊断和处置意见等。飞行人员停飞后，应将其健康档案交战区空军卫生处归档。军人复员、转业、离退休和永久脱离推进剂、放射性工作时，其健康档案由原单位按规定时间保存，如销毁或作其他处理应报上级机关批准。随着信息网络的联通，电子计算机的广泛应用，军人健康档案的储存和查询将更加方便、快捷，健康档案的内容也将覆盖每个军人所有疾病预防、医疗保健和健康促进服务记录。

（倪家驹　王惠淑）

jūnrén píngcán

军人评残（disability appraisal for serviceman）

依据规定对军人伤病残等级进行的评定工作。医疗保健内容之一。中国人民解放军总参谋部、总政治部、总后勤部 2012 年颁布的《军人因病基本丧失工作能力医学鉴定和因战因公因病致残残疾等级评定管理办法》规定，现役军官、文职干部、士官、义务兵、学员因战因公致残，以及初级士官、义务兵和学员因病致残医疗期满符合评残申报条件的，本人（精神病患者由其利害关系人）可以向所在团级以上单位后勤（联勤）机关卫生部门申请评残。军人申请评残医学鉴定必须有 2 名旁证人员予以证明并填写《军人申请病退评残医学鉴定审查表》；所在团级以上单位后勤（联勤）机关卫生

部门应当协调经治医院复印病历，经初审后符合评残医学鉴定条件的，现役军官、文职干部由组织、干部、卫生部门，士兵由训管、组织、卫生部门联合对申请人的身份、致残性质、患病情况进行审查并公示；公示无异议的，经所在团级以上单位党委研究通过后上报。

军人评残医学鉴定采取集中组织辅助检查、专家现场体检、集体研究决定、现场出具意见的办法实施。符合残疾等级评定条件的初级士官、义务兵和学员由军种以上单位卫生部门审批，现役军官、文职干部和中级以上士官由军委卫生部门审批，核准后并制发《中华人民共和国残疾军人证》。革命伤残军人的伤残等级是根据其丧失劳动能力及影响生活能力的程度确定的。因战、因公致残的残疾评残等级分为一至十级，因病致残的残疾评残等级分为一至六级。现役军官、文职干部、士官、义务兵、学员评定残疾等级后，残疾情况发生严重恶化，原定残疾等级与残疾情况明显不符的，本人可以向所在团级以上单位后勤（联勤）机关卫生部门申请调整残疾等级。

（王惠淑）

jūnrén xiāngzhuāng

军人镶装（furnishing of prostheses, spectacles and appliances for serviceman）

对军人因牙齿、眼、耳、肢体等功能缺陷而进行的补充或替代性的医疗矫治。医疗保健内容之一。包括镶牙、配镜及装配医疗矫形器、助听器等。

中国人民解放军对军人镶牙、配镜及装配医疗矫形器（义肢、病理鞋、走路架、义眼）、助听器

作了具体规定：①因战致伤需要在军队医疗机构镶牙者给予免费。因公、因病致伤需要在军队医疗机构镶牙，以及经批准在地方医疗机构镶牙，其费用凭诊断证明和收费单据由批准单位审核后限额报销。②因战致眼睛伤残或者影响视力，在军队医疗机构配镜给予免费。因公、因病致眼睛伤残或者影响视力，在军队医疗机构配镜，符合有关条件的，其费用凭诊断证明、验光处方和收费单据由本单位审核后限额报销。符合配镜规定的人员再次配镜，费用报销须间隔3年以上。③因战致伤需要在军队医疗机构装配助听器给予免费。因公致听力下降符合有关标准条件者，凭军队体系医院诊断证明，经本单位卫生部门批准后可购买和装配。其费用凭收费单据由本单位审核后限额报销。④因战、因公或因病致肢体残疾、眼球损伤，经检查确需装配矫形器、义眼的，凭军队体系医院诊断证明，经本单位卫生部门批准后可购买和装配，费用报销按有关规定执行。因个人不慎致眼镜、义齿、助听器、医疗矫形器损坏的，其镶配或者修理费用自理。

（许顺雄　王惠淑）

jūnduì yīxué fángzhì tǐxì
军队医学防治体系（military medical prevention and treatment system）

由军队疾病预防控制机构、医疗保健机构和部队综合卫勤保障机构按地区组成的预防医疗保健系统。分为疾病预防控制体系和医疗保健体系。疾病预防控制体系有部队卫勤保障机构和医院疾病预防控制科室、区域疾病预防控制中心、全军疾病预防控制中心构成，其主要职责是按疾控体系范围，对所负责的保障部队开展疾病监测、卫生监督、疫情控制及突发公共卫生事件应急处理工作。医疗保障体系由部队卫勤保障机构、医院、疗养院构成，其职责是按医疗体系范围，对所负责的保障部队官兵开展体检、疾病诊疗、康复疗养等工作。

军队医学防治体系根据承担任务和技术水平划分上下衔接的防治功能等级；同时按地理界限建立防治责任区，并由每个责任区指定牵头负责的疾病预防控制中心、医院、疗养院建立相配套的工作制度。上级机构有义务帮助指导下级机构开展工作，并实施卫生技术干部培训；下级机构和部队卫勤保障机构及时准确地向上级机构报告疾病预防和医疗保健情况，接受上级机构技术指导，改进业务工作。防治体系内各级机构分工负责，密切联系，相互帮助，相互支持，形成整体合力，共同完成体系内预防医疗保健工作。

（陈定票　王惠淑）

bùduì xúnhuí yīliáo
部队巡回医疗（mobile medical treatment in troops）

军队医务人员深入部队基层和军事作业场所进行的流动医疗保健活动。中国人民解放军医疗保健工作的传统做法和规章制度，也是预防为主、防治结合原则的具体体现，对全面做好军队医疗保健工作具有重要作用。

巡回医疗大体分为三类：一是部队建制卫生机构派出军医定时到部队所属连队、分散执勤哨所等单位巡回医疗（图1）；二是医院根据需要不定时派出医疗队深入海岛、边防部队和革命老区等进行巡回医疗；三是部队执行作战、野外训练、抢险救灾等任务时，遂行和支援保障机构派出卫生人员随时到现场巡回医疗。

巡回医疗的主要工作内容：①送医送药上门，早期发现病人。②开展疾病调查，早防早治。③对军人进行健康教育，普及保健知识。④了解部队官兵的健康状况和训练作业环境，实施医学监督。⑤对下级卫生人员进行业务技术指导，帮助开展手术与会诊等。

（陈定票　王惠淑）

jūnduì yīliáo shìgù
军队医疗事故（military medical negligence）

军队医务人员因诊疗、护理工作过失直接造成患者死亡、伤残或引起组织器官功能障碍的行为事件。分责任事故和技术事故两种。责任事故是因违反规章制度、诊疗护理常规等失职行为所致；技术事故是因

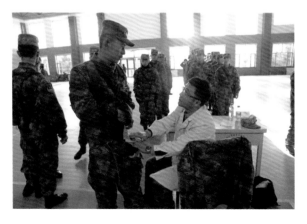

图1　巡诊中军医为连队官兵进行医学检查
（闫铁成供图）

技术过失所致。中国将医疗事故分为四级：造成伤病员死亡、重度残疾的，为一级；造成伤病员中度残疾、器官组织损伤导致严重功能障碍的，为二级；造成伤病员轻度残疾、器官组织损伤导致一般功能障碍的，为三级；造成伤病员明显人身损害的其他后果的，为四级。具体分级标准，按照国家卫生行政部门《医疗事故分级标准》执行。

医疗事故技术鉴定分为首次鉴定和再次鉴定，经医疗事故技术鉴定委员会鉴定，确定为医疗事故的，则根据事故等级、情节和患者的情况，按照国家《医疗事故处理办法》和《中国人民解放军医疗事故处理办法实施细则》予以处理。发生医疗事故赔偿争议，医患双方可以协商解决；不愿意协商或者协商不成的，当事人可以向军队有关卫生部门提出调解申请，也可以直接向军事法院或者地方人民法院提起民事诉讼。已经确定为医疗事故并且双方当事人需要调解解决赔偿争议的，按照国务院《医疗事故处理条例》的有关规定，由当事医疗机构给予伤病员一次性经济赔偿。

医疗事故重在预防，主要措施：①对医务人员经常进行医德医风和预防事故教育，增强其责任心。②严格执行诊疗护理工作制度和技术操作常规，养成细致的医疗作风。③加强专业技术培训，提高诊疗护理技术水平。

(周袖宗 王惠淑)

jūnduì yīliáo chācuò

军队医疗差错 （military medical malpractice） 军队医务人员在诊疗、护理工作中造成不良后果，构不成医疗事故的行为过失。医疗差错与医疗事故在本

质上是一样的，都是医疗不安全因素没有得到有效的防止与控制而产生的后果，两者的唯一不同是损害后果程度上的差异。医疗差错判定标准一般由医疗机构自订。

医疗差错通常分为一般医疗差错和严重医疗差错。一般医疗差错是指在诊疗护理过程中，因医务人员的过失，发生了一般性的错误，但责任者能实事求是地及时报告和处理，对患者未造成危害，无任何不良后果者。严重医疗差错则指医疗过失已给患者造成了一定不良后果。不良后果可表现为各种方式，如增加痛苦、延长治疗时间、增加经济支出、遗留手术瘢痕、出现不适症状、产生轻度并发症或后遗症等。

预防医疗差错的主要措施：①对卫生人员进行医德医风和防事故差错教育，增强其工作责任心。②严格执行"三查七对"等诊疗护理工作的制度和技术操作常规，养成细致的医疗作风。③加强专业技术培训，提高诊疗护理技术水平。

(陈定票 王惠淑)

jūnduì fēixíng shìgù yīxué diàochá

军队飞行事故医学调查 （military medical investigation of aviation accident） 运用医学和相关知识与技术，从身体健康方面调查飞行事故原因的活动。飞行事故调查的组成部分。

发展史 第一次世界大战初期，美国军队发现60%的飞行事故是因飞行员身体方面的因素所造成的，因而开始重视从医学方面探讨发生飞行事故的原因，组织医务人员不仅参加救护，而且参加事故医学调查分析。1934年德国空军对飞行事故遇难者进行

病理解剖，寻找造成飞行事故的医学原因。之后，其他国家军队也相继开展飞行事故调查研究工作。1954年英国空军病理学家通过对"彗星号"客机事故调查，查明座舱迅速减压导致事故的医学根据，从而确立了医学调查的作用和地位。1961年，北大西洋条约组织颁发了飞行事故医学调查手册，随后又制定了飞行事故医学调查的军事标准协议，医学调查的制度及检查方法趋向完善。

中国人民解放军飞行事故医学调查，在军事领导机关统一组织下，由航空医学专业人员具体实施。飞行事故医学调查的任务是查明与飞行事故相关的身心因素，分析事故人员伤亡情况，发现飞行卫勤保障工作薄弱环节，提出事故原因的线索和改进防护救生设备的建议。

主要步骤和内容 ①准备阶段：明确调查组织及人员职责、行动计划和协作方案，熟悉实施方法，并检查飞行事故医学调查工作包的物品，不足的及时补充。②调查阶段：到达现场后，立即参加伤员抢救和现场调查。对已死亡的飞行人员要保护好现场，将遗体情况进行拍照或摄像，详细了解、检查、记录遗体与飞机残骸主要部件的位置和尸体姿势，衣物、附属品（伞、枪、救生物品等）抛散、离断情况，创伤部位、大小、性质以及飞机失事前的运动轨迹和坠毁性质等，为深入分析研究提供依据。然后，组织人员搜集遗体和采集组织样品（包括心、脑、肾、肝、肺等脏器及血、尿、胃内容物等）送检。现场调查后，立即对事故飞行人员健康和有关情况进行核查，如既往病史，最近的体检鉴定和健

康状况、体质和飞行耐力，事故前的工作、休息、饮食、睡眠、服药情况，抗荷等防护救生设备和个体防护装具的效能及使用情况等。③医学检查阶段：根据实际情况对遇难飞行人员进行病理、X线、毒理、组织、生化和临床等检查，以查明与事故有关的潜在疾病和导致健康恶化的不良因素。必要时，进行尸检及进行某些生物学的鉴定。此外，某些事故原因可疑时，可通过模拟事故环境的试验来确定事故的原因。④总结阶段：将各方面得到的材料和情况进行分析、归纳、整理，并听取各方面意见，以事实为依据，确定与事故有关的医学原因，做出医学结论，同时提出相应的改进措施和建议。

（沈增圯　安瑞卿）

yīliáo hòusòng

医疗后送 （medical evacuation）

战时对伤病员实施分级救治与前接后转的活动。卫勤保障的组成部分。医疗和后送是相互结合的有机整体，目的是降低伤病员死亡率和残疾率，提高治愈归队率，维护部队的战斗力。

发展史　战时伤病员的医疗后送，大体经历了就地治疗、后送治疗和分级救治三个发展阶段。冷兵器时期，作战方式简单，伤类单纯，伤员数量不多，前方和后方医疗技术、设备差别不大，伤员主要就地交民间治疗或随军医治。随着生产力的发展，军队装备不断改善，火器用于作战，使战争规模不断扩大，伤病员数量不断增多，伤类日趋复杂，就地治疗遇到了困难，同时交通运输特别是铁路运输的发展，逐步形成了后送治疗。由于受单纯后送的影响，在后送途中很少给予必要的治疗，造成后送和治疗脱

节，不但增加了伤病员的痛苦，而且在长途后送中造成大批伤病员死亡。为减少后送途中伤病员死亡，第一次世界大战中，有些国家开始采用医疗和后送相结合的分级救治（即阶梯治疗）方式。第二次世界大战期间，各交战国普遍实行医疗与后送相结合的救治体制，苏联军队从师救护所开始实行按专科分类进行指定性后送的阶梯治疗。

中国人民解放军建军初期，伤病员主要是安置群众家里和地方医院治疗。1932年，中华苏维埃共和国中央革命军事委员会、军团和军成立伤员转运组织。1933年，开始按兵站线配置兵站医院，初步形成伤病员分级救治的形式。抗日战争时期，大部分伤病员在各军分区范围内治疗，有的安置在群众家里，有的直接送到根据地后方医院。解放战争时期，开始实行比较正规的分级救治，伤病员以逐级后转为主，前接为辅。后送工具主要是担架、马车，部分是汽车。在抗美援朝战争中，中国人民志愿军建立了野战区和后方区。野战区又分为作战区和兵站区。作战区设连抢救组、营、团、师救护所，军医疗

所；兵站区设前沿兵站医院、中途兵站医院和基地医院，对伤病员实施医疗后送。后方区设后方医院，收容治疗伤病员。在历次边境自卫反击作战中，沿用了中国人民志愿军的医疗后送体制，在战术区连设抢救组，营、团、师设救护所；在战役后方区，设野战医院和基地医院；在战略后方区设后方医院。按统一规定的救治范围，对伤病员实施分级救治，救治水平明显提高。后送工具有担架、汽车、救护车、装甲救护车、卫生列车、救护直升机、卫生飞机和伤员运输船等（图1、图2）。

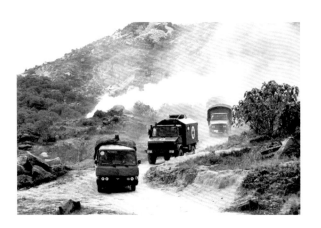

图1　山区卫生车辆医疗后送

（资料来源：《中国军事百科全书·卫生勤务》）

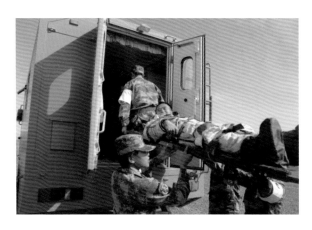

图2　救护所伤员转运

（王晓晨供图）

主要内容 医疗后送包括伤病员救治和伤病员后送。伤病员救治主要内容：①现场急救。战时为挽救负伤人员的生命，改善伤情、预防并发症而实施的最初救护。在人员负伤地点附近，包括官兵自救互救和连、营、单舰船卫生人员对伤员进行的临时性救护措施。②紧急救治。战时在团（旅）、场站、舰队救护所为挽救伤员生命，防止伤情恶化，保证后送安全而采取的应急救治措施。③早期治疗。战时在师救护所、野战医院或相当的救治机构对伤病员实施的优良救治，如紧急手术、较完善的清创手术等。④专科治疗。战时在后方专科医院或综合分科医疗机构对伤病员实施的确定性治疗，如实施确定性手术、治疗战伤并发症等。

伤病员后送工作主要内容：制订伤病员后送计划；进行后送分类，做好伤病员后送前医疗处理和后送途中伤病员的防卫安排；填写医疗后送文书等。

基本要求 ①迅速及时：对休克、窒息、大出血及重要脏器损伤的伤员，要不失时机地组织抢救。对危重伤员力争 10 分钟内实施现场急救；对大多数伤员，力争在伤后 1 小时内到达营救护所，3 小时内到达旅、团救护所，6 小时内到达一线医院。为达此目标，救治力量应当尽量前伸，并充分使用快速后送工具，减少救治阶梯或实施越级后送，加快后送速度。②连续继承：各级救治工作要按救治范围的规定，前后连续地进行。前一级救治工作要为后一级救治做好准备，创造条件，争取时间；后一级要在前一级救治的基础上实行新的救治，使救治措施紧密衔接，逐步完善，

避免不必要的重复。③安全后送：后送时要完备伤票、野战病历、医疗后送文件袋等医疗后送文件，严格掌握后送指征，选择正确的后送体位，指派护送人员。后送中，应注意减少运输和自然条件的不良影响，避免伤病情恶化或途中死亡，预防因敌人袭击发生意外伤亡。同时，应做到后送与救治相结合，以稳定伤病情，提高医疗后送质量效果。

（陈国良　张传本）

yīliáo hòusòng tǐzhì

医疗后送体制 （medical evacuation system）

战时伤病员医疗后送工作的组织体系及其制度的总称。包括建立的从前方到后方的医疗后送机构，以及明确规定的各级救治机构任务、救治范围、相互关系和后送原则等制度。确定医疗后送体制的依据是国家的经济发展状况、军事战略方针、战场环境、军队编制体制、医学科学技术发展水平和装备保障能力等。

世界各国军队均实行分级救治体制，其组织形式和方法不尽相同。中国人民解放军实行建制与区域结合、统分结合、军民结合的医疗后送体制。战术后方以作战部队的建制卫勤力量为主，陆地开设连抢救组、营、旅（团）、师（场站、码头）开设救护所；海上开设舰艇、舰艇编队救护所、医院船；按建制系统实施急救、紧急救治和早期治疗。战役后方开设野战医院（野战医疗所）和基地医院，按联勤保障原则，实施区域性救治，凡在保障区内各军种、兵种伤员不论其建制均实行统一就近收容，实施早期治疗和专科治疗，需特殊治疗的特勤伤病员，按建制系统实施收容治疗。战略后方由军

队和地方开设的各种类型后方医院，实施专科治疗和康复治疗（图 1）。

随着战争形态和作战样式的改变，要求医疗后送体制向着救治机构靠前、减少救治阶梯、综合运用各种运输工具的方向发展，使伤病员尽早得到确定性治疗，建立合理、高效、立体化的医疗后送体系。

（黄朝晖　张传本）

zìjiù hùjiù

自救互救 （self-aid and buddy aid）

作战人员自己或相互间在负伤地点或附近进行的紧急救护活动。火线抢救的组成部分。广泛开展群众性的自救互救，是使伤员得到及时救护，减少阵亡，提高抢救率，弥补卫生员不足的重要方法。开展自救互救，应充分发挥参战人员的作用，特别注重发挥卫生战士的作用。各国军队都十分重视自救互救，平时广泛开展训练，除平时按规定组织自救互救训练外，临战时还要进行有针对性的应急训练。

自救互救内容：①止血。包括指压止血、止血带止血、加压包扎止血、药物止血等。②包扎。使用三角巾急救包、烧伤敷料包、绷带等器材对各部位伤进行包裹（图 1、图 2）。③固定。使用制式或就便器材对各部位骨折临时固定。④搬运。火线上常采用侧身匍匐和匍匐背驮等徒手低姿搬运或使用担架搬运。⑤通气。运用气管插管、气管穿刺针或舌外牵固定等方法解除气道阻塞。⑥心肺复苏。包括胸外心脏按压和口对口人工呼吸。核、化学武器伤员的自救互救还包括扒挖、灭火、简易除沾染、皮肤消毒和注射抗毒剂等措施。

（张传本）

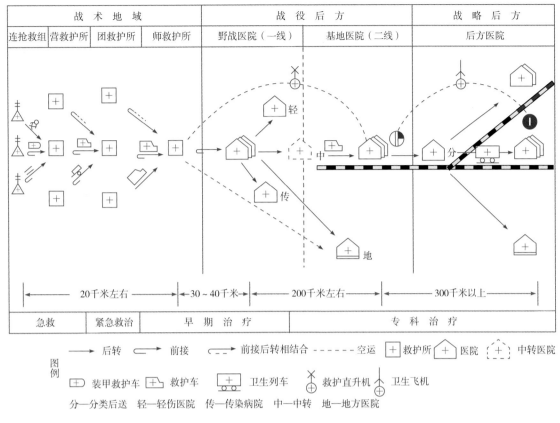

图1 中国人民解放军保卫边境作战医疗后送体制示意

(资料来源：《中国军事百科全书·卫生勤务》)

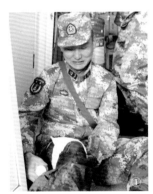

图1 自救

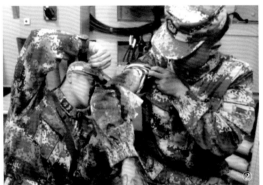

图2 互救

(资料来源：《解放军卫勤杂志》)

hǎishàng luòshuǐ rényuán sōujiù

海上落水人员搜救（search and medical aid to men overboard） 对海上落水人员实施的搜寻、捞救和医疗救助活动。海军卫勤保障的组成部分。及时有效地实施海上落水人员救护，对挽救落水人员生命至关重要。

早期的海上落水人员救护，仅是个人的活动，如利用竹竿、绳索、救生圈等就便器材进行捞救。18世纪末，美、英等国家海军先后建立专司海上安全、救助的机构，成立援救队，配备相应的人员和装备，实施海上落水人员救护。20世纪70年代建立国际海事组织，制定国际海上搜寻救助公约，组织国际合作开展海上落水人员救护。中国清朝海军曾拟定救护海上遇险船只章程。中华民国时期，国民党海军设置海事科负责海难救援。中国人民解放军海军1949年始编设防险救生机构，逐步配备救援舰船和飞机，参与军内外的海上救援活动。中国作为世界海事组织理事国，1989年成立了海上搜救中心，履行国际公约规定的义务，负责全国海上搜救工作的组织协调，开展海上救援活动。

单舰发生少数人员落水时，由本舰自行组织救护；当发生大批舰艇人员落水时，由司令部门统一指挥，组织防险救生和卫生部门实施。战时，由作战指挥部门派出救援船只、飞机，卫生人员随船、机出航实施救护；必要时，可将作战海域划区分片，军民结合，利用民间力量协助实施。平时，由处于舰船失事海域内或邻近的船舶实施，或由所在海区的援救中心（搜救机构）根据求救信息，组织协调就近的救护飞机、船舶实施（图1）。

搜救程序：①搜寻。利用电子信息，声光等信号搜索定位，多以失事处为中心，按区域分工进行逆海流、逆风向的横扫式曲折航行搜索。②捞救。运用捞救器材对落水人员进行援救。③医疗处置。对捞救上舰的人员实施医疗救治。

（褚新奇）

yùxiǎn fēixíng rényuán xúnzhǎo jiùhù

遇险飞行人员寻找救护

（search and medical aid for aircrew in distress） 对遇险后迫降、跳伞的飞行人员进行搜寻、救护及后送的活动。航空救生的组成部分。及时有效地寻找救护，

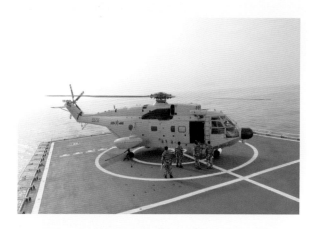

图1 直升机执行海上落水人员救护训练任务
（海军特色医学中心供图）

对挽救飞行人员生命，保存战斗力，鼓舞士气具有重要作用。

1939年，德国空军最先建立空海营救部队。第二次世界大战期间，英、美等国相继成立专门的飞行人员救援组织，救出了数千名遇险飞行员。20世纪60年代初，美空军设立了空中救护机构，用于世界范围的战术和战略的航空救生，并在越南战争何种成功地救援飞行人员近千人。80年代以来，美国不断加大航空救生综合训练的力度，打造完整强大的航空救生训练和搜索营救系统。得知一架飞机坠落后，美国国家搜索与营救计划随即启动，在内陆、海上、海外地区三个搜救区域实施救援。80年代，人造卫星开始应用于搜索和救援工作。各国军队研制并装备了先进的搜索营救设备，1990年底，俄罗斯研制出既具有夜视功能又有热力测向仪功能的伤员搜救装置，并装备部队。

中国人民解放军对遇险飞行人员的寻找救护由司令部门统一指挥，组织卫勤及有关部门协同进行。主要任务由外场救护组和寻找救护分队担任：①外场救护组。由场站医院或卫生队派出。通常由军医、护士（卫生员）及救护车司机组成，负责救护机场附近的遇险飞行人员。救护组按指令开赴现场，发现幸存者应先抢后救，使遇险者迅速脱离危险区，再行紧急救护处置。②寻找救护分队。平时，由航空兵部队根据

需要编组；战时，则按战区统一组织。负责寻找救护在远离机场地域的受伤、遇险飞行人员。遇险飞行人员寻找救护，要注意询问当地群众，按目击者描述的飞机状态、方向、空中降落物形状等推断飞行人员可能降落地点。救护组织应配备救护车、担架、急救药品器材、照明设备、自卫武器和打开飞机座舱的工具等。寻找救护分队还应备有通信联络工具、生活必需物资，必要时申请使用直升机、船、艇。在实施寻找救护工作中，注意发挥军民联防医疗救护网的作用，取得当地政府、人民群众和友邻部队的支援。采用航空营救时，参加救护的卫生人员应具备一定的航空医学知识，能对飞行人员进行急救处置和空运中的连续性医疗护理，安全地护送到救治机构。

（沈曾圯 张晓丽）

zhànshāng xiànchǎng jíjiù

战伤现场急救

（first aid on site for wound） 战时在负伤现场对伤员实施的最初的抢救。分级救治的类型之一和起点，直接关系到伤员的生命和后续救治的效果。

战伤现场急救措施主要包括：止血，包扎伤口，骨折固定，将负伤者搬运至隐蔽地或伤员集中点，实施简易抗休克、口服抗感染药物，放置口咽腔管通气，对张力性气胸穿刺排气，对上呼吸道阻塞伤员做环甲膜切开或气管切开以解除窒息，对化学毒剂伤即使注射解毒药，对呼吸、心搏骤停者做人工呼吸或体外心脏按压等。战伤危重伤员由于大出血、窒息等在短时间内阵亡率高，要求伤员尽量在伤后10分钟内得到急救。现场伤员往往批量发生，卫生人员不足，要求充分发挥官兵自救互救作用。现场急救往往是在

敌火力和放射性沾染、化学染毒等直接威胁下进行，要求实施现场急救地点相对隐蔽安全，以紧急救命为原则，就地取材，迅速完成通气、止血、包扎、固定、搬运及基础生命支持等措施（图1）。

（刘　承）

zhànshāng jǐnjí jiùzhì

战伤紧急救治 （ emergency medical care for wound） 战时为挽救伤员生命，防止伤情恶化，保证后送安全，在团（旅）救护所或相当的救治机构采取的应急救治。分级救治类型之一。世界各国军队对紧急救治称谓不同，如俄罗斯军队称为初步医生救护。

中国人民解放军紧急救治的主要内容：纠正不正确的包扎和固定；采用钳夹或集束结扎血管止血；积极防治休克，采取静脉输液、输血；对开放性气胸做加固封闭包扎，张力性气胸用带有单向引流管的穿刺针排气，血气胸做闭式引流（图1）；对筋膜间隙综合征做彻底的筋膜切开减压术；对尿潴留者做留置导尿或耻骨上膀胱穿刺术排尿；对有再植可能的肢体，将断端妥善包扎，

尽快后送，以备再植；对进行性颅内血肿和有脑疝形成的伤员，扩大出、入口的骨孔；对军用毒剂损伤伤员肌注抗毒剂，进行心肺复苏，注射强心剂，可能时吸氧；继续口服或注射广谱抗感染药物，补注破伤风类毒素和抗毒血清等。

（甄树德　刘　承）

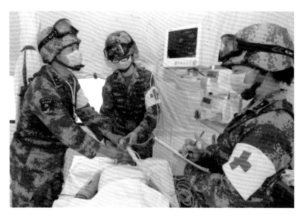

图1　实施辅助通气
（刘承供图）

zhànshāng zǎoqī zhìliáo

战伤早期治疗 （early treatment for wound） 战时在师、合成旅级救护所、野战医院或相当的救治机构对伤员实施的救治。分级救治类型之一。世界各国军队早期治疗称谓不同，如俄罗斯军队称为优良医疗救护。

中国人民解放军战伤早期治疗主要内容：①及时实施紧急救命手术，如对大血管损伤进行修补、吻合或结扎；对开放性气胸

进行封闭缝合；对张力性气胸进行闭式引流；对呼吸道阻塞行紧急气管切开术；实施胸、腹腔探查止血，对有脏器和组织损伤者进行缝合、切除、修补、吻合或造口等手术（图1）；对有颅内压增高的伤员，行开颅减压术，清除血肿等。②进行较完善的清创手术。③采取输血、输液、给氧等综合措施，防治休克。④对海水浸泡伤员进行针对性治疗，并给予复温处理。⑤对冲击伤、挤压伤、复合伤等伤类复杂的伤员进行确诊，采取综合性治疗措施，

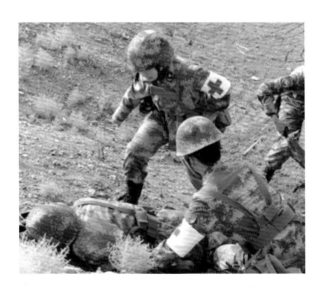

图1　发现伤员并实施急救
（刘承供图）

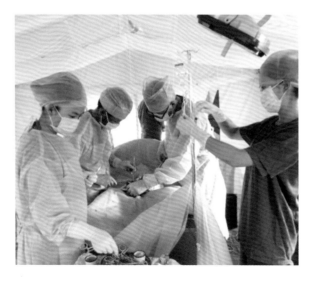

图1　早期控制性手术
（刘承供图）

及时救治。⑥继续抗感染治疗。肌注或静脉输注广谱抗菌药物，对未接受过破伤风自动免疫的伤员，补注破伤风类毒素或破伤风抗毒血清。⑦对核武器伤员，进行放射性沾染检测和洗消；有放射性核素体内沾染者，及时催吐、洗胃、服用吸附剂、缓泻剂、促排剂等；对放射性复合伤力争在极期前完成外科处置。⑧对化学武器伤员，针对不同毒剂，继续抗毒治疗，维持呼吸、循环功能，进行彻底洗消除毒等。早期治疗要求在伤员负伤后 6 小时内实施。当卫生资源不足时，对危重、重伤员可做损伤控制性手术（DCD），伤员术后应立即后送。

（甄树德 刘 承）

zhànshāng zhuānkē zhìliáo

战伤专科治疗（specialist treatment for wound） 战时由后方医院对伤员实施的确定性治疗。分级救治类型之一。专科治疗是效果比较理想的专业性治疗，对提高治愈率、降低伤残率有重要作用。

第二次世界大战期间，苏军从集团军医院基地、方面军医院基地开始实施分工较细的专科医疗救护。美军从第四阶梯开始设置特种勤务分队，对伤病员实施专科救护。随着医疗技术、救治手段和卫生装备的发展，专科治疗将逐步向靠前的救治机构扩展，并不断拓展新的治疗项目。中国人民解放军专科治疗通常由战略后方医院和配置在战役后方基地兵站的专科医院、分科较细的综合医院、征用指定的地方医院组织实施。此外，得到上级专科医疗队、手术队加强的野战医院和医院船，也可实施专科治疗。根据战时情况，可开设一些必要的专科医院，如烧伤、放射病、毒

剂伤、传染病、精神病等专科医院。军兵种需要特殊专科治疗的伤病员，分别由建制医院收治。

专科治疗的范围：①实施确定性手术，包括截肢、眼球摘除、血管修复、颅脑清创探查、腹腔脏器修复等手术。②治疗战伤并发症，开展肾透析、辅助通气、心、肺、脑复苏等综合性治疗。③继续全面抗休克和全身性抗感染。④对核、化学武器损伤伤员进行确定性治疗。⑤对传染病、精神病等野战内科病员实施确定性治疗。

（杜国福）

zhànshāng kāngfù zhìliáo

战伤康复治疗（rehabilitation treatment for wound） 对军队处于伤病恢复期的患者进行的健康恢复与修复治疗。中国人民解放军救治范围的环节之一，通常在专科治疗完成后实施。

康复治疗的内容主要有：①功能测定。开展感觉功能测定、运动功能测定、作业及语言功能测定、功能独立性测定、临床心理测定、心肺功能测定等，并进行功能评价。②物理治疗。开展以功能恢复为主的运动疗法和电疗、光疗、声疗、水疗、冷（冰）疗等。③作业治疗。进行功能恢复性训练，开展工艺疗法和感觉、感知、认知功能训练，日常生活活动能力训练等。④言语治疗。对失语或语言障碍患者开展常用言语交流治疗与训练。⑤心理治疗。开展心理疏导、诱导与指导性治疗及药物治疗。⑥中医治疗。开展针灸、推拿、按摩及中药熏药治疗等。⑦康复工程。提出假肢、矫形器等义具装配意见，开展义具装配后的功能训练（图1）。康复治疗过程中应同时进行临床判断，并采取措施以使

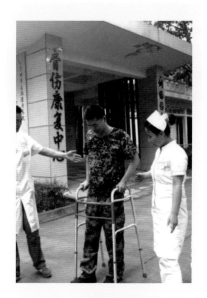

图 1 康复适应性训练
（杜国福供图）

伤病员的体力适应修复的需要。治疗时间为患者从伤病中恢复过来时起，到有足够的体力与耐力有效地完成其工作为止。

康复治疗的基本要求：应先对伤病员进行康复评定，然后根据其康复需要与客观条件制订一个切实可行的综合的康复治疗方案。康复方案的制订和实施通常以康复医师为主导，康复专业治疗师和相关临床医学科研人员共同协作或组成一个康复治疗组来完成，并在治疗实施的过程中根据伤情的变化及时进行小结、调整治疗方案，指导治疗结束时为止。

（杜国福）

jūnduì yuǎnchéng yīliáo

军队远程医疗（military telemedicine） 运用现代通信技术、计算机技术与医疗技术，为军队成员提供远距离医学诊断和医疗教育等服务的活动。具有方便、快捷、高效等特点。对提高伤病员的诊治水平，特别是对危急重伤病员的抢救具有重要作用。

发展史 远程医疗是随着通

信技术和计算机技术的发展而逐渐发展起来的。20世纪60年代，美国宇航局在对宇宙空间进行探索的同时，开始研究人在太空环境中的生理变化，并利用微波等无线电传输技术，在亚利桑那州建立了远程医疗试验台，为太空中的宇航员提供医疗服务。70~80年代，卫星通信技术被应用于远程医疗领域，国际上以联合国发射的4颗地球同步通信新卫星为通信枢纽，建立了各国间的远程医疗系统。90年代，随着通信技术、计算机技术和多媒体技术的广泛应用，远程医疗得到蓬勃发展。1994年，美国国防部将远程医疗系统部署在全球100多个医疗中心；1995年底，又将用于远程医疗的通信带宽扩展了30倍，提高了美军的野战卫勤保障能力。

中国人民解放军的远程医疗近30年来发展较快。1988年，总医院通过通信卫星与德国一家医院进行神经外科远程病例讨论。1995年，解放军第541医院采用桌面视频会议系统与美国进行了远程医疗会诊。1996年8月，南京军区南京总医院建成远程会诊中心，并逐步发展为远程医疗网络，能为数十所医院提供医疗服务。1998年6月，总后勤部卫生部在全军推广基于电话线传输的普及型远程医疗会诊系统。2004年12月，全军建立了网络管理中心和数百个远程医学单双向卫星站点，为远程医学专业应用提供了网络平台。截至2011年底，新建了包括南沙永暑礁和中国黎巴嫩维和医疗队驻地在内的130多个高清远程医学站点，远程会诊延伸到医院手术室、监护室、病人床边以及干休所开设的家庭病房。

主要内容 ①远程监视：通过军队人员携带的单兵生理监视器，了解体温、脉搏、呼吸、血压等生理指标变化情况，预测士兵作业能力是否下降和即将发生疾病，以及是否受到伤害，以便提示医务人员采取防治措施。②远程指导：当指挥系统接收到人员生命指征偏离正常范围的信号，即发生伤病员时，由卫勤指挥系统和医学专家系统指示救治机构和卫生人员采取防治措施。平时，主要是在上级医院医学专家远程指导下，对部队基层发生的危重伤病员进行抢救、治疗。战时，当发现参战人员生理指标不正常和受伤时，卫勤指挥系统及时协同医学专家指导战地卫生员、军医，按照监视器显示的人员位置前去处置和救治伤病员，以提高战场的急救水平。③远程会诊：依据提供的病史、影像检查及检验结果等病例资料，邀请医学专家利用音频、视频技术进行讨论，以诊断疾病和提出治疗意见。主要用于对危重、疑难病症及特殊伤病的诊治。远程会诊通常在医院与医院之间、医院与部队基层医疗单位之间进行，以充分发挥医学专家的作用，提高医疗质量。④远程手术：医学专家在远离伤病员的情况下直接参与伤病员的手术治疗。远程手术前医学专家需要了解手术伤病员的详细情况，根据各种检查结果制订详细的手术方案，手术进行时通过视频、音频技术观察手术情况，运用激光技术实施精确定位，最后通过计算机指令操纵遥控机械手为伤病员实施手术。通过遥控手术室和外科中央工作站实施。遥控手术室配有三维视频监视器、立体声设备。手术器械具有触觉和力反馈功能，能进行

精细控制和操作，以保障手术的准确和安全。

组织实施 通常分五个步骤：①提出申请、准备资料。需要远程医疗时，申请单位向卫勤指挥系统提出申请，卫勤管理机构根据情况确定时间、医疗机构和医学专家人选，并通知有关机构和人员提前做好准备。提出申请的医疗机构要准备好医疗资料，以备医疗过程中医学专家咨询。②开通站点，测试传输系统。技术保障人员要提前开通站点，并进行信号传输的测试，保障远程医疗的顺利实施。③组织伤病员和医学专家按时到位。在远程医疗开始前，要组织双方有关人员准时到位，保障远程医疗工作按通知的时间开始。④做好远程医疗记录。在远程医疗过程中，双方进行记录或录音、录像，以便执行中查对，保证医疗效果。⑤善后工作。按远程医疗申请的内容完成任务后，技术保障人员按使用管理程序关机。远程医疗的组织者会同医学专家对医疗情况进行小结，向上级卫勤管理机构汇报，并对远程医疗资料编号存档。

基本要求 实施远程医疗要求必须建设配套的远程医疗设备和设施（图1），配备相应的专业技术人员，组成远程医疗卫勤指挥系统和医学专家系统，负责组织和实施医疗技术工作；具备可靠的通信保障，确保医疗过程中信号传输质量；大力发展信息传递的数字化和网络化等技术，不断深化远程医疗的研究，实现基于计算机网络的虚拟医院建设；更加广泛地应用野战远程医疗系统，系统装备应向体积小、重量轻、功能全的方向发展，使之更适应战场环境的需要；医疗信息

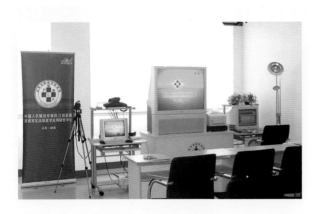

图1 远程医疗会诊室
(资料来源:《中国军事百科全书·卫生勤务》)

传递应更加高效,远程医疗环境逐步接近医院中患者与医生面对面交流的实际环境。

(翟新海 杜国福)

shāng-bìngyuán fēnlèi

伤病员分类 (sorting of the wounded and the sick)

将伤病员区分为不同处置类型的活动。伤病员分类是组织实施医疗后送工作不可缺少的环节,是大批伤病员到来的情况下,保证救治机构工作忙而不乱、有序高效运行的重要措施。分类可使有限的卫勤力量优先投入到最需要救治的伤员身上,较好地解决轻重伤员之间,个体伤员与群体伤员之间,对周围有危害的伤病员(传染、沾染、染毒伤病员)与普通伤病员之间的救治矛盾,以便把握好救治的轻重缓急,措施的适宜到位,后送的先后次序和适应证。分类工作贯穿医疗后送全过程,是伤员在医疗后送线上经常进行的具有多阶梯性、连续性的重复过程。伤员由前线到后方,分类也由简单到复杂。

发展史 战时各级救治机构均开设分类场或分类室,必要时,前接人员于返程途中,在运输工具上进行伤病员分类。19世纪,俄国外科医生皮罗戈夫在克里木

战争中,首次提出伤病员分类的主张,并开始实施。中国人民解放军从土地革命战争时期开始实施伤病员分类,解放战争中,团、师救护所和各级医院,都设有专门的组(室),负责伤病员分类工作。

分类形式 伤病员分类的形式有四种。

急救分类 对伤病员伤势的轻重和救治的紧急程度进行区分的活动。适用于战场批量伤员的急救。通常在阵地或负伤现场,由营连军医、卫生员或者到达现场的医务人员按照快速、准确的要求实施。基本程序:初步判断伤员的伤势程度,确定伤病员处置与后送顺序,对出血、骨折、传染病、放射损伤和毒剂中毒的伤员分别配挂红色、白色、黑色、蓝色和黄色伤标。

收容分类 区分出伤病员应由救治机构的哪个组(室)负责接收,以及对其处置的次序。收容分类通常在分类场进行,一般不打开绷带,主要通过简要地询问伤病员本人或护送人员,了解负伤情况,查阅伤标和伤票,观察伤病员的表情、姿势和受伤部位的状况,触摸伤员皮肤、脉搏、伤部;探测伤员

服装体表有无放射性沾染及沾染程度等方法,按照救治机构的编组和分科情况,把收容的伤病员大致作必要区分,首先要尽最大可能把需要紧急抢救的危急伤员和休克伤员直接分出来,然后把伤员、病员、传染性病员、受染并需洗消的伤病员分开,使之分别及时进入不同的组室(图1)。

救治分类 明确应为伤病员实施何种救治措施,以及实施救治的先后次序。通常由救治机构内部各组室负责实施,利用救治机构的设备和各种检查手段,对伤病员进行详细的检查,进一步确定伤病情况。查明伤员的伤部、伤类、伤因,判断伤势和预后,纠正收容分类的错误并做出诊断。救治分类在救治过程中,是循环往复进行的,上一次的分类,经过处置后,根据处置效果再进行分类,再确定下一次处置项目,直到救治活动结束。

后送分类 明确伤病员后送的去向、顺序、运输工具,以及应采用的姿势。后送分类主要在救治组室进行,根据伤病员的诊断、对预后的判断和下一步救治的需要,确定伤病员后送的先后

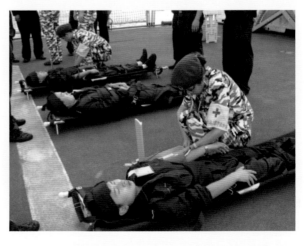

图1 海军医疗队员对舰艇伤员实施检伤分类
(原海军总医院供图)

次序、地点，根据伤病员情况和可能条件决定采用何种后送工具和伤病员后送姿势，并根据需要派出护送人员。后送分类人员要掌握本级和后一级救治机构的救治范围，了解后一级救治机构的部署位置和战场战况动态，预测后送的安全性，特别是在实行指定性后送时，更为重要。

分类要求 伤病员分类是贯穿医疗后送工作的全过程、反复进行的活动，对伤病员分类必须做到迅速、及时、准确。分类是保证救治和后送工作加快进行的一种手段，所以要求分类本身也必须迅速及时，不能因分类而耽误救治时间。分类工作是在野战环境下面对批量伤员进行的，为争取时间常常采取一些简单的方法进行，但力求准确。否则，不仅会造成救治工作的紊乱，失去了分类意义，还会因重复分类而延误救治时间。

为达到迅速准确地分类这一基本要求，必须采取以下有效措施：①建立组织，加强领导。各级救治机构都要指定专人从事分类工作，团及以后各级救治机构，要有专门的分类组织。根据救治机构的规模和需要，可设立分类哨、分类组等。各级卫勤领导，都要重视分类工作，加强对分类工作的领导，当大批伤员到达救治机构时，卫勤领导要亲临现场组织指挥，并适时调整分类力量。②具备分类有关知识，掌握分类技能。分类工作人员应具有必要的战伤救治经验和卫勤组织管理知识及掌握必要的战场信息；掌握野战外科和野战内科知识，熟悉战时伤病员主要症状、体征和检查方法；掌握有关分类知识，正确掌握分类标准，熟悉战时救治机构编组、伤员救治后送原则

及本级救治范围；通过演练和分类实践，增强诊断和操作熟练程度，提高分类工作效率。③服从救治需要，突出分类重点。即根据救治机构的任务、救治范围和内部编组，采用简单、有效、易行的方法，首先把有生命危险和严重功能障碍的伤病员分出来，及时进行救治；对复合伤和多处伤，必须全面考虑伤员损伤程度，确定其主要伤害，并根据主要伤害进行处置。④正确使用分类标志，避免重复和遗漏。正确使用分类标志可把分类结果准确地传递到各级救治机构和后续各组（室），避免重复分类和遗漏，是提高分类工作的必备条件。

（贺 祯）

shāng-bìngyuán fēnlèipái

伤病员分类牌（triage tag of the wounded and the sick）

战时在救治机构内部使用的表示伤病员分类结果的标志物。通常依不同颜色、形状、孔洞和文字注记表示伤病员收容的组室、处置先后、救治措施、后送次序等。使用分类牌，便于工作人员迅速识别和及时处置各类伤病员，避免分类的重复和遗漏，减少不必要的询问，提高工作效率。分类牌种类、样式，通常由救治机构根据本级救治范围、内部科、室、组的编设和实际需要确定自行制作（图1）。分类牌要求醒目适用，容易辨认，能在夜暗中触知和佩

挂方便。一般在分类场，根据收容分类的结果，将分类牌挂置伤病员前胸，待各科、室、组完成分类牌指示的处置后取下或根据需要另换分类牌，伤病员离开救治机构时要及时收回。

（甄树德 贺 祯）

shāngbiāo

伤标（wound marker） 表示几种特殊伤病分类情况的标志。用于传递特殊伤病分类信息。目的是引起各级救治机构和工作人员注意，给予此类伤病员以相应救治、护理和后送，避免分类本身及医疗后送工作环节中的重复与遗漏。中国人民解放军现行的伤标有 5 种颜色：红色表示出血（伤员扎有止血带时，在伤标上应注明扎止血带时间），白色表示骨折，黑色表示传染病，蓝色表示放射性损伤，黄色表示毒剂中毒。伤标上注有文字，以表明伤类。中国人民解放军统一规定伤标用上述颜色的布条或塑料条制作，大小为 15cm×3.5cm（图1）。伤标从连抢救组开始使用，挂在伤

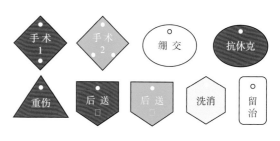

图1 分类牌式样

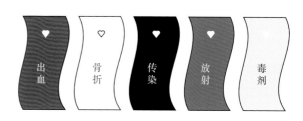

图1 伤标（15cm×3.5cm）

（资料来源：鱼敏.军队卫生勤务学［M］.北京：人民军医出版社，2007.）

病员上衣左胸位置，随伤病员后送至上一级救治机构。根据处置后的伤病情况，救治机构可对伤标进行调整、补挂或取消。

（杜国福）

jíjiù fēnlèi

急救分类（triage for first aid）

在战场或者负伤现场对批量伤病员伤势的轻重和救治的紧急程度进行区分的活动。目的是通过对伤病员的伤势的严重程度以及需要采取紧急处置措施的综合判定，将急需处置的伤员首先区分出来，如窒息、大血管出血、心搏骤停等。另外，若条件允许，还应将传染病、毒剂伤，以及战斗应激反应等特殊伤病区分出来。

急救分类适用于战场批量伤员的急救，通常在阵地或负伤现场，由营连军医、卫生员或者到达现场的医务人员组织实施。急救分类的主要内容有初步判断伤员的伤势程度，确定伤病员处置与后送顺序，对出血、骨折、传染病、放射损伤和毒剂中毒的伤员分别配挂红色、白色、黑色、蓝色和黄色伤标。急救分类的方法主要是依靠分类人员丰富的急救经验，通过快速全面的观察伤病员的表情、姿势和受伤部位情况，触摸伤病员的脉搏、皮肤、伤部等，以及简单扼要的询问伤员本人或周边知情人员，对伤病员进行快速、准确的区分（图1）。急救分类人员必须要有丰富的临床和战伤救治经验，有很强的组织工作能力，必须要了解战时伤病员的主要症状和体征，学习分类知识，熟悉战时急救的工作程序，正确掌握分类标准；急救分类必须做到迅速、及时、准确，任何情况下都要做到不能因分类而耽误急救时间。

（贺祯）

shāngyuán jīchǔ shēngmìng zhuàngtài jìfēnfǎ

伤员基础生命状态计分法

（casualty life state simplified scoring of wounded） 采取评分与计算积分，对伤员基础生命状态进行评价的检伤分类技术方法。又称简易战伤计分法。通过对伤员呼吸次数、收缩期血压、神志昏迷状况三项生理指标的检查与观察，评价伤员生命状态，迅速、客观、动态地判断伤员的伤势和预测伤员转归。中国人民解放军将伤员基础生命状态计分法作为伤势判断的参考依据，通常从团级救治机构开始使用。其计算方法见表1。

伤员伤势严重程度的判定，应当在把握伤员损伤程度、损伤范围、活动能力等整体状况基础上，参考简易战伤计分结果进行综合判定。伤势严重的程度按照危重伤、重伤、中度伤、轻伤区分。伤势严重程度与战伤计分总积分的参照关系为：危重伤伤员一般为战伤总积分5（含）分以下者，重伤伤员一般为战伤总积分6~9分者，中度伤伤员一般为战伤总积分10~11分者，轻伤伤员一般为战伤总积分12分者。

（贺祯）

zhànshāng hùlǐ

战伤护理（wound nursing）

护理人员对战伤伤员进行的伤情观察、执行医嘱治疗和生活照料等工作。战伤救治专业工作的组成部分。精湛的护理技术与合理

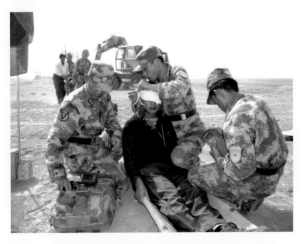

图1 现场急救人员对头部伤员紧急处置
（空军军医大学卫勤教研室供图）

表1 简易战伤计分对照表

A. 呼吸计分		B. 收缩压计分		C. 神志计分	
呼吸次数（次/分）	分值	收缩压（mmHg）	分值	神志等级	分值
10~29	4	>89	4	13~15	4
>29	3	76~89	3	9~12	3
6~9	2	50~75	2	6~8	2
1~5	1	1~49	1	4~5	1
0	0	<1	0	3	0

注：分值计分方法说明，神志昏迷状况等级，按以下3项判定得分之和区分。

（1）睁眼动作：自动睁眼4分，呼唤睁眼3分，刺痛睁眼2分，不睁眼1分。

（2）语言反应：回答切题5分，回答不切题4分，答非所问3分，只能发音2分，不能言语1分。

（3）运动反应：按吩咐动作6分，刺痛能定位5分，刺痛能躲避4分，刺痛后肢体能屈曲3分，刺痛后肢体能过度伸展2分，不能活动1分。

战伤总积分为表中A+B+C积分的总和。

的组织分工，对提高战伤救治质量效率、增强伤员战胜伤痛信心具有重要作用。

主要内容 ①严密观察战创伤伤情，特别是对颅脑伤、胸部伤、腹部伤、大血管伤等战创伤和手术后的伤员要认真观察。观察生命体征，保持各种管道通畅，警惕继发性大出血、休克、窒息、弥散性血管内凝血、脂肪栓塞综合征、挤压综合征的发生。②积极配合医生抢救休克和其他危重伤员。战伤休克伤员到达时及时建立输液通路，对战伤休克伤员进行迅速补液等。③做好重伤员和专科伤员的护理，积极预防各种战伤并发症，特别是压疮。④按时完成注射、服药、交换敷料等治疗任务。⑤做好战伤伤员的营养护理。⑥做好战伤伤员的心理护理。

主要技术 ①无菌技术：在进行操作时，为避免细菌污染而采取皮肤消毒或戴无菌手套等方法。②体温、脉搏、呼吸、血压测量：利用体温计、血压计等设备对战伤伤员以上生命体征进行测量的技术。③氧气吸入：利用氧气设备对需要吸氧的战伤伤员实施吸氧治疗，纠正缺氧状态，

促进组织的新陈代谢，维持生命活动。④肌内注射术：利用注射器对战伤伤员实施肌内注射给予药物治疗的技术。⑤静脉注射术：利用静脉注射器材对战伤伤员实施静脉输液，使药物直接进入血液循环系统的治疗技术。⑥皮试：为了防止过敏反应的发生，规定一些容易发生过敏反应的药物在使用前，需要对战伤伤员实施皮内注射的皮肤敏感试验。⑦鼻饲：把胃管通过鼻腔送到伤员胃中，通过胃管向胃中注入食物，通常用于昏迷或者不能自己进食的伤病员。⑧吸痰术：是经口、鼻腔或是人工气道将呼吸道分泌物吸出，以保持呼吸道通畅，预防吸入性肺炎、肺不张、窒息等并发症的一种方法。⑨导尿术：常用于尿潴留，留尿做细菌培养，准确记录尿量，了解少尿或无尿原因，测定残余尿量、膀胱容量及膀胱测压，探测尿道有无狭窄及盆腔器官术前准备等。⑩膀胱冲洗：利用导尿管，将溶液灌入到膀胱内，用虹吸原理将灌入的液体引流出来的方法。此外，护理人员还要掌握引流、补液、减压等各种管道的护理，自体血输血技术，深静脉高营养疗法、人工自动呼吸机的使用与护理，心肺复苏术等技术（图1）。

基本要求 一是要明确伤病员的护理等级，根据护理等级合理安排护理工作；二是要熟悉战创伤特点和战创伤易发的并发症，遇到情况能够及时处理；三是要

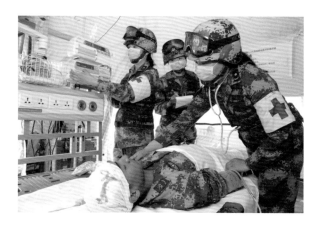

图1 伤员生命体征监测
（刘承供图）

熟练掌握战伤护理技术，确保发现情况后能够进行正确处置；四是对伤员和蔼可亲，照料细致。

（杜国福）

shāng-bìngyuán hòusòng

伤病员后送（evacuation of the sick and wounded） 向后阶梯救治机构转送伤病员的活动。医疗后送的组成部分。伤病员后送是实现伤病员分级救治的重要手段，在战时卫勤保障中具有十分重要的地位。

发展史 17世纪及以前，实用性火枪还没有广泛应用于作战中，战场上依然主要以冷兵器近距离厮杀为主，为避免对战争结果造成影响，以普鲁士为代表的军队禁止在战斗结束前对伤病员实施救治。由于各级医疗机构之间缺乏协调互通，几乎所有军队不能有组织、有计划地将伤病员后送至后方医院，没有一支军队制订出将伤病员从战线上安全送下来的满意方案。直至1708年，法国随军队行进的"飞行医院"首次实现了独立伤病员后送，自此，世界各国军队在战时卫勤保障中建立起了伤病员后送制度，伤病员后送主要以陆地后送为主。19世纪末，伤病员后送方式出现了突破性进展。1870年普法战争中，法国军队使用热气球首次完成了160名伤病员的空运后送；1910年，美军制造出第一架伤病员后送专用飞机；1917年，法国组建的卫生飞机小组开辟了战时群体伤员空运后送先河。伤病员海上后送始于1944年第二次世界大战诺曼底登陆作战中，英美海军首次将民船改装成卫生运输船，并利用回程空船艇实施伤病员海上后送；第二次世界大战后，世界各国建造的海岸救护艇使伤病员海上医疗后送得到迅速发展。

中国人民解放军有组织地进行伤病员后送起始于 20 世纪 30 年代的红军时期，在此之前，红军作战发生的伤病员主要是安置在群众家里和地方医疗机构治疗。1932 年，在中华苏维埃共和国中央革命军事委员会、军团和军成立伤员转运组织，主要以担架后送、人畜动力车辆后送为主的伤病员陆地后送，逐步发展为汽车后送和铁路后送。在抗美援朝战争中，利用铁路后送伤病员 10 多万名。1979 年西南边境自卫反击作战中，首次开展了伤病员空运后送，空运飞行 145 架次，后送伤病员 593 名。20 世纪 80 年代以后，开始了伤病员海上后送建设，海军于 1981 年用客货轮改装成功第一艘 2000 吨位的医院船，后来正式命名为"南康"号医院船列编服役，而后逐步加快了医院船、卫生运输船、救护艇等后送运输工具的研制，并逐步投入使用。2008 年 10 月交付使用的"和平方舟"号医院船使海上医疗后送体系更加完整，能力水平突飞猛进。

主要内容 伤病员后送组织，通常以连营和海军单舰船为单元，编有后送运输（换乘）组；团、

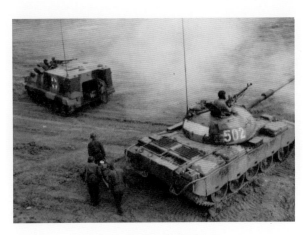

图 1 装甲救护车抢救伤员
（图片来源：《中国人民解放军卫生工作》）

旅、师和海上舰艇编队救护所编有分类后送组；战役后方区编设有伤病员汽车后送队、卫生列车医疗队、空运后送医疗队等专门的伤病员后送组织；战役、战略卫勤部门与空、海军相关部门协调开设伤病员空运后送和海上后送指挥机构。伤病员后送工具有：各类担架、装甲救护车（图 1）、救护车、卫生列车、卫生运输船（艇）、救护直升机和卫生运输机等。伤病员后送方式分为前接和后转两种。

前接是上级救治机构组织运力接回下级救治机构伤病员的活动。前接有利于上级卫勤机构掌握伤病员后送全局和主动，统筹安排各类运输工具，提高运送效率。同时，又能减少下级救治机构的工作负荷，保证其机动性，满足作战的需要。前接分为逐级前接和越级前接。逐级前接是自上而下，按级负责，将伤病员接运到救治范围更宽、救治条件更好的救治机构，战术区多采用此种方式。越级前接是上级救治机构组织运力，越过前一级救治阶梯，直接将前两级以上救治阶梯的伤病员接回本级救治机构，此种方式能加快后送速度。通常在前一级伤病员较多且难以收容，前一级救治机构需要转移，地形条件不适宜于逐级前接时采用。

后转是下级卫勤机构使用其所掌握的运力，将伤病员转送到上级救治机构。后转便于发挥下级卫勤机构的积极性，能主动及

时安排伤病员的后送工作，但不便于集中使用和节省运力，可能会出现忙闲不均的现象。后转分为逐级后转和越级后转。逐级后转是自下而上，按级负责，将伤病员转送到上一级救治机构。防御作战、次要作战方向和战役后方区多采用此种方式。越级后转是下级救治机构组织运力，越过上一级救治阶梯，直接将伤病员转送到上两级以上的救治机构。此种方式能加快后送速度。通常在上一级救治机构伤病员较多且无力收容、上一级救治机构要转移、地形条件不适宜逐级后转时采用。采用何种后送方式，要依具体情况灵活确定。

基本要求 伤病员后送的要求是快速、安全、可行。为保证快速后送伤病员，应正确预计与筹措后送所需运力；以专用卫生运输工具为主，与普通运输工具相结合，尽量采用安全、快速的运输工具；前接与后转相结合，灵活组织实施伤病员后送，在条件允许的情况下尽量采取越级后送；充分利用伤病员后送信息系统，及时了解后送工具和伤病员流动情况，适时调控后送运力和伤病员流向。为保证安全后送，应做好后送前准备，正确进行后送分类，仔细进行后送前复查，严格掌握后送指征，进一步确定伤病员后送可行性；选择合适的运输工具，确定合适的后送体位；做好后送途中伤病员的不间断治疗、救护、伪装、警戒与安全防护等工作。

（王景诚 李 英）

shāng-bìngyuán kōngyùn hòusòng

伤病员空运后送（aeromedical evacuation for the wounded）采用飞机、直升机及其他航空器后送伤病员的活动。又称航空医

疗后送或空运医疗后送。医疗后送的组成部分。具有平稳舒适、速度快、不受道路限制等优点，可直接越级将伤病员后送到适宜的医疗机构，从而提高医疗后送效率，降低死亡率和伤残率。伤病员空运后送按照医疗后送体制，分为战术空运医疗后送、战役空运医疗后送和战略空运医疗后送。按照伤病情危急程度，分为紧急、优先和常规空运医疗后送。

发展史 1870～1871 年的普法战争中，法军用热气球从巴黎空运出 160 名伤员。1910 年，法国女飞行员马尔文格在沙隆第一次用飞机空运伤员。第一次世界大战中，塞尔维亚、法国和俄国个别飞行员用战斗机从前线带回伤员。战争后期，法、英、美军用改装后的轰炸机后送伤病员。1917 年，第一架航空医疗后送专用飞机设计完成。1922 年，在摩洛哥的 Riffian 战争期间，法军成立了一个后送中队，该中队拥有 6 架飞机，后送了 2200 多名伤兵。1924 年，英军开始组建航空兵卫生运输机构。1927 年，苏联建立了卫生航空兵系统。第二次世界大战中，许多国家的卫生部门已把飞机列为医疗后送运输工具，美、英、苏军都组建了装备专用飞机的航空医疗后送部队。1950～1954 年，法军在印度支那战争中利用 40 余架直升机，空运伤员 10 820 名。朝鲜战争中，美军空运后送伤病员 311 673 人次。越南战争中，空运医疗后送是医疗后送的常规方法，美军建立了三级后送体制，伤员空运后送率达 90%～95%。海湾战争中，由于病员数量太少，仅靠向战区内运送人员、物资的飞机就足够利用返航的飞机将病员运出战区，共运送伤病 12 500 名。伊拉克战争中，美军的医疗后送形成了"重两头、伸中间"的模式，其伤员后送链是伤员经过急救和紧急救治处理后，通过空运后送至战区空军基地，然后通过"空中走廊"后送到战区外医疗机构或美国本土完成终末治疗。为了使伤病员能迅速安全地后送到各级救治机构，美军使用了新型救护直升机（HH-60L），该型救护直升机能够在复杂困难环境和战术状态下快速后送危重伤员，并在途中给予治疗。一年之内后送的伤病员约 1000 余名，伤病死亡率为 1.7%，为美军二战以来最低值。

中国人民解放军伤病员空运后送主要起源于地震中的伤员后送。1966 年，河北邢台地震中空军出动 84 架直升机，飞行 369 次，空运了大量危重伤员和急需物资，开创了空运后送的先河。1976 年，中国唐山抗震救灾中的空运医疗后送是一次大规模的飞机空运伤员行动，20 天内，10 种不同型号的运输机和直升机向全国 17 个地区空运伤员 20 734 名，占外转伤员总数的 22%。20 世纪 80 年代进行的西南边境防卫作战中，战役后方一线医院伤员空运后送率达 70% 以上。2008 年中国四川汶川特大地震，中国抗震救灾中除出动直升机从灾区接运伤员和灾民外还使用民航客机向外省转运伤员。2010 年中国青海玉树地震中，担任后送任务的飞机有民航客机、大型运输机和直升机三种机型，80% 以上的伤病员通过空运医疗后送的方式转运到其他城市医院进行救治。

组织机构及任务 ①指挥机构：由战区空军或集团军及驻地空军部队的作战、航行、政工、后勤、卫勤等部门的领导和机关工作人员组成。负责制订空运医疗后送计划，并组织实施。②空军医疗后送中转机构：为空运后送的配套地面卫勤保障机构，一般配置在临时机降场和有空运后送任务的机场。通常由 30～50 人组成，设立分类组、急救组、手术组、留置组、防疫组、医疗保障组和生活保障组等。展开床位 50～100 张。负责中转伤员的留观、上下飞机、机上医疗分队药材补给及飞机的清洁消毒等任务。③机上医疗分队：由专业空运后送医疗队担任。通常每架飞机配备一个机上医疗组。机上医疗组人员由军医、护士或卫生员组成。负责空运过程中的医疗护理和机上救治等工作。④运输（搬运）分队：由战斗部队或民工组成。在卫生人员指导下，按要求将伤病员从待运地域搬运上飞机。⑤运输航空兵部（分）队：直升机主要完成战术地域或短途、零星伤员空运后送任务，运输机主要完成战役后方或战略后方的伤病员空运后送任务（图 1）。

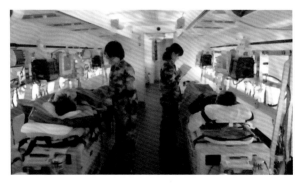

图 1　卫生运输飞机空运后送
（张晓丽供图）

组织实施步骤 ①提出空运申请：申请的内容包括伤病员情况、空运的紧急程度、空运起始地点和飞机到达的时间要求、对机上医疗护理的工作要求、伤病员交接和其他需要协同的事项等。②做好空运准备：空运后送起始医疗单位接到飞行计划通知后，要迅速进行伤病员空运前的医学和其他准备。③运送伤病员到登机点：主要工作有准备运送伤病员的车辆、担架和被服；安排护送伤病员的医务人员和担架员；清点伤病员的随行物品；填写伤病员空运后送单及其他医疗后送文书；护送伤病员按时到达登机点，办理伤病员交接手续，并做好登机准备。④组织伤病员登机：在机上医疗组和机组的统一指导下，由空运起始医疗单位的医务人员和担架员实施。登机的顺序为先重伤病员，后轻伤病员；先担架伤病员，后步行伤病员。担架安放顺序：先安置前舱，后按顺序安置其他舱；先上层，然后中层和下层。⑤实施空中医疗护理：起飞前，机上医疗组巡视、检查伤病员；起飞时注意观察担架固定情况；飞行中，以危重伤病员为重点，不断巡视、检查，对伤病员进行必要的医疗护理和生活照顾。⑥组织伤病员离机和交接：接收单位组织人员、车辆、物品于飞机着陆前半小时到达机场。飞机着陆后，迅速办理交接手续，组织伤病员离机。⑦进行飞机清洁和消毒：消毒的重点是担架、被服和机舱内空气。运送传染病员后，应对飞机内部进行消毒。⑧做好再次起飞的准备：机上医疗组与接收单位办理担架、被服交接手续，进行飞机清洁和消毒，整理机上卫生，清点药材、物品，补充消耗，做好再次起飞

的准备。

随着航空事业的发展，空运医疗后送的应用将越来越广，要求空运医疗后送机构建设向着平战结合、军民兼容的方向发展；要求空运医疗后送飞机的功能更加完善，尤其突出先进的机载医疗设备和信息管理；要求空运医疗后送人员的专业技能进一步提高，进行更专业化和系统化的训练。

（张晓丽　郭树森）

hǎishàng shāng-bìngyuán huànchéng
海上伤病员换乘（transfer of the wounded at sea）　舰船伤病员在海上乘载工具间的转换活动。组织实施海上伤病员医疗后送的重要环节，对及时、有效地救治伤病员，保障部队的战斗力具有重要作用。

海上伤病员换乘通常在舰（艇）船之间或舰（艇）船与直升机间进行。根据海况、干舷落差和舰（艇）船舱面结构，分别选择接舷、索道、中介工具和直升机换乘法。①接舷换乘法：分为舷桥、舷递和舷吊3种换乘法。舷桥换乘法，适用于3级以下风浪、舷差1m以内，两舰（艇）船并靠后，在两舷间搭上桥板，下系安全网，轻伤病员徒步、重伤病员用担架自桥板上通过；舷递换乘法，适用于5级以下风浪、两舰（艇）船干舷落差较大时，将伤病员固定在海军担架上，担架头、尾端中间各系1根牵引绳，两侧各系两根方

向绳，传递方将头端牵引绳和方向绳一并撇向接收方，向上举递担架，接收方迅速牵拉接收担架；舷吊换乘法，适用于5级左右风浪、两舰（艇）船并靠，将伤病员置于特制的吊篮内，利用舰船起吊装置将吊篮由传送方吊至接收方（图1）。②索道换乘法：适用于6级以下海况，借助舰船配备的专用索道装置，将置于特制吊椅或吊篮内的伤病员由传送方传递到接收方。③中介工具换乘法：适用于舰（艇）船受损严重倾斜、与接收船难以并靠，风浪4级以下时，可将伤病员置于充气式橡皮艇或工作艇内，机动至接收船附近，由接收船利用起吊装置将小艇吊起，实施换乘。④直升机换乘法：具有快速、安全的优点。当舰船备有起降平台时，直升机可着舰接、送伤病员；无法着落时，直升机可在舰船上空悬停，采用专用吊椅、吊篮或吊带等工具接、送伤病员。海上伤病员换乘是在双方舰（艇）船首长指挥下的全舰（艇）船性部署，卫生人员协助做好换乘过程中的安全工作。

（张　建）

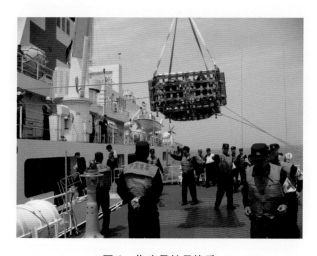

图1　伤病员舷吊换乘
（海军特色医学中心供图）

shāng-bìngyuán lìtǐ hòusòng
伤病员立体后送（three-dimensional evacuation of the sick and wounded）

战时选择和综合运用空中、海上（水上）、陆地等多种运输方式，将伤病员转送到后方救治机构的保障活动。卫勤保障的组成部分，也是军事交通运输保障的组成部分。由于立体后送具备及时准确、安全有效、经济可行等特点，战时对伤病员实施立体后送，对于挽救伤病员生命，恢复部队战斗力，鼓舞士气具有十分重要的意义。

发展史 伤病员立体后送的发展是在运输工具发展进程中和作战空间的转移中产生的。在战争兵器进入火器时代以后，由于战争规模不断扩大，伤病员数量增多，对后送治疗要求越来越高，出现了人力搬运、担架后送、畜力车辆后送等。随着运输工具的发展和作战空间的扩大，出现了从单一使用陆上工具后送到使用空中、海上工具后送的伤病员后送方式。第二次世界大战诺曼底登陆作战中，英美海军将海岸警卫队的汽艇改装成救护艇，征用民船并改装成卫生运输船，利用回程两栖舰艇、武装货船、登陆艇、坦克登陆艇和两栖卡车来运送海上和岸滩的伤员。第二次世界大战后，许多国家建造了平战结合的海岸救护艇，使伤病员海上医疗后送得到迅速发展。使用飞行器空运后送伤病员起始于19世纪，在1870年普法战争中，法国军队首次用气球运送了160名伤病员。1910年美国制造出第一架专用于运送伤病员的飞机。1917年第一次世界大战中，法国组建了第一个卫生飞机小组，开创了战时群体伤病员空运后送的先河。由于空运后送充分显示出机动灵活，舒适安全，能进行长距离后送，后送速度快，救治效果好，节省人力物力，鼓舞士气等诸多优点，使得伤病员空运后送在20世纪中叶得到了迅速发展。至此，伤病员后送方式从陆地后送发展为空中、海上、陆地的立体后送。

中国人民解放军战时有组织地进行伤病员陆地后送工作，起始于20世纪30年代的红军时期。1932年，在中华苏维埃共和国中央革命军事委员会、作战军团和军成立伤员转运组织，由于受到运输工具的限制，主要是担架后送和人畜动力车辆后送。在以后的战争年代，逐步发展为汽车后送和铁路后送。1979年西南边境自卫反击作战中，首次开展了战时伤病员空运后送工作，飞机空运145架次，后送伤病员593名。进入21世纪，加快了救护艇、卫生运输船、医院船的建设，并开始了专用卫生飞机和救护直升机的建造，战时伤病员立体后送体系不断发展。

主要内容 立体后送作为多部门参与的复杂系统工程，其工作内容主要有四个方面。

条件准备 ①运输工具准备：主要由运输部队或者由地方运输部门完成。在运输工具准备时，需要卫勤部门开展的工作是参与通用运输工具的加装与改装，布置药材装备，清洁救治环境与保障环境，提供担架与担架支撑装置。②保障设施准备：保障设施准备指机场、直升机起降场、码头、车站等相关运输保障设施和医疗后送设施的准备。与卫勤部门直接相关的设施准备包括协同直升机运输指挥部门选择与设置直升机起降场；在伤病员中转机场跑道附近设置伤病员空运中转站；在伤病员到岸码头及中转车站设置伤病员急救站。③运输保障准备：运输保障指与运输工具运行相关的技术保障，包括气象（海情）保障、通信保障、油料保障、水源保障、电力保障、气体保障等。④伤病员后送的医学准备：由于伤病员后送环境会对伤病情产生影响，因此必须在伤病员后送以前进行必要的医学准备，其主要工作包括根据伤病员后送需求的禁忌证、适应证标准提出伤病员后送申请；根据运力情况和伤员伤势，按运输方式对伤病员进行分类和编组；伤病员后送前对伤病员进行伤病状况的检查，并根据伤病员后送方式进行适应性处理；整理伤病员病案、交接文书及私人物品等。

组织指挥 ①伤病员后送的任务预计与保障能力预计：预计工作通常在战前进行，主要是对战时需要后送的伤病员数量、运输工具、保障人力，以及保障设施进行预计。指挥人员通过后送伤病员人数的预计，提出保障需求，明确保障任务及工作量。对照已有保障能力，提出卫勤与运输资源申请和需要调整、补充的保障建议。②建立后送指挥与保障体制：建立伤病员空运、海运和陆运后送体制，结合分级救治的组织，明确伤病员后送阶梯；协同配置卫生运输力量，部署相应的卫勤保障力量；制订伤病员后送组织与保障制度，明确指挥关系和保障关系；明确通信方式，联通信息网络，沟通信息渠道。③制订后送计划：接收伤病员后送申请，制订空运、海运、铁路运输计划并报批或报备；通报运输计划。④组织协调运输后送工作：组织伤病员所在救治机构和伤病员接收救治机构运送（接运）

伤病员；组织协调陆陆、陆空、陆海、海空运输工具的准确衔接；协调伤病员后送路线上相关部门的协同保障；协调伤病员在受敌威胁地域运输的防卫与空域、海域保障；协调场站、码头车站、救治机构等相关部门协同保障。⑤指挥调度与控制运行：协同对伤病员运输后送实行指挥引导，及时处理特殊情况；对伤病员运输后送过程进行实时监督与调控，维护运输秩序；运输路线变化时，及时通知接送伤病员的救治机构；对伤病员运输后送情况进行评价。

运输过程中的卫勤保障 ①伤病员医疗：检查伤病员后送文书，观察和了解伤病员伤病情，保持对伤病员医疗措施的连续性，根据伤病情的变化进行相应的急救和紧急救治；必要时，通过卫勤信息系统或远程医疗系统，将危重伤病员信息通报后方并进行远程会诊或在专家指导下进行紧急医疗处置。②伤病员护理：观察与检查伤病情，提出医疗措施建议；执行医嘱；对伤病员伤病情进行监护，并采取必要的护理措施；了解伤病员需求，实施伤病员生活护理和心理辅导；填写伤病员后送单或伤票，对伤病员情况及医疗措施进行记录。③伤病员的交接与换乘：与后送单位和人员交接伤病员，进行伤病员随行担架与被服的交换；进行伤病员换乘前的准备，协同组织伤病员换乘；指导与协助伤病员上乘与下载，维护伤病员上乘与下载秩序，安排伤病员铺位或座位。④伤病员待运时的医疗护理：伤病员在机场、机降场、码头、火车站集中待运时，或者伤病员由直升机从野外机降场接运到中转机场等待其他伤病员集中空运时，在伤病员集中地开设伤病员待机室或伤病员集中点，做好伤病员医疗监护、补充医疗和特殊情况下的急救处理工作，以及伤病员的生活保障工作。

运输后的卫勤工作 需要对伤病员运输工具进行卫生整顿和处理，为继续进行伤病员立体后送做好准备。主要内容：①伤病员运输工具的清洁消毒。②更换被服，整理担架。③补充药材与消毒器械。④处理医疗后送信息。

基本要求 实施伤病员立体后送，需要建立联合组织指挥体系进行统一指挥调度，作战部门、军事交通运输部门、卫生部门、医疗机构之间要密切配合与协同工作，明确各部门、各机构在伤病员立体后送工作中的职责，建立完善的协同机制，保持密切地信息沟通。要在伤病员运输中转的关键环节设置中转站，使立体后送准确、无缝地组织运行，确保伤病员的运输与生命安全。

(陈文亮)

shāng-bìngyuán hòusòng xiétóng

伤病员后送协同（cooperating in evacuation of the sick and wounded）

为顺利实施伤病员后送，卫勤机构之间、卫勤机构与后送有关部门之间所进行的协调配合活动。卫勤组织指挥的组成部分。目的在于统筹安排，充分发挥整体效能，顺利完成伤病员后送任务。

卫勤机构之间的伤病员后送协同：主要内容是协同伤病员后送计划，明确伤病员送出和接收的卫生单位、伤病员后送工具、伤病员后送衔接等事项。主要涉及前方启运伤病员的各级医疗救治机构和后方接收伤病员的医院，以及空运医疗队、海上医疗队、卫生列车医疗队、伤病员中转换乘站等。

卫勤机构与后送有关部门之间的协同：主要内容是协同伤病员运输计划，明确需要后送的伤病员数量、前接后送时间及地点、运输工具、保障人力等。①与军交运输部门之间的后送协同。统一制订大型专用运输工具和回程普通运输工具运送伤病员计划，充分利用各种运力，组织伤病员后送。②与后勤运力部门的协同。营抢救组应与担架运输队协同组织实施火线抢救伤员的后送工作，尽量减少阵亡。③与空运医疗后送部门的协同。协同制订空运医疗后送计划，充分利用救护直升机、卫生飞机等运输工具，通过空中医疗后送渠道，共同负责伤病员的空运医疗后送工作。④与海上（水上）医疗后送部门的协同。协同制订海上伤病员后送计划，充分利用救护艇、卫生运输船等运输工具，通过海上医疗后送渠道，共同负责伤病员的海上医疗后送工作。

伤病员后送要求：协同部门和单位应当充分认识到协同的重要性，积极主动配合；协同单位之间要及时进行协同方案对接，明确各自职责与任务，理顺协同关系；认真统筹协同事项，发挥协同的最大功效，花费最少的时间、人力、物力和财力完成伤病员后送任务。

(陈文亮)

yězhàn bìnglì

野战病历（field medical history）

战时救治机构记载收容伤病员的伤病情况和诊疗过程，并随伤病员后送的医疗文件。医疗后送文书的一种。建立野战病历的目的是即时记录伤员受伤的信息，通过对这些数据和信息的分析来预测伤员的伤情发展趋势，从而为更好的救治伤员提供数据支持。

中国人民解放军在土地革命战争时期已开始使用野战病历，在抗美援朝战争中已普遍使用。野战病历通常从团（或相当于团）救护所开始使用，留治的轻伤员、暂时不能后送的重伤员和病员均应填写野战病历；仅后送通过的伤病员不填写野战病历，只需将所进行的救治处置填入伤票背面"团（含）以后救治机构处置记录"即可。野战病历主要内容包括病历首页、体温脉搏记录、伤病情变化及处置记录、手术麻醉记录（存根）、手术麻醉记录等。野战病历对伤病情变化及其处置应当做简明扼要的记录，字迹要清楚，军医每次填写后均需签名。当伤病员后送时，需在完成末次记录后写上医院番号，并在下边画一横线，以便以后的救治机构接着填写。野战病历必须装入后送文件袋，随伤病员一起后送，由完成最终治疗的机构保存。战役、战斗结束后，整理装订逐级上交至战区、军种、兵种后勤部卫生部门。

（张钦元　贺　祯）

shāngpiào

伤票（medical tag）　战时记载人员负伤及救治处置情况，并随伤员后送的卡片。医疗后送文书的一种。伤票样式各国不一，总的原则是简单、明了、实用，便于填写。中国人民解放军的伤票采用填充和选择结合的方法填写。使用伤票的目的是便于接收单位迅速了解伤员情况和进行过的救治内容。

伤票内容包括伤员姓名、部职别和负伤时间、地点、伤部、伤类、伤情、伤型、伤势、诊断、救治措施以及后送的注意事项等（图1、图2）。伤票通常由军医在现场急救后开始填写，如有遗漏则由后一级救治机构补填。核、化学武器伤员由早期治疗机构开始填写，而后由各中转医疗救护单位详细填写伤员医疗处置情况，如无特殊处置，则只填单位和到达及后送时间。填写伤票需复写一式两份，存根由填写单位保留，伤票填好后随伤员一起后送，最后由收治伤员的救治机构妥善保存。转运途中，死亡伤员的伤票，由善后处理单位保存。战役、战斗结束后，伤票及其存根上交战区、军种、兵种后勤卫生部门，以便整理、汇总，作出统计分析，最后将综合情况上报军委后勤保障部卫生局。

随着信息技术的发展，电子伤票系统逐步得到推广和应用，该系统主要由单兵电子伤票卡、伤员信息手持机、数据桥接器、

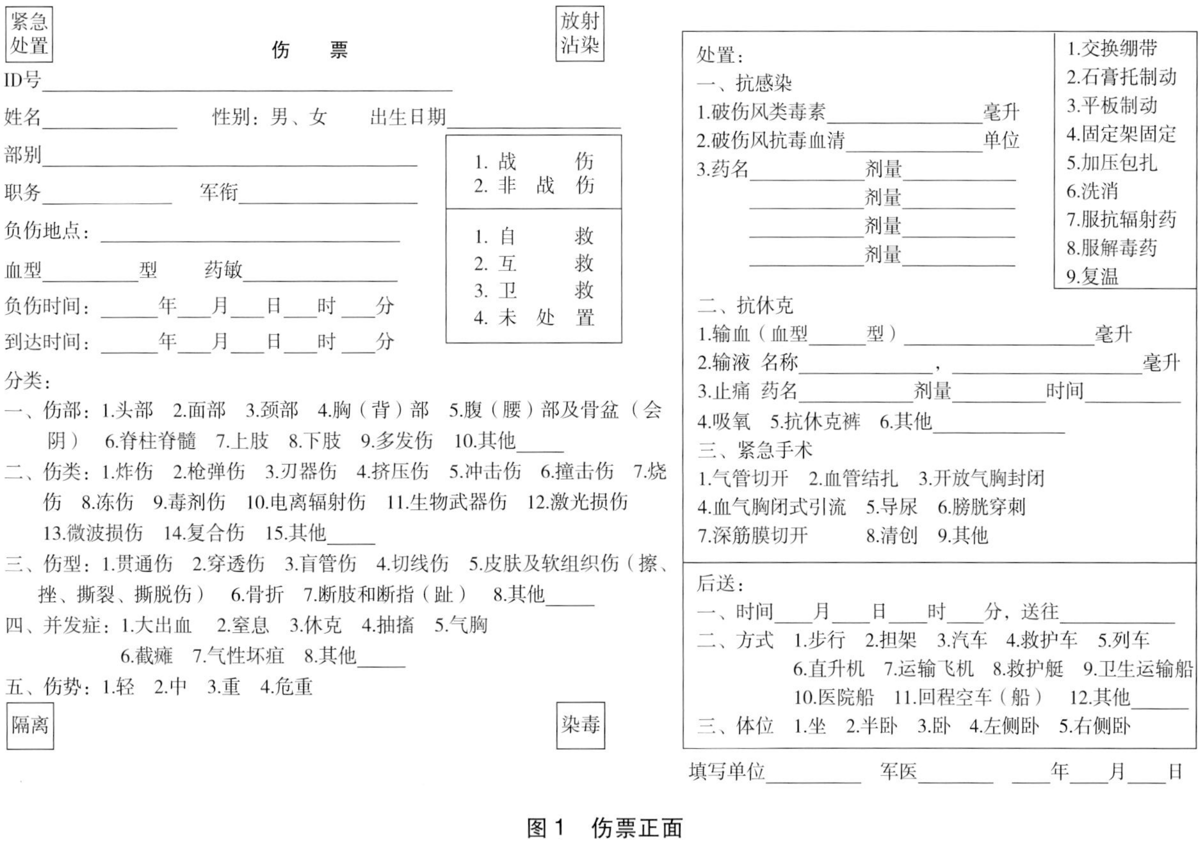

紧急处置　　伤　票　　放射沾染

ID号____

姓名____　性别：男、女　出生日期____

部别____

职务____　军衔____

负伤地点：____

血型____型　药敏____

负伤时间：____年__月__日__时__分

到达时间：____年__月__日__时__分

1. 战　伤
2. 非战伤

1. 自　救
2. 互　救
3. 卫　救
4. 未处置

分类：

一、伤部：1.头部　2.面部　3.颈部　4.胸（背）部　5.腹（腰）部及骨盆（会阴）　6.脊柱脊髓　7.上肢　8.下肢　9.多发伤　10.其他____

二、伤类：1.炸伤　2.枪弹伤　3.刃器伤　4.挤压伤　5.冲击伤　6.撞击伤　7.烧伤　8.冻伤　9.毒剂伤　10.电离辐射伤　11.生物武器伤　12.激光损伤　13.微波损伤　14.复合伤　15.其他____

三、伤型：1.贯通伤　2.穿透伤　3.盲管伤　4.切线伤　5.皮肤及软组织伤（擦、挫、撕裂、撕脱伤）　6.骨折　7.断肢和断指（趾）　8.其他____

四、并发症：1.大出血　2.窒息　3.休克　4.抽搐　5.气胸　6.截瘫　7.气性坏疽　8.其他____

五、伤势：1.轻　2.中　3.重　4.危重

隔离　　染毒

处置：

一、抗感染

1.破伤风类毒素____毫升

2.破伤风抗毒血清____单位

3.药名____剂量____

____剂量____

____剂量____

____剂量____

1.交换绷带
2.石膏托制动
3.平板制动
4.固定架固定
5.加压包扎
6.洗消
7.服抗辐射药
8.服解毒药
9.复温

二、抗休克

1.输血（血型____型）____毫升

2.输液 名称____，____毫升

3.止痛 药名____剂量____时间____

4.吸氧　5.抗休克裤　6.其他____

三、紧急手术

1.气管切开　2.血管结扎　3.开放气胸封闭

4.血气胸闭式引流　5.导尿　6.膀胱穿刺

7.深筋膜切开　8.清创　9.其他

后送：

一、时间____月____日____时____分，送往____

二、方式　1.步行　2.担架　3.汽车　4.救护车　5.列车　6.直升机　7.运输飞机　8.救护艇　9.卫生运输船　10.医院船　11.回程空车（船）　12.其他____

三、体位　1.坐　2.半卧　3.卧　4.左侧卧　5.右侧卧

填写单位____　军医____　____年____月____日

图1　伤票正面

（资料来源：《战伤救治规则2006版》）

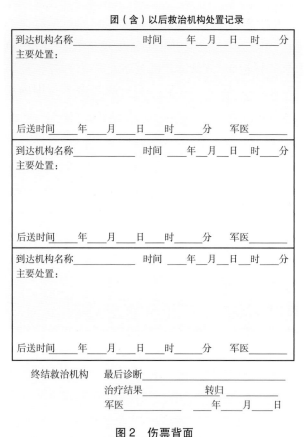

团（含）以后救治机构处置记录

到达机构名称_____ 时间 ____年__月__日__时__分
主要处置：

后送时间____年____月____日____时____分 军医_____

到达机构名称_____ 时间 ____年__月__日__时__分
主要处置：

后送时间____年____月____日____时____分 军医_____

到达机构名称_____ 时间 ____年__月__日__时__分
主要处置：

后送时间____年____月____日____时____分 军医_____

终结救治机构　最后诊断_____
　　　　　　　治疗结果_____ 转归_____
　　　　　　　军医_____ ____年__月__日

图2　伤票背面
（资料来源：《战伤救治规则2006版》）

读写器、无线数据收发器和专用软件组成。系统采用射频识别、微电子、无线通信、计算机网络及数据库等先进技术，以伤员信息采集、存储、传输和处理为核心，集成伤员呼救、战伤评分、伤势分类、统计分析等功能模块，实现伤票信息自动化采集、电子化存储、网络化传输和可视化管理等功能，适应战（现）场全天候复杂环境下作业。

（贺　祯　张钦元）

jūnduì yàocái bǎozhàng

军队药材保障（military medical supplies support）　军队组织实施药品、卫生装备、医用消耗性材料供应与技术服务的活动。卫勤保障的组成部分。目的是及时、合理地供应适用药材，保障军队伤病防治工作的需要。

发展史　中国古代军队医药不分。先秦时期，由方士主持军中的医药事宜。汉代，军中用"药函和药盛囊"携带行军作战的必备药品。唐初，天策上将府有"功曹参军"，兼管军队医药事务。宋朝，由"和剂局"和"惠民局"发给各军常备药物。明朝，军中药物都由国家免费供应。明清两朝，军队中都设有管理药材的官员和惠军药局，专司药材供应工作。

19世纪由于武器的发展，伤员增多，药材需要量增大，装备部队的药材品种大大增多。单靠部队就地筹措，自行、携行，远远不能满足卫勤保障的需求。有些国家军队的药材保障，平时由驻军野战医院的药房供应，战时由军团和后方的野战医院仓库补给。第一次世界大战期间，德国、俄国军队药材保障实行医药物资统一化，并实施药材成套供应，以简化药材保障程序。第二次世界大战期间，许多国家军队已有完整的药材保障体系，编设有各级药材保障机构，制定了标准制度和供应办法。

中国人民解放军在土地革命战争时期，许多医院设有中药科，用当地中药材加工生产制剂，以解决药品的短缺。抗日战争时期，各根据地相继建立药厂、器材厂，生产制剂和一些玻璃及金属医疗用具。解放战争时期，药材生产的品种、数量和质量有所提高，到后期，部队所需70%以上药材由解放区药厂生产。中华人民共和国成立后，军队药材保障体系进一步健全和完善，统一了供应标准，健全了保障制度。

工作内容　主要包括药材供应和药材技术保障。

药材供应　①计划：包括申请计划、平衡计划、补给计划和储备计划。药材保障计划根据国家物资管理范围和军队药材筹措的分工，按供应系统逐级编报，由上级有关部门批准实施。制订计划主要依据部队担负的任务、装备标准、经济能力，统筹兼顾，保障重点。②筹措：药材筹措实行统一计划，分级筹供，按级负责的原则。药材筹措的途径主要有向上级申请、市场采购、自采自制、修旧利废等。凡属国家有关部门统管的药材，由军委后勤保障部统一向国家申请订货，并采取分签合同、直达供货和直接结算的办法。③储备：主要储备军队战时专用品种，市场货源充足、易于储存的品种不储或少储。通常分日常周转储备和战备储备。储备方法是储备实物与储备部分经费相结合，军队自储与委托地方医药企业代储相结合，战备储备与日常周转储备相结合。根据作战预定地区，实行分级储备，重点保障。药材一般分储于各级药材仓库。为保证药材经常处于良好状态，储备的药材应定期进行轮换更新。④补给：平时实行实物补给与经费补给相结合，战时和应急时以实物补给为主；战救药材补给采取基数补给与单品种补给相结合，以基数补给为主，战时常备药材主要是按月量补给；补给时机一般选择在作战准备、作战间隙和作战结束时进行。⑤运输：依据药材的理化性质和运输规定进行包装和运输。战时及时提出药材运输计划，安排运力，按要求组织装卸，并派出押运人员，以保证药材运输途中的安全。

药材技术保障 ①药库管理：包括药品的接收、保管、发放等工作。运用信息技术及统计方法实时掌握药品库存及效期情况，并按照药品存储的温湿度要求，监测仓库环境，开展日常维护保养，保证药品质量。在战时或应急行动中，按需求组配药材模块。②药品检验：按照国家及军队的法规要求，运用一定的技术手段对药品进行定性、定量检查，以及质量评估。平时主要按照国家、军队对于药品抽验的要求，按计划对军队卫生机构保障的药品及医院制剂进行抽验；战时或非战争行动中，对缴获、捐赠等不能确保质量的药品进行快速检验。③医疗设备与卫生装备计量检定及维修：包括在平战时按计划或需求对军队卫生机构内的医疗设备及装备进行计量，以确保技术性能和使用效果。平战时按卫生装备维修体系，采取巡修、送修等多种方式维修部队或医疗机构卫生装备或设备，并进行零配件更换及供应保障。④制氧及制液：根据战时保障需求，开设制氧及制液站，为区域内的部队卫勤保障机构供应医用氧气、医用水及大输液。

基本要求 现代战争药材保障的方式与传统战争相比已经发生了根本性的变化，将最新的科学技术和管理手段灵活运用到军队药材保障中，实行药材精确保障已成为各国军队卫勤部门的共同追求。①准确把握药材需求，对药材保障进行科学预测，实时把握药材保障需求变化情况，是实施药材精确化保障的前提。②实时保持供应渠道畅通，依托军民联合的药材保障网络体系，建立需求与供应单位之间的信息沟通渠道，确保保障与被保障单位之间通信通畅。③科学实施配套供应，科学总结药材消耗规律，把完成一定救治功能的医疗设备和消耗器材、药品、敷料等按照模块化的原理组合成套，提高药材保障的针对性和保障效能。④充分运用信息技术，借助计算机网、有线、无线和卫星传输等途径，实现药材保障信息化。

（蔺丽萍 刘照元）

jūnduì yàocái chóucuò

军队药材筹措（military procurement of medical supplies）

依据药材计划，通过各种途径获得药材的活动。药材保障的重要环节。中国人民解放军的药材筹措实行统一计划、分级筹措、按级负责的原则。药材筹措的途径主要有：①向上级申请。这是战时各级卫勤保障机构药材筹措的主要途径，战时和非战争军事行动药材保障绝大部分依靠向上级供应机构请领实物。申请方法是卫勤机构根据伤病员救治需求和药材消耗规律，通过填写申请表格或者用电话、电报、网络传输等方式向上级药材供应机构提出申请，上级药材供应机构根据药材资源和需求情况综合平衡，下达药材分配计划，然后由上级药材供应站组织运力将药材下发到指定单位。②市场采购。这是军队各级医院及团以上卫勤保障机构平时筹措药材的主要渠道。由划区内药材供应站根据各级卫勤保障机构药材供应保障需求和上级下达的采购计划，按照《军队物资采购管理规定》组织实施药材集中招标采购。对部分应用范围广、供应数量大、集中采购效益明显的药材实行全军范围内统一招标采购。③自采自制。这是传统战争年代药材供应匮乏时的一种筹措方式。采集中草药，即利用当地的自然资源，通过就地采集中草药，代替部分药品；加工自制，即利用药房的技术力量和设备，加工生产某些短缺药品和剂型。④修旧利废。这也是战时的筹措方式之一。即对损坏的医疗器械组织修复，以及对废旧剩余材料的回收、利用和处理。此外，在战时也可向地方征用或取之于敌。

（陈盛新 蔺丽萍）

jūnduì yàocái gōngyìng

军队药材供应（military medical supplies support）

按保障需求或供应标准为卫勤保障机构实施药材配发、补给等的活动。军队后勤物资保障的一部分，卫勤保障的重要内容和物质基础。军队药材供应有两种形式，一种是生产供应，另一种是采购供应。中国人民解放军除军队特需药品及军队医疗机构制剂属于生产供应外，其他药材一般都是通过市场采购实施供应。

供应体制 军队药材供应通常通过联勤体制的主渠道实施，实行主要品种由军队药材供应系统保障，其他品种依靠市场调剂补充的药材供应保障体制。军队药材保障机构在平战时按保障计划及实际需求向师以下部队实施药材供应，军队医院则采取市场采购与主渠道供应相结合的方式。随着市场配置的日趋合理，药材资源日益丰富、供应渠道更加宽广畅通、信息化手段的充分运用，使药材供应服务体系日臻完善，社会化保障在军队药材供应中发挥着越来越重要的作用。军队医疗机构只需通过网络便可获取药材供应品种的详细信息，药材采购、供应周期大大缩短，供应品种的使用效率得到了较大提升。战时药材供应主要由药材供应站、药材仓库（图1）、野战药材保障队及部队医院药房等保障机构负责实施，网络体系内地方药材供应商协助。

供应渠道 中国人民解放军从20世纪90年代后期开始实行药品主渠道供应。1997年，总后卫生部印发了《关于加强军队药材供应管理的意见》，明确提出军队药材实行主渠道供应。军队药材供应主渠道，是指在军委卫生部门的统一组织领导下，由军队各级卫生部门以及正式编制的药材仓库和批准设立的药材供应站组成的药材供应保障体系。药材主渠道供应的目的是为了在有限的卫生经费条件下，确保军队平战时各项卫生任务的完成。在社会主义市场经济体制下，军队药材主渠道供应模式与其他供应模式相比仍具有一定的优势，因为主渠道供应可以满足军队卫勤保

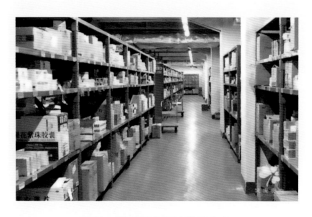

图1 战役后方基地药材仓库
（闫铁成供图）

障任务的特殊需要。军队因自身的高度统一性和所担负任务的突发性，要求药材供应机构必须在紧急或特殊情况下发挥其应急能力，保证药材及时、足量、快速供应。由于中国市场经济体制还不够成熟和完善，单纯依靠市场，难以适应局部战争和突发事件的卫勤保障需要。

内容与方法 战时药材供应主要包括配发与补给。战前，按照军队药材供应标准，结合战时卫勤保障实际需求，各级供应机构将筹措到的药材发放到各级卫勤保障机构；战中，根据战时各级卫勤保障机构药材消耗情况，供应机构将筹措到的药材补充供应到需求单位。补给是药材供应的中心工作，主要是在作战行动中实施。药材和卫生装备的补给由药材仓库和部队医院药房负责实施，应采取多种渠道、多种方法相结合的方式。通常根据部队申请，由药材仓库前送，在申请超出供应计划时，应按照指挥程序通过审批后实施补给，紧急情况下可边审批、边补给。运输是药材供应链中的重要环节，需要多部门协同来完成。信息化条件下作战行动中，药材和卫生装备的运输通常由药材机构提出申请计划，由军交运输部门负责提供车辆、船舶等运输工具保障，药材保障机构负责押运药材和卫生装备的交接。而血液及其制品的运输则需由军队血液保障机构通过野战储运血箱、野战运血车等专

用的设备和车辆进行运输。

基本要求 军队药材供应的核心问题是可及性、可负担性，以及保证质量和合理使用。中国人民解放军平时药材供应采取计划供应与应急保障的方式。对被保障单位，计划供应每季度不少1次；应急保障供应时间要求在24小时内实施。战时药材供应要求能够实时保持供应渠道畅通，按伤病员药材消耗规律成套供应药材，并充分运用信息技术提高药材供应的精确性。

（蒯丽萍 陈盛新）

jūnduì yàocái gōngyìng fāngshì
军队药材供应方式（military methods and mode of medical supplies support） 军队组织药材供应所采取的组织形式与供应方法。药材供应方式主要取决于后勤物资供应体制，一般可分为按级供应、越级供应与区域供应3种形式。①按级供应：按照军队的建制系统，逐级对下的供应方式。优点是能使行政领导布置的任务与卫生工作业务指导相一致，情况比较了解，工作上能密切配合，供应较易获得、准确合理。但缺点是供应线长，层次多，增加了收发、保管、运输等手续，物资积压在中间层次的机会增多，供应不及时。②越级供应：在建制系统内，跨越若干级，将药材直接供应到使用单位。这种供应形式的优点是减少供应层次，简化供应手续，供应迅速及时。缺点是供应的药材与各级卫勤领导布置的任务配合不够紧密，情况不易了解，供求不易掌控，在通信联络、运输、仓库编制设置等条件不具备的情况下，越级供应只能作为某种特殊任务的辅助供应方式。③联勤区域供应：是将全国或战区划分成若干供应区，

凡驻守在该区内的部队，不论其军种和建制归属，统一由该区的联勤部门负责供应。这种供应方式具有供应及时、运输合理、层次减少、手续简化等优点。但由于供应体制与军兵种建制和业务指导关系不一致，受供单位的情况、任务不易掌握，药材供应往往不能做到十分准确、合理。中国人民解放军从 20 世纪 90 年代后期开始实行药品主渠道供应，是区域供应与按级供应相结合的一种供应方式。军队药材供应主渠道是指在统一组织领导下，由军队各级卫生部门以及药材仓库和药材供应站组成的药材供应保障体系。军队主渠道供应的基本原则是主要品种由军队药材供应系统保障，其他品种依靠市场调剂补充。药材供应到联勤区域内团以上单位，团以下单位仍按建制供应。

军队药材供应的方法：①实物供应。采取实物控制的办法实施供应，是战时药材供应的主要方法。②经费供应。采取经费指标控制的办法实施供应。根据卫勤机构编制、床位数、等级等，由军委后勤保障部制订统一的经费供应标准，按财务年度拨给经费，然后由卫勤机构自行组织药材采购。经费供应的方法使供应的药材更适合卫勤机构实际需求，减少各级库存，加速资金周转。③实物与经费相结合的供应。对部队医疗卫生、防病、治病等必需的基本药材，大多可采用实物供应的方法。而对于不同地区、不同医疗机构、不同任务的特殊需要，可采用供应经费自行采购的方法解决。既有实物供应的保证，又有经费供应的机动。对于团以下部队，目前仍采用实物供应的方法。

（蒯丽萍 张 钧）

"三防"药材供应 (medical supplies support for NBC weapons injury)　用于防治核、化学和生物武器损伤的药材计划、筹措、补给、储备、运输等活动。

"三防"药材包括三类。①核辐射防治药材：指用于预防和治疗放射性损伤的药材。辐射损伤防治药物在机体受照射前后给药能减轻机体辐射损伤；阻吸收药物能够有选择性地阻止或减少放射性物质的吸收，从而减轻其对机体的进一步损害；促排药物能够促进放射性物质的排出，有选择性地与放射性物质结合形成稳定的、可溶性的络合物，或阻止机体对体内的放射性物质的再吸收；洗消剂用于清洗皮肤及其他物品上放射性物质。②抗毒解毒药物：指用于化学武器或事故中毒防治的药材。主要有神经性毒剂防治药材，如酶保护药、酶重活化剂、抗胆碱能药等，用于实战的神经毒剂防治药品常为这三种药品的复方；糜烂性毒剂防治药材，如二巯基丁二酸钠、二巯基丙磺酸钠、二巯基丁二酸等；失能性毒剂防治药材，如毒扁豆碱、解毕灵等；全身性毒剂防治药材，如抗氰急救注射针、抗氰甲片、抗氰乙片、亚硝酸钠、亚硝酸异戊酯等；刺激性毒剂、窒息性毒剂、植物杀伤性毒剂等尚无专用防治药材。③生物武器及烈性传染病防治药材：主要有各种疫苗、血清、抗生素和消毒药品及器材等。生物武器及烈性传染病防治药材除专用特效药物之外，主要是非特异支持疗法的药物。特效药物主要有炭疽疫苗、天花疫苗、肉毒抗毒素、抗生素类（多西环素、头孢菌素）等。此外，烈性传染病的防护器材对于有效阻断疾病流行具有重要作用，如口罩、手套、护目镜、防护隔离服等。

"三防"药材供应的主要内容与要求：①制订"三防"药材供应计划。由于"三防"药材大多为军队特需药品，生产周期长，不同类的品种储备效期各异。应根据各方向保障需求结合品种自身特点编制供应计划，并适当考虑经费、技术、原料、制剂等多种形式的储备及供应方式。②建立"三防"药材供应渠道，由军委、联勤部队、军兵种和建制部队卫生部门分工负责，采取与大规模杀伤性武器损伤相适应的药材供应措施，尽可能地简化手续，实施主动供应，尽量采用空中运输或空投供应手段。③建立"三防"药材储备。为保证"三防"特效药材和其他常用药材的充分供应，必须做到预有准备、适当储备的要求。④加强"三防"药材研究、生产和试用，包括自救互救药品和器材、侦检器材和卫生防疫器材等。"三防"药材供应的主要特点是防治需求急迫、临时筹措困难、供应保障时效性强，因此"三防"药材供应必须计划精准、预有储备、渠道通畅。

（蒯丽萍 陈盛新）

军队特殊管理药品供应 (military supply of specifically controlled drugs)　军队计划、筹措、补给、储备、运输麻醉药品、精神药品、医疗用毒性药品和放射性药品的活动。国家有专门的法律法规规范特殊药品的供应，按照《中国人民解放军执行〈中华人民共和国药品管理法〉办法》，颁布实施了中国人民解放军《军队麻醉药品和精神药品供应管理办法》，对于军队特殊药品供应有如下规定：①军队药品供应保障机构在经上级卫生部门验收合格批准后，承担区域内军队各级卫勤机构麻醉药品和第一类精神药品的供应任务。军队药品供应保障机构应设有专用库房，基本设施牢固，装有专用防盗门，配有防盗、防火、监控和报警装置，并配有专用送货车辆及保障运输途中安全的设施设备，建有专用登记账册以及双人复核、双人双锁等安全保障制度。②军队药品供应保障机构从国家食品药品监督管理局麻醉药品、第一类精神药品订单生产经营企业采购上述药品。③军队药品供应保障机构应建立军队医疗机构麻醉药品和第一类精神药品采购供应档案，定期检查、核对及上报供应情况。④军队药品供应保障机构只能向持有上级核发的《军队医疗机构麻醉药品和第一类精神药品购用印鉴卡》的军队医疗机构供应麻醉药品和第一类精神药品。⑤军队医疗机构使用麻醉药品和第一类精神药品，必须按照药材保障关系，到指定的军队药材供应保障机构采购。只有在军队药品供应保障机构无法及时向军队医疗机构供应麻醉药品和第一类精神药品时，军队医疗机构可以持《军队医疗机构麻醉药品和第一类精神药品购用印鉴卡》，到驻地的国家麻醉药品和第一类精神药品定点经营企业采购。⑥军队开展科研教学活动需要使用麻醉药品和第一类精神药品的，必须向有权限的卫生部门申领《军队单位开展科研教学购用麻醉药品和精神药品证明》后，到国家定点供应单位购买。⑦军队药品供应保障机构采购供应麻醉药品和精神药品，不得使用现金进行交易。军队药品供应保障机构供应第二类精神药品、毒性药品、放射性药品按照国家及军队有关法规执行。

（蔺丽萍　陈盛新）

jūnduì tōngyòng yàocái bǎozhàng

军队通用药材保障 （military general-purpose medical supplies support）

军队组织实施各军种、兵种普遍使用的药品、卫生装备、医用消耗性材料供应与技术服务的活动。联勤药材保障的基本形式。中国人民解放军通用药材保障实行由军委、军兵种、部队和基层医疗单位三级分工筹划供应的管理体制，一般由联勤药材供应机构负责区域性保障，部队和基层医疗单位的药房负责建制性保障。

保障内容：①制订通用药材供应计划。对消耗性药材，分别按人份或月量规定具体品种、数量。根据药材供应标准，对药材需求量做出正确估计，有计划地安排好药材供应业务。②建立药材储备体系和供应网络。建立健全药材储备体系和分布合理的供应网络，在网络上的各个供应机构和储备点负责对医疗单位实施有效保障，同时依靠网络互通有无，互相支援。③建立药材采购系统。通用药材的筹措主要是向国家有关部门计划订货或直接向生产厂家或批发商采购。良好的采购系统可使筹措药材的费用明显降低。④实施简捷灵活的供应服务。通用药材保障主要以实物供应为主，特别在战时，一般采用主动补给和申请补给的方式，其中战救药材采用基数供应的方法。在平时，实行实物供应和经费供应相结合的方法。部队医疗卫生机构根据驻地条件和市场供货情况，选择不同比例的实物供应。⑤开展药材技术保障。主要是卫生装备维修，恢复装备的使用性能，要求维修器材标准化、通用化、系列化，以提高抢修速度。⑥建立血、氧、液供应基地。

（陈盛新　蔺丽萍）

jūnduì zhuānyòng yàocái bǎozhàng

军队专用药材保障 （military special-purpose medical supplies support）

军队组织实施专门用于军兵种药品、卫生装备、医用消耗性器材的供应与技术服务的活动。中国人民解放军实施联勤保障后，划分出了专用药材保障范围。①海军专用药材：包括舰船换乘专用装置、呕吐口罩、抗晕船药、背心式药材携行具等。②空军专用药材：包括航医包、光觉深度计、空勤急救盒、外场急救箱等。③火箭军专用药材：包括推进剂中毒急救药品、激光铀分析仪、表面氚测量仪等。专用药材使用面窄，生产单位少，市场流通少，因此必须掌握专用药材的来源、生产与供应情况、供货途径和方法等。

专用药材保障的工作内容与通用药材类似，主要包括编制计划、建立储备及供应网络并开展技术服务等。专用药材的保障渠道与通用药材不同，由军兵种均通过自身的保障渠道与供应体系实施，如舰用卫生装备由海军后勤部统一计划、组织采购并实施供应。专用药材保障基本要求是紧密结合军兵种需求特点，随时保持供应渠道畅通，依据供应保障周期科学构建储备体系，积极探索建立军民融合式技术保障机制。

（蔺丽萍）

jūnduì zhànbèi yàocái chǔbèi

军队战备药材储备 （military reserve of medical supplies for wartime）

为满足战争和非战争军事行动初期卫勤保障需要而预先建立的药材储存。卫生战备工作的重要组成部分,是军队药材保障的一项经常性任务。中国人民解放军在历次战争及新中国成立后战备建设中逐渐建立并完善了战备药材储备理论与体制。

战备药材储备原则是从战时需要出发,坚持平战结合、军民结合、三军一体,重点储备战时必备的品种和军队特需药品。总的要求是军队特需药材多储,军民通用药材少储;战时消耗量大、不易应急筹措或生产周期长的品种多储,战时用量少、效期短或可以迅速组织大量生产、容易临时筹措的少储,也可以储备一定的原料、设备和技术力量,实行经费储备、技术储备或合同储备。

战备药材储备的体制分为战略储备、战役储备和战术储备三级。①战略储备:由军委直接控制,储备的药材主要储存在战略后方仓库,用于保障军队战略行动,对战役行动实施重点支援。②战役储备:由战区军兵种和联勤保障部队掌握,储备的药材主要储存在战役后方仓库和军兵种所属的队属仓库,用于战役行动药材供应保障,并对战术储备不足部分实施战前补充。③战术储备:由建制部队掌握使用,主要用于保障完成一次战斗卫勤保障任务,或应对当前突发情况卫勤保障的需要。

储备规模一般依据军事战略方针确定的主要方向和重要方向,预定的作战规模、作战类型、作战样式、作战环境,卫生减员情况,以及遂行的具体保障任务、药材装备消耗量、战时供应保障条件等因素确定。储备布局通常按作战方向,纵深梯次、点面结合,实施有重点的储备。主要作战方向和交通不便地区多储,次要方向少储;作战部队保持规定数量的移动储备。

储备种类包括单兵和战位药材、战救药材、战时常备药材、三防药材、卫生装备等。储备形式有实物储备、经费储备、技术储备等。战备药材企业代储是一种新的战备药材储备形式,军队物资采购机构根据战备物资储备计划,按照合同的约定,委托地方药材生产和经营企业储备药材。战备药材企业代储在便于药材轮换更新的同时,节约了药材库存管理的相关费用,是军民融合式药材保障的发展方向。

(付丙才 蒯丽萍)

zhànlüè yàocái chǔbèi

战略药材储备 (strategic reserve of medical supplies) 军队卫勤为保障战略行动全局所做的药材储备。又称军委药材储备。军队战备药材储备的组成部分。

战略药材储备存放在军队战略仓库及国家储备基地,由军委主管部门直接调度和控制,用于保证战争初期军队扩建、新建部队卫勤机构的需要和对军队战役行动药材保障的支援;还可用于保证因战争破坏及工厂尚未转入战时生产轨道时军队的药材急需。和平时期,常用于重大非战争军事行动如抢险救灾的卫勤保障。军委后勤保障部卫生部门负责拟制战略药材储备规划、计划和管理规章。战略药材储备按预定作战方向、作战地区及划区供应需要等布局。一般采取实物与部分经费、技术储备相结合,原料与成品储备相结合,标准和单品种储备相结合的方法。战略药材储备实行专门管理、单独建账的管理方法,用旧储新、及时轮换。保管中建立健全定期验收检查制度,实行科学管理,确保储备药材质量。战略储备除包括大量的普通药材以外,还有相当部分的军队特需药品。战前,预置在战役卫勤的特需药品战略储备,由战役卫勤报请战略卫勤后使用。战略卫勤根据战区环境的不同和核生化武器袭击可能性的大小,可采取连续调用或突击调用的方式实施对战役卫勤的补充供应。在战略后勤前进保障基地开设药材仓库或分库,将部分战略支援保障药材前伸至战役后方地域。作战初期,当产生大量伤员、战区药材储备难以满足需要时,可将战略储备药材分批次预置到战区基地药材仓库。

(蒯丽萍 朱书志)

zhànyì yàocái chǔbèi

战役药材储备 (campaign reserve of medical supplies) 战区军兵种和联勤保障部队卫生系统为保障战役行动需要所做的药材储备。又称战区、军兵种药材储备。军队战备药材储备的组成部分。

战役药材储备用于战前和战争初期本战区、军兵种内新编、扩编的卫勤部队分队的齐装配套和本战区内所有参战单位的药材补给。战役药材储备的基本内容与主要用途分为两个部分,一部分为成套医疗箱、补给箱,主要用于战争初期装备本区新建、扩建的部队与野战医疗机构;另一部分为战救药材、战时常备药材等,用于对本区所有受供单位的补给,特别是在战斗前根据需要,由上一级卫勤部门确定、药材保障机构实施、在移动储备之外给予增加的药材。战役药材储备存放在军兵种的基地仓库,由同级卫生部门管理。战役药材储备布局必须依据作战方向、作战地域的需要,按照点面结合、梯次配置、保证安全的要求来确定。一一般采取实物与经费、标准与单品种相结合的方法进行储备。储备要求与战略药材基本相同，应做到专人保管、单独建账、用旧储新，及时轮换。战役储备药材轮换更新由战区军兵种和联勤保障中心卫生部门负责组织实施。战时在战区药材保障网络体系构建过程中，将战役药材预置到野战药材仓库或各个药材分发点，完成战时药材的分级储备。根据保障范围和调用权限，结合各级卫勤保障需求，实施药材供应保障。

（朱书志　蒯丽萍）

zhànshù yàocái chǔbèi

战术药材储备（tactical reserve of medical supplies）　师以下部队卫勤分队（含相当单位）为完成一次战斗卫勤保障任务所做的药材储备。又称部队药材储备。军队战备药材储备的组成部分。

战术药材储备内容包括战救药材储备、战时常备药材储备和基本医疗装备储备。战术药材储备形式分为移动储备和加大储备。加大储备是在战斗前根据需要，由上一级卫勤部门确定、药材保障机构实施、在移动储备之外给予增加的药材，主要是加大战救药材，必要时也可加大战时常备药材和部分医疗器械，以及卫生

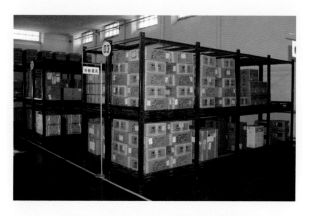

图1　存放在库房中的战术药材储备
（原北京军区联勤部卫生部供图）

包和敷料包等消耗性材料。战时常备药材平时不储备实物，仅存放箱组与装箱单，在战前配齐。战救药材平时存放在卫勤分队的战备仓库。对于军队医院抽组的机动卫勤分队，可以存放在医院药库中，但必须有单独存放区域并留有一定的组配空间。储备药材要求做到"三分四定"："三分"为急需携行、后续运行和留守移交药材，"四定"为定量存储、定位存放、定运输工具和定人管理（图1）。

战术储备中的携运行量一般参照《师以下部队战备药材基本标准》进行，由于药材供应保障体系日趋完善，药材供应保障的时效性越来越高，同时由于现代战争作战样式的变化及时程的缩短，考虑到战救药材轮换较为困难，大量储备容易造成浪费，可对药材战术储备量进行压缩，仅保留1日通过平均减员数量所消耗的药材品量，其余品量可在战前通过加大储备补充。

（朱书志　蒯丽萍）

yàocái chǔbèi lúnhuàn gēngxīn

药材储备轮换更新（rotation and replacement of medical supplies）　战备药材用旧储新的管理措施。目的在于保证战备药材经常性处于品种齐全、数量满额、质量良好、性能可靠的状态。所有药品必须在有效期限内更新完毕，性能规格已经落后的基本器材设备要按有关规定轮换更新。轮换时，要同品种、同规格等量轮换，规格不同

者应折算轮换。

战备药材轮换更新实行计划制度，各级卫生部门应当根据战备药材有效期及使用寿命、技术性能和储存期限等情况，编制战备储备药材轮换更新计划，并按照计划组织实施。战略储备药材由军委后勤保障部卫生部门组织轮换更新；战役储备药材由军兵种和联勤部队卫生部门组织轮换更新；战术储备药材由部队卫生部门组织轮换更新。不同品种、不同质量的战备储备药材轮换，按照军委后勤保障部批准的战备储备药材轮换计划实施轮换；相同种类、相同质量战备储备药材轮换，由各单位根据计划和实际情况自行组织等量轮换。战备储备药材轮换更新周期一般不超过3个月，轮换时间不超过1个月，轮换更新期间库存战备储备药材不得少于原储备数量的2/3。轮换更新后的战备储备药材不得降低质量等级，不得降低实际保障能力。轮换更新的办法包括从本单位平时日常消耗中轮换；若本单位不能解决时，按照有关规定商请其他卫勤保障机构轮换，对不能更新和出售，而又必须储备的军队特需药品，可发给部队使用或报废处理，同时向上级申请新品补充。

（蒯丽萍）

jūnduì wèishēng zhuāngbèi jiǎnxiū

军队卫生装备检修（military inspection and repair of medical equipment）　对军队卫生装备进行质量检验和维修，保证或恢复其正常的技术性能和使用效果的活动。目的是使卫生装备在使用中达到安全、有效、经济，提高使用率、完好率。

中国人民解放军实行预防性维修和故障后维修相结合，以预防维修为主的制度。维修类型有

大修、中修、小修。维修方式有日常维修、不定期维修、定期维修。维修方法有巡修与送修。平时卫生装备检修工作由联勤保障部队药品仪器检验所、区域性卫生装备维修站组成的维修网负责。各级维修机构根据设备条件、技术水平、人员编制，分别对检修范围内的各类卫生装备进行检修（图1）。随着军队越来越多的高端大型卫生装备直接从地方订制或采购，军队自身的装备维修力量无法开展相应的技术保障工作。因此，在购买装备的同时与地方卫生装备生产企业签订技术保障合同，将地方卫生装备检修力量纳入军队卫生装备维修体系中，建立军地联合卫生装备维修队，共同开展卫生装备检修工作。战时，卫生装备维修由医院和部队建制卫勤保障机构、战区内兵站后勤保障机构内的野战装备维修站及战略基地后勤保障机构内的野战装备维修站三级维修网络体系共同完成，同时还纳入地方卫生装备生产企业的卫生装备维修动员力量。战时野战卫生装备维修方式主要有送修、巡修、专项紧急检修三种方式。

（蒯丽萍　赵庚辛）

jūnduì yàopǐn jiǎnyàn

军队药品检验（military inspection of drug quality）　对军队卫生机构使用的药品进行定性、定量检查，以及质量评估的活动。目的是保证药品质量，保障军队成员用药安全、有效。

中国人民解放军在土地革命战争时期就开始在自建药厂中进行药品检验。中华人民共和国成立后，总后勤部卫生部，军区联勤部和医院、药材仓库相继设立专业药品检验机构，全面地控制药品质量。药品检验的范围，包括军队外购药品和军队医疗卫生机构自制制剂。外购药品主要有药材、中药饮片、中成药、化学原料药及其制剂、生物制品、药用辅料、进口药等；自制制剂主要有标准制剂和非标准制剂。

药品检验分为两类。①军队药品检验机构对药品进行的检验，其出具的检验结果具有权威性及法律效力。军队药品监督管理部门依法实施药品审批和药品质量监督检查所需的检验，属于法定的强制检验，由军队药品检验机构承担。②军队药品研究机构、药材保障机构、医疗机构按自身需要或按军队药品监督管理有关规定对药品自行进行的检验，检验结论不具有法律效力。军队药品检验工作主要有抽查检验、注册检验、进口检验、委托检验和复验。检验样品来源有抽样和送样两种，抽查检验、注册检验、进口检验的药品均为抽样，委托检验为送样（图1）。

药品检验的法定依据是药品标准，分为国家药品标准和军队药品标准。国家药品标准包括《中华人民共和国药典》及国家食品药品监督管理部门进行药品注册时批准的药品标准。军队特需药品的标准由军委后勤保障部颁布实施。《中国人民解放军医疗机构制剂规范》是军队医疗机构标准制剂的药品标准。军队医疗机构非标准制剂的药品标准由军兵种和联勤部队颁布实施。军队药品检验机构根据药品标准，从鉴定真伪、检查纯度和测定有效成分含量等方面来判断和评价药品质量。

（傅小英　蒯丽萍）

jūnduì xuèyè bǎozhàng

军队血液保障（military blood support）　军队卫生部门组织实施血液筹措、储备、运输、供应、技术保障及管理的活动。精准高效的血液保障对挽救伤病员生命

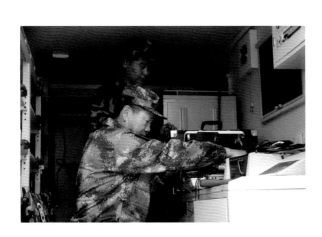

图1　维修人员快速检修卫生装备
（原兰州军区联勤部卫生部供图）

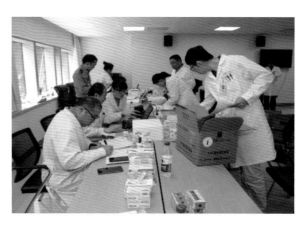

图1　药品检验人员对药品进行复检
（闫铁成供图）

具有重要作用。

发展史 第一次世界大战期间，一些国家开始在军队中建立负责血液供应的血站或血库。第二次世界大战后，英国、苏联、美国先后建立血液中心，为军队提供血液保障。1965年5月，美军研制的冻干血浆等血液制品供应到越南战场。在1991年海湾战争中，美军所供血液经本土空军基地的三军全血加工所加工后，运抵沙特等任务区的输血中心，再由中心直接供应到作战部队。中国人民解放军在土地革命战争时期就开始为伤病员实施输血。抗日战争时期，白求恩大夫曾在晋察冀军区医院为失血伤员输血，并组织有献血预备队。解放战争时期，血液供应主要方式是随抽随输。1953年4月，中国人民解放军分别在朝鲜战场和沈阳组建了野战供血系统，采用分级配送的方式向前线医院供血。1979年西南边境作战期间，分别在作战方向设有野战供血站。2008年12月，中国人民解放军总后勤部颁布了《军队战时血液保障规定》。

主要内容 战时血液保障实行区域保障与建制保障相结合的供应体制。军地联合血液供应网络以划区保障为主，师以下部队以建制保障为主。战时军地联合血液供应网络是在战区联合指挥部统一组织协调下，由国家血液储备库和军队、地方采供血机构联合组成的血液采集、加工和储运体系。

用血计划 战时血液保障计划应当根据作战样式、作战规模、作战持续时间、卫勤保障任务进行编制。血液保障计划内容：血液需求预测，包括血液数量、血型、品种等；血液保障力量部署及保障能力；血液筹措的方式、筹措途径、到达时限等；血液储存的方式、数量、品种；血液供应的单位、联络方式；血液的包装要求、运输工具类型、运输方式等。战伤救治血液需求的预测较为复杂，应当充分考虑战斗类型、保障阶梯、输血伤员比例、伤员平均输血量、血液品种等影响因素，按照中国人民解放军《战伤救治规则》要求，在第一级救治阶梯即营连急救环节一般不使用血液，通常团、师救护所只使用O型血，师以后各级救治阶梯开始使用同型血，需按各血型在人群中的分布确定各型红细胞的需求与供应比例。各级作战部队血液的需求预计应根据战时伤员预计进行测算。战时并非所有失血伤员都需要输血，当伤员血红蛋白少于60g/L时才需要进行输血救治，理论上失血2000ml的成人，输入800ml全血，可提升其血红蛋白20g/L，配合胶体、晶体液扩容，可满足基本生理需求。

血液筹措 战时血液筹措以满足军队战时血液需求为目标，以地方动员的血液为主要来源，在多种筹措方式并存的情况下，优先考虑地方血液的动员。军队血液保障机构应在战前制订血液动员计划，明确需动员的血液品量、储备形式、地方向军队供应血液的接口关系、供应方式及供应时机。战时血液筹措时，在严格按照平时血液采集的程序、方法和质量要求的基础上，尽量简化申请、审批、输送等环节，快速、简便地筹措。战时血液筹措采取申请储备血液、就地采集、动员地方采集等方法，各级血液保障机构应根据实际情况，灵活选择适宜的血液筹措方法。战前及战中，军队卫勤指挥部门可组织非参战部队献血。战中，各级用血机构急需用血，但无所需血型，上级血液保障机构因战况或其他原因短时间无法前送而影响伤员救治，危及伤员生命安全时，可动员血型相符的参战人员临时采血。正常情况下，战中不组织参战部队献血。

血液供应 血液保障机构按照战区内各级卫勤指挥部门拟制的血液保障计划和临时提出的用血申请开展血液供应。团救护所按建制向师后勤指挥机构提出血液申请，独立展开的机动卫勤分队、师旅后勤机构卫生部门向战区内联勤卫生部门提出申请。基地医院、后方医院按照指挥关系向上级后勤指挥机构卫生部门提出血液申请。野战血站对师、旅救护所、独立团救护所、野战医院（野战医疗所）、独立展开的机动医疗分队供应血液，一般采取以前送为主、前送与自领相结合的方式供血。军队采供血机构和野战血站对基地医院、后方医院供应血液，一般采取以自领为主、自领与前送相结合的方式供血。血液及血液制品的运输应当坚持冷链运输的原则，采用专用运血车或运血箱在隔热保温的条件下快速运送（图1）。始终保持冷链状态的连续性，并在运输途中对血液储存状态进行监控，保存相关的信息记录，做到快速高效、安全平稳、确保血液质量。

血液储备 军队平时建立战备血液储备库和各级采供血机构组成的多级血液储备体系，按照统一的血液储备计划，遵循指标储备与实物储备相结合、军队储备与地方储备相结合的原则，采取即刻货架储备、冰冻储备、周转储备等方式组织战时血液储备，以备战时应急。战前，为确保战时能够及时、持续、足量地供应血液，根据作战任务需要，按照战时血液需求测算和血液保障计

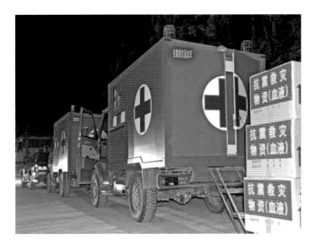

图1 野战血站向汶川地震灾区运送血液
(原南京军区卫生部供图)

划, 适度扩大血液储备数量, 在重点地区扩大预置储备, 形成战略、战役、采供血机构血液储备品量衔接配套, 固定储备与流动储备相结合, 军队储备与国家及地方储备相协调的格局, 重点提高军队采供血机构的血液储备能力与采供血能力。战争初始阶段, 伤员集中发生, 血液需求量迅速增加, 是储备血液动用、发挥储备血液作用的关键时机, 必须将储备工作与配送工作紧密结合, 立即转入战时血液的紧急配送工作, 确保战争初期的伤员救治需求。

工作要求 随着现代战争血液需求量的增加和血液保障要求的提高, 军队采供血装备应进一步增强信息化程度, 采供血机构注重军民联合、网络型就近配送, 进一步丰富血液保障的品种, 改进配送装具和方式, 完善血液保障冷链。

(蒯丽萍 孙金苏)

fēizhànzhēng jūnshì xíngdòng wèiqín bǎozhàng

非战争军事行动卫勤保障

(health service support for the military operations other than war) 在反恐维稳、抢险救灾、维护海上权益、重大活动安保、国际维和、国际人道主义救援等军事行动中, 军队卫勤机构和人员运用卫生资源和组织管理、医学技术等综合措施, 对执行军事行动任务的人员和地方民众进行伤病防治、维护健康的活动。又称非战争军事行动医学救援。

发展史 军队卫勤力量在非战争军事行动的医学救援中担当着重要角色。外军通常根据本国国情和军队职能不同程度地承担医学救援任务。例如, 在1992年的安德鲁飓风、2005年的卡特里娜飓风等灾害中, 美军卫勤力量加入国家灾害医学救援体系, 参加了抢险救灾。俄军卫勤部门是国家预防和消除紧急情况系统、全俄灾害医学救援体系中的重要组成部分, 俄军总军事卫生部下设灾害医学救援中心。中国人民解放军履行着非战争军事行动使命任务, 军队卫勤是应急医学救援的主要力量。20世纪70年代以来, 军队卫勤先后参与了唐山地震、大兴安岭森林火灾、长江流域等特大洪水灾害、北京奥运安保、西藏新疆反恐维稳, 以及海地地震、巴基斯坦水灾、菲律宾台风、西非埃博拉疫情等人道主义医学救援和亚丁湾护航卫勤保障, 先后派出多批次医疗队赴非洲执行国际维和医学救援任务。2003年抗击"非典"行动, 军队医院共收治非典病人1102人, 治愈率达96%, 仅用7天时间组建了北京小汤山医院, 为夺取抗击"非典"的胜利起到了关键作用。2008年汶川特大地震, 军队卫勤累计救治灾区伤病员80余万人次, 收治伤病员6.9万人次、手术2.2万例, 实现了大灾之后无大疫。随着执行非战争军事行动任务日益增多, 军队卫勤应急医学救援任务逐渐常态化。

主要内容 ①组织指挥: 包括救援任务分析判断、卫勤力量筹措、卫勤力量部署与使用、卫勤协调、状态监控等, 做到快速响应、灵活机动、主动靠前、多方协调。②医疗后送: 包括对伤病员进行及时、正确的救治和快速、安全的后送, 并在后送过程中保持治疗的连续性和继承性, 最大限度地降低伤病员的死亡率和残疾率(图1)。③卫生防疫防护: 包括事发地域卫生流行病学侦察和调查、食品卫生监督、饮水卫生监督、疫情监测、多发和重大传染病防范、病媒生物防制、预防接种和药物预防、任务区域

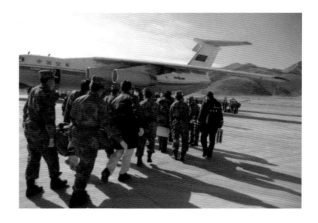

图1 2010年玉树地震医学救援行动中进行伤员医疗后送
(军委后勤保障部卫生局供图)

卫生管理，以及核化伤病员检测、洗消、防护等。④心理医学救援：包括心理监测、心理疏导、心理援助、心理干预等。⑤药材保障：针对不同类型救援任务的药材需求，进行药材筹措、药材存储、药材补给等。⑥应急科研：对迫切需要的防治技术、药品、疫苗和专用装备进行应急研发。

基本要求 ①预先准备：根据非战争军事行动任务紧急、需求多样、环境复杂的特点，预先准备多元卫勤力量、多种保障预案、足够卫生物资，强化应急训练，做好紧急出动的一切准备。②快速响应：按照非战争军事行动卫勤保障快速反应、快速行动、快速处置的原则，建立权威高效的应急响应机制，提高卫勤指挥决策时效性，保持卫勤力量齐装满员，确保在指定时间内能够迅即行动、快速到位、及时展开。③联合组织：建立畅通高效的指挥协同机制，组建军地卫勤联合指挥机构，密切战略与战役力量、联勤与军兵种力量、军队与地方力量、卫勤与其他力量的协同，充分发挥三军一体、军地一体联合保障整体效能。④依法行动：以国家、军队相关法规、预案为法律依据，科学把握军队与地方、部门与部门、卫勤保障与其他工作之间的关系，正确处理涉外事件、民族宗教事件、群众纠纷。在执行国际维和与国际人道主义救援任务时，还应遵循国际和当事国有关法律法规。

(彭 博 陈 琳)

fēizhànzhēng jūnshì xíngdòng wèiqín fǎguī

非战争军事行动卫勤法规

（health regulations for the military operations other than war）

规范非战争军事行动卫勤保障，调整军队执行非战争军事行动卫勤保障职能和关系的各项法规制度的统称。军事法规的重要组成部分，对规范非战争军事行动卫勤行为，保证卫勤保障和医学救援任务完成具有重要意义。

中国人民解放军非战争军事行动卫勤法规包括两个层面：一是体现在国际、国内、军队相关法规之中，如联合国维和行动总纲、《国际卫生条例》《中华人民共和国紧急状态应对法》《中华人民共和国抗震减灾法》《中华人民共和国国境卫生检疫法》《中华人民共和国传染病防治法》《突发公共卫生事件应急条例》《军队参加抢险救灾条例》《国家突发公共卫生事件总体应急预案》《国家防汛抗旱应急预案》《国家地震应急预案》《军队处置突发事件总体应急预案》等。二是独立建立的非战争军事行动卫勤法规，如《军队处置突发公共卫生事件应急预案》《军队处置核与辐射突发事件卫勤保障应急预案》等。非战争军事行动卫勤法规大多以预案形式出现，通常由军委后勤保障部或协同军委联合参谋部起草，由中央军委颁发实施。

(彭 博)

Jūnduì Chǔzhì Tūfā Shìjiàn Wèiqín Bǎozhàng Yìngjí Yù'àn

《军队处置突发事件卫勤保障应急预案》（Military Emergent Preliminary Plan of Health Service Support in Emergency）

军队卫勤机构为处置突发事件而预先制定的卫勤保障方案。中国人民解放军军队卫生法规和保障方案的组成部分，军队实施突发事件卫勤保障工作的基本准则，对于规范卫勤保障行动，提高军队处置突发事件的能力和效果具有重要意义。在军队处置突发事件应急预案体系中，此预案属于部门应急预案类，规范的是军队卫生系统处置突发事件的工作。

编制原则 以《军队处置突发事件总体应急预案》和相关政策、法规为基本依据，立足维护官兵和公众健康权益，维护国家安全和社会稳定的需要，力求针对突发事件及其人员伤害的特点，遵循医学科学规律，按照以人为本、预防为主、协同管理、联合保障的基本原则编制。明确体现军队卫生系统参与各类突发事件的基本任务，突出医疗、卫生防疫防护和药材保障准备；开展伤病员救治和健康危害因素控制；协助进行现场常态恢复和伤病员处理。紧密结合军队卫生工作的实际进行编制，确保预案具有较强的指导性、规范性和可操作性。

编制经过 2006 年，中国人民解放军颁布施行《军队处置突发事件总体预案》，根据《军队处置突发事件总体预案》和军队各专项预案要求，以及《国家突发公共事件总体应急预案》、《国家突发公共事件医疗卫生救援应急预案》、国务院和中央军委《军队参加抢险救灾条例》、四总部《军队应急处理公共卫生事件规定》、国家卫生部《灾害事故医疗救援工作管理办法》等法规和文件，总后勤部卫生部根据总后勤部的统一部署，承担《军队处置突发事件卫勤保障应急预案》具体编制工作，于 2007 年 9 月份以总后勤部名义颁布全军施行。

基本内容 《军队处置突发事件卫勤保障应急预案》从军队卫生系统基本任务与功能出发，分七个部分。第一部分是总则，分为编制目的和依据、适用范围、参与处置事件范围、事件分级、军队卫生系统的基本任务、工作原则、基本要求、预案体系、卫勤应急行动的保障、科技支撑、信息发布等；第二部分是卫勤组织指挥，分为卫勤组织指挥体制、组织协调分工、各级卫生主管部分职责、专家咨询组、卫勤保障力量组成，事件预警、卫勤指挥响应、应急指挥启动、卫勤力量部署与使用、指挥与协调、事发现场组织指挥、伤病员空中及海上后送指挥程序、卫勤支援、卫勤报告等；第三部分是医疗保障，分为医疗救援体制、各级医疗机构任务区分、保障要求，突发事件的伤病预防、应急准备、应急响应、应急处置、善后与总结等；第四部分是卫生防疫与防护保障，分为卫生防疫防护保障的范围、卫生防疫与防护体制、基本任务、任务区分、基本要求，力量部署与使用、部队行动的卫生防疫防护、应急结束的工作、部队归建后的工作等；第五部分是药材保障，分为保障体制、基本任务、任务区分、基本要求、应急准备、药材储备、应急响应、应急保障等；第六部分是附则，分为预案管理和预案实施时间等；第七部分是附件。从第二至第五部分，重点列出了各级各类卫勤组织指挥与保障机构在处置突发事件中的基本职能任务与工作机制。

(张传本)

fēizhànzhēng jūnshì xíngdòng wèiqín lìliàng

非战争军事行动卫勤力量

（medical forces for the military operations other than war） 非战争军事行动中实施卫勤保障的军队卫勤机构、卫生人员、药材装备等力量的统称。其职能任务是在反恐、处突、抢险救灾等非战争军事行动任务中，实施任务部队卫勤保障和当地民众医学救援，

维护军队人员和群众的身心健康。

中国人民解放军的非战争军事行动卫勤力量以现有的卫勤体制编制为基础，以模块化形式存在，其特点主要是功能模块精干、种类数量齐全。按照隶属关系可分为：①建制卫勤力量。包括旅（师）卫生连（医院）、旅（团）卫生队、营卫生排（卫生所），以及相当单位的卫勤机构，对任务部队实施伴随保障，对当地民众实施初步医学救援，是非战争军事行动卫勤力量中的基本力量。②机动卫勤力量。在发生和可能发生紧急事态情况下，能够紧急出动、遂行机动卫勤保障或应急医学支援任务的卫勤分队，军队抽组了国家级医疗防疫队，建立了国际维和待命机制的机动卫勤分队，采取"预编"、"寓于"形式，主要从医院、疗养院和疾病预防控制中心抽组而成。非战争军事行动时，早期参加现场急救，中后期担负军队伤病员和当地患者收治以及事发区疾病防控任务。③基地卫勤力量。指参与非战争军事行动的军队医院、药材仓库等卫勤机构，依托固定设施实施伤病员收治和药材保障，或派出专家到一线卫勤机构实施技术指导。

(彭博)

fēizhànzhēng jūnshì xíngdòng wèiqín zhǔnbèi

非战争军事行动卫勤准备

（medical preparations for the military operations other than war） 针对非战争军事行动卫勤保障和医学救援需要所做的各项准备工作。军队卫勤应急管理的重要组成部分。目的是对紧急行动能做出快速、有序、有效反应，为顺利完成卫勤保障和医学救援任务奠定基础。

基本任务 开展思想政治教

育，牢固树立预防为主的思想和危机意识；建立应对多样化军队行动的模块化应急组织；制定应对各种紧急事态的应急预案；组织对突发公共卫生事件的监测；开展针对性卫勤技术训练与综合演练；做好各类非战争军事行动的药材物资准备和信息系统准备。

主要内容 非战争军事行动卫勤准备是顺利完成非战争军事行动卫勤保障任务的基础和先决条件，工作内容涵盖了方方面面，主要包括以下内容。

思想准备 由于军队职能的不断拓展，军队各级卫勤机构的职能也随之延伸，遂行非战争军事行动卫勤保障任务是每一名卫勤工作人员的自觉意识和自觉行动。卫勤准备首先要通过经常性宣传教育，增强全员的责任感、使命感，确保一旦发生突发事件能够立即投入救援。结合重大节日进行教育，每年新兵入伍、"八一"、"十一"、元旦、春节或结合社会动向，进行国内外形势、光荣传统和军人职责教育，不断增强军人的使命感。结合部队可能承担的非战争军事行动任务进行教育，通过思想教育，鼓舞斗志，促进各项卫勤准备工作的落实。

组织准备 建设具有应急组织指挥能力、快速反应能力，能够适应各种环境，协调各种力量，实施机动保障和救援，具有优良专业技术能力的，能够完成非战争军事行动任务的卫勤组织体系。以组织指挥、快速反应、应急机动、联合保障（救援）和专业救援等能力建设为重点，突出救治、防疫、"三防"医学救援、心理救援等技术建设，加强卫勤应急装备机动化、模块化和信息化建设，加大突发事件监测、预警、报告等卫勤应急信息化建设，达到不

经人员、装备补充，不经临战训练即可执行任务的要求。

预案准备　非战争军事行动预案准备是卫勤准备的重要组成部分，对于加强突发事件预警、预测能力，提高遂行非战争军事行动卫勤保障能力具有重要作用。按照不同责任主体、不同层级，卫勤预案体系设计为总体预案、专项预案、部门预案、部队预案、重大活动预案等类型。卫勤预案准备是卫勤准备的核心工作。军队卫勤依据《国家突发公共事件总体应急预案》和《军队处置突发事件总体应急预案》，先后制定下发了《军队处置突发公共卫生事件应急预案》和《军队处置（重大）突发动物疫情应急预案》2项全军专项预案，《军队处置突发事件卫勤保障应急预案》《军队处置核与辐射突发事件卫勤保障应急预案》《军队处置化学突发事件卫勤保障应急预案》《军队处置生物突发事件卫勤保障应急预案》4项卫勤预案，初步构建了非战争军事行动卫勤保障预案体系框架，为中国军队卫勤遂行非战争军事行动任务提供了重要依据。

技术准备　卫勤部队、分队按照军队参加非战争军事行动有关任务要求，针对各类事件的不同特点，组织开展的针对性训练和技术储备活动。其主要目的在于提高卫勤部队、分队的基础知识水平和专业技能，明确非战争军事行动中卫勤保障的组织指挥与保障方法，开展卫勤应急管理和专业技术研究，培养和造就新型军队卫勤应急处置人才，进一步增强非战争军事行动卫勤保障能力。技术准备的内容主要包括：①卫生勤务技术准备，包括非战争军事行动涉及的国家和军队相关条令条例和规章制度，军队卫

生工作的组织和运行管理，医疗后送体制、伤病员分级救治和后送，卫勤信息的生成、收集、整理、监控和统计分析等。②战（创）伤救治技术准备，包括战（创）伤外科救治技术，战（创）伤内科问题的处置技术，特殊环境常见皮肤病防治技术，战伤基本护理技术等。③卫生防疫技术准备，包括突发公共卫生事件防治技术，野战条件下给水卫生监督、食品卫生监督知识和技能，流行病学调查技术，传染病防治与管理技术等。④"三防"医学救援技术准备，包括辐射与毒物种类甄别鉴定技术，现场伤员抢救，伤员和环境洗消技术，可疑生物样本检验鉴定技术等。⑤心理健康防护技术，包括心理应激综合征与应激精神病诊断与治疗技术，心理监测、心理评估、心理疏导等。

物资准备　非战争军事行动卫生物资准备是做好非战争军事行动卫勤保障的基础，需要平时预有准备。物资准备通常可按照战备药材类，医疗文书类，生活和通信器材类，卫生技术车辆、方舱类，运输工具类，其他物资类等，分类做好储备工作。①战备药材类，包括战救药材基数，战时常备药材，基本卫生装备，个人、战位药材装备及战救药材单品种，军队特需药品等。②医疗文书类，包括伤票、野战病历、医疗后送文件袋、战时伤病员登记簿、战斗卫勤日志、伤标、分类牌等。③生活、通信器材类，包括卫生帐篷，睡铺，卫生被服，电话、对讲机、无线电通信设备等通信工具，发电设备，照明设备，炊事装备等。④卫生技术车辆、方舱类，包括手术车、检验车、消毒车、运血车、X线车等

卫生技术车辆，野战医疗卫生系统、医疗模块系统、医院船等。⑤运输工具类，包括担架、运输汽车等。⑥其他物资类，包括机降标志、卫生标志、宣传、摄像、照相、地图、绘图工具等。

工作要求　做好非战争军事行动卫勤准备是军队卫勤完成军队遂行多样化军事任务卫勤保障和医学救援任务的基础，其基本要求包括以下方面。

基于能力建设　卫勤准备的基点应立足于能力建设，即不断提高完成非战争军事行动卫勤保障和医学救援任务的能力，主要包括卫勤组织指挥能力、快速反应能力、应急机动能力、联合保障（救援）能力和专业保障能力。以上能力要素缺一不可，必须全面具备，才能有效开展非战争军事行动卫勤保障。

贴近任务需求　应当根据本系统、本单位在非战争军事行动中可能承担的应急保障（救援）任务，以及不同任务的卫勤保障需求进行准备。对执行任务部队的卫勤保障和对地方广大受害民众的医学救援工作的组织形式和保障（救援）方式差别很大，抢险救灾与反恐维稳行动的卫勤任务需求差别很大，传染病治疗与核化损伤救治技术的差别很大。因此，在医疗救治、卫生防疫、卫生防护、药材装备保障以及血液保障等专业保障的准备上，必须认真分析可能承担的任务，把握任务需求，有针对性地做好卫勤应急准备。

准备要素齐全　非战争军事行动卫勤准备工作是一项全面的建设性工作，也是一项系统工程，必须统筹兼顾、周密协调地开展，不可偏废任何一种要素的准备，或各项准备工作之间建设发展不

平衡，而要全面、协调、可持续的建设和发展。

（吴　锋）

fēizhànzhēng jūnshì xíngdòng yīliáo hòusòng

非战争军事行动医疗后送

（medical evacuation for military operations other than war）　参与非战争军事行动的军队救治机构对伤病员进行救治和后送的活动。非战争军事行动卫勤保障的重要任务和主要工作对降低伤病员死亡率和伤残率、维护部队战斗力和民众健康具有重要意义。其基本任务是对伤病员进行及时正确的救治和快速安全的后送，实施现场急救、早期救治和专科治疗。

发展史　1998 年版美国陆军"作战纲要"明确军备控制、攻击和袭击、打击恐怖义、救灾、国际军事援助、对反叛乱行动的支援、维和行动、抢救行动、显示力量、支援民政当局、支援反毒品行动为非战争军事行动 11 项任务。在 2005 年应对"丽塔"飓风灾害的处置中，美军先后出动 5 万人次参与救援，使"丽塔"灾害造成的破坏和损失降低到最小。俄罗斯、日本、法国、意大利等国军队也把非战争军事行动写入了作战条令，将其作为军队行动的重要组成部分，以支援国家和地方政府处置突发事件、减灾和灾后的恢复重建工作，消除各种危机、重大事故和自然灾害所造成的严重后果。世界各国军队已逐步成为遂行非战争军事行动的中坚力量。

中国人民解放军在非战争军事行动概念提出之前，一直把抢险救灾作为军队的重要任务之一。1976 年 7 月 28 日，河北省唐山地区发生 7.8 级强烈地震。军队派

出 283 个医疗队、6 个防疫队、5 个野战医疗所、3 个野战医院，共 8000 余人参加抗震救灾卫生保障工作。为灾区人民医治伤病员 245 万人次，其中，抢救危重伤病员 16 万余人次，完成各类手术 4.1 万例，转运后送伤病员 7.3 万余人。在北京、沈阳、济南、武汉、南京、兰州等地的 143 所军队医院，共收治来自灾区的伤病员 2.2 万名，治愈率达 96% 以上，并首次实施了大规模伤病员空运后送，向全国 17 个地区空运伤员 20 734 人，占外转伤员总数的 22%。1998 年夏季，长江、嫩江、松花江流域发生了历史上罕见的特大洪水，全军参加抗洪抢险的师、旅、团建制卫生队 251 个，共 5607 人；分别从 67 个医院、防疫队等卫生机构组派医疗、防疫队 450 批次，累计 2893 人；有 18 所医院承担医疗后送体系任务。团以上各级卫勤机构按照"加强一线、防治结合、适时后送、抓紧治疗"的原则，共诊治伤病员 134.7 万人次，其中军人 83.5 万人次，地方群众 51.2 万人次；收住院治疗 3641 人，其中军人 2376 人，地方群众 1265 人，出色完成了救治任务。2008 年 5 月 12 日，汶川发生 8.0 级地震，军队派出建制卫勤力量 182 支、2710 人，机动卫勤分队 215 支、4351 人，为了有效抢救灾区伤病员的生命，缓解救灾一线伤病员救治压力，将伤病员迅速转运到后方相对稳定的

野战医疗所、野战医院和专科医院进行进一步救治。为提高灾区伤病员后送效率，结合灾区伤病员救治和后送需要，主动协调地方有关部门，积极筹措后送工具，坚持前接和后转相结合，采取空运、列车、汽车和徒步搬运等多种后送方式，及时地将伤病员后送指定的救治机构。成都军区各单位、各部门通力协作，迅速建立了公路、铁路和以直升机为主的伤病员后送转运体系和组织协调保障机制，使得伤病员后送运转高效、体制通畅。在汶川地震灾害救援中，直升机空运危重伤员 1703 人（图 1），列车转运伤病员 1048 人。

工作内容　非战争军事行动医疗后送包括伤病员救治、伤病员后送两个部分。因非战争军事行动类型和运输工具不同，医疗后送的方式方法也有差异。

伤病员救治　① 抢险救灾：初期，按照"先抢后救、集中处置、重伤优先、维持生命、尽快后送"的原则，快速组织受灾伤员的现场急救、紧急救治和后送；组织机动医疗救治力量，在伤员集中、交通便利、卫生设施损毁

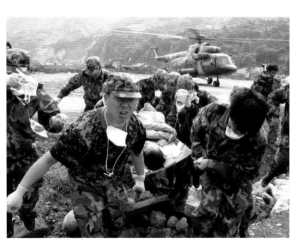

图 1　汶川地震中直升机转运受伤群众

（图片来源：《中国人民解放军汶川特大地震医学救援志》）

严重的地区开设野战医疗所（队），实施早期治疗和部分专科治疗；派出机动医疗力量或专家，加强灾区地方医院，对后送的伤病员实施专科治疗。中后期，视情组建野战医院，加强内科、妇儿科、老年病科技术力量，收治任务部队伤病员和地方患者，隔离治疗传染病人。②反恐维稳行动：按照分级救治、三军联勤、就近就便、快速后送的原则组织实施伤病员医疗后送。对于边远地区执行任务的部队，在缺乏有效依托的情况下，尽可能使用空运后送手段组织伤病员后送。③海上维护权益行动：参与落水人员捞救，实施淹溺抢救，采取复温等措施处理低温冷伤；保持舰船和岸基指挥所不间断联系，协调伤病员医疗后送；发生外科急症时，应尽量采取保守治疗，严密观察病情，保守疗法无效时应进行紧急手术治疗，处置困难时应及时报告舰首长，请求海上支援或将伤病员转送至医院船或就近港口、基地医疗单位。行动期间，舰艇军医应坚持门诊和巡诊，了解官兵发病，做好相应医疗处置。

伤病员后送 ①汽车后送：发生的批量伤病员，通常在现场指挥部的统一组织下实施后送。发生在城市的，可以通过城市120急救系统组织后送。发生在农村和偏远地区的大批伤病员，通过当地政府建立的伤病员后送车队组织后送。在伤病员集中点或处置区开辟后送车场，安置车场标示，设置调整哨，布置沿途引导路标，并加改装运输车辆。成立伤病员后送医疗组，做好伤病员后送的医学准备和后送文书准备，负责伤病员在后送途中的继承性医疗和急救，伤情观察和必要的护理，以及妥善交接伤病员。现

场急救分队和野战医疗所（队）应当及时向后送指挥部门提供伤病员后送需求计划，保持与指挥部门的密切联络，随时协调安排伤病员的后送。②空运后送：当有条件开展伤病员空运后送时，医学救援分队应当与空运指挥部门建立联系，保持不间断的通信联络。按照空运指挥部门的要求提出伤病员空运申请，其主要内容包括伤病员出发地点、伤病员总数、伤势、坐位和卧位伤病员数量、需隔离后送伤病员数量、后送方式、后送等级、后送工具、护送人员数量，以及后送途中的特殊要求等。③列车后送：在突发重特大灾害的救援中，由于伤病员较多，通常会动用卫生列车医疗队转运后送伤病员。专用卫生列车配有专用技术车厢、伤病员车厢、工作人员车厢、餐车厢等，一次可载运300名伤病员左右。在组织伤病员列车医疗后送时，应建立卫生部门、运输部门和后送分队之间的协同关系，明确指挥与通信方式，工作分工和伤病员后送基本程序要求等；做好伤病员后送计划和医疗监护准备，确定每名伤病员车厢号码和铺位，明确标识以便搬运。按照伤病员情况有序组织上下乘车与交接。加强途中医疗护理。重点监护重度伤病员，密切观察伤病员伤病情变化，保持继承性医疗措施和随时做好紧急救治准备等。

工作要求 ①非战争军事行动卫勤保障形式多样，有以军队为主的小规模作战行动，有军队实施的紧急救援行动，也有和平时期参加联合国维和的涉外军事行动，不同行动中主要保障对象不同，协同单位不同，环境条件不同，组织伤病员医疗后送也应根据不同的背景条件，更灵活地

采用就近后送、送治结合、专科力量靠前配置、混合后送等多种组织形式与方法。②由于执行任务的自然环境不同，有的在野外，山高路险，远离人烟，有的依托大城市，卫生资源丰富，有的在海上，依靠自身独立保障，因此在组织伤病员医疗后送时，要根据环境特点，选择适宜的后送工具，加强海上、空中、铁路等卫生运力的建设与利用，强调运力与救治单元的集成，提高伤病员的后送效率，综合采用多种后送方式，快速后送伤员。③非战争军事行动不论规模大小，都与战时情况有较大不同，特别是后方环境受威胁较小，相对稳定，因此在组织伤病员医疗后送时，应充分利用军地各类医疗资源，采取就地、就近救治方式，除因医疗机构救治水平有限，或是伤员数量较大不能承担外，应尽量减少后送环节，以免贻误治疗时机。④由于军队参加非战争军事行动，很多情况下是与地方的联合行动，除保障军队成员外，还要收治地方群众伤病员，因此要与地方医疗机构共同组建伤病员医疗后送体系，合理分配卫生资源，共同做好伤病员医疗后送工作。⑤缩短伤病员到达确定性治疗机构的时间是决定伤病员救治效果最关键的因素，伤病员医疗后送工作应当在救援指挥部的统一组织领导下，遵循安全、快速、有序的原则组织实施。

（王欣宇）

fēizhànzhēng jūnshì xíngdòng wèishēng fángyì

非战争军事行动卫生防疫

（sanitation and disease control for military operations other than war） 军队卫勤机构在遂行非战争军事行动任务时，运用预防医

学理论、技术与装备，预防疾病、控制和消除传染病流行，防止有害因素影响人员健康的活动。卫生防疫包括卫生和防疫两方面的内容。卫生是通过各种卫生措施，改善行动队伍和当地居民生活卫生环境，充分利用各种有利因素，消除影响身体健康的有害因素，预防疾病发生，保障人员健康；防疫是通过各种防疫措施，预防传染病发生及控制其传播和流行。卫生是防疫的工作基础，防疫是卫生工作的继续。卫生防疫是非战争军事行动卫勤保障的重要组成部分，对能够顺利完成非战争军事行动卫勤保障任务具有举足轻重的意义。

组织体系 中国人民解放军按照分级管理、划区防控的原则，建立战略、战役、战术三级卫生防疫体系。在各级后勤的统一领导下和上级卫生主管部门及专业机构指导下，与其他专业力量联合协作，共同担负防疫应急处置任务。

战略卫生防疫组织 由全军疾病预防控制中心及其抽组的野战防疫队，以及军医大学抽组的机动防疫力量组成。职能任务：掌握全国重点地域和所在地区的卫生学及流行病学基本情况；协助全军卫生应急办公室制定新发传染病、不明原因群体性疾病、重大中毒事件的防治技术标准和规范；制订本单位卫生防疫支援保障预案；支援和指导下级卫生防疫工作；督导、检查各项应急处置措施落实情况；负责重大疫病的流行病学调查、现场处置指导；参与重大传染病疫情、食物中毒、食源性疾患、生活饮用水污染事故的现场处置；负责病原及有毒有害物质实验室检测及最终鉴定；支援国家或地方重大突

发公共卫生事件应急处置工作。

战役卫生防疫组织 由战区疾病预防控制中心、传染病医院及其抽组的野战防疫队组成。职能任务：掌握战区和部队活动地域卫生学及流行病学基本情况；制订本单位卫生防疫支援保障预案；指导和监督本战区或本系统部队卫生防疫工作；对任务部队提供战役支援保障；协助部队开展传染病人、疑似病人、病原携带者及其密切接触者的追踪调查，查明传播链，查找致病原因，提出并实施有针对性的防控措施；支援地方重大突发公共卫生事件应急处置工作。

战术卫生防疫组织 由任务部队师（旅）、场站、支队、水警区或相当等级单位的卫生防疫所组成。职能任务：制订本级卫生防疫保障预案和计划；对任务地区进行卫生流行病学调查，并向有关单位通报情况；负责所属部队突发公共卫生事件现场和任务区防疫信息的收集、报告与分析工作；对进驻疫区的部队进行预防接种、药物预防和健康教育；开展所属部队卫生监督、监测和消杀灭等疾病预防控制；指导医疗救援人员开展卫生防疫工作。

工作内容 非战争军事行动卫生防疫工作的主要内容包括以下方面。

组织卫生流行病学侦察和调查 遂行非战争军事行动任务时，卫生部门要组织卫生人员对将要进驻或活动的地区进行卫生流行病学侦察，通过向有关卫生防疫部门了解情况，查阅有关资料，召开调查会或到实地进行卫生流行病学的调查与观察，查明该地区的卫生学和流行病学情况，以便为组织卫生防疫保障工作提供依据。在出现传染病时，为了分

析、判断传染病的发生和流行原因，采取有效的防疫措施，应迅速进行流行病学调查。非战争军事行动中，部队及受灾群众流动性大，流行病学调查要行动迅速，突出重点，并做好详细记录，确保调查工作的连续性。

开展食品卫生监督 非战争军事行动中，食品来源扩大，污染环节增多，容易引发食品安全事件，必须加强食品卫生监督工作。食品卫生监督的主要内容：加强食品卫生宣传，提高部队和当地人群自我保护能力；把好食物制作、运输、储存、分发等关键环节，严防食物中毒的发生；建立外源食物的检查制度，确保食物的卫生状况符合卫生要求；检查督促食品生产经营单位做好食品设备、容器、环境的清洁，并加强对其食品和原料的监督，防止食品污染；及时了解当地潜在的污染源，掌握可能污染食品的化学物质情况，尽早做好预防和监控措施等。

抓好饮水卫生监督 清理集中式供水的水源地，划出一定范围水源保护区，制止在此区域排放粪便、污水与垃圾，并派专人看管；集中式供水的水源地受到破坏或污染严重时，要立即选择新的水源地，建立新的取水口。分散式供水尽可能利用井水作为饮用水水源，水井应有井台、井栏、井盖，井的周围30m范围内禁止设立厕所、猪圈以及其他可能污染地下水的设施，取水应有专用的取水桶；指导和督促部队选择适宜的水处理设备进行消毒，严格进行饮水水质检验，确保饮水安全。

组织进行疫情监测 设立疫情监测组，负责拟制应急疾病监测方案、数据收集、数据分析和

监测情况报告，进行监测信息的汇总分析与反馈，必要时组织监测数据分析会商会议，判断疫情形势，提出控制措施建议；严密开展多发和重大传染病监测，主动强化免疫措施，进行疫苗接种，防止相关疫情的发生。

积极开展病媒生物防控 安排专人负责，做好杀虫灭鼠药物的集中供应、配置和分发工作，做好蚊、蝇、蚤、蜱、鼠等病媒生物预防控制常识宣传，组织专业技术人员和群众实施消毒杀虫灭鼠；监测和控制病媒生物，在病媒生物密度不高或未发生媒介相关疾病时，加强环境治理，辅以药物杀灭，加强个人防护；媒介生物密度过高或媒介生物性疾病流行时，以化学防治为主，辅以个人防护和环境治理措施，针对不同人群、不同场所进行防控。

关注任务区域卫生管理 了解当地生活习惯和家庭生活污水排放、粪便排放方式，设置临时厕所、垃圾堆集点，及时进行消毒、清运；根据实际情况妥善处理好遗体和动物尸体；注意鼠、蚊、蝇等媒介生物密度，适时进行灭杀，及时用药物对垃圾站点与污水倾倒处进行消毒杀虫，控

制蚊蝇滋生；消毒处理传染性垃圾、污物（图1），有条件可采用焚烧法处理。

工作要求 非战争军事行动卫生防疫具有保障对象多、保障规模不确定、任务地域情况复杂等特点，要求必须要严密组织，细致工作，确保各项工作的落实。

坚持"预防为主"工作方针 根据行动地域环境、非战争军事行动对军人健康危害的特点，以消除疾病诱发因素为重点，有针对性地采取预防措施。

因地制宜改善卫生条件 遂行非战争军事行动任务，由于任务地域环境因素的制约，卫生措施往往很难落实，卫生部门必须要依靠军政首长的重视和支持，依靠有关部门的配合，充分调动广大卫生人员的积极性，发动广大官兵自觉参与，因地制宜、创造性地改善生活和环境卫生质量。

突出传染病预防控制 把工作重点放在传染病的预防控制上，特别要加强如痢疾、疟疾、皮肤病等传染病的管理，从实际出发，正确制订防疫对策和选择重点措施。

加强心理卫生保障 重视非战争军事行动中官兵心理问题，特别是重大自然灾害、事故灾难救援过程中官兵的心理应激问题，及时采取心理监测、心理健康教育和心理疏导等措施，提高心理卫生保障水平，维护好官兵的心理健康，提高官兵的心理承受能力。

（吴锋）

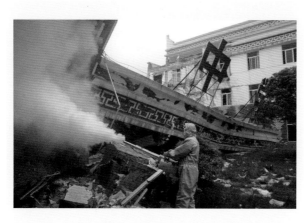

图1 汶川地震医学救援中，卫生防疫队员实施
环境消杀
（军事医学研究院供图）

fēizhànzhēng jūnshì xíngdòng yàocái bǎozhàng

非战争军事行动药材保障
（medical logistic support for military operations other than war）

军队在非战争军事行动中组织实施药品、器材、卫生装备及血液的计划、筹措、储备、运输、补给、使用等活动。非战争军事行动卫勤保障的重要组成部分。目的是及时、合理地供应适用的药材，保障非战争军事行动中军队及地方疫情防控和伤病员救治的需要。

发展史 中国人民解放军的非战争军事行动药材保障主要是从历次军队参与处置各类重大自然灾害、事故灾难中积累经验、逐步形成的。特别是在汶川地震中，跨区执行救灾任务的部队和卫勤机动分队较多，部队高度分散且交通不便，救灾所用的急救、防疫等药材需求量大，总后勤部卫生部向灾区方向超前、分批前置战略储备药材，依托战备药材地方企业代储机制，实施药品军地联合保障，建立近200个药材供应接口，开设野战兵站药材仓库，对救灾部队和医疗机构实施前伸和空运保障。积极组织军地维修力量，开展救灾部队卫生装备技术保障和零配件供应保障。开设野战血站，启动战储血液，应急采血等形式紧急筹集血液制品，保障血液安全使用。此次抗震救灾药材保障是军队建立战备药材储备制度以来，动用品种数量最多、保障距离最远、保障规模最大的一次非战争军事行动药材保障活动，为今后非战争军事行动尤其是抢险救灾药材保障工作积累了丰富的经验。在后续的玉树、芦山、彝良地震医学救援中，参照汶川地震药材保障的模

式与经验，军队药材保障力量成功地为救灾部队进行了药材保障，并为灾区地方医疗救援机构提供了支援保障。同时，针对不同形式的非战争军事行动卫勤保障需求，形成了非战争军事行动药材保障模块化理论，按照反恐、抢险救灾（地震、抗洪、火灾）、国际维和行动等编制了药材保障模块，根据行动类型实施精准保障。

主要内容　非战争军事行动药材保障的主要内容与战时药材保障相似，主要包括供应和技术保障两大部分。

药材供应内容：①计划。包括申请计划、平衡计划、补给计划和储备计划，在编制计划时，应充分考虑到救灾部队及整个责任区医学救援的整体需求。②筹措。实行统一计划，分级筹供，按级负责的原则。③储备。储备实物与储备部分经费相结合，军队自储与委托地方医药企业代储相结合，战备储备与日常周转储备相结合。④补给。以实物补给为主；采取基数、特殊救灾模块及单品种相结合的补给方式，充分考虑到各类灾害救援及非战争军事行动保障对象的特殊需求，适当补充疾病治疗、卫生防疫等特殊药材模块。⑤运输。依据卫生物资运输计划，安排运力，保证途中安全。

技术保障内容有药库管理、药品检验、医疗设备与卫生装备计量检定及维修、制氧、制液等。

基本要求　①快速响应：充分利用信息技术，合理预测需求，做好药材储备，提高物资装卸和运送的作业能力。②存取有序：重大突发事件对药材需求很大，救援物资也大量地涌入灾区，需求和供给在时间、地点、品量方面的不对称，会对保障构成极大挑战。灾区卫生物资集散地或药材保障中心必须预有准备，避免出现进出混乱，物资定位不准，造成药材积压、丢失和浪费。③运送通畅：突发事件往往造成道路设施破坏，交通不畅，供应迟缓。要使药材供应渠道通畅，首先要提高信息沟通能力，了解需求情况，了解道路设施情况，准确选择运送路线；其次要加强储运能力建设，提高装运载能力，扩展装运方式，合理使用空运方式；最后要利用其他救灾物资的运送工具。④成本可控：非战争军事行动如抢险救灾中首先强调的是满足应急需要，其次才是经济成本，但降低成本是物资管理不可偏废的目标。因此，在整个应急药材保障过程中，始终要有一个节约的思想，并且力求做到成本可控。

（蒯丽萍）

fēizhànzhēng jūnshì xíngdòng xīnlǐ jiùyuán

非战争军事行动心理救援

（mental relief in the military operations other than war）　运用医学心理学的原理和方法，在非战争军事行动中为维护任务部队官兵和受灾群众心理健康而实施的专业救援工作。非战争军事行动心理救援的任务是综合运用心理测量、心理咨询与治疗、心理卫生等技术和方法，研究和评估各种心理影响因素的对人员心理健康的影响；并采取积极的措施，预防和控制心理疾病的发生，提高任务地域人员的心理健康水平，保障非战争军事行动任务的完成。其目的是减轻急性应激反应，保持、促进和恢复部队官兵及受灾群众的心理健康，减少心理疾病的发生和对心理社会功能的后遗影响。

发展史　在唐山地震、98洪涝灾害、大兴安岭森林火灾、煤矿爆炸、包头空难等历次灾难事故中，心理救援人员都有不同程度的参与，但真正大规模、有组织的非战争军事行动心理救援工作始于汶川抗震救灾医学救援。中国人民解放军共派出57支心理救援队、204名心理救援专业人员奔赴四川地震灾区5个责任区。心理救援队采用心理教育、心理评估、团体疏导、个体咨询、放松训练等方式，为灾区群众、救灾部队官兵、志愿者进行心理评估、疏导和干预14.91万人次，向受灾群众和救援官兵发放心理救援手册和各类传单30万份，为官兵提供心理服务，帮助群众重建心灵家园，使每名官兵和受灾群众感受到党和国家的温暖，鼓舞抗震救灾信心（图1）。

工作内容　①进行心理健康

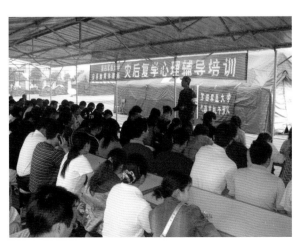

图1　心理救援队员对灾区学校教职员工进行心理辅导培训

（王欣宇供图）

状况普查，了解保障对象的心理特点，制订心理救援措施。②根据心理健康状况普查结果，对保障对象中普遍存在的心理问题，开展针对性的心理健康讲座与集体心理辅导。③对需要进行个别心理辅导的人员开展心理咨询和治疗，解决其心理问题。④培训心理卫生骨干，为后续心理辅导工作培养人才。⑤及时向上级通报心理卫生工作情况，对影响群体人员心理健康的隐患，要早发现、早报告，及时采取措施，以防情况的恶化。

救援体制 非战争军事行动中心理救援的组织体系及相应制度，包括机构设置、职能划分、相互关系等方面的规定。心理救援体制分为部队建制、战役支援和战略支援3级。建制心理救援力量主要由部队建制卫勤力量组成，战役支援心理救援力量主要是战役卫勤抽组的心理救援队，战略支援心理救援力量指全军心理救援专家组。在非战争军事行动卫勤保障中，战役、战略心理救援力量主要是依托平时的心理卫生教学、科研、保障力量抽组建立而成。

心理卫生专家组 根据任务需要，由军委和军兵种后勤保障部卫生局组织成立心理救援专家组。专家组成员在两级心理卫生技术指导组成员中抽组，心理卫生专家组在卫生局直接领导下开展工作。其基本职能是及时掌握任务部队官兵和受害民众心理健康发展动态，组织、指导心理危害评估，为首长和机关提供心理救援决策咨询；提供心理救援工作方案和心理疾病防治的技术方案；制订心理卫生宣教计划，提供心理救援宣传材料；指导、参与心理专业分队和部队心理医学

保障工作。

心理救援队 由军队医学院校、科研院所、疾控中心、医院、疗养院抽组，伴随或支援部队实施心理医学保障或参与灾区民众心理救援。其基本职能是制订心理救援保障方案；开展部队官兵或灾民心理学调查，组织官兵或灾民心理评估；组织心理健康教育训练；开展心理咨询和心理障碍治疗，适时采取群体心理干预措施；指导部队心理卫生工作；对心理伤病员或异常者实施转送；做好心理信息资料的采集和统计分析工作。

部队心理卫生骨干 有计划地开展部队心理健康教育和心理训练；及时发现部队中存在的不良心理现象，报告部队发生的群体心理问题；开展心理障碍治疗和心理咨询工作；对疑似心理疾病及时上送；专人负责心理档案；在军事行动中做好心理动员和心理保障，及时进行心理应激反应处置；配合医疗机构做好心理查体、心理疾病鉴定工作。做好心理信息采集及档案整理工作。

(王欣宇)

fǎnkǒng wéiwěn xíngdòng wèiqín bǎozhàng

反恐维稳行动卫勤保障

（health service support in operations for counter-terrorism and stability maintaining） 军队卫生系统综合运用医学科学技术对执行反恐、维稳任务部队人员和地方民众进行的伤病防治、维护健康的活动。反恐维稳行动是军队的一项重要职责，对于打击恐怖势力，维护国家利益，保证广大人民群众的生命财产安全有着非常重要现实意义和深远的历史意义。反恐维稳行动卫勤保障的组织与实施直接关系到军事任务的

成败，一般需要军、警、民联合行动，甚至国际的协作，必须统一指挥，周密协同。

发展史 20世纪90年代以来，随着世界范围内民族分裂主义活动的猖獗，恐怖势力有所抬头，恐怖主义活动明显上升，并有组织化、暴力化倾向，对世界和平发展构成了现实威胁。据不完全统计，2002年世界各地共发生较大规模恐怖事件179起，造成3500多人伤亡。

对中国而言，当前和今后一个时期，虽然国际、国内安全环境总体保持稳定，但也面临诸多不确定、不稳定、不安全因素，国际恐怖势力、宗教极端势力、民族分裂势力和跨境犯罪组织活动猖獗。1991～2001年，"东突"组织在中国新疆境内制造恐怖暴力事件200起，造成160人死亡，400多人受伤；2008年拉萨发生的"3·14"打砸抢烧事件中，共有18名无辜群众被残害致死，382名群众受伤，242名公安民警、武警官兵在执勤中伤亡；2009年，乌鲁木齐发生了"7·5"打砸抢烧严重暴力犯罪事件，造成197人死亡，1721人受伤，参加维稳行动的武警牺牲1人，受伤31人，中国面临的反恐维稳形势非常严峻。

打击恐怖主义，维护社会稳定不仅是武警部队的中心任务，也是军队的重要责任。中国人民解放军自新中国成立后，就承担着反恐和维稳的重要任务，经历了一些边缘地区的平叛和城市的反特、反破坏等行动，为维护国家领土完整、社会稳定起到重要的作用。近年来的恐怖和暴乱事件，不论政治背景还是方法手段均出现了多样化和复杂化的趋势，反恐维稳行动已经成为中国军队

重要的非战争军事行动之一。反恐维稳卫勤保障既不同于战时卫勤保障，又不同于抢险救灾等自然灾害医学救援，具有受领任务突然、卫勤准备的时间短促，面临的恐怖袭击方式多样、可能遭受核化生袭击，社会情况复杂、地方动员受限，任务与保障对象多样、卫勤保障方法特殊，力量构成多元、需要协同指挥等特点，需要军队卫勤深化反恐维稳卫勤保障研究和训练，扎实做好反恐维稳卫勤准备，不断提升反恐维稳卫勤综合保障能力。

主要内容 反恐维稳卫勤保障工作既要做好部队自身的保障，还要对难民伤病员进行医疗救护；既有特殊环境疾病的防治，也有爆炸伤、烧伤、外伤救治，核、化、生恐怖袭击的医学处置等，保障难度较大，保障内容多样。

合理筹划保障力量 通常由任务战区卫勤统一筹划战区卫勤力量，以战区基地卫勤力量为依托、建制卫勤力量为主、机动卫勤力量为辅，逐级加强一线力量。中、小规模行动，由建制卫勤力量跟随部队实施伴随保障；当出现大量难民涌入我境情况、较大规模群体事件、境外敌对势力武装袭击、邻国武装人员袭扰、大规模暴骚乱事件和跨国恐怖活动时，战略、战役卫勤派出机动卫勤力量，加强到任务部队。

突出伤病员救治与后送 按照分级救治、三军联勤、就近就便的原则组织实施，突出任务地域特殊疾病的防治，突出现场急救和快速、安全后送；视情前伸专科救治力量，尽早实施确定性治疗。特勤伤病员由设有特勤科的联勤医院和军兵种总医院负责收治。在救治俘虏的敌对人员和大量国外难民伤病员时，要遵循

国际人道主义原则，严格执行国家、军队相关政策。

认真做好卫生防疫防护 行动前重点做好任务地域卫生流行病学侦察和预防接种；行动中重点加强饮水、食品卫生管理，加强烈性传染病监测，指导官兵搞好野营卫生和个人卫生；任务结束后，重点是个人卫生整顿和物资装备的检疫消毒工作，同时做好难民的检疫、消毒、隔离和卫生防病工作。任务地区发生重大自然灾害、传染病、疫情等情况时，任务部队卫勤应立即按相关预案组织所属卫生力量开展控制与治疗工作，同时报告上级卫生主管部门。各级卫勤指挥机构应随时监控事态发展情况，及时调整卫生防疫力量，必要时派出专家组进行现场指导。

科学实施药材保障 按现行保障体系，采取动用储备、应急筹措相结合的办法实施保障。根据不同行动区域环境和任务特点，有针对性地扩大药材储备品种和数量，适当加大血液、氧气、防疫药材、军队特需药材、地区季节性药材储备；及时筹措和供应任务部队急需和特需的药材，必要时，可以就近就便在地方应急采购、申请地方动员或组织应急生产。

工作要求 主要包括以下几方面。

建立快速反应机制 组建应急机动卫勤保障部（分）队，针对可能承担的反恐维稳任务，制订好卫勤保障预案，有针对性地储备一定数量的急救器材、药品，加大制式轻型便携式急救装备的配备，加强技术训练和实兵演练，确保一声令下，能够快速出动。

建立联合指挥机构 反恐维稳行动需要军、警、民联合行动，

甚至国际的协作，这就要求在卫勤保障上必须统一计划，周密协同，以一体化指挥对多种反恐维稳力量实施整体保障。联合指挥机构在中央军委的统一领导下，通常以武警部队为主，军队、公安以及地方卫生行政机构有关人员参与，确保指挥的联合高效。

突出卫勤保障重点 尽可能使用空运后送手段组织伤病员后送，注重急性高原病、传染病、冻伤、雪盲等地方疾病的防治，密切关注和监测核、化学、生物恐怖袭击的可能和迹象，做好特需卫生物质的储备。

把握好相关法律、政策 在救治有敌意的人员和难民伤病员时，既要遵循国际人道主义原则，也要严格执行我军相关政策，应按照上级指示与地方政府要求，派出人员指导难民集中点和隔离带设置，将涌入人员收容控制在指定地点，并指导做好难民的检疫、消毒、隔离和卫生防病工作。

（吴 锋）

zāihài jiùyuá wèiqín bǎozhàng

灾害救援卫勤保障 （ health service support in operations for disaster relief） 军队运用医学科学技术与装备对救灾任务部队进行伤病防治、维护健康的活动。军队非战争军事行动卫勤保障重要任务之一。主要包括任务部队在执行抗洪抢险、抗震救灾、抗击雨雪冰冻灾害、扑救森林大火等灾害救援中的卫勤保障。

发展史 历史上有文字记载以来，中国的灾荒就十分常见。《淮南子》云："往古之时，四极废，九州裂；天不兼覆，地不周载。"中国历史上水涝灾害十分严重，《汉书》曰："尧舜有九年之水，汤有七年之旱。"大禹治水的故事正是中华民族抗灾救灾的生

动写照。在过去 2100 年间共发生 1600 多次洪灾，三国时期 10 年一次，北宋时期 2 年一次，元、明、清期间平均一年 2 次。中国还是地震高发区，世界上几次死亡人数超过 20 万的大地震全都发生在中国。其他如干旱、风灾、蝗灾等也十分严重。与此同时，大灾之后往往有大疫。大灾之后大量幸存者无家可归，临时居住地拥挤不堪，卫生条件极差，加上尸体腐烂、蚊虫滋生、水源污染，容易造成痢疾、鼠疫、霍乱、伤寒、疟疾等传染病流行，死亡人数甚至超过原发的灾害。

不断发生的灾害对医学的发展提出挑战，促进了医学的研究和发展，也逐步提高了人类对抗灾害的能力。纵观历史，中国灾害救援医学的历史几乎贯穿了社会发展的各个阶段。新中国成立后，党和政府十分重视灾害的救援工作，在致力于经济建设的同时，投入了巨额资金和众多人力，从事防灾抗灾活动。1989 年根据第 42 届联合国大会第 169 号决议，中国成立了中国国际减灾十年委员会，专门负责组织减灾对策、开展减灾管理、规划等工作。中国卫生部门于 1995 年颁布《灾害事故医疗救援工作管理办法》。2003 年 SARS 疫情暴发后，党中央和国务院认真总结防治非典工作的经验教训，布置了应急管理"一案三制"建设工作，拉开了中国灾害医学救援体系构建的序幕。

军队是国家和地方实施灾害救援的主力军和突击队，自"98 抗洪"之后，军队参与处置的不同性质的突发事件达数万起，军队和武警部队共计出动兵力 60 万人次，各型车辆（机械）63 万台次、飞机和直升机 6500 余架次，组织民兵预备役人员 139 万人次，

参加抗洪、抗震、抗冰雪、抗台风和灭火等救灾行动 130 余次，抢救转移群众 1000 万人次。军队卫勤是参加灾害救援行动的一支重要力量，更是伤病员救治、灾区防病工作的主力军，在应对唐山大地震、98 大洪水、非典疫情、汶川大地震等新中国成立后历次特别重大灾害救援中做出了巨大贡献，对于军队完成灾害救援任务起到了至关重要的作用。

主要内容 重大灾害发生后，人员大量伤亡，灾区生态环境、居住环境和生活秩序遭到严重破坏和影响，军队卫勤既要担负部队卫勤保障任务，也要参加地方医学救援，且随灾情的变化调动频繁，保障任务十分艰巨。主要工作内容有以下方面。

建立有效的组织协调机制 参加地方灾害医学救援行动时，应建立"政府领导、军地协同、充分协商、共同决策"的组织协调机制。在地方政府统一领导下，组织实施医学救援。在卫生工作协同中，应建立军地协调会议制度和专家咨询制度；军地卫生部门要以法律、法规为依据，彼此充分协调与沟通，高效组织灾害救援卫勤保障。

抓好伤病员救治与后送 按照"先抢后救、集中处置、重症优先、维持生命、尽快后送"的原则，快速组织受灾伤病员的现场急救和紧急救治。组织机动医疗后送力量，在伤病员集中、交通便利、卫生设施损毁严重的地区开设野战医院，实施早期治疗和部分专科治疗。有效运用汽车、火车、飞机等运输工具，组织伤病员后送，加强与运输部门、前接后转医疗单位的协调。

科学组织卫生防疫与防护 以实施应急状态下的预防性措施

为主，有针对性地开展健康教育、预防服药和预防接种，选择重点部位进行科学有效的消毒杀虫，实施科学防疫；采取预防和控制措施并举的方式，重点对灾区水质、食品卫生、部队发病情况、流行病学动态和人畜共患病实施持续卫生监督监测，根据灾区防疫工作需要，及时发布监测结果及预警信息；依托军队疫情直报信息系统和突发公共卫生事件应急处置信息系统，按照"划区保障、信息共享"的原则，建立"栅格式"卫生防疫工作体制和合作机制，实现灾区卫生防疫信息共享。

搞好药材供应 灾害救援卫勤保障，军队支援力量的药材补充供应，初期由军队自我保障，后期原则上由地方提供。参加医学救援任务的卫勤保障机构，根据抢险救灾的任务特点，适当加大外伤急救药材、血液、氧气和医疗器械等医疗药材，消杀灭、尸体处理等防疫药材，军用特需药材和"三防"药材的应急筹措与供应由军队负责；在药材供应紧缺时，可向地方申请应急性生产。动用战储药材时，应按有关规定要求报上级批准后使用，任务完成后及时补齐。

加强心理救援工作 完善灾区心理救援组织指挥体系和工作机制，根据不同救灾阶段心理救援工作的重点，统一抽组、派遣、配属心理救援分队，明确救援分队工作模式、技术装备、工作标准和工作流程，制订适应灾害条件下心理救援工作的实施方案，规范心理救援实施方法；重点做好救援人员心理健康教育和心理疏导工作，认真筛查，及时发现心理疾病和精神隐患，对存在中重度心理问题的人员应尽早进行心理干预和治疗，减少创伤后应

激障碍的发生；采取"建立心理档案-专家评估-上级监控"的三级心理卫生服务管理模式，加强心理卫生专业化管理，确保救援人员能接受专业的心理卫生服务。

工作要求 灾害救援卫勤保障是新时期军队卫勤遂行非战争军事行动的重要形式之一，虽然各种灾害救援卫勤保障的侧重点各有不同，但对保障的工作要求却基本一致。

加强卫勤力量功能模块建设 要研究各种灾害救援卫勤保障的特点和规律，建立各卫勤专业模块的构成要素与结构标准，搞好不同类型和样式保障任务医学救援力量的模块化抽组，优化组室功能设置。医疗模块除包括门诊、检伤分类、手术室、化验室等常规单元，还应配备救援所需的妇产科、儿科、心理咨询室等特殊单元；强调功能模块整体投送原则，保证模块内部功能要素、人员与装备同时展开，减少人装分离、分次运输的现象；卫生装备配备突出通用性和组合性，提高装备的机动性，减少对运载工具、保障条件的依赖。

重视培养人员综合救治技能 灾害救援医疗救治工作内容广泛，包括在灾害现场对伤病员的搜索、分类、救治、危重伤病员的运输、野战医院的建立和运作等。往往需要跨学科、跨专业的人员组合，更多的是一专多能的医疗队员。医疗救援队员需要掌握多种救援常识，包括搜索、营救、心理疏导的知识与技能。掌握现场急救技术，包括通气、止血、包扎、固定、搬运、心肺复苏，以及检伤分类技术等。同时还要将内科、外科、传染病预防控制和心理疏导等技能综合运用，多专科人员联合救治，才能适应

医疗救援的要求。

注重增强卫勤力量机动性能 灾害发生后，伤病员发生数量巨大，仅靠事发地域的医疗救援力量难以满足伤病员救治需求，迫切需要大量医疗救援力量驰援。参加先期或第一批救援任务的医疗分队必须具备快速收拢、快速机动、长途行军与输送的能力。要能够克服各种复杂气象、道路破坏、交通受阻、食宿不便的困难，力求在第一时间到达救援地域，对医疗救援力量的机动性要求很高。

注意提高卫勤力量的环境适应能力 灾害发生后，灾区各项条件很差，卫勤保障工作往往利用帐篷、民房或草棚展开，井水、河水可能成为医疗和生活用水的主要来源，缺乏降温、取暖、炊事条件，照明需要自行发电或用其他简易方法解决，精良的医疗设备因客观条件无法应用。卫勤力量必须适应各种特殊的医疗救援环境，适应在恶劣条件下实施医疗救援，必须具备摆脱先进医疗仪器，利用简易设备开展工作的能力，而且还需要具备良好的身体素质、自我保障、自我生存的独立展开工作的能力。

（吴 锋）

wéihù quányì xíngdòng wèiqín bǎozhàng

维护权益行动卫勤保障

（health service support in operations for safeguarding rights and interests） 运用医学技术对执行维护权益任务部队人员进行伤病防治、维护健康的活动。维护权益行动主要是指军队遂行维护国家海洋权益和海上战略通道安全军事行动，其任务地域多在海上，卫生资源相对匮乏，补给困难，军队卫勤既要做好部队自身的保

障，也要对控制区内的地方或难民伤病员进行医疗救治，同时还要做好自身的安全防卫工作，卫勤保障任务繁重。

近30年来，中国军队认真贯彻军委新时期军事战略方针，圆满完成了海上军事训练、战备执勤、重大演习和海上救灾、护渔护航等任务。2008年中国军队开始实施索马里、亚丁湾护航行动，预置了应召支持、慑制海盗和解决船舶3种基本行动方式和卫勤保障方案，进一步拓展了军队维护权益行动的使命任务。维护权益行动卫勤保障具有人员少、任务重、时间长、补给难等特点，军队卫勤必须要根据任务特点，周密筹划和实施卫勤保障。

主要内容 维护权益行动卫勤保障具有人员少、任务重、时间长、补给难等特点，军队卫勤必须要根据任务特点，周密筹划和实施卫勤保障。

以海军建制卫勤为基本力量，抽组的海上机动卫勤力量为骨干，岸基卫勤力量为依托。加强任务舰艇（编队）救护所卫生力量，并以海军制式卫生船舶和救护直升机为主，配属任务舰艇编队实施伴随保障；必要时动员部分民船加改装成医院船、卫生运输船或救护艇，抽组配属相应医疗队。岸基卫勤保障建立海军部队医疗救治机构—联勤系统医院的医疗救护与后送体系并向内陆延伸，形成岸海衔接的医疗后送体系。

以海军建制力量为骨干，联勤、地方卫生力量为补充，充分利用专用后送工具和返程舰船，实施及时、高效、不间断的医疗救治与后送。舰艇军医加强门诊和巡诊，发生伤员时，按战救部署进行战位救护和救护所救护。发生外科急症时，尽量采取保守

治疗，严密观察病情，快速后送。出现大批落水伤员，本舰艇处置困难时，及时报告舰首长，请求海上支援或将伤病员转送至卫生船舶或就近港口、基地医疗机构。远海行动卫勤保障主要采取单舰和编队自我保障为主，卫生船舶和救护直升机伴随保障为辅，紧急情况通过外交渠道后送至友好国家进行治疗。

行动前重点做好任务地域卫生流行病学侦察和预防接种；行动中重点加强饮水、食品卫生管理，加强烈性传染病监测，指导官兵搞好野营卫生和个人卫生；任务结束后，重点是个人卫生整顿和物资装备的检疫消毒工作，同时做好难民的检疫、消毒、隔离和卫生防病工作。任务地区发生重大自然灾害、传染病、疫情等情况时，任务部队卫勤应立即按相关预案组织所属卫生力量开展控制与治疗工作，同时报告上级卫生主管部门。各级卫勤指挥机构应随时监控事态发展情况，及时调整卫生防疫力量，必要时派出专家组进行现场指导。

按现行保障体系，采取动用储备、应急筹措相结合的办法实施保障。根据不同行动区域环境和任务特点，有针对性地扩大药材储备品种和数量，适当加大血液、氧气、防疫药材、军队特需药材、地区季节性药材储备；及时筹措和供应任务部队急需和特需的药材，必要时，可就近即便在地方应急采购、申请地方动员或组织应急生产。海上由综合补给舰船、卫生船舶或其他返程舰船在岸基补充后前送保障。

工作要求 ①卫勤指挥机构必须与作战体制相一致，海上指挥所内应设卫勤指挥组，作战舰艇与补给保障舰艇或医院船之间保持形成快速有效的卫勤指挥通联。海上环境特殊，卫勤保障主要立足于单舰船为主。在执行远航任务时应为单舰临时增配医护人员，海上编队人员多时，应派医院船实施伴随保障，对应的联勤所属有特勤科的医院派出精干力量上船。②维护权益行动样式多样，任务地域广阔，遂行作战任务的部队可能是单舰，也可能是混合编队，执行任务的时间为数天乃至数月不等。因此，军队卫勤要以任务需求为牵引，研究、适应不同任务特点，建立模块化技术力量和装备，以适应单舰时的独立保障和编队时的区域保障要求。③维护权益行动往往行动突然，行动前几乎没有卫勤准备时间，而且各类事件的处置均有不同的特点与要求，保障对象也各不相同。军队卫勤必须要主动应对各种复杂的事件，必须在已制订的各类行动保障预案的基础上，有针对性地细化保障方案和计划，以备不时之需。④维护权益行动的样式决定用兵的手段和保障样式。护航行动多以威慑为主，保障对象既有官兵，又有被护航船员；海上维权则在一定的条件下可能演变成局部的武装冲突，保障对象主要是体系内的官兵，保障方式与战时卫勤保障相同。这就要求军队卫勤要将卫勤准备与军事行动同步实施，同时做好战争与非战争军事行动卫勤保障的各项准备工作。

(吴　峰)

biānjìng fēng-kòng xíngdòng wèiqín bǎozhàng

边境封控行动卫勤保障

(health service support in operations for border blockade and control) 运用医学技术对执行边境封控任务部队人员进行伤病防治、维护健康以及对入境难民和异国军人伤病员实施救治的活动。边境封控行动是在非常情况下达成边防稳固，实现边疆社会稳定和国家安全等战略性目的的基本措施之一。军队卫勤是实施边境封控的重要保障力量，在历次边境封控行动中发挥了重要作用。在2008年防控达赖集团组织的境外人员闯关滋事的封控行动和2009年新疆维吾尔自治区对盘踞在边境地区的武装恐怖分裂分子训练营地进行清剿的边境封控行动中，根据封控行动的规模，在以地方为主的一级或多级组织指挥机构中均设立了军队卫勤保障组、卫勤席位，负责组织和协调军队卫勤力量对参战军地人员实施医疗救治与后送、卫生防疫防护、药材筹措供应保障。

主要内容 边境封控行动具有突发性和不可预测性，持续时间往往较长，且行动主要区域在高原、寒区、戈壁等周边地区，一般环境条件恶劣，多数地区的疫情较多，卫勤保障工作的难度很大。

边境封控行动卫勤保障形态主要表现为单向与多向保障、逐次与同时保障、点保障与面保障同时存在。卫勤力量的部署也要适应这一特点，形成战役与战术相配套、陆上与空中相衔接、基地与机动相结合的卫勤部署。战术后方以建制卫勤力量为主，连同加强配属的救治力量随部队部署封控一线，实施伴随保障。营以下部队卫勤力量前伸封控现场，实施伤病员的现场急救与治疗、快速检伤与分类和伤病员转送。在战役后方部署野战医院、医疗所，在靠近任务部队的区域实施定点保障，主要实施急救手术、抗休克、专科手术等救治工作。

要针对客观情况和现实需要，采取专家支援、远程会诊等手段，以确保危重伤病员的救治。

结合边境封控行动环境与卫勤力量部署实际，应尽量缩短医疗后送过程，减少阶梯层次，加快后送速度，提高救治和康复质量。根据后送道路、距离等情况，医疗救治与后送体制也可分为"两区三级"或"两区两级"设置。"两区"即战术区和战役后方区；"三级"即营、连现场救治为一级；师、旅救护所或野战医疗队早期治疗为一级，后方医疗机构确定性治疗为一级；"两级"即减少早期治疗一级。伤病员后送以逐级前接，有条件实施越级后送。充分利用公路、铁路和空运后送。对于交通不便封控点发生的危重伤病员，可使用救护直升机搜寻、现场急救和空运后送。有条件时，还可采用具有重症监护、途中救治能力，能够实施中、长距离空运后送的空中医院运送伤病员。

认真组织卫生流行病学侦察，查清任务地区传染病、地方病、自然疫源性疾病的分布及其影响健康的危险因素，水源种类，水质状况，气候、医学昆虫、有害动植物情况等情况，拟定好卫生防疫防护保障计划。根据不同边境特点和封控任务，有组织、有计划、分阶段、按步骤地进行卫生知识健康教育，重点开展行动地区传染病、地方病、自然疫源性疾病预防知识的宣传教育，提高官兵疾病预防和健康自我保护意识。加强疫情监测和卫生检疫，划分疫情监测区，建立传染病预警体系，对入境难民或其他人员、物资、交通工具实施卫生检疫与消毒。指导部队搞好封控区域卫生整顿，落实消毒、杀虫、灭鼠

制度，加强环境卫生管理，严密实施饮食饮水卫生监督检查。

实施难民医学救援具有政治敏锐性强、各种疫源种类多和医患沟通难等特点。一是依法救援，各级医疗卫生机构要学习相关国际、国内、军队有关法规文件，遵照国家有关民族、宗教政策，对难民实施医疗救援，并依法规范诊疗行为。二是依令救援，边境封控行动过程中，对难民实施卫生救援要严格坚持请示报告制度，对发生的传染病、地方病、动物病、自然疫源性疾病应建立"零"报告制度，对难民医学救援通过请示汇报，依据指挥部的授权，及时开展救援工作，并按上级规定，将有关救援情况及时通报给邻国和联合国难民署。三是合力救援，边境封控行动过程中的难民卫生救援，必须是军队、武警、地方、兵团卫勤力量的整体联动。

工作要求　边境封控行动介于作战和常规工作之间，卫勤保障有其特殊要求。

军警民联合　边境封控行动中，既有一线边防部队、武装警察边防部队、边防民兵、建设兵团边境团场和部分担负空防任务的空军部队，也有担负边境防卫作战任务的部队，保障对象多元，保障力量多元，卫勤必须重视加强军警民联合保障的组织指挥，建立较高层次的联合指挥机构，统一筹划卫勤保障工作，统一使用卫勤保障力量，统一实施卫勤保障及防卫行动，统一结算经费物资，以各种保障力量的整体合力，协调一致地保障整体军事行动的胜利。

卫勤综合保障　边境地区点多、线长、面广、间隙大，部队实施边境封控的样式多样。卫勤

必须要根据任务部队担负的任务类型、执行的战备等级、所处的环境条件等因素，合理组织、整体优化和灵活运用各类卫勤力量，采取多种保障方式，发挥最大的综合保障效能。

卫勤持续保障　任务地区由于各种因素错综复杂，事态发展难以准确预测，要求边境封控行动要有长期准备。因此，卫勤保障要服从和服务于长期封控、长期战备的需要，牢固树立长期保障、持续保障的思想，积极组织好卫勤保障力量的轮战、轮休，卫生物资的筹措储备和及时供应，确保为任务部队提供持续有效的卫勤保障。

加强卫勤自身防卫　边境地区社会环境复杂，少数民族聚集，宗教势力大，加之境外分裂势力乘机造势和煽动，一些不法分子和恐怖分子极有可能对我救护所、医疗后送伤病员实施袭扰和破坏。为此，各级救治机构要落实防卫编组，划分警戒、疏散地域，构筑必要的防卫工事，对敌特和民族分裂分子可能渗透、袭击和破坏做好有针对性防护，增强自身防卫能力。

（吴　峰）

chǔzhì hé yǔ fúshè tūfā shìjiàn wèiqín bǎozhàng

处置核与辐射突发事件卫勤保障（health service support in disposition of nuclear and radiation emergency）

运用核防护医学的理论和技术，预防与救治核与辐射损伤的活动。卫生防护的组成部分。处置核与辐射突发事件是非战争军事行动的重要任务之一。核事故、放射事故、核或放射恐怖袭击事件一旦发生，往往危害人数多，波及面广，除了直接造成人员伤亡外，还会引起

人们严重的心理恐慌和社会秩序混乱。为了有效地应对并及时控制核和放射事故及核恐怖袭击事件，防止事态扩散，减轻事件后果，必须做好核与辐射突发事件的应急救援工作。军队是处置此类非战争军事任务的重要力量。

发展史 从 20 世纪 50 年代开始，人类在军事、工业、医学等领域广泛使用核能，在这 60 多年的发展过程中，人类在充分利用核能的同时，也遭受到了核与辐射突发事件带来的巨大伤害。

1950~1951 年，苏联南乌拉尔地区军用核设施事故引起泰恰（Techa）河流污染，波及沿岸 38 个村镇，29000 名居民。1979 年，美国三哩岛核电站由于一系列人为操作失误和机械故障出现堆芯熔化的重大核事故，虽然后果并不是特别严重，既没有造成人员死亡，也没有出现大规模的放射性泄漏，但却是人类核电历史上发生的第一次核事故，各国媒体大肆报道，引发了民众对核能的恐慌，也激发了西方反核潮流。1986 年，苏联发生的切尔诺贝利核事故，是核电历史上最为严重的一次核事故，也是人类历史上最为严重的一次工业事故，这一事故释放出来的放射性物质相当于广岛原子弹的 400 倍，直接受辐射尘污染的面积达 20 万平方千米，约有 35 万居民被迫迁出受辐射污染的家园，200 多人因为受到高剂量辐射送往医院急救，其中 134 人患上了急性放射性综合征，有 28 人因此而死亡。在事故发生后 4 年，参加第一线抢险的 60 万军民中，大约有 5000 多人因为种种原因去世。2011 年，日本福岛核电站因地震导致厂房内的放射性物质泄漏到了环境中，造成了放射性泄漏事故，周边 15 万居民被迫撤退，大量核污染水流入大海，后续影响到目前仍然没有完全消除。

在中国，虽然没有发生大的核事故，但核技术利用的各个行业都发生过辐射事故。据有关部门统计，1954~1994 年的 41 年间，中国共发生辐射事故 1281 起，受照人数为 3393 人，平均每年发生事故 31.2 起，近 83 人受照。1949~2007 年底，在核与辐射技术应用中，由于放射源丢失和运行中失控，加速器装置等的辐射源失控事故导致急性放射病 43 人，其中 10 人死亡，4 人截肢，16 人皮肤烧伤，3 人植皮；在医学应用中，医源性照射导致急性反射病 45 人，其中 15 人死亡，2 人截肢，19 人皮肤烧伤，3 人植皮。特别是 1985 年，某医院放射科医师在使用电子束治疗时，违章操作，致使 24 名患者受到高能量、超剂量的照射，造成直接或加速 13 名患者死亡。核与辐射突发事件医学救援已经成为世界各有核国家最为关注的问题之一。

在国家核武器和核工业发展过程以及放射性核素在工、农、军、医、学、研等领域的应用过程中，中国军队卫勤的队伍建设和放射损伤防治技术经历了从无到有并逐渐完善和壮大的过程。从 20 世纪 60 年代至今，以军队卫勤为主的放射损伤救治力量借鉴发达国家成功经验，结合军队在放射损伤医学防护领域取得的一系列进展，在中国为数不多的各类突发放射事故伤员的医学救治和卫勤保障实践中发挥了重大作用。

主要内容 包括以下方面的内容。

开展部队核与辐射医学防护知识普及教育和基本技能训练。协同防化部门开展部队核与辐射防护知识普及教育，重点开展核与辐射损伤的医学防护知识教育和自救互救技能训练。主要内容包括核与辐射突发事件对人员的杀伤因素、个人防护措施及方法、抗核防护药物的使用时机、方法以及注意事项，核与辐射损伤的症状、急救和基本治疗方法，在核与辐射条件下的官兵自救互救技能训练，部队核与辐射防护应该准备的特需药材数量、品种等情况。

对核与辐射突发事件及其引发次生灾害进行监测、侦（调）查、检验与判定，根据情况提出预警建议。建立严密的核与辐射观（监）测报知网，实施不间断的观测，可及时发现并迅速向部队报知核与辐射突发事件的征候和情况，为判断、估算核与辐射损伤情况提供依据。核与辐射突发事件的监测预警一般以防化兵部队为主体，与军兵种观察监测力量以及卫勤专业力量共同完成。

对核与辐射损伤伤员实施抢救、洗消、诊治与后送。发生核与辐射突发事件时，在确保自身防护安全情况下，按照指定区域协同防化兵部队实施现场伤员营救；对核伤员实施洗消和检伤分类；开展核伤员的救治与后送（图 1），开展心理应激伤员的防治工作。

实施核与辐射损伤防治药品器材、卫生装备的筹措与供应。制订药品器材和装备的筹措与供应计划；组织协调军用特需药品的生产和普通药材的市场筹措；监控药品器材消耗情况，及时调剂补充药材库存；受理药材特别是军用特需药材申请，及时配送与供应。

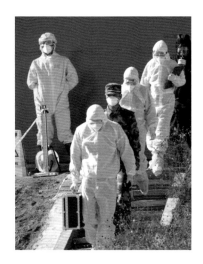

图1 演习中，把疑似受到辐射的战士送往医院
（吴锋供图）

协同开展群众性防护工作。开展群众性宣传教育和心理疏导，普及核与辐射医学防护知识；指导群众性自防、自侦、自消及自救等活动；协助相关部门对受害或可能受害群众进行防护和救治。

基本要求 主要包括以下方面的要求。

预防为主，常备不懈 核与辐射突发事件常常具有突然性和不确定性，要求军队卫勤要增强危机意识，及时把握各个方面的核与辐射威胁及其发展变化情况；要提高防范意识，将医学防护的工作重心前移，放在核与辐射突发事件的应急准备上来，放在核与辐射突发事件的迹象、征兆发现、监测预警上来；始终保持高度警惕，扎实做好核与辐射突发事件卫勤保障的组织准备、预案准备、技术准备和药材准备，未雨绸缪，常备不懈。

分区处置，分级防护 核与辐射突发事件现场的医学处置，必须根据核与辐射损伤因素的危害程度、现场周边环境、气象条件以及部队伤员的分布情况，对救援保障区域进行危险程度区分和救援区域划分。同时，针对不同的划区设置，卫生人员在进入不同污染程度的区域时，必须按照区域防护等级要求，采取相应的防护措施，实行分区处置、分级防护。

把握程序，注重时效 卫生人员必须遵循核损伤伤员的救治规律，先防护，后抢救；先撤离，后救治；先重伤，后轻伤；先洗消，后治疗等基本原则。发生核与辐射突发事件后，卫勤力量要力求第一时间到达现场，第一时间采取急救措施，最大限度地减少乃至避免人员死亡。

专科为主，有限后送 核与辐射突发事件的卫勤保障是一项专业性很强的工作，必须依靠专业人员和专业技术来完成。核损伤伤员现场抢救需要专业人员指导，伤员救治主要依靠尽快赶到上级指定的专科救治机构组织实施。为控制危害扩散，核沾染伤病员均应在就近专科医院安排救治，尽量减少长距离后送。

群专结合，强化管理 群体性防护是部队整体防护的基础，必须充分重视部队群体性防护工作，使每一名军队成员都具备相对独立的自我防护能力。将群体防护和专业防护相结合，不断加强专业防护机构对部队、基层的教育指导，共同开展核与辐射突发事件的迹象监测、自救互救、污染消除和分区管理，严格贯彻执行核与辐射突发事件现场分区管理和不同人员分类管理制度。

（吴　锋）

chǔzhì huàxué tūfā shìjiàn wèiqín bǎozhàng

处置化学突发事件卫勤保障

（health service support in disposition of chemical emergency）
军队卫勤机构为处置化学突发事件而组织开展的医疗救护、卫生防护和药材保障等活动。军队非战争军事行动卫勤保障的重要内容，对于减少事故地域人员化学伤害、维护健康具有重要意义。基本任务是实施化学毒剂（物）损伤伤员的救治和健康危害因素的控制。

化学突发事件应急处置力量，由军队疾病预防控制机构、医院、部队卫生机构及其他专业救援力量组成，在军队首长指挥和卫生应急办公室组织协调下开展工作。保障的主要环节有监测预警、应急响应、应急处置、善后处理。最重要的工作是现场应急处置：①迅速给染毒人员佩戴防毒面具，并予以疏散。②实施现场侦检与化学毒剂（物）鉴定。③进行污染区划定和危害评估。④控制染毒区与消除污染。⑤染毒人员处置，包括伤员鉴别分类、对中毒者进行早期诊断、展开现场救治、实施洗消、后送等。

卫勤保障的原则与要求：①统一指挥，密切协同。在军队处置突发事件指挥系统的统一指挥下，相关部门和机构密切协同，共同参与现场调查和情况处置。②预有准备，快速反应。坚持预防为主，增强危机意识，做好技术与物资准备，提高化学事件侦察、检验、调查判断和救治能力；建立良好的常态与应急状态转换机制，形成迅速反应及处置能力。③就地就近，避免扩散。处置化学突发事件时，就地就近使用医学处置力量，就地尽早救治伤员和进行伤员洗消，尽量避免染毒伤员在未洗消前转移后送。④系统防护，综合控制。针对化学毒剂（物）种类、来源、途径和危害方式，采取综合措施，最大限度地防范、控制和消除化学危害；

加强宣传教育，做好防护指导和心理疏导。

(张传本)

Liánhéguó wéihé xíngdòng wèiqín bǎozhàng

联合国维和行动卫勤保障

（health service support for United Nations peacekeeping operations） 军队卫生系统运用医学资源和技术对联合国维和部队及民事警察、文职人员和受伤民众实施伤病防治的活动。根据联合国有关规定，其主要任务是通过对任务区内医疗保健工作进行规划、协调、实施、检测和专业监督，确保联合国维持和平人员的健康。联合国维和行动卫勤保障对象主要包括军事分遣队人员、军事观察员、民事警察、联合国国际职员、联合国当地签约人员，也可为部分当地民众提供紧急医疗救护。资源允许和伤病情需要时，为日内瓦公约涉及的所有人员提供卫勤保障。

发展史 1956 年 11 月，为监督埃及和以色列的停战，联合国首次派出 36 名军事观察员抵达中东地区，执行了第一次维和任务，维和人员的卫勤保障主要靠军事人员自身和当地的医疗机构实施。20 世纪 60 年代，联合国开始派出专门的维和医疗队实施卫勤保障。到 2009 年，联合国已经组织了 60 多项维和行动的卫勤保障，有 50 多个联合国所属诊所，130 多个部队派遣国诊所，20 多所派出国的医院执行卫勤保障任务，每年诊治伤病员 65 万～70 万人次。中国人民解放军于 2003 年 4 月首次向刚果（金）派出联合国二级维和医疗队，至 2016 年，已向刚果（金）、利比里亚、苏丹和黎巴嫩等维和任务区派出了数十批维和医疗队。

组织管理 联合国维和行动卫勤保障组织管理机构：①医疗服务司，隶属于联合国总部秘书处的行政与管理部，负责制定和颁发与联合国维和任务相关的卫勤保障政策法规。②卫勤保障处（股），隶属于联合国总部秘书处的维和行动部，主要负责对联合国各项维和行动的卫勤保障进行计划、协调和监督等。③任务区卫勤保障处，直接隶属于任务区行政负责人或军事指挥官，负责组织落实、协调、监督任务区的卫勤保障活动。

主要工作 联合国维和行动卫勤保障通常分级实施。①基础级卫勤保障：由维和人员或受过训练的卫生员或护士承担，主要进行伤病的急救和预防工作。②一级卫勤保障：医师参加第一级别卫勤保障，主要负责一线初级医疗保健、急症复苏、稳定伤情，以及将危重伤员后送到任务区内上一级医疗机构（图 1）。③二级卫勤保障：具备一定的外科治疗能力，任务是提供第二线医疗救治，进行急症复苏，开展保全肢体、挽救生命和稳定伤病情的外科手术，提供基本牙科保健，留治一周能治愈的伤病员，将危重伤病员向上一级医疗机构后送。④三级卫勤保障：联合国派遣医疗机构提供的最高一级保障，除一、二级医疗机构的救治范围外，增加到专科治疗范围，以及全面的诊疗服务，留治一个月能治愈的伤病员。三级卫勤保障机构很少在任务区部署，通常该级保障由与联合国签约的任务区内或邻近国家的民间或军队医院提供。⑤四级卫勤保障：提供在任务区不开展和无法提供的确定性医疗保健和专科治疗，包括专科手术、重建、修复和康复。联合国不在任务区部署此类医疗机构，而是联系驻地国、邻国或派遣国的医疗机构提供此类卫勤保障，联合国负责将伤病员后送到此类机构，并对其保障提供经费补偿。

基本要求 维和行动的政治复杂性和动态性，使卫勤保障对象复杂，保障的突发性、应急性强。任务区域内的地理、人口、文化、语言的多样性，使得卫勤保障要适应不同文化、语言人员的需要；特殊的流行病和疾病谱，对卫生人员救护技术和自我防护要求高。多国参与，各自的训练、工作程序、装备和供给标准的差异性，要求卫勤保障具备较强的协调性和适应性。因此，在具体开展卫勤保障过程中，应遵循：①有关伤病员治疗的日内瓦公约及附加议定书、战争法中医疗机构及其人员保护与待遇的相关条款。②一视同仁地为日内瓦公约

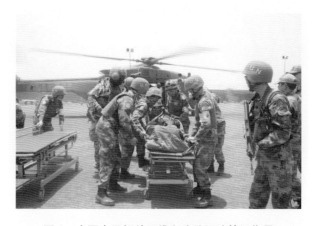

图 1 中国人民解放军维和分队迅速转运伤员
（赵子权供图）

涉及的所有人员提供卫勤保障。③为联合国人员提供的卫勤保障必须达到所有会员国均能接受的标准，并且与平时医疗保健的标准基本相同。④要为卫勤保障体系内的任何伤病员提供及时、恰当和持续的卫勤保障。

（彭　博　郭树森）

Liánhéguó wéihé xíngdòng yījí wèiqín bǎozhàng

联合国维和行动一级卫勤保障（first level health service support for United Nations peacekeeping operations）

联合国派遣的维和医疗队提供的一线初级卫勤保障。主要任务是负责提供医疗保健、急症复苏、稳定病情，并将危重伤员后送到任务区内上一级医疗机构。实施一级卫勤保障的医疗机构由复苏/稳定组、治疗组、观察和收容组等组成，包括 2 名医师、6 名卫生员/护士、3 名保障人员；可分成 2 个先遣医疗组，每组 1 名医生，2~3 名卫生员/护士。需配备可供 60 天使用的医疗物资和耗材。

一级卫勤保障的主要内容：救治范围包括一般疾病的治疗、高级生命支持、外伤处置、简单手术、伤员后送、预防治疗。①为 700 人以上的维和部队提供卫勤保障，至少每天诊治 20 名伤员。②为尚未进行体检的维和人员进行全面检查，安排必要的相关调查。③在局麻条件下进行简单外科手术，如清创缝合、脓肿切开。④进行紧急抢救，如保持气道通畅和人工呼吸、止血、抗休克。⑤伤员分类、稳定和后送危重伤员。⑥收容观察和治疗2 天可以归队的伤员，最多 5 名。⑦实施免疫接种和任务区要求的其他疾病预防措施。⑧进行基本的野外诊断和化验检测。⑨分成

独立先遣医疗组保持同时在两处进行卫勤保障的能力。⑩监督保障人员和分遣队预防医学措施执行情况。

（彭　博）

Liánhéguó wéihé xíngdòng èrjí wèiqín bǎozhàng

联合国维和行动二级卫勤保障（secondary level health service support for United Nations peacekeeping operations）

由联合国派遣的医疗队提供的具备外科治疗能力和相应设施装备的二线卫勤保障。主要任务是提供医疗救治、急症复苏和稳定、保全肢体和挽救生命的外科手术措施、基本牙科保健及危重伤员向后一级的后送。主要组室包括队部、门诊服务组、外科组、牙科组、先遣医疗组、病房/重症监护、勤务保障组，配备外科、麻醉、内科、牙科、重症监护、药剂、放射、检验等专业医护人员和后勤保障人员约 35 名。配备可供 60 天使用的充足的医疗物资和耗材。

二级卫勤保障范围包括常见病治疗、伤员分类后送、高级生命支持和重症监护、麻醉情况下保全生命和肢体手术、基本牙科治疗、基本检验检测、基本放射学诊断、卫生学控制和预防。①为 1000 人的维和部队提供卫勤保障，每天诊治 40 名伤病员。②对维和人员进行首次和必需的常规检查，包括任何必需的调查。③实施保全肢体和挽救生命的手术，如剖腹术、阑尾切除术、胸腔穿刺术、窗口开放术和清创、骨折固定和截除，要求具备每天实施 3~4 台大手术的能力（全麻情况下）。④完成急症复苏，如通气术、维持呼吸、血液循环和高级生命支持，止血和其他挽救肢体和生命的紧急措施。⑤伤员分

类、稳定和后送危重伤员到后一级医疗分队。⑥收容 20 名 7 天内可归队的伤员，住院治疗和护理，并为 1~2 名患者提供重症监护。⑦每天最多完成 10 例 X 线检查。⑧每天最多 10 例牙科治疗，包括镇痛、拔牙、补牙和感染控制。⑨实施免疫接种和任务要求的其他疾病预防措施。⑩每天进行最多 20 例的化验室检验检测，包括血常规，血生化和尿常规。此外，组成和派遣至少 2 个先遣医疗组（由 1 名军医和 2 名医技人员组成），给辅助保障地域提供医疗保健或给地面、空中后送提供卫勤保障。

（彭　博）

Liánhéguó wéihé xíngdòng sānjí wèiqín bǎozhàng

联合国维和行动三级卫勤保障（third level health service support for United Nations peacekeeping operations）

由联合国派遣的医疗队提供的最高一级卫勤保障。包括联合国维和行动一、二级卫勤保障内容，增加了专科治疗和手术范围，以及全面的诊断服务。三级医疗机构通常从任务区内或邻近国家现有的地方或军队医院中获得，配备 16 名医生、50 名护士、其他医务人员 10 名，后勤保障人员 14 名，约 90 人。

三级卫勤保障范围包括专科咨询服务、多领域外科治疗、术后和重症监护、全部医学检验检测、放射性诊断，超声和 CT 扫描设备检查、口腔 X 线检查。①为 5000 人的维和部队提供基本的卫勤保障，每日可救治 60 人。②提供专科医疗咨询服务，特别是在内科、传染病、热带医学、皮肤病、心理疾病和妇科等领域。③每天在全麻条件下完成 10 例大型普外或矫形外科手术。④提供

专科医生手术，如神经外科、心胸外科、创伤外科、泌尿外科、烧伤等。⑤完成紧急复苏，如维持气道通畅、呼吸和循环、高级生命支持。⑥收容 50 名留治 30 天的伤员，可对其中 4 名实施重症监护。⑦每天 20 例基本放射诊断，也可用超声和 CT 进行辅助诊断。⑧每天 10~20 例牙科治疗，包括镇痛、拔牙、补牙和感染控制，以及小型口腔手术。⑨实施免疫接种及任务区或附近区域的疾病预防措施。⑩每天 40 例实验室检验检测。⑪组成和派遣至少 2 个独立先遣医疗组（由 1 名军医和 2 名医技人员组成），给辅助保障地域提供医疗保健或给地面、直升机和飞机空运后送提供卫勤保障。⑫携带可维持 60 天的医疗供给和耗材，并能在需要时有限补充一、二级医疗分队。

（彭 博）

Liánhéguó wéihé xíngdòng sìjí wèiqín bǎozhàng

联合国维和行动四级卫勤保障 （fourth level health service support for United Nations peacekeeping operations）

由联合国指定的为维和行动部队提供在任务区不开展和无法提供的确定的医疗保健和专科治疗，包括专科手术和治疗、重建、修复和康复。治疗高度专业化且花费很高，并且持续时间较长，在任务区中一般部署较少，主要从驻地国、邻国或派遣国寻求。联合国可组织伤病员后送到此类机构。基于成本、补偿和抚恤金等方面的考虑，联合国会持续跟踪患者的治疗过程，以及病情的进展。

四级卫勤保障范围：①任务区距离本土太远，而患者又急需专科治疗。②患者仅需短期专科治疗，有望 30 天归队。③开展派遣国无力提供的适当的、确定性治疗（不包括维和部队人员派遣到任务区前被确认患有慢性病或已因此接受治疗的情况）。④联合国收到某国志愿提供医疗的表示后，需要有一份与该国签署的合同或援助书，并拨给适当经费。

（彭 博）

Liánhéguó wéihé xíngdòng xiānqiǎn yīliáozǔ

联合国维和行动先遣医疗组 （first medical group for United Nations peacekeeping operation）

除联合国维和行动四级卫勤保障体系外，为了适应维和行动中卫勤保障任务的多样性而组建的卫勤保障机构。先遣医疗组是个小而机动性极强的医疗单元，由 3 个人组成，可提供短期野外卫勤保障。一般由任务区内已有的医疗分队抽组人员、装备和供给物资形成，也可作为独立的实体由派遣国直接组建或部署执行独立任务。先遣医疗组的保障来源于为其提供保障的医疗分队。

先遣医疗组的主要任务：①在医疗站内为 100~150 人的独立军事分遣队提供初级卫生保健和急症救治。②为无法尽快接近联合国医疗设施区域的短期野外行动提供第一线卫勤保障。③在陆地和空运后送伤员时，针对重症和不稳定的伤员，或当后送距离遥远预计会有延迟的情况下，提供连续的卫勤保障。其中包括后送到任务区外的其他国家或医疗遣返。④为搜救任务提供医疗保障。

（彭 博）

guójì liánhé jūnshì yǎnxí wèiqín bǎozhàng

国际联合军事演习卫勤保障 （international joint military exercises for health service support）

军队卫生系统综合运用医学科学技术和卫生资源，对两个以上国家军队共同组织军事演习的参演人员进行防病治病、维护健康的活动。简称联合军演卫勤保障。按演习任务分为军种作战联合军演卫勤保障、非战争军事行动联合军演卫勤保障；按参演部队来源分为双边联合演习卫勤保障、多边联合演习卫勤保障。

发展史 联合军事演习是世界主要国家军队进行训练的重要手段。20 世纪 60 年代以来，世界各地举行了数千次联合军演，有些已经系列化，成为具有固定频度的例行性联合军演。随着国际形势发展变化，联合军演的规模和次数呈上升趋势，同时演习内容扩展到联合反恐、维和、人道主义救援和灾害救援等新领域。美国的联合军演卫勤保障规模大、数量多、合作对象广、样式复杂，有其相适应的保障体制和较强的保障能力。英军与美军的联合演习中，虽然军事行动受美军统一指挥，但卫勤保障一般由本国独自实施，各次演习中，英军非常重视对士兵进行全方位防护，提供强有力的卫勤保障。俄罗斯军队在联合军演卫勤保障过程中，医疗后送体制健全，药材按级保障，同时注重时效救治，有效降低了伤病发生率，提高了伤员的归队率。2002 年以来，中国人民解放军与外国军队开展多层次、多领域、多军兵种的双边多边联演联训，截至 2019 年，先后与 70 余个国家举行了 36 次联合演习、39 次联合训练，科学高效卫勤保障维护了参演官兵健康，为联合演习的顺利实施奠定了基础。

主要内容 ①参演官兵与观摩首长医疗保健。组织实施演练过程中可能出现的伤病员现场抢救和分类后送，开设野战医疗门诊,为首长、机关及部队巡诊、保健,开展野战手术治疗等。②部队疾病预防控制。组织开展卫生宣传教育、预防接种,实施水源水质检测分析与食品卫生、宿营环境卫生监督指导,落实各项疾病预防措施,严格疫情监测与报告,及时调查处理传染病疫情,适时开展消杀灭工作。③药材保障。根据联合军演任务,做好演习减员和药材需求预计,加大运行战救药材基数,及时对损耗的药材进行补充,针对演练所处环境采购补充特殊药材,及时通过门诊巡诊等手段向参演部队、首长机关、观摩人员和演习场周边群众提供药材保障(图1)。

基本要求 ①联合军演涉及国家多,有诸军兵种参加,参演部队构成复杂,参演和保障人员多,驻地分散,集结时间长,消耗药品器材数量大,卫勤组织指挥、协调和供应保障困难,对卫勤保障的快速反应和应急保障能力要求高。②演练课目多,包括室内作业、室外演练、战略筹划、战役组织和战术实施等多环节,卫勤保障形式多样,对卫勤保障人员技术水平要求高。③保障部队编成复杂,参演部队均有各自的伴随卫勤保障机构,保障力量多元,卫勤组织指挥与协调的要求高。

(彭博 陈琳)

guójì réndào zhǔyì yīxué jiùyuán

国际人道主义医学救援(international humanitarian medical relief) 国际社会综合运用医学技术与卫生资源,人道的、义务的、无条件的与遭受灾害的国家或地区协同开展伤病员搜索与营救,实施伤病防治,帮助受损国家的医疗机构恢复重建的活动。积极开展国际人道主义医学救援,已经成为当今世界的国际惯例。

发展史 地震、海啸、泥石流等自然灾害破坏性强,波及范围广,人员伤亡大,同时受灾国基础设施和医疗机构破坏严重,仅凭受灾国一国之力难以对伤员实施快速有效救治,及时消除灾害影响,急需国际社会支援。世界各主要国家卫生系统历来都积极参与国际人道主义医学救援,2005年,在印度洋沿岸发生海啸灾害,美国、日本、澳大利亚、俄罗斯等20多个国家迅速向受灾国重灾区派出医疗队开展医学救援行动;在中国汶川大地震中,日本、古巴、意大利、俄罗斯等国家的政府均向中国派遣了专业医学救援力量执行国际人道主义医学救援任务。中国人民解放军在国际人道主义医学救援中也发挥着重要作用。2002年以来,已执行各类国际紧急人道主义医学援助任务30余次。2010年1月,解放军派出40人组成的医疗防疫救护队,携带价值700万元的卫生装备、药材和保障物资赴海地执行紧急救护、疾病防治、卫生防疫等任务,累计诊治近4000人,发放药品150多种(图1)。2010年9月和2011年9月,由济南军区、兰州军区总医院、疾病预防控制中心和全军疾病预防控制中心等16个单位抽组的医疗救援队,两次赴巴基斯坦洪灾重灾区进行医疗防疫应急救援工作。2010~2019年,海军"和平方舟"号医院船先后赴亚洲、大洋洲、美洲、非洲等州的43个国家和地区,执行"和谐使命"人道主义医疗服务任务,航程24余万海里。2013~2019年,中国军队派出医疗救援队为加蓬、秘鲁、印度尼西亚、塞拉利昂、利比里亚、尼泊尔、菲律宾、巴基斯坦、老挝等国家的民众提供医疗服务和人道主义救援。

主要内容 ①向有关受灾国居民提供医疗保健和基本药材援助。建立临时医学救援组织和机构,配备技术娴熟、有一定外语经验的医护人员和精良的便携卫生装备,按照任务分工实施医学

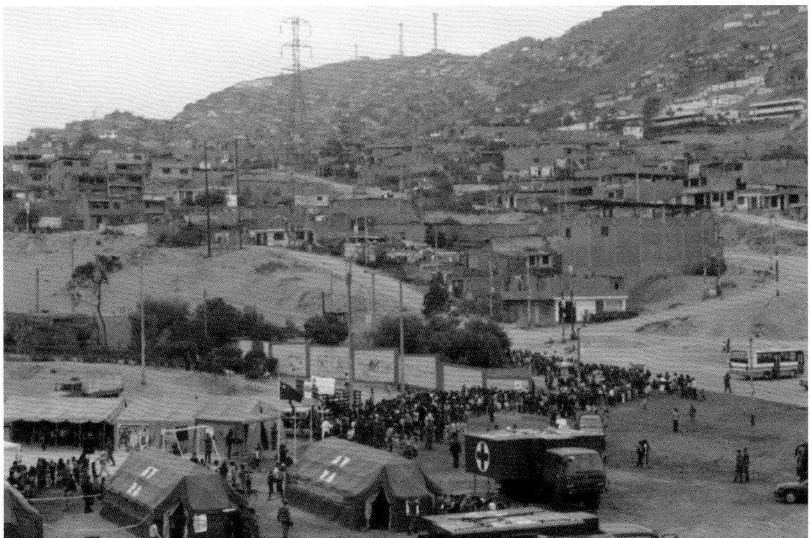

图1 "和平天使—2010"联合卫勤演习中方医疗分队为秘鲁当地民众服务
(军委后勤保障部卫生局供图)

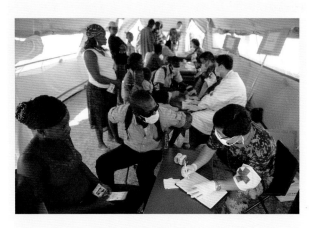

图1 救援队为海地伤病群众进行诊疗
(军委后勤保障部卫生局供图)

救援，派出医务人员参加搜救分队，对灾区伤员实施现场抢救、分类和转运；通过建立医疗点开展伤员紧急救治、部分早期治疗、分类后送以及灾区居民健康体检和门诊服务；通过远程会诊系统与专科救治机构互联，对疑难杂症实施远程会诊等。②进行灾后的疾病预防和媒介生物控制。组织实施灾民点卫生学评价，开展监测统计分析临床诊治病例、有害媒介生物种群密度调查、灾民点环境卫生状况评估、灾区水源水质检测分析；科学制定灾民点卫生防病规范，严格落实防病措施；采取病原监测与病例监测相结合的方法，对各类传染病进行疾病监测；采取自行采样和送检两种方式对饮用水和生活用水实施水质监测，对供水设施卫生实施调查评估，提出水质评价和针对性整改建议；定期对灾民安置点进行消杀防疫服务，开展病媒控制，控制蚊蝇密度，减少消化道传播疾病，并进行作业后的媒介监测；通过疾病监测介入门诊急诊、临床检验，通过消杀工作介入医源性感染控制、水质检测与洁治消毒、饮食卫生检测与监督等，做好防疫保障。③开展健康教育和医疗卫生相关培训。通过印制各类手册和宣传画，在日常工作中帮带、现场集中带教等形式，吸收当地医护人员和社区骨干志愿者，进行防疫基本技能和基础知识培训，并开展群众性健康教育活动。④帮助受灾国当地医疗机构恢复重建。通过派出人员参与受灾国当地医疗机构伤病员救治，支援和加强重点医院大批量伤员的抢救和提高伤病员救治质量工作，捐赠药品、医疗器械，对新补充到当地医疗机构人员进行医疗、护理、救护等技术培训，帮助灾后受损医院重建，提高当地医院收治病人能力。

基本要求 ①受领任务立即出发，卫勤准备时间短，要求救援队须有应急行动救援预案，并及时收集受灾国灾情情报，分析救援形势、修订救援方案和进行有针对性准备。②环境条件极其恶劣，独立保障困难多，要求救援队必须立足于自我生存和独立解决工作中的困难和问题。③涉外行动复杂，外事纪律严格，要求必须遵守受灾国法律和尊重受灾国相关民族习惯和宗教习俗，加强与联合国相关组织机构、受灾国政府和民众，以及其他多个国家救援力量保持联系与沟通，避免参与到国家政治和国际敏感问题上去。④民俗宗教迥异，赴国外参加灾害救援，需要了解尊重所在地风俗文化，便于开展救援工作。

(彭博 陈琳)

jūnduì shòuyī bǎozhàng

军队兽医保障（military veterinary support） 运用兽医理论、技术、装备等维护军用动物和军队人员健康的活动。基本任务是进行军用动物伤病及人畜共患病防治、动物性食品卫生检验与监督。随着军队现代化建设的发展和科学技术的进步，防治人畜共患病和研究动物性食品中各种有害因素对军队人员健康的危害，保障军队人员身体健康，以及参与核、化学和生物武器伤害的兽医防护和航天、航空、航海医学的实验研究等将成为兽医保障新的发展领域。

发展史 兽医保障是为维护军畜健壮而逐步建立起来的。俄军于1707年在骑兵团队设有马医，1812年建立伤病马后送体制和野战兽医所，除军畜疾病防治外，主要是保护军队人员免受人畜共患病的危害，防止因食用沾染和污染的食品而患病。英国军队于1769年开始建立兽医勤务，1881年成立陆军兽医部，主要负责伤病军马的救治、食用动物的筹措、肉食品检验，以及军犬的训练和管理工作。在中国，从西周时期开始设有掌养疾马的"巫马"官职，经历隋唐、宋、元、明至清政府，兽医保障的主要内容是对疾马的治疗。中华民国时期开始，国民党军政部马政司下设兽医科，开设有军马防疫所、兽医院和兽医药材库等机构，兽医保障的主要内容除担负军马治疗外，还包括军马的防疫工作。1950年后，中国人民解放军制定并贯彻了预防为主的兽医工作方针，工作走上正轨，扑灭了对军马危害最大的马鼻疽、马传染性贫血，控制了锥虫病、骨软症等多发病，有效地保障了军马健壮。

随着军队装备的现代化，军马大量减少。1982年以后，兽医保障任务由主要负责军用动物伤病防治，逐步向主要负责军队动物性食品的卫生检验和人畜共患病的防治方向转变。军事医学科学院编有兽医研究所。各军种的兽医保障由本级编设的疾病预防控制中心实施。

主要内容 ①军用动物伤病防治。加强卫生管理措施，指导部队对军用动物实行科学的饲养管理，严格执行兽医卫生防疫制度；定期对军用动物进行传染病和寄生虫病的检疫（图1），按规定进行免疫预防接种，保证军用动物具备良好的体质；加强常见病多发病的预防和治疗工作，降低发病率，提高治愈率；协调和配发必要的军用动物疾病预防和救治药材；必要时动员和使用地方兽医防治力量，参与部队伤病动物救治和收容。②动物性食品监督和卫生检验。以动物性食品（肉、蛋、奶及其产品）为重点，进行兽医卫生检验，对食品质量进行监测和评价；对食品生产、加工、运输、储藏过程进行卫生监督，保证食品安全，防止人畜共患病的传播流行和食物中毒，保障军队人员的健康。③人畜共患病防治。加强与军事医学领域的合作，共同研究和防治人畜共患病，是军事兽医的重要任务。人畜共患病在很大程度上是由动物传染给人的疫病，从根本上控制动物源性人畜共患病，关键是做好动物防疫、自然疫源地和动物流行病调查及动物防疫工作；加强人畜共患病特别是传染病和寄生虫病的防治和研究工作，积极参与实验动物比较医学研究，密切相关学科的合作与交流；制定人畜共患病防治规划，采取科

学防治措施，有效地控制和消灭危害严重的人畜共患病。

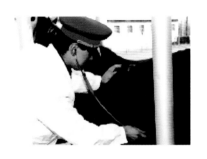

图1 军马疫病检查
（资料来源：《中国军事百科全书·卫生勤务》）

基本要求 军队兽医保障要求以预防为主，防治结合，做到防中有治、治中有防。要与有关业务部门相互配合、加强合作、齐抓共管，共同防治人畜共患病。

（冯书章 沈启新）

jūnduì rén-chùgònghuànbìng

军队人畜共患病（zoonosis in military）

军队中发生的人类与其他脊椎动物之间自然传播的疾病。又称军队人兽共患病。人畜共患病按病原可分为细菌性共患病、真菌性共患病、病毒（包括朊病毒）性共患病、寄生虫（包括原虫）性共患病等。按贮存宿主可分为动物源性共患病、人源性共患病、互源性共患病、真性共患病四种。

这类疾病的病原体种类繁多，包括病毒、细菌、衣原体、立克次体、真菌和寄生虫等；易感动物广泛，包括人、家畜、家禽、野生动物等；传播途径复杂多样，有直接接触传播和间接接触传播。人畜共患病不仅给畜牧业造成严重损失，而且严重危害人类的健康。世界上已发现的人畜共患病有200多种，广泛分布于世界各地。由联合国确定的在公共卫生方面具有重要意义的人畜共患病

约90种，其中在许多国家流行并危害严重的人畜共患病有50多种。基本特性是可在动物间或人间传播，也可在动物与人间相互传播；很多人畜共患病是烈性疫病，对人和动物都构成严重威胁；大多属自然疫源性疾病，宿主谱广；人畜共患病的基本病症在人和动物的表现上大致相似或相同；在人畜共患病的传播和流行中，动物起着重要作用。

人畜共患病防治的主要内容：①行政和法规措施。建立和健全国际、国家和军队各级监测和防制机构，制定和完善相关法规等。②检疫。检疫机构按规定对人和动物及动物产品进行检疫，及时发现人畜共患病的传染源和病原体，防止疫病的发生和传播。③疫情报告与扑灭。卫生和兽医机构严格疫情制度，各级主管部门应立即采取隔离、封锁、治疗以及对感染一类疫病动物扑杀等有效措施，尽快扑灭疫情。④免疫预防和药物预防。⑤消毒杀虫灭鼠。⑥卫生教育。普及卫生知识，提高官兵的卫生素质。此外，部队进入新地区，特别是原始森林、草原、沼泽地等，应事先进行卫生防疫侦察，查明自然疫源情况，有针对性地进行免疫接种等预防控制措施。

（钟焕廷 杨卓轶）

bùduì dòngwùxìng shípǐn shòuyī wèishēng jiǎnyàn

部队动物性食品兽医卫生检验（meet product veterinary sanitary inspection in military）

为保证动物性食品卫生安全所进行的理化、生物检测鉴定与评价工作。旨在保障食用者安全、健康，防止人畜共患病和其他畜禽疫病的传播。

动物性食品兽医卫生检验是

按照肉、乳、鱼、蛋等动物性食品及其副产品的卫生标准，对其在生产、加工、储运过程中实施卫生检验。为搞好动物性食品兽医卫生检验，原总后勤部印发了《军队肉品兽医卫生检验工作暂行规定》，对检验工作的组织领导与专业分工、检验的范围与要求、屠宰检验站的建设和管理、工作职责等方面作了明确规定，是部队开展动物性食品兽医卫生检验的重要依据。

部队的动物性食品兽医检验工作须由具有一定资格的兽医人员或肉食品检验员担任，其主要工作内容：根据国家和军队有关兽医卫生法规和检验程序，对部队自宰的食用动物实施宰前检查和宰后检验，以及屠宰加工过程中的兽医卫生监督；对自产和外购的肉、鱼、乳、蛋等动物性食品实施感官检验，必要时进行微生物学、寄生虫学和理化学的检验；对所检验的动物性食品进行卫生评价；对不合格或不适于食用的动物性食品无害化处理进行监督；对动物性食品的生产、加工、运输实施兽医卫生监督。

部队动物性食品兽医卫生检验工作，在后勤首长统一组织领导下，有关业务部门各司其职，协同完成。卫生部门负责自宰和外购肉类等动物性食品的卫生检验与处理；军队物资保障部门根据食品卫生要求组织对屠宰检验站管理和外购动物性食品的供应；军事设施管理部门负责屠宰检验站房屋及设施建设、维修的技术指导。

(杨卓轶　沈启新)

jiànzhìxìng wèiqín bǎozhàng
建制性卫勤保障 (organic health service support)
军队按编制、隶属关系组织实施的卫勤保障。战术区卫勤保障的基本方式。建制性卫勤保障的特点和优点是保障关系和隶属关系一致，便于指挥和保障；作战部队按建制系统编制卫勤分队，便于跟随部队、分队作战行动，保证及时救治；便于得到军事、政治、后勤首长的领导，及时了解上级作战决心和保障意图，使卫勤保障切实符合战斗行动的要求，并有利于火线抢救、伤员后送、安全防卫、机动转移、组织卫勤协同等具体问题和困难的解决。不足是自成体系，在伤病员数量变化较大时容易造成力量不足或资源浪费。

发展史　建制性卫勤保障出现较早。根据中国兵书《六韬》记载，早在春秋战国时期，后勤幕僚编组中就有方士2人主管医疗。唐朝，军队出征作战时，有医师或医士随行。甲午战争后，清朝政府南洋各舰编有军医，负责医疗保障。在欧洲，罗马帝国的军队中已设有军医，并带有助手，随部队行动，医伤治病。17世纪下半期，沙俄首次提出为作战部队配属团诊疗所，建制性卫勤保障机构初现。18世纪中叶，所有大规模的军队开始向建立制度化军队医疗体系大步迈进。在第一次世界大战中，美国军队连、营分设救护站，连主要对重伤员实施救护；营主要对伤员实施快速医疗救护；师设包扎所和野战医院，对伤员进行输血、交换绷带、骨折固定、注射破伤风血清等处置，实施少量外科手术，将需后送的伤员送至后方医院，进行正规的外科治疗。俄国军队师、团两级军编有医生，连编有卫生员和医士，并在团一级设传染病房，在师一级设包扎队、消毒队和2所传染病医院，对本部队实施卫勤保障。第二次世界大战中，苏联军队连一级设卫生班，对伤员实施初次救护；营一级设卫生排，战斗中展开包扎站；师一级设卫生营，组织本部队医疗后送保障。

中国人民解放军建军伊始，于1927年9月29日在三湾对部队进行改编，组建了工农革命第一师第一团卫生队。1930年11月第一次反围剿时，前线下来的伤病员经各绷扎所、收容所和军团医院急救后，由民工担架队送到后方医院。1932年，军委决定每连设1名卫生员。1933年第五次反围剿时，各部队普遍设立了卫生战士和连抢救组。抗日战争时期，八路军主力部队师、旅设卫生部，并编有休养所或医院，团卫生队设休养所，营有卫生所，连有卫生员，负责收容救治建制内伤病员，组织伤员后送。解放战争时期，进一步健全了连、营、团、师各级救治机构，按建制逐级救护和后送伤员。中华人民共和国成立后，在历次保卫边境作战中，战术区以建制的卫勤力量实施部队卫勤保障。

主要内容　部队以建制性保障为主，师（旅）有医院、团有卫生队、营有卫生所、连有卫生员，负责本部队、分队医疗、防疫、药材保障等。战时，分别展开连抢救组和营、团、师救护所，负责本建制部队的卫勤保障。战时部队卫勤可得到战役后方野战医疗所（队）、手术队、担架队等卫勤力量的加强，由部队统一调配使用。对担负主要作战任务的部队、分队，常逐级加强一定数量的卫勤力量，并纳入被加强的部队、分队建制保障体制。海军支队救护所、空军甲级场站救护所及其以前的阶梯，亦按建制实施保障。各级救治任务与范围：①连营抢救组（海军舰艇救护所）实施急救。负责寻找负伤人员，组织火线抢救；集中隐蔽伤员前接火线负伤人员，实施急救措施；后送伤病员；做好自救互救的指导工作。②兵种旅、团救护所（海军码头救护所、空军乙级场站救护所）实施紧急救治。负责前接各营伤员；留治1周内可治愈的轻伤员；组织核武器杀伤区、化学武器染毒区的伤员抢救；做好伤员后送准备工作。③师、合成旅救护所（海军支队救护所、空军甲级场站救护所）实施早期治疗。负责前接各团伤员，留治2周内可治愈的轻伤员；组织核武器杀伤区、化学武器染毒区的抢救和早期治疗；做好伤员后送准备工作。战术后方师（旅）编卫生科，卫生科长是师（旅）的卫勤领导，行政上隶属于师（旅）后勤首长，业务上受上级卫勤首长指导，负责组织全师（旅）卫勤保障。团、营不设卫勤指挥机构，由本级卫勤分队领导兼顾，并在本级后勤首长和军事指挥员领导下，组织建制部队、分队的卫勤保障。这种在战术区按建制系统实行建制性卫勤保障的组织形式，在历次保卫边境作战中均发挥了重要作用。

基本要求 未来高技术局部战争中，建制性卫勤保障仍将是战术卫勤保障的基本模式。但由于战场广阔多变，多种作战样式相互交织，伤员分布、流向不规则，应急机动保障地位和作用显著上升。要求卫勤保障形式和手段应更为灵活、科学，不能拘泥于某一固定模式。在卫勤编成上力求整体机构优化与内部组合模块化，逐级与越级保障结合，对重点方向主要作战部队，预先、

逐级或越级给予卫勤力量加强，强化伴随保障，周密组织卫勤协同。对执行特殊任务（穿插、空降等）的部队、分队，采用空运手段，实施越级保障。

（甄树德 杜国福）

qūyùxìng wèiqín bǎozhàng

区域性卫勤保障（regional health service support）

按后勤统一划分的保障区域组织实施的卫勤保障。战役卫勤保障的基本模式。实行区域性卫勤保障优点是作战部队不必编配庞大的卫勤机构，伤病员可得到及时就近救治，有利于保障作战部队的机动性；大量卫勤保障机构也不必随作战部队的行动而频繁变更配置地点，从而保持相对稳定的工作环境，争取更多的救治时间，提高医疗救护质量；不必为医院编配自身移动所需的运力，节省人力、物力，便于管理。不足是卫勤保障与军事指挥容易脱节，部队的特殊要求不易及时有效地给予满足。

发展史 区域性卫勤保障受到世界各国军队的普遍重视，在战略、战役层面大多实行区域卫勤保障。中国人民解放军区域性卫勤保障是随着战争的发展而不断发展的。土地革命战争时期，中国工农红军部队卫生工作处于分散状态，各根据地大都建立了自己的医院，收容治疗根据地内的伤病员。从1930年末第一次反围剿作战开始，每次战役部署兵站医院、伤员转送站、预备医院和后方医院组织收治伤病员。抗日战争时期，武装力量区分为主力部队和地方部队。师旅均有休养所或医院，设在根据地中心地区。在此期间进行的运动战，如平型关战斗和"百团大战"等，组织兵站医院和后方医院收治伤

病员。解放战争时期，医疗后送基本上是沿兵站线设多点医疗接力站，分区按方向收治伤病员。由于战争特点和地理环境需要，为适应后勤供应体制变化，逐步形成了战役（集团军以上）区域性卫勤保障。

主要内容 现代战争条件下，通常按照战役后勤部署，在战区开设基地医院和其他卫勤机构，实施区域卫勤保障。同时，将战区划分为若干个保障区，按照后勤部署，每个保障区突出保障重点，区分主次方向，分群部署卫勤保障力量，沿作战方向开设野战医院、野战药库、中转医院和血、液、氧站等，并与战术区卫勤保障相衔接，组成卫勤保障网。区域性卫勤保障由战区联合指挥部卫勤战救处负责组织对联合战役各军兵种实施卫勤保障。卫勤保障机构的规模与保障任务相适应，卫勤力量大部分配置在基地兵站区，其余配置在野战兵站区。由于保障区域卫勤机构多，保障关系复杂，保障任务艰巨，对卫勤组织指挥的要求高。卫勤领导应及时了解情况，周密计划，灵活处理各种情况，顺利完成卫勤保障任务。对军兵种需特殊治疗的伤病员，仍需军兵种医院收容治疗。集团军不作为一级保障阶梯，跨区作战时，由所到战区实施卫勤保障。这样的跨区保障可使部队在更大的范围内不受区域和建制限制，就近及时得到卫勤保障，从整体上发挥卫勤保障的最大效能。

基本要求 ①进一步强化区域化保障，加快卫勤一体化保障进程，与联勤保障配套建设，以适应对各军种、兵种集中指挥和统一保障的要求。②区域性卫勤保障应与区域后勤保障部署相一

致，实施统一的卫勤组织指挥。③划分的保障区应与部队作战方向相一致，与部队建制保障相衔接。④保障区内各要素保障功能齐全，基地固定保障与机动支援保障相结合。⑤各保障区对本区域的所有部队，不分其建制、军种、兵种都统一实施卫勤保障。

（杜国福　王景诚）

liánqín wèishēng bǎozhàng

联勤卫生保障（joint health service support） 战略或战役（战区）卫勤部门统一组织，以联勤卫生力量为骨干，对各军种、兵种实施通用卫勤保障的活动。后方联勤保障的组成部分。卫勤保障体制形式之一。目的是适应现代战争多军兵种联合作战的需要，充分发挥军队卫生资源集约化优势，提高战略或战役卫勤保障的整体效能。

发展史 联勤的思想产生于20世纪初。1917年美国海军《理论后勤学》中提出"联合是很大的节约"的观点，指出医院和职能相同的卫生机构可以统一规划，由一个军种负责组织实施跨军种、兵种的卫勤保障，以消除几个机构在一个地点重复开设的弊端。第二次世界大战中，苏军成立总后勤部，统管陆军、海军、空军通用物资（含卫材）统供和医疗机构统一收治伤病员。第二次世界大战以后，美军开始实行单一军种负责的卫材统供，并在国防部成立国防供应局，负责包括卫材在内的8大类物资的统供和部分海军、空军专用物资的供应。1968年，加拿大军队建立了国防卫生中心，实行了卫生联勤体制。1982年，在马尔维纳斯群岛战争中，英军实行以海军为主的联勤保障，统一组织收治和运送作战中各军兵种的伤病员。1991年海湾战争中，以美国为首的多国部队实行战区卫生司令部负责的划区伤病员联合收治和卫材统供。

中国国民党军队于1946年成立联合勤务总司令部，下设军医署，负责指导各战区伤病员的运送、收治，以及卫生防疫和卫材供应等工作，后经一个时期的反复，最后于1957年确立了三军联勤保障体制。中国人民解放军曾几次进行三军联勤体制改革的试点，并在多次边境自卫反击作战和平时医疗保障中实行了三军医疗联合保障。1987年以后，军队实行了以"三代"（代医、代供、代修）为主要内容的网络型划区医疗、药材联合保障。1998年，军队实行以军区为基础，统供与专供相结合、区域保障与建制保障相结合的联勤保障体制。2003年，中央军委在济南战区进行大联勤改革试点，按照战区卫勤保障机构集中统管、保障内容通专合一、计划与供应相一致、保障与管理相结合的方式组织实施卫生联勤保障。2005年总参谋部、总政治部、总后勤部颁发《军队联勤卫生工作规定》和《济南战区联勤卫生工作规定》，卫生联勤保障制度进一步深化。2016年，军队调整改革建立了联勤保障部队，辖有医院、疾病预防控制中心等保障实体。

主要内容 从陆军、海军、空军自成体系的卫勤保障到三军联合卫勤保障是一个卫勤体制改革的过程。各国军队大都先从保障改革开始，逐步过渡到领导管理的改革，最终实现全面的卫生联勤。由于卫生联勤保障受到国家经济、军队指挥体制、军队卫生资源状况和卫勤管理水平等因素的制约，各国军队在向联勤保障过渡的进程中，联勤保障的内容和方法有所不同，改革的层次也不尽相同。

中国人民解放军的卫生联勤保障是在军委统一领导下，主要由联勤保障部队分层次组织实施。①医疗保障：联勤医疗保障在军以下部队建制医疗保障的基础上组织实施。不管是平时，还是战时，各战区内陆军、海军、空军、火箭军部队发生的伤病员均按照就近就便的原则就医，军队医院实施就近收治、划区保障。海上作战时，三军伤病员医疗后送工作以海军为主组织实施。联合作战时，战役后方三军伤病员的空运后送工作，以空军为主组织实施。军队疗养院卫生资源共享，各军种干部及特勤人员可以申请到各疗养院疗养，联勤卫生机关统一计划安排。②卫生防疫防护保障：全军疾病预防控制中心和联勤部队疾病预防控制中心对保障区部队统一实施卫生防疫防护指导监督、监测鉴定和应急支援保障。③药材保障。联勤药材保障机构包括药材仓库、药材供应站，按划区对区域内部队所需的通用药品器材实行统管统供，军队供应的药品实行集中统一检验，各军种专用药材仍由军种实施专供。战时，由联勤系统派出的基地药库和野战药库对区域内部队实施划区统一供应。④医疗装备维修保障：平时，由军种医疗器械检修所和划区建立的医疗器械维修站对部队卫生器械实施集中统一维修，实施区域性维修保障。战时，由联勤系统派出医疗器械维修组，实施巡回维修保障。

基本要求 ①坚持一体化的卫生联勤保障是总的发展方向。随着战争形态的发展和作战样式的变化，军队编制体制、部队组织形式、武器装备等都在重新整合，为适应联合作战、信息化作战卫勤保障要求和平时卫勤建设的需要，应加紧研究统一组织各军种、兵种卫勤力量，合理利用卫生资源，充分发挥卫勤联合保障效益，提高平战时卫勤保障整体效能的措施。②进一步加强三军卫勤系统之间的联合与协作，使全军卫勤形成一个整体，统一组织、联合实施。③进一步增强各军种的计划性和联勤保障的及时性，减少指挥环节，做到及时精确保障。同时，应充分考虑情况变化的应急性，做到权益灵活保障。

（陈文亮）

qiánshuǐ wèiqín bǎozhàng

潜水卫勤保障（diving health service support）

应用潜水医学技术和组织管理措施，对执行潜水任务的潜水员进行伤病防治的活动。其目的是维护潜水员的健康与安全，提高潜水作业效率。

发展史　潜水卫勤保障是随着潜水技术的发展而发展的。18世纪中叶，英国研制出带头盔的潜水服，使潜水时间延长，并能完成难度较大的作业。19世纪中后期，法国生理学家贝尔阐明了潜水减压理论和减压病的发病机制，为做好潜水卫勤保障奠定了医学基础。而美国建造的第一座医用加压舱，解决了在潜水作业现场进行减压病的治疗问题。20世纪初，英国生理学家霍尔顿等提出了"水下阶段减压法"，并制定了阶段减压潜水减压表，提高了潜水作业安全性，降低了潜水减压病发病率。为规范操作，美国纽约州首先制定了管理高气压作业的洲法律。同期，美国海军修造部出版了《美国海军潜水手册》，作为安全潜水和作业保障的指南。1957年美国潜水生理学家邦德提出了使潜水员长期停留水下生活工作，以提高作业效率的饱和潜水新概念。并进行系列氦氧饱和潜水实验验证，探索饱和潜水安全减压方案，为饱和潜水技术实用化奠定基础。1970年英国皇家海军生理实验室，应用氢氧混合气潜水457m研究时发现了高压神经综合征。随后，法、美等国针对大深度饱和潜水高压神经综合征的防治展开研究，解决了大深度饱和潜水作业安全问题，提高了潜水作业效率。

中国明朝宋应星著《天工开物》一书，描述了潜水疾病的防治经验，"凡没人出水，煮热毳急覆之，缓则寒栗死"。清朝和中华民国时期，尚未形成规范的潜水卫勤保障制度。20世纪60年代后，中国人民解放军海军在开展潜水疾病防治系列研究的基础上，陆续颁布实施各种潜水减压表、潜水规则、潜水员体检标准、潜水主要疾病急救防治条例，以及一系列潜水作业规章制度，作为潜水卫勤保障的依据，保证了潜水作业的安全；先后完成了"跃进号"远洋货轮沉没后的勘察探摸、南京长江大桥桥墩建设中清岩工程、"阿波丸"沉船打捞、军港码头建设等任务的潜水作业卫勤保障。1998年，海军后勤部颁布《氦氧常规潜水医学保障规程》，规定了氦氧常规潜水潜水员和潜水医生身体健康、技术标准，潜水员卫生保健基本要求，潜水各阶段医学保障，以及装备卫生学监督基本内容。该标准明确了氦氧常规潜水潜水员的选拔、体格检查、潜水医生身体技术要求；潜水员平时和潜水各阶段的医学保障，也适用于氦氧常规潜水模拟实验的医学保障。

基本内容　潜水前制订卫勤保障计划；进行潜水员的医学选拔与加压训练；实施潜水设备和装具的卫生学监督；做好急救准备。潜水时控制入水方式和下潜速度，及时询问潜水员的感觉，选用合适的减压方案和减压表，防止发生减压病。潜水作业后，询问潜水员感觉，必要时进行体检和观察，给予解除疲劳、增强机体耐力的措施；发生减压病时，给予加压治。中国人民解放军海军潜水作业卫勤保障分三个阶段组织实施。

准备阶段　①建立和健全卫勤保障组织，明确各级任务分工。执行大规模潜水作业任务时，潜水作业船负责实施潜水作业的医务保障，掩护舰群和后勤保障船分别负责本舰群伤病员的医疗后送。②制订卫勤保障计划。根据潜水任务的目的、性质、规模、潜水深度、作业强度、作业时间、人力物力情况，确定潜水军医的配备、编组、分工与部署；预选减压方法、减压方案和减压表；制订救护治疗方案；选定急救治疗用的加压舱设备系统及伤病员医疗后送的方式、装备等。③潜水员的选拔与训练。视体检结果，参照不同类型潜水员体格选拔标准，确定每个潜水员的潜水种类，并按潜水任务需要进行系统的适应性加压锻炼。④实施潜水设备和装具的卫生学监督。对空气压缩机、储气瓶的工作压力、流量计、压缩空气的质量、生命支持系统、加压舱、潜水装具、语言通信设备、供氧装置、潜水钟、对口连接装置、居住舱等，实施卫生学监督。⑤准备药品、器材。按潜水作业任务性质、时间、强度、作业人员的数量、预测作业中发生意外情况等，补充药品的种类、数量，准备急救器材。

潜水作业阶段　①潜水员下

潜阶段，由潜水医生监督潜水装具的气密性、入水方式和下潜速度、呼吸气体和机体反应；预防处置挤压伤、中耳气压伤及二氧化碳中毒等。②水下停留期间，对潜水员实施潜水生理、心理等医学指导和监护，对作业中可能发生的氮麻醉、外伤、溺水等，实施医疗处置。③上升出水时，正确选择减压方案与减压表，防止发生减压病（图1）。

潜水作业后 ①对潜水员进行体检和观察，视条件给予解除疲劳、增强机体耐力的措施。②组织伤病员救治与后送。潜水作业中发生的伤病员，经现场抢救和早期治疗后，视伤、病情的严重程度将伤病员后送到相应的救治机构。对大多数潜水疾病患者需要后送到有加压舱设备的医疗机构诊治。

（褚新奇）

jiàntǐng chūhǎi wèiqín bǎozhàng

舰艇出海卫勤保障（health service support to warship setting sail） 舰艇海上行动过程中，组织运用医学技术措施开展伤病防治，维护舰艇员健康的活动。海军卫勤保障的组成部分。基本任务是保障出海舰艇员的身心健康，降低伤病发生率，维护舰艇部队战斗力。

发展史 在古代的桨船舰队时期，古罗马的大型战船上有医生医伤治病。公元前271～前14年，罗马帝国编有伴随舰队的医疗船只。公元8世纪，北欧开始出现帆船舰队，由于远洋航行时间大大延长，舰船生活卫生条件恶劣，舰员发病率和死亡率都很高。中国明朝《明成祖实录》记载，郑和下西洋随船带有军医。16世纪起，英国、西班牙等国在海军舰船上编配军医，并在实践中研究航海病的防治方法，如在食品中添加新鲜水果和柠檬汁，蒸馏海水以获得饮用水，增加舱室通风和采光等，这些方法于18世纪逐步在英法等国海军推广，丰富了舰艇出海卫勤保障的内容。19世纪蒸汽铁甲舰问世后，近代海军运用科技发展的成果，改善舰艇居住条件，逐步完善舰艇卫生防病措施，建立海上医疗后送体系，使舰艇出海卫勤保障水平不断提高。

中国人民解放军舰艇部队组建时，就编配了舰艇军医，负责舰艇出海卫勤保障。经过不断地摸索，20世纪80年代以来，执行远程运载火箭飞行试验海上编队、南极考察编队、访问南亚3国海军编队等远航编队卫勤保障任务的实践，形成了舰艇出海的基本工作方法和原则。进入21世纪以来，随着海军武器装备的逐步大型化、远程化，舰艇出访、远海训练、护航行动、联合演练等活动越来越频繁，已经形成了一系列比较完整的舰艇出海卫勤保障规章制度，如《护航行动教令》《护航行动常态化后勤保障组织实施办法》等。

基本内容 舰艇出海卫勤保障通常围绕出海准备、航行和返航后三个阶段进行。

出海准备阶段 根据出航任务，卫勤准备工作内容和时限要求，统筹安排，分工协作，做好舰艇出海前的卫勤组织和物资准备。①制订卫勤保障计划：按上级有关指示，结合任务、性质、海域特点、时间、季节、预计可能出现的问题和卫生减员，制订卫勤保障计划和各种情况处置预案，呈报上级批准后实施。②做好舰员健康鉴定：分析舰员健康状况，必要时进行重点体格检查（远航全面体检，核潜艇艇员特殊体检），凡患有传染病或不宜出海的病员，应建议离舰或送院治疗。严禁传染病和带菌者上舰。对短期治愈又不影响出海的患者，应加紧治疗，愈后酌情随舰出海。体检工作由卫生科组织，医疗所或驻军医院实施（图1）。③搞好卫生防病工作：了解舰艇将到达或途中停靠的基地、港口、区域

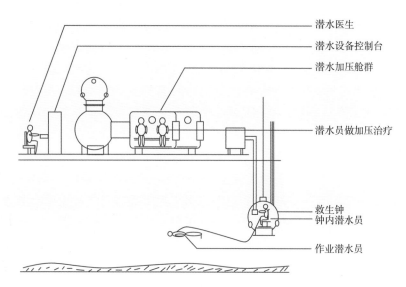

图1 潜水作业阶段卫勤保障示意
（资料来源：《中国军事后勤百科·卫生勤务》）

图中标注：潜水医生、潜水设备控制台、潜水加压舱群、潜水员做加压治疗、救生钟、钟内潜水员、作业潜水员

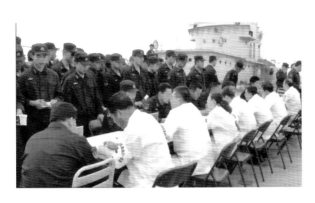

图1 舰艇出海前为官兵进行体格检查
(解放军 971 医院供图)

的流行病情况，并采取相应预防措施；根据备航等级，按舰艇条令和部署监督全舰卫生整顿和个人卫生整顿，对全舰人员进行卫生教育，提出航行中卫生防病要求；对装载出航的食品和淡水进行卫生学监督与检查。凡不符合卫生要求的应提出处理意见；长航舰艇还应进行熏舱、灭鼠、灭蟑螂、清洗水柜，检测水质，对水柜和淡水消毒，被装应拆洗、更换、消毒或日晒，对出国访问舰艇舰员进行预防接种，并办理预防接种黄皮书。④伤病员救护治疗准备：健全救护组织，备便舰艇救护所和预备救护所，酌情组织演练和技术训练；选定传染病员隔离舱和床位，做好消毒准备；检查药品器材贮备情况，及时申领补充；长航舰艇军医应进行专科及急救训练，潜艇军医做好艇员水下出艇脱险训练的医学监督；协助有关部门检查"三防"器材、救生器材、空调设备、制淡水设备情况，潜艇军医还应监督有关部门检查再生药板、二氧化碳分析器，核潜艇军医监督发放个人剂量牌，检查剂量测量仪。

航行阶段 根据卫勤保障计划和实际情况采取措施，重点做好卫生防病、救护治疗工作。①开展卫生防病工作：结合海上环境特点督促舰员执行各项卫生制度，指导舰员搞好舱室卫生和个人卫生；做好饮食营养和给水卫生，严格食品卫生检查，腐败变质食品不得食用，做好海上补给淡水的卫生监督，必要时进行消毒；做好各种军事作业卫生监督，及时处理意外伤害，协助各部门督促、指导舰员在执勤作业、训练中，严格执行条令、条例和有关规定，精心操作，防止事故；根据海上气候情况，建议有关领导采取积极措施，预防中暑、感冒和冻伤。对晕船严重者给予对症处理；长航舰艇应对食品进行食前检查，舱室等公共场所进行消毒，组织体育锻炼，补充维生素等。做好潜艇环境卫生监督及核潜艇剂量监督。②积极救护治疗伤病员：做好门诊医疗工作，坚持门诊和巡诊，了解舰员健康状况，早期发现病员，及时治疗。发现传染病或可疑传染病者，应及时报告舰首长，同时进行隔离、治疗，并采取防治措施，防止蔓延。锚泊待机时，军医应到各舱室巡诊，指导卫生战士工作；海上发生急症时，应尽力采取保守疗法，严密观察病情，必要时进行手术治疗。一旦发生意外事故，出现大量伤员和落水人员时，按战伤救护部署展开战位救护和救护所救护；如伤情严重，本舰处置困难时，须及时报告舰首长，请求海上支援，或将伤病员后送卫生船舶或就近港口、基地医疗单位。③组织战救训练：结合舰艇军事训练，组织战救五项技术训练和战救部署的演练。④做好登记统计工作：认真填写《舰艇卫生工作日记》，做好各种登记，观察记录，积累资料，为总结卫勤保障提供依据。

返航后阶段 返航后要积极采取措施恢复舰员体力，认真总结本次出海卫勤保障经验。①检疫：舰艇在海上如发生传染病流行，应建议锚泊或单独停靠，并请上级卫生部门派人协助实施防疫措施，对传染病患者应用专车直接送医院（休养所）隔离治疗，其住舱及用品做消毒处理。②伤病员医疗后送：随舰返航的伤病员除留治的轻伤病员外，应及时后送。③卫生整顿：协助组织舰艇清洁扫除和个人卫生整顿。④体格检查：长航后应全面体检，受检人员和项目尽量和出海前相同，以了解舰员健康状况。⑤恢复舰员体力：建议改善调剂饮食，加强营养；开展体育锻炼，安排休息和视情疗养。⑥补给药材：清查药材消耗情况，按标准及时请领补充。⑦卫勤保障总结：根据海上卫勤保障计划和实施情况，结合《舰艇卫生工作日记》等登记、统计资料，及时总结经验，向舰长和上级卫生部门报告。应重点总结航行卫勤保障情况，分析舰员疾病和航行前后健康状况变化，剖析原因，提出今后改进意见。

基本要求 由于出海任务性质差异性大，舰艇类型多，人员编制、装备结构不一，战术技术性能各异，因而舰艇出海卫勤保障复杂。随着海军的建设发展，舰艇更新日趋现代化，对卫勤保障要求也将越来越高。

对象复杂多元，要求卫勤保障全覆盖　卫勤保障的对象包括水面舰艇舰员、核潜艇艇员、常规潜艇艇员、舰载机航空兵、潜水员、陆战队员、岸勤地面人员等，并且以上每一类又可细分为众多不同的保障对象。由于各类保障对象的技战术要求、任务等不同，对于卫勤保障的组织和要求也各异，如舰艇在海上航行、潜水作业、海上援救、艇员水下脱险、核潜艇训练作业及核防护等卫勤保障组织实施和要求皆存在较大特殊性，因此保障对象的复杂多元要求卫勤保障符合不同需求，能够覆盖全部对象。

时空环境特殊，要求卫勤保障不间断　环境空间的特殊性主要体现：一是所处环境特殊，舰艇主要活动在海面，潜艇及潜水员主要活动在水下，海航部队主要活动在海上，陆战部队经常处在水际滩头，而岸勤地面人员多处在岛礁、陆地或偏远处；二是所处空间特殊，舰艇舱室、飞机座舱及各种技术作业环境均存在很大的空间局限性和职业特殊性；三是所处的时间轴特殊，随着舰艇技术的发展，海上航行时间延长，活动范围扩大，舰艇员出海时间进一步加大。以上时空环境对人体会产生一系列生理心理影响，这些影响要求卫勤保障能够随时空变化不间断。

技术要求特别，要求卫勤保障高水平　对象复杂和时空环境特殊对海军卫勤保障的技术提出了极高要求，如海军舰艇的高温、高湿、噪声、振动、有毒有害气体、电磁辐射、电离辐射环境防护，海上航行时空变化引起的人体生物节律紊乱、舰艇摇摆颠簸引起的晕船、长期航行和作业值勤引起的体质下降易诱发疾病、

舰载航空兵飞行人员长期生活在舰上导致飞行员执行任务能力的下降等，均需要较高的医疗卫生保障技术和海军军事医学科研水平来支撑。

组织实施困难，要求卫勤保障高效能　海军平时保障的内容和范围极为广泛，如舰艇出海三阶段卫勤保障、核潜艇放射卫生防护及核辐射事故卫勤保障、舰载机飞行三阶段卫勤保障、航空母舰卫勤保障等，以及潜水作业、舰艇修理接船、新兵入伍和院校招生、游泳训练、海上灾害救援等各类卫勤保障。其组织实施存在的共性困难：一是海军向远海转型，远距离、大范围机动越来越多，全时程的卫勤保障实施难度空前加大；二是卫勤保障组织实施中存在诸多矛盾，如海上长时间航行引起的突发疾病类型和数量的增加与军医分工细化和专业局限之间的矛盾、快速增长的保障需求与相对落后的医疗卫生装备配备和救护能力之间的矛盾等；三是海军人员专业分工众多，素质能力要求各异，如潜艇艇员的口腔、潜水员耳鼻功能、信号兵的视力、声纳兵的听力、航空兵的前庭功能等。要求卫勤保障统筹兼顾，具备全域、全时、全要素的高效保障能力。

（胡家庆　吴国南）

fēixíng wèiqín bǎozhàng

飞行卫勤保障（flight health service support）

运用航空医学技术对执行飞行任务的飞行人员实施伤病防治、维护健康的活动。又称飞行卫生保障。航空卫勤保障的组成部分。基本任务是掌握飞行人员健康状况，把好身体放飞关，防止或减轻飞行中不良因素对人体的影响，保证飞行安全和飞行任务的顺利完成。目

的是提高飞行人员出勤率，保证飞行安全。对维护飞行员身体健康，提高飞行战斗力具有重要意义。

发展史　第一次世界大战初期，飞行人员因身体原因造成飞行事故的伤亡数远远超过战斗伤亡数，引起了许多国家军队对飞行卫勤保障的重视。1915 年，英国军队建立专门的飞行卫勤保障机构，对飞行员实施卫勤保障。1918 年，美国和苏俄军队开始向航空兵部队派出航空军医，专门从事飞行卫勤保障。此后，各国军队陆续在航空兵部队配备航空军医。中国人民解放军在 1950 年组建航空兵部队时即编配有航空军医，实施飞行卫勤保障，到 21 世纪初，已建立有一支具有相当规模的航医队伍。各航空兵团（大队）设立航医室，对飞行人员实施心理、生理监测，伤病预防等方面的卫勤保障。

保障内容　飞行卫勤保障内容包括飞行三个阶段的卫生保障、不同条件下飞行卫勤保障、遇险受伤飞行人员的医疗救护和飞行事故的医学调查与处理。

飞行三阶段卫勤保障　飞行卫勤保障主要根据飞行组织实施程序，针对飞行三个阶段工作内容和飞行人员活动的特点，采取相应的保障措施。在飞行准备阶段，航空卫勤保障的主要内容包括制订飞行三个阶段的卫生保障计划；观察、了解和检查飞行人员的身体情况；对飞行前饮食、作息、体能训练等进行卫生指导和监督；协助检查或抽查飞行防护救生装备；派出外场救护组，做好外场救护准备。在飞行实施阶段，航空卫勤保障的主要内容是掌握飞行人员的身体状况，做好卫生指导和监督，组织外场救

护（图1）。在飞行讲评阶段，航空卫勤保障的主要内容是了解飞行人员飞行后的身体反应，及时采取医疗预防措施，做好资料记载，总结经验教训，改进工作。

不同条件飞行卫勤保障 针对不同条件和课目的飞行（包括高空平流层、低空超低空、复杂气象、夜间、海上、炎热条件下飞行等），对飞行人员宣传飞行特点和对人体的影响，提出相应的措施；指导飞行人员正确使用防护救生装备；对飞行人员的饮食营养、起居作息、体育锻炼，进行卫生监督。

飞行意外情况的医学处置 由外场飞行现场救护组和航空军医组织实施对受伤、遇险飞行人员的救护工作；航空军医参加飞行事故和事故征候的医学调查，分析发生的原因，从医学、心理学方面提出改进措施。

遇险飞行人员的寻找救护 建立军民联合救护网络，划分救护区，规定统一的遇险飞行人员呼救信号和识别标志以及通信联络方法，依靠战区部队、地方政府和人民群众共同做好遇险飞行员的寻找救护。各场站医院或卫生队派出卫生人员，配备药材，参加场站寻找救护组，执行救护任务。

保障措施 ①高空、超高空飞行时，教育飞行人员熟悉缺氧的症状，遵守飞行时从地面开始吸纯氧的规定，指导正确选择、调配和使用氧气面罩（供氧头盔）、高空代偿服和进行加压呼吸训练；发现飞行人员耐力不良时及时查明原因，必要时进行低压舱高空耐力检查；飞行前24小时和飞行当日禁食不易消化及含纤维素高或产气食物。②低空、超低空飞行时，密切观察飞行人员视觉、精神状态和体力变化情况，发现不良反应时查明原因，采取相应措施。③加速度飞行时，指导飞行人员进行抗荷动作训练和增强加速度耐力的体育锻炼；教育飞行人员飞行中适时做对抗动作，按照规定使用抗荷服和抗荷装置；飞行中发现晕厥或反复出现黑视时，及时送医院进行检查和矫治。④复杂气象和按暗舱仪表飞行时，加强对平衡功能稳定性较差飞行人员的观察和平衡功能锻炼；对发生错觉和晕机的飞行人员查明原因，采取相应措施。⑤夜间飞行时，飞行前对飞行人员进行暗适应检查；选食维生素A丰富的食品及维生素制剂；在飞行前夜有足够的睡眠时间，开

飞前要有2～3小时的睡眠时间。教育飞行人员起飞前、飞行中防止强光照射，遵守2000m以上飞行时必须使用氧气的规定。⑥海上飞行时，飞行前对飞行人员游泳和使用海上救生装备训练进行卫生监督，制订救护方案，做好海上救护准备，对飞行人员发生的飞行错觉采取必要的措施。⑦高原、山区飞行时，进驻前对飞行人员进行小体检；进驻后坚持适量体育锻炼，避免剧烈活动，增强高原、山区适应能力；合理安排飞行人员的作息时间，适当控制飞行强度；供应产气少、维生素含量高的膳食；加强对飞行人员的身体观察，发生急性高原反应时，及时采取供氧和其他有效的救治措施；进驻任务结束后，安排飞行人员疗养。⑧炎热气候条件下飞行时，合理安排飞行人员的飞行强度和作息时间；采取防暑降温措施，供应充足的饮水；加强健康观察，发现有早期中暑症状时及时进行处置。⑨严寒条件下飞行时，增加冬季体育锻炼卫生监督，采取防寒保暖措施，预防冻伤；在雪地活动或飞行时，戴滤光镜，防止发生雪盲。

（王 辉 安瑞卿）

kōngjiàng zuòzhàn wèiqín bǎozhàng
空降作战卫勤保障（health service support of airborne operations） 运用组织管理和医学技术等综合措施，直接对空降作战部队实施伤病防治、维护健康的活动。它以现场急救为重点，以医疗后送为中心，实施不间断的伴随保障和独立保障，最大限度地恢复伤病员战斗力，维持参战人员身体健康，圆满完成空降作战卫勤保障任务。

发展史 早在20世纪20年代后期和30年代初期意大利、苏

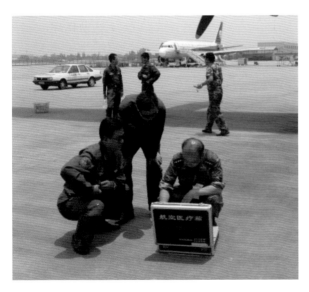

图1 汶川地震救灾期间航空军医为飞行员实施现场保障

（空军后勤保障部卫生局供图）

联、德国、美国相继组建空降兵部队，并在空降兵部队设立卫勤保障机构，开始对空降兵训练实施卫勤保障。在第二次世界大战中，开始出现较大规模的空降作战，德国、苏联、英国、美国、日本等国相继实施了空降作战，空降作战规模不断增大，达到一次空降3个空降师和1个空降旅的规模，空降作战成为重要作战样式，空降作战卫勤保障也日趋成熟。在近期局部战争空降作战中，空降作战卫勤保障技术方法有了较大发展。中国人民解放军空降兵组建于20世纪50年代，在空降兵部队设有卫勤管理和保障机构，编设卫勤管理和保障人员，还编设有空降兵队属医院，负责空降兵部队训练、作战卫勤支援保障任务，在军事演习和灾害救援空降兵卫勤保障中发挥了重要作用。

基本内容 空降作战任务是多方面的、全方位的，作战规模是多层次的，空降方式是多样的（有伞降、机降，或伞降、机降混合实施）。空降作战卫勤保障与陆军作战卫勤保障相比有一定的特殊性，具有作战样式特殊，减员率高，救治任务重；敌后作战，易被分割，伤病员后送困难；药材耗损大，补充困难；卫生人员和药材分散装载、分场空降，集结收拢困难；协同环节多，通信联络差，卫勤组织指挥复杂等特点。空降作战任务、规模、样式、地区、行动方式的不同，决定了卫勤保障方式、编组、手段与装备的多样性。空降作战卫勤保障根据空降作战特点、任务和规模，通常按照空降作战准备、空降、空降地面作战三个阶段组织实施。

空降作战准备阶段 从受领任务起，至人员、装备、物资在出发机场完成乘载准备止的一段时间。此阶段卫勤保障的内容主要包括：①预计卫生减员，进行卫勤编组与任务区分。②筹措药材装备。③进行临战卫勤训练。④实施卫生预防与卫生监督。⑤提出卫勤协同建议。⑥制订各种卫勤保障计划。⑦及时领取、配发战救药材，进行分件、包装、捆绑、装载。⑧制订空运、空投和后续补给计划。⑨做好集中待运期间的卫勤保障。⑩抓好空降集结环节卫勤保障。

空降阶段 从乘载开始到完成空降着陆止的一段时间。此阶段卫勤保障的内容主要包括：①组织卫生人员登机和卫生物资装载（图1）。按照"模块组合"的原则，使每个模块都具有急救能力，收拢后各个模块重新组合，能按建制建立救治机构。②做好空运中的卫勤保障。随机卫生人员及时发现、救治伤病员，机上没有搭乘卫生人员的，指定专人救治飞行途中发生的伤病员，伤病情严重、不能参战的安排随机返回。③救治空降中发生的伤病员。在着陆时重点搞好指战员自救互救和卫生人员救护。

空降地面作战阶段 从空降着陆起到完成任务止的一段时间。此阶段卫勤保障的内容主要包括：①组织人员集结和物资收拢。空降着陆后一方面抢救空降过程中发生的伤员，一方面迅速组织人员按规定信号和地点集结，并派出人员迅速收集空投的药材和物资。②组织火线救护。救护人员利用地形、地物，实施止血、包扎、通气、固定、搬运、基础生命支持救治，部队没有得到卫生人员救护之前，广泛开展群众性的自救互救，将伤员尽快转移至安全、隐蔽的地点集中点，等待救护所救治。③救护所的收拢、配置、展开与转移。根据战况集结、收拢组成救护所，配置在有利于救治、安全、隐蔽、便于后送的地域，按展开方案部分展开或全展开，战况不稳定，可能要多次转移。④进攻时的卫勤保障。地面作战初期阶段，部队主要实施进攻作战，机动性强、机动范围大，卫生救护力量通常分成若干救护组随部队跟进保障。⑤防御时的卫勤保障。转入防御时，我空降作战人员、物资相对集中，部队机动性不大，各级救护所在防御阵地内梯次展开，成一个梯队部署，配置在战斗队形后实施救治。⑥与地面部队会合时的卫勤保障。各级救治机构应主动与地面部队协调，依靠地面部队、联勤保障力量加快伤病员的医疗与后送，妥善移交伤病员，迅速调整补充卫生人员和药材，继续执行新的卫勤保障任务。

基本要求 ①及时了解、正确判断情况，实施不间断的指挥。②灵活机动使用卫勤力量，努力

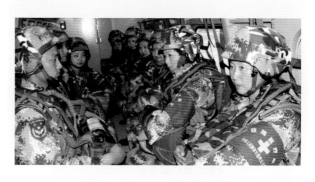

图1 空降医疗队员待机跳伞
（叶跃增供图）

提高卫勤保障效率。③严密组织卫勤协同，充分运用整体卫勤力量，有效实施卫勤保障。④药材装备适应空降部队空中快速机动的特点，小型轻便、一物多用、便于空投。⑤卫勤编组适应空降着陆后部队边集合、边侦察、边战斗的特点，组织精干。⑥救治工作适应空降作战部队快速机动的特点，边抢救、边集中、边组织救护所展开，及时跟随部队转移。⑦充分利用回程飞机或申请专用飞机后送伤员。⑧条件受限时，应根据当地医疗实际，对伤病员进行就地安置和治疗。

(叶跃增)

tiàosǎn xùnliàn wèiqín bǎozhàng

跳伞训练卫勤保障 （ health service support to parachute training） 运用医学技术对跳伞参训人员实施的伤病防治活动。由空降部队各级卫生部门负责组织实施。中国人民解放军跳伞训练卫勤保障分为跳伞动作地面训练和空中跳伞训练卫勤保障。

跳伞地面动作训练卫勤保障　跳伞动作地面训练是实施空中跳伞的基础，跳伞训练强度大，

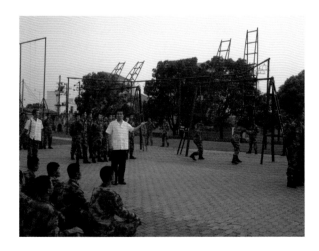

图1　卫生人员在跳伞训练间隙指导官兵防护训练伤

(叶跃增供图)

在野外时间长，易产生精神紧张、疲劳、出现腰酸腿痛、失眠、食欲减退、加重静脉曲张和疝气，甚至发生骨、关节和软组织损伤。训练前，组织制订跳伞地面动作训练卫勤保障计划，对跳伞人员进行预防外伤卫生知识教育，重点进行预防跳伞损伤、心理卫生和预防地面训练常见伤病基本知识的教育，了解器械训练的操作规程，以及正确使用防护用品的方法等。训练中，深入训练现场进行卫生监督和健康观察，检查、监督跳伞人员防护用品使用情况，监督参训人员遵守卫生、安全规定（图1）。每次训练前进行 10~15 分钟的预备活动，使关节、肌肉逐步适应。检查参训人员防护用品使用情况，发现使用不正确的要及时纠正。运动器械训练时，应遵守操作规程，有专人负责安全防护。跳离飞机和着陆动作训练时，每天不超过 2 小时，要保持沙坑疏松。训练循序渐进，强度逐步增大，注意劳逸结合，以预防腰腿痛和关节伤病。对体弱有病人员应重点观察，如发现身体不良反应时应及时采取相应措施；在整个地面训练过程中，对每个参训人员的身体状况，要进行全面的不间断的健康观察。对疝气、静脉曲张、高血压、平衡功能不良等疾病要早期发现，提出锻炼和治疗措施。对因身体健康状况不能坚持地面训练者，应向领导建议，暂停训练；训练

结束后，对跳伞人员进行体格检查，作出能否继续参加跳伞的结论。卫生人员除了提出调剂伙食、补充营养的建议，以增强参训人员的体质，避免高糖、高蛋白饮食引发呕吐、恶心、腹胀和腹泻，还应对每天采购的食物要进行卫生检查，重点检查鱼、肉、蛋等食品，严防食物中毒。

空中跳伞训练卫勤保障　空中跳伞人员思想比较复杂，精神比较紧张，新跳伞员尤甚。在飞机上，有的跳伞员可能晕机、呕吐；在开伞过程中，因冲击力作用或翻滚动作，可能发生头颈部和四肢冲击伤或降落伞操纵带、佩带枪械对人体的损伤；在降落过程中，因操作降落伞不当或受气流影响，可能出现两伞相撞，使伞失效，发生摔伤或坠亡；着陆时因地面不平，土质坚硬，风速过大，或动作不正确等，致软组织损伤甚至骨折。空中跳伞训练应重点抓好：①体格检查。实施空中跳伞训练之前，必须对参加跳伞训练的全体人员进行体格检查，结合平时训练、年度体检做出医学结论，军医在允许跳伞的人员名册上签字，以示负责。体检内容以一般外科、心血管、神经内科、五官科为重点。体格检查通常由卫生队组织实施，师医院协助。体检时可以排为单位或以跳伞架次编组，采取逐个观察、询问与一般检查相结合的方法进行。若发现有外伤史、心血管异常和体弱、慢性病史，应进行重点检查，必要时可测定体温、脉搏、血压和心肺听诊或透视等。②机场救护。机场救护组由军医、护士、卫生员、担架员、救护车司机等组成，配备急救药品、担架、救护车。救护组人员要巡视和观察跳伞员的情绪和身体变化，

发现面色苍白、出虚汗、精神不振、脉搏过快或突发疾病者，应及时采取措施，酌情建议免除当日跳伞任务。对自主神经功能不稳定的跳伞员，或以往跳伞有晕机、呕吐史者，应在登机前半小时服镇静剂或防晕药，必要时通知着陆场救护组，注意对空观察。发现未经体检或体检不合格者，不准登机跳伞。督促跳伞单位供应足够开水，禁止空腹或饭后立即跳伞，待机时间超过 4 小时应进食后再实施跳伞。当日跳伞结束后，救护组应最后撤离机场。③着陆场救护。根据跳伞人数，着陆场大小和周围障碍物情况，抽调适当数量的军医、护士、卫生员、担架员、救护车司机组成着陆场救护组，配备足够的急救药材、担架、救护车，必要时配一架救护直升机。救护组应在开飞前半小时到达着陆场，分别在指挥所、投放点、收伞站和着陆场周边以及障碍物附近开设救护点，设红十字旗为标志。跳伞开始后，卫生人员要注意观察跳伞员的动作，发现降落伞开得不正常，两伞空中相撞，降落伞破裂，下降速度过快，跳伞员着陆时摔倒不起等情况时，应迅速赶赴现场救护伤员。对一般伤员应进行急救处理，对骨折伤应立即固定，对关节脱臼者，可能时应当场复位。对可疑内脏、颅脑损伤和脊柱伤者，急救组应填写《跳伞损伤卡片》。当日跳伞结束后，着陆场救护组应最后撤离，并向指挥员和卫勤领导报告当日救护情况，提出改进意见和采取必要的预防跳伞损伤的新措施，填写《救护日志》。

特殊环境空中跳伞训练卫勤保障 ①夜间跳伞训练时，救护站设置灯光标志，明确规定求救灯光信号。②森林跳伞训练时，救护组应在着陆场内和边缘便于观察的地方，在着陆场划定救护区，设若干观察救护点，划分工作范围，担任观察和救护工作，并规定呼救的音响信号，以便其在受伤或挂在树上下不来时，及时发出求救信号。③水网稻田跳伞训练时，要适当增加救护人员，并配备所需的急救药品器材，在池塘、河渠等危险、复杂地区设救护点，发现落水和摔伤人员，立即打捞救护。④高原跳伞训练时，跳伞前，开展高原地区卫生常识教育，组织跳伞员进行适应性锻炼；机上必须有足够的氧气供应设备和氧气供跳伞人员使用，明确使用氧气的规定，特别要注意检查携带氧气供应装备，如发现跳伞人员有缺氧或身体有不良反应时，及时采取措施，在着陆场适当增加救护和观察人员；密切对空观察，发现问题，查明情况，及时处理。对机场和着陆场的工作人员，也要注意观察身体变化情况，发现出现缺氧状态，应及时进行救护；所有人员都要学会发现自己和别人缺氧时的救护方法。⑤炎热地区跳伞训练时，跳伞前，应组织跳伞人员进行适应性锻炼，进行预防蚊虫叮咬、蛇咬伤和中暑的教育，建议避开特别闷热和扰动气流强烈的天气，缩短在外场工作时间，以免增加疲劳和引起中暑。机场、着陆场各工作区都要有足够的含适量盐分的清凉饮料，跳伞人员休息区尽量利用树阴或搭凉棚。进行武装跳伞时，可适当减轻负重，以保证足够体力，在着陆场应适当增加救护人员。⑥严寒地区跳伞训练时，气候寒冷，地面坚硬，穿戴御寒服装后动作不灵活，跳伞人员易发生冻伤、摔伤，着陆时容易滑倒。跳伞前，应进行防冻、防雪盲卫生教育，实施跳伞时，跳伞人员要穿戴与当时气温相适应的御寒服装，特别注意手、脚和面部保护，以防冻伤；加强机场和着陆的救护组织，配备足够的急救药材和运输工具。⑦水上跳伞训练时，在下降中由于反光的影响，难以判断高度，易抛伞过早或过晚，而使鼓膜、鼻黏膜受水冲击力作用而产生疼痛、出血，甚至淹亡。跳伞前，要注意五官科检查，严格把好身体关。⑧进行武装跳伞训练时，可适当减轻跳伞人员携带武器装备的重量，加强救护力量，备足急救药材，熟悉溺水的急救方法。⑨山地跳伞训练时，山地地形复杂，地面坚硬，障碍物较多，在着陆场边缘便于观察的地方设立观察点，组织观察救护组，提示跳伞员着陆动作，并加强现场救护。⑩丘陵地跳伞训练时，丘陵地岗丘错综连绵，沟渠、水塘和灌木丛较多，应合理选择着陆点，力求在地势平缓处着陆。在水塘、沟渠等危险地点设置救护人员，配备必要的救护器材。⑪沙漠、戈壁地跳伞训练时，风沙大，天气多变，影响空降散布，着陆后行动困难；跳伞人员要根据需要穿着防护服装，着陆场要设置明显标志，加强对着陆情况的观察，对散布距离较远的要派出救护人员。⑫岛屿跳伞训练时，要精选着陆场，根据场地面积确定一次进入的跳伞人数，加强地面救护工作。准确掌握天气和水文变化情况，预先采取防范措施。

（叶跃增　汪振喜）

dǎodàn fāshè wèiqín bǎozhàng

导弹发射卫勤保障（health service support to missile launching）运用医学技术和卫生资源对导弹发射部队人员实施伤病防

治、维护健康的活动。导弹发射卫勤保障必须根据导弹部队作战行动特点，遵循"严密组织，严密防护；密切协同，科学指挥；核常结合，防救结合，与战区联勤协同和相对独立伴随保障相结合；快速、准确、及时、有效的救治和有防护的直接后送"等原则，认真组织实施。

其基本任务是组织卫勤力量，做好伤病员的医疗、救护和后送；组织导弹部队"三防"和导弹核武器作业卫生防护，组织卫生防疫保障和药材供应保障，维护作战人员身体健康，巩固和提高部队战斗力。

中国人民解放军导弹发射卫勤保障实行"三级指挥、三级保障"体制。三级指挥为火箭军后勤部卫生局、基地后勤部卫生处和导弹旅卫生科（队），在此基础上战时组成相应的卫勤指挥机构，负责火箭军导弹发射战略、战役卫勤的组织指挥。三级保障即"火箭军—基地—旅（团）"三级卫勤保障。医疗保障主要有火箭军总医院、基地医院和旅（团）卫生队，防疫保障主要有火箭军防护防疫队、基地卫生防疫所、防护检测所、旅（团）卫生队。

导弹发射卫勤保障按三个阶段组织实施。①发射准备阶段：制订卫勤保障计划，实施行军沿线和导弹发射地域卫生流行病学侦察；筹措卫生人力、物力；组织实施卫勤分队临战训练和部队自救互救训练；组织推进剂加注作业等现场卫勤保障；组织部队公路、铁路输送和空运途中卫勤保障；做好野外机动和待机卫勤保障。②发射实施阶段：展开现场急救组、营救护所、旅救护所等救治机构；督促指导部队采取卫生防护措施，预防或减轻导弹

发射阶段对人员造成的推进剂、放射损伤；当导弹阵地遭受袭击或导弹武器发射发生意外事故时，实施伤员救治与后送，协助有关部门消除遭袭或事故后的环境污染。③发射结束阶段：突击治疗和后送伤病员；调整补充卫生人员和药材；组织部队进行卫生整顿；总结导弹发射卫勤保障经验，做好卫勤统计和报告。

（彭　博　马衡阳）

jūnrén xīnlǐ yīxué bǎozhàng

军人心理医学保障　（mental medical service of military personnel）　运用医学心理学理论、技术和方法，预防和消除不利因素对军队成员心理健康影响，疏导官兵心理问题，诊治心理疾患的专业保障活动。平战时卫勤保障的组成部分。目的是增进和维护军人心理健康，提高部队战斗力。基本内容包括普及心理卫生知识、评估心理健康状态、开展心理卫生咨询与疏导、心理干预与治疗。

发展史　军队心理医学保障起步于20世纪初。1904～1905年日俄战争期间，俄国曾派出精神病专家到前线处理军人因战斗应激而导致的心理损伤。1973年，第四次中东战争以色列军队出现了大量战斗应激反应伤员。1982年的黎巴嫩战争中以军在师级单位编配精神心理卫生组，战争精神疾病减员相比第四次中东战争减少了一半左右。同年，马岛战争中英军在乌干达号和堪培拉号军

舰上配备了心理和精神病医生，有效降低战时心理疾病的发生。1991～1993年，海湾战争期间，美军组织了若干个战斗应激职业医疗队和师精神卫生组，近200人赴前线执行心理卫生防护任务；英军也派出了一支47人组成的精神卫生医疗队保障在伊拉克作战的英国士兵。2003年，伊拉克战争开始后，美军为了加强一线心理卫生保障，紧急派出10个心理卫生保障分队为联军进行心理卫生保障。

中国人民解放军从1958年开始，对空军飞行员心理医学保障开始进行探索，主要任务是飞行员选拔和飞行医学保障。2000年开始，全军心理卫生技术指导组正式成立，心理卫生工作从此走向了系统规范、全面展开的新阶段。军队不仅成立了军事医学心理学专业委员会，还在全军团级以上部队建立了心理测评室、心理咨询室、心理治疗室，形成了心理卫生服务保障网络。2008年汶川地震、2010年玉树地震医学救援中，天津滨海新区爆炸事故等救援行动中，均派出心理医学保障专业力量，对任务部队实施心理医学保障（图1），推动了军

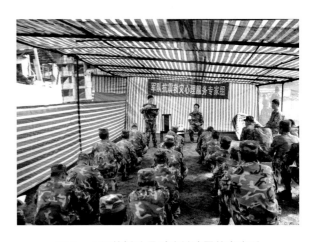

图1　心理救援队员对汶川地震救灾官兵进行心理干预

（王欣宇供图）

人心理医学保障研究和发展。随后心理医学保障在抗震救灾、国庆阅兵和维稳等非战争军事行动中发挥了积极作用。

平时心理医学保障 ①心理健康教育：利用各种媒体宣传、知识讲座等形式，介绍军人心理特点、心理卫生常识、心理健康自我维护方法等，不断提高广大官兵心理卫生知识水平和心理健康自我维护意识。②心理测量与评估：采用座谈、观察、调查和测验等方式，对从事军人职业和不同军事作业岗位人员心理适应能力进行判定和对军人个体和部队群体心理健康状况进行测量与评价。③心理咨询与疏导：采取心理门诊、部队巡诊、电话连线、网上交流等多种形式，开展个体与群体咨询，解答官兵的各种心理问题，化解官兵不良心理反应、排除官兵心理困扰。④心理诊断与危机干预：早期发现军人心理障碍和及时诊治心理疾病，准确鉴别生理问题与心理问题、思想问题与心理问题、一般心理问题与严重心理障碍、心理疾病与精神疾病，实施正确诊断，对心理危机人群，综合运用社会情感支持、个体认知干预、心理调控和药物治疗等手段和方法，帮助消除心理困扰，防止产生心理创伤。⑤心理健康管理和指导心理训练：心理健康管理是提高心理卫生服务质量的有力保证。建立完善官兵心理健康档案，实施心理健康状况动态监测，开具心理健康处方，为个性化心理卫生服务提供信息。对不同人员实行分类安置、岗位匹配提供参考依据。心理训练是增强官兵心理素质、提升官兵适应能力的重要途径。卫生部门协调配合有关部门，主动参与制订部队心理训练计划，结合军事训练科目，按照军事训练健康保护规定，提出心理训练合理化建议，为科学组织心理训练提供技术指导。⑥心理卫生科研：加强心理卫生理论研究和技术创新，为开展心理卫生工作提供强有力的技术支撑。勤务理论重点研究保障的组织指挥、力量抽组、资源配置等方面，基础理论重点研究应激损伤、易感基因筛选等领域，应用技术重点对危机干预、心理疾病防治、心理量表常模体系建立及其应用、特需药品及仪器设备等方面研发。⑦心理治疗与精神疾病鉴定：对严重心理障碍、疾病患者实施心理治疗和药物治疗，视情后送。涉及精神疾病的临床医学鉴定、新兵精神疾病终极鉴定、精神残疾鉴定和司法精神病学鉴定，由指定的军队精神病学鉴定机构，按照有关规定和相关程序进行鉴定。

战时心理医学保障 ①制订战时心理医学保障计划。预计战斗应激损伤减员；明确心理救援队的配置；规范心理评估和应激源监控的原则、方法和标准；规定心理应激伤员处置与后送原则、技术范围与工作关系等。②开展心理健康教育和战前适应性训练。与政工部门协同组织开展心理健康宣传教育；开展战前有针对性的心理耐受能力训练。③开展心理健康状况评估。组织开展战前、战中和战后心理健康状况评估，提出相应的个体和群体的心理干预措施。④跟踪监测心理应激源。监测、分析影响作战人员心理的重要因素，提出减少和弱化心理应激源的建议。⑤开展心理咨询与应激干预。为作战官兵提供必需的心理咨询和应激干预，协同政工部门开展思想工作和文体活动。⑥实施战斗应激损伤伤病员救治和后送。按照分级救治原则组织战斗应激损伤伤病员的救治与后送；配合战伤救治，做好创伤后应激障碍伤员的预防与控制。⑦指导与监督战场心理健康环境建设。实施战时心理卫生监督；开展食品营养指导；协助主管部门进行官兵睡眠管理；指导、督促战场环境改善和尸体与污物处理。

（王欣宇 刘旭峰）

wèiqín guǎnlǐ

卫勤管理（health service management） 对军队卫生工作实施的计划、组织、协调、控制的活动。卫生勤务内容之一。目的是充分利用军队卫生资源，提高卫勤保障效能。

发展史 军队卫勤管理随着军队卫生工作的发生发展，逐渐趋于完善。在古印度、古埃及、古希腊、古罗马和中国古代军队中已有救治伤病员的组织，由军医兼顾管理工作。中国《周礼·天官》记载，周朝伤病员救治管理工作亦由医官兼任。随着战争的频繁发生，武器杀伤力不断加强，伤病员逐渐增多，由军医继续兼任管理已不能适应战争需要，便产生了专门负责管理工作的军医官员。据《旧唐书·职官一》载：唐武德四年（公元621年），由天策上将府的功曹参军主持部队医药行政。法军1882年以前军队卫勤管理属生活保障部门职能，具体卫生行政工作由军医实施。随着交通运输的发展，军队机动作战能力增强，前方稳定性和安全性缩小，伤员随军队行动，以就地治疗为主的方法，已经不能适应变化了的情况，逐步产生了前后方两段治疗的新方式。中国清代战时设有前站医院和后站医院。第一次世界大战时期，俄国军队的卫勤组织工作，也按一前一后两段实施管理。

20 世纪 30 年代以后，卫勤管理发展较快。系统论、信息论、控制论的出现和在管理方面的应用，以及行为科学、管理科学的发展，使卫勤管理在医疗后送体制方面更趋完善。苏军卫勤组织体制各军种自成体系，美军则实行联勤保障，瑞士和以色列属军民一体化保障。第二次世界大战中，各国军队普遍采用了分级救治的组织形式，提高了救治效果。现代高技术战争的发展，战争进程加快，破坏力增大，伤员数量、质量发生了变化，管理也相应得到发展，出现了伤病员越级医疗后送的组织形式。越南战争中，美军广泛使用了直升机，对重伤病员越级后送，使其优先到达后方救治机构，降低了伤死率和残疾率。电子计算机通信技术、网络技术等引入管理之后，使卫勤管理工作更趋科学与合理。海湾战争中，美军借助电子计算机网络技术，使大量的战时卫勤管理工作在头绪多、驻地分散的条件下，仍能按照计划要求及时到位，提高了卫勤保障能力。

中国人民解放军从建军开始就很重视卫勤管理工作。在红军时期，军队编制序列是司、政、供、卫，卫勤管理已经建成适应战争需要的独立保障体系。1932年军委总军医处颁布了《卫生法规》。抗日战争、解放战争时期在战伤救治方面积累了丰富的管理经验，建立从火线到兵团与后方医院的分级救治医疗后送体制。中华人民共和国成立后，军队卫勤管理迅速发展，统一和健全了卫勤编制体制，区分了医院类型，划分了医疗体系，明确了收治范围。药材供应建立了统一的供应体系和装备供应标准。卫生人员

教育训练形成了三级体制，后勤院校和军队医学院校设立了卫勤系，专门培训卫勤管理人才，轮训卫勤领导。1957 年颁发了医疗预防、卫生防疫、药材供应、卫生统计 4 部教范。1965 年制定了《战伤救治原则》，规定了统一的伤票、野战病例和统计报表。1988 年出版了《卫勤管理学基础》，1989 年出版了《军队平时卫勤管理学》。1996 年颁发了《中国人民解放军卫生条例》和《战伤救治规则》。2007 年 3 月总后勤部卫生部组织编写的《军队卫生勤务学》中，较为系统地阐述了卫勤管理理论与方法的内容。2015 年开始，随同军队体制编制调整改革，卫勤管理体制发生了"主战"和"主建"变化，医疗有偿服务管理和生物安全管理也提到了战略层面。

基本内容　卫勤管理的基本内容包括卫勤管理对象、卫勤管理职能、卫勤管理过程、卫勤管理工作。

管理对象　①人员管理：对组织内部人力资源的管理，包括人才选拔、人才培养和教育，激发人的主动性和创造性等。②财务管理：对组织内部各种价值形态的管理，如成本管理、资金使用效果分析等。③物资管理：对组织所拥有的有形实物的管理，包括设备、材料、仪器、能源等物资的管理。④时间管理：对有效利用时间的管理，包括管理人员时间管理、工作时间的设计等。⑤信息管理：通过对信息的收集、加工、储存、传输、利用等活动，发挥信息在管理中的作用。⑥业务技术管理：对部门业务技术工作的管理，使卫勤管理工作能够遵循军事活动要求和卫生工作的特点和规律等。

管理职能　①卫勤决策：指决定卫勤管理活动的目标及实现目标的策略和办法。包括目标决策和方案决策，目标决策分战略目标和战术目标。在卫勤管理活动中，为了解决当前或未来可能发生的问题，从确定行动目标，到根据主客观条件提出各种备选方案，以至经过必要的分析和判断，从中选出一个最佳方案，作为行动指南指导整个活动过程。②卫勤计划：指对即将开展工作的基本筹划和安排，卫勤管理过程中最基本的环节。它是连接其他管理职能、制订目标与实现目标的桥梁，是实施卫勤组织管理与协调控制的依据。战时卫勤保障计划的目标，往往是由作战部门和后勤首长根据具体任务而定。平时卫生工作计划的目标，可由上级主管部门和卫生部门按实际需要制订；根据任务目标，结合以往经验，采用科学方法，进行定性、定量分析，揭示卫勤保障活动的规律及趋势；将决策结果转化成详尽的工作安排，包括制订实施细则，及各种活动在时间上的具体部署。③卫勤组织：指按照卫勤计划目标和任务的要求，合理确定卫勤机构成员、任务及各项活动之间的关系，对卫生资源进行合理配置的管理活动。包括明确组织的目的、结构、范围、职责、权力、协调和管理方法等；领导活动形式、管理模式、组织机构、领导方式、任务和责任、人员的调配和培训、对各级各类人员的指导和指挥等。④卫勤协调：指按照不同管理职能任务分工，在卫勤内部和外部所进行的交换意见、彼此接近、相互满足的行为过程，包括确定协调事项，提前预告或在紧急情况下临时提交协调方；实施沟通协调，可通

过会议、信函等多种形式实施，必要时由协调方上级部门组织，取得一致意见；制订协调计划，将达成一致的协调事项、任务责任和措施办法，拟制成协调计划或协调方案，协调各方遵照执行。⑤卫勤控制：指为保证卫勤计划目标的实现，防止和消除其执行过程中的偏差所进行的管理活动。包括为实施衡量工作的成绩和问题，确立正确的控制标准；确立信息收集渠道，全面准确的收集各种卫勤信息，并对信息加工处理，为协调控制提供依据；当实际工作与标准比较产生偏差时，分析和研究发生的原因，采取计划调整、组织安排、人员配备、指导和领导工作等方法措施纠正偏差；按照预定目标和控制标准对执行部门进行监督，并对结果进行检查。

管理过程　可以分为确定目标、明确方向、制订计划、健全机构、组织力量、指挥行动、跟踪变化、调节关系、控制系统、总结经验等十大环节。十大环节循环往复形成管理过程，管理过程又促进了管理目标的实现。十大环节排列上可以有先有后，但在卫勤管理实践中，这些环节往往是交错进行的，不同环节合并形成各种管理职能。各国军队卫勤管理的职能可能有差别，但是卫勤管理过程的十个环节却基本是一致的。管理过程是一个极其复杂的动态系统，管理者必须不断深入实际，审时度势才能驾驭管理过程。

管理工作　管理过程中各项管理职能活动的主要工作。包括以下几个方面。①医疗保健管理：包括制定医疗保健规章、制度和技术规范并监督执行；对组织医疗保健机构实施门诊、巡诊、收容治疗和疗养工作；建立防治体系，组织医院和部队协作；组织军队人员的体格检查，对体检结果做出鉴定和相关处理；对符合镶装、评残人员，按规定组织鉴定。②卫生防疫管理：包括建立健全卫生防疫管理体系；拟制卫生防疫、疾病预防控制法规制度；组织开展爱国卫生工作；开展健康教育、疾病监测、卫生监督、心理卫生、军人健康和公共卫生管理；实施突发公共卫生事件的卫勤组织指挥。③卫生防护管理：包括制定卫生防护规章、制度；开展防护知识教育和训练监督管理；实施水源、食品、特殊职业、特殊环境的卫生防护管理。④药品器材管理：包括制定药材管理的规章和技术规范；实施药材筹措供应、新药和自制制剂、药品检验、卫生装备配发和维修管理，以及战备药材储备管理。⑤医学教育管理：包括部队医学教育管理和院校医学教育管理两大部分。主要有教育计划、教育过程、教学大纲、教材、教育考核、教师队伍、教育设施、教育经费管理等。⑥医学科研管理：包括科研计划、科研课题、科研成果、科研支撑条件、科研人员和科研信息管理等。

管理手段　为提高卫勤管理效能和水平，需要运用科学的管理方法和技术手段。

常用管理方法　①行政方法：按照行政组织系统，依靠行政组织的权威，运用命令、规定、指示、条例等行政手段直接对管理对象产生影响的管理方法。②法制方法：运用法律规章对各种行为规则进行管理的方法。③经济方法：按照客观经济规律的要求，运用经济杠杆和经济手段进行管理的方法。④启发教育方法。

常用方法技术　①系统分析法：如专家咨询法、德尔菲法、规划论、排队论、存储论、决策论、预测论、关键路线法、计划评审法及模拟法等。②因果预测法：如回归分析法、经济计量模型、投入产出法等。③时间序列预测法：有移动平均法和趋势季节模型法。④决策方法：分为确定型决策、风险型决策以及不确定型决策方法等。⑤评价方法：有专家评价法、经济分析法、运筹学方法等。⑥其他：计算机模拟仿真技术等。

（陈国良　鱼　敏）

jūnduì wèishēng gōngzuò fāngzhēn

军队卫生工作方针（military health service policy）　军队在一定历史阶段提出的军队卫生工作建设和发展的纲领。1996年1月，中央军委发布的军队卫生工作方针，"面向部队，预防为主，中西医结合，依靠科技进步，动员全军参与，为巩固和提高部队战斗力服务"。这个方针，突出了卫生工作的方向和重点，体现了卫生工作的优良传统，进一步明确了卫生工作的建设原则和奋斗目标，是军队卫生战线各项工作总的指导思想和必须遵循的准则。

军队卫生工作方针主要内涵：①"面向部队"是军队卫生工作的根本服务方向。面向部队就是面向全军广大指战员，为部队各项任务服务。发扬救死扶伤实行革命人道主义精神，全心全意地为广大指战员服务，这既是中国军队的根本宗旨所决定的，又是对军队卫生工作的根本要求。②"预防为主"是军队卫生工作的重点。医学科学发展的现阶段，健康已不是"不生病"的低级概念，而是要使部队成员在生理上、心理上能够适应紧张而速变的各种军事作业和险峻而严酷的战场环境。预防为主体现了医学发展的方向，无论是现在还是未来，都将是保障部队平战时体魄健壮、提高野战生存能力的重要指导思想。③"中西医结合"是中国军队医学科技政策。中国医药学是伟大的宝库，过去为中华民族的繁衍兴旺做出了十分重要的历史贡献，今后仍将是发展我国新医学的重要途径。它是建设具有中国特色军队卫生工作的重要内容之一。搞好中西医结合，继承和发扬祖国医药学的宝贵遗产，是提高军队医学水平，保证部队健康的重要措施。④"依靠科技进步"是卫生工作发展的根本途径。运用医学技术是军队卫生系统为部队服务、保障部队执行各项任务的主要手段，不断发展医学科学技术特别是军事医学技术，是军队卫生系统活力的泉源、服务的基础。在医学科学技术飞跃发展的今天，也只有不断提高医学科学技术水平，才能不断提高卫勤保障能力和水平。⑤"动员全军参与"是开展卫生工作的基础。应当确立"大卫生观念"，充分调动各相关部门和全体指战员的积极性，在统一的组织领导下，部门协同，广大官兵共同参与，按照医学科学规律开展卫生工作。⑥"为巩固和提高部队战斗力服务"是军队卫生工作的总目标。在新的历史时期，应当使军队卫生工作达到与现代化军队建设相适应，与现代战争的要求相适应的水平，更好地为国防建设服务。

（栗美娜　田学军）

jūnduì wèishēngfǎ

军队卫生法 （military health laws）

调整军队内部军人健康及卫生工作关系的法规与规范。它既是国家卫生法律体系的一个重要分支，又是军事法体系的组成部分。军队卫生法是军队卫生系统行使权利和义务的重要依据和准则，对维护军队成员健康，确保卫生工作有序进行，提高部队战斗力具有重要意义。

军队卫生法主要包括军队具有颁发法规职能的机关制定的有关军人健康与卫生工作方面的条令、条例、规则、规章；军队转发的国家卫生法律和相关法规的卫生条款；以及相应职能卫生主管部门制定的规范性文件等。按发布机关及效力等级分为军队卫生法规、军队卫生规章、准军队卫生规章；按规范、调整的内容分为军队卫生综合计划、卫生防病、医疗保健、药品器材保障、医学教育训练、医学科学技术研究、卫生战备、卫生出版、计划生育、兽医保障等卫生规章；按规范对象的要素性质分为军队卫生经济、卫生组织、卫生行为、卫生关系、卫生信息、卫生相关产品规章等。

（栗美娜）

Zhōngguó Rénmín Jiěfàngjūn Wèishēng Tiáolì

《中国人民解放军卫生条例》 （*Regulations on Health Service of the Chinese People's Liberation Army*）

中国人民解放军在一定历史阶段提出的卫生工作建设和发展总的法规。为了加强军队卫生建设，增进与维护军队人员健康，巩固和提高部队战斗力，中央军委于1996年1月10日颁布并实施。条例包括总则、职责、卫生防病、医疗保健、药品器材保障、医学教育训练、医学科学技术研究、卫生战备、卫生监督、奖励与处罚和附则，共十一章五十五条（图1）。

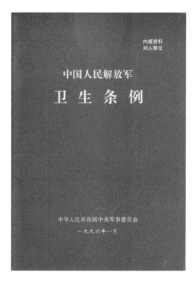

图1　《中国人民解放军卫生条例》
（毛常学供图）

《中国人民解放军卫生条例》所指卫生，是为增进和维护军队人员健康，防治伤病，改善和创造符合健康要求的环境、条件所采取的各类措施的总称。《中国人民解放军卫生条例》明确指出，军队卫生工作的基本任务是预防和救治伤病，改善环境卫生和生活卫生条件，增强军队人员自我保健能力和环境适应能力，提高部队健康水平。军队卫生工作实行"面向部队，预防为主，中西医结合，依靠科技进步，动员全军参与，为巩固和提高部队战斗力服务"的方针。总后勤部（2016年改为军委后勤保障部）是全军卫生工作的主管机关，各级后勤机关是本级卫生工作的主管机关。各级卫生部门是本级卫生工作的主管部门，在本级后勤首长领导和上级卫生部门的指导下开展工作。各级爱国卫生运动委员会和保健领导小组是本级爱国卫生工作和干部保健工作的议事和协调机构，负责制订爱国卫生工作和干部保健工作规划计划，并协调有关部门组织实施。各级首长应当加强对卫生工作的领导，督促有关单位和部门做好卫生工作。各级机关的有关部门应当支持、协助卫生部门工作，并按照职责分工负责有关的公共卫生建设，做好群众性卫生防病工作。遵守卫生法规，维护环境卫生和生活卫生设施，尊重和配合卫生人员的工作，提高自身的卫生素养、身体素质和健康水平，是全军所有人员的共同责任。军队卫生人员应当忠于职守，全心全意为部队和伤病员服务；刻苦钻研业务，对技术精益求精；模范执行卫生法规，严格遵守技术操作规程，严防差错、事故；遵守职业道德规范。

（粟美娜）

jūnduì wèishēng jìshù guīfàn

军队卫生技术规范（technical standard of military health）　军队卫生工作基本技术、方法的统一规定。军队卫生工作规范性文件的一种。通常由军队卫生主管部门制定颁发与监督落实，规范的对象主要是军队卫生人员在技术操作中的行为。

规范内容主要包括：①卫生防疫技术规范，如消毒隔离技术常规、预防接种技术常规等。②卫生防护技术规范，如生物、化学、物理等有毒有害因素防护规则。③诊断检查技术规范，如体格检查常规、实验室及各种仪器检查常规、临床疾病诊断依据等。④治疗与护理技术规范，如医疗护理技术操作常规、临床疾病治愈好转标准等。⑤药品生产、配置技术规范，如药典、制剂规范等。⑥卫生器具使用与保养技术规范，如医疗仪器操作程序和保养制度等。⑦其他：还包括医学教育训练、医学科学研究中的各种技术规范。

规范特点：①科学技术性强。它是无数实践经验教训的总结与升华，是客观规律、科学原理的反映与应用。②约束力强。由主管部门组织制定，权威专家编写，具有约束效力，必须执行。规范的内容与人体健康和生命安危密切相关，违反了军队卫生技术规范，就可能对人体造成严重危害，导致不良影响。③操作性强，内容具体，技术方法明确，可操作性强。采取教育、引导与制裁相结合的方法，可以保证正确实施。④引导性强。规范的内容与先进科技水平密切结合，可进一步推动医学科技的发展和完善。

（杨磊石　粟美娜）

Zhànshāng Jiùzhì Guīzé

《战伤救治规则》（Regulations on Battle Wound Treatment）　军队战伤伤员救治勤务与技术工作的基本规定。2006年由中国人民解放军总后勤部卫生部颁布实施，是军队战时卫勤保障的基本规章之一，实施战时伤员救治工作的基本准则。对维护部队战斗力，提高战伤救治质量和效果具有重要意义（图1）。

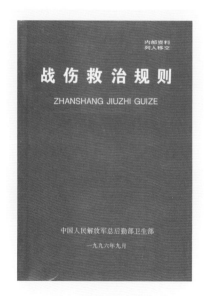

图1　《战伤救治规则》
（毛常学供图）

《战伤救治规则》分为十章。第一章为总则；第二章为战伤救治的组织，包括医疗后送机构的救治任务区分和救治工作的基本要求；第三章为战伤救治技术范围，包括战（现）场急救、紧急救治、早期治疗、专科治疗、康复治疗；第四章为战伤救治基本技术，包括战伤评分与救治、优先顺序、休克防治、复苏术、野战输血、感染防治、清创术、战伤手术麻醉；第五章为几种类型战伤的救治，包括挤压伤救治、冲击伤（爆震伤）救治、烧伤救治、冻伤救治、淹溺救治；第六章为各部位伤的救治，包括颅脑伤救治、颌面颈部伤救治、胸部伤救治、腹部伤救治、脊柱脊髓伤救治、骨盆部伤救治、四肢伤救治、多发伤救治；第七章为特殊武器伤的救治，包括核武器伤救治、化学武器伤救治、生物武器伤救治、导弹和火箭推进剂损伤救治、新概念武器伤救治；第八章为特殊环境作战伤员的救治，包括海上伤病员救治、飞行人员特殊损伤的救治、伤病员空运医疗救护、山岳丛林战伤救治高原战伤救治、戈壁沙漠战伤救治、寒区战伤救治湿热环境战伤救治；第九章为战伤内科问题的处置，包括心功能不全的防治、急性呼吸窘迫综合征的防治、急性肾功能不全的防治、肝功能不全与胆道系统并发症的防治、战伤消化道并发症的防治、战伤后多器官功能障碍综合征的防治、战斗应激反应的防治；第十章为附则。最后为附件，包括简易战伤计分对照表、伤员伤势评估及处置顺序参考条件、战时伤病员登记簿（式样）、伤票（式样）、野战病历（式样）、医疗后送文件袋。

（粟美娜）

Zhànshāng Hùlǐ Jìshù Guīfàn

《战伤护理技术规范》

（*Regulations on Battle Wound Nursing*） 军队战伤伤员护理技术工作的基本规定。为了适应战伤救治的要求，提高战伤护理质量，规范战时护理人员的护理救治工作，2007 年 8 月，中国人民解放军总后勤部卫生部颁布实施此规范，成为实施战伤护理工作和平时护理训练的基本依据（图 1）。

图 1 《战伤护理技术规范》
（毛常学供图）

《战伤护理技术规范》共有十二章。第一章，总则；第二章，战伤护理的基本要求；第三章，战伤现场救护技术，包括现场心肺复苏术、通气、止血、包扎、固定、搬运；第四章，战伤基本护理技术，包括输血、输液、创口护理、生命体征监测、氧疗与机械通气、战伤手术配合；第五章，伤员后送护理，包括阵地担架后送、卫生车辆后送、卫生船后送、空运后送；第六章，各类型伤的护理，包括火器伤、挤压伤、冲击伤、烧伤、电击伤、咬伤与蜇伤；第七章，各部位伤的护理，包括颅脑损伤、颌面、颈部损伤、胸部损伤、腹部损伤、泌尿系统损伤、脊柱、脊髓损伤、四肢损伤；第八章，特殊武器伤的护理，包括核武器伤、化学武器伤、生物武器伤；第九章，特殊环境战伤护理，包括海上战伤护理、高原战伤护理、沙漠战伤护理、寒区战伤护理；第十章，战伤并发症的护理，包括休克、感染、应激性溃疡、多器官功能衰竭；第十一章，战时常见传染病的护理；第十二章，战时心理护理，包括战时应激反应的护理和战伤伤员的心理护理。

（栗美娜）

wèiqín fāzhǎn zhànlüè

卫勤发展战略 （development strategy of health service） 针对军队卫生工作建设和发展实施的具有全局、长远、根本性的指导方略和重大措施。军队发展战略的组成部分。具有前瞻性、阶段性、层次性、人本性特点。主要体现在军队卫生工作建设的战略指导思想、重大战略举措和各时期发展建设规划方面。

发展史 中国人民解放军卫勤发展战略随着军队现代化建设的发展、官兵卫生服务需求的不断提高、医学科学技术的进步而不断调整、充实和发展。重要的发展节点和重大战略活动有：①1949～1953 年的国家恢复时期，撤销军委卫生部建制，原卫生部划归总后方勤务部领导管理，改称总后勤部卫生部，明确了"面向部队，预防为主"的军队卫生工作方针，建立医学教育体系、军事医学科研体系和海空军卫勤保障体系。军队团以上单位相继成立爱国卫生运动委员会，把军队卫生工作的组织领导从专业部门组织提升到军队统一组织的层面。军事医学科技发展建设确立了以预防医学为主，以"三防"医学为重点的军队医学科技发展战略。②1954～1978 年的国家建设时期，借鉴苏联军队卫生工作经验，全军开展卫生工作的正规化、现代化建设，相继成立全军医学科学委员会，颁发卫生工作教范。1978 年后，先后制定《医学科学技术发展纲要》《医院技术建设规划》，军队迎来科技发展的第二个春天。③1979～2009 年的改革开放时期，军队医院对社会开放，支援地方的医疗卫生事业。确立大卫生观念，强调把卫生工作纳入部队建设规划，与全面贯彻落实《军队基层建设纲要》结合起来。开展全军组织卫生工作体制与资源为主要内容的系统调查和专题论证，并在此基础上制定军队卫生工作发展规划和一系列改革措施。1996 年 1 月，中央军事委员会主席江泽民签署命令发布《中国人民解放军卫生条例》，明确卫生工作方针是"面向部队，预防为主，中西医结合，依靠科技进步，动员全军参与，为巩固和提高部队战斗力服务"，进一步明确了全军卫生工作纲领。陆续颁布《战伤救治规则》《医院战时保障条令》《卫勤分队战时保障条令》《中国人民解放军联勤条例》《军队应急处理突发公共卫生事件规定》，将军队疾病预防控制纳入国家疾病预防控制体系，军队全面推行新型医疗保障制度。④2010 年以来的快速发展时期，出台了《关于进一步深化军民融合，全面推进医学科技创新发展的若干意见》，整体推进全面建设现代卫勤活动，2014 年 9 月，在朱日和训练基地举办了中国军队历史上首次实兵对抗条件下的卫勤保障演习；2016年全面实施军队卫生体制编制改革。此期间，多次参加国际维和、联合军演、医学救援等活动，卫勤在国际军事医学领域的影响力日益突出。

主要内容 卫勤发展战略是对军队卫生工作在未来的一个时期发展建设的总体谋划和指导。一个完整的发展战略一般包括四个方面的基本内容：一是指明在一定时期内，军队卫生工作要实现的总体目标、发展建设方向和要完成的基本任务；二是明确在发展建设过程中始终应当遵循的指导思想与工作原则；三是明确发展重点、发展步骤和发展途径；四是提出为实现发展目标而采取的根本办法和重大措施。发展战略可以涵盖卫勤思想理论、卫勤编制体制、军队卫生资源、卫勤保障功能和卫勤保障手段发展建设的方方面面。

发展目标、方向和任务 一项事业的建设发展必须由总体目标和发展方向来牵引，同时必须明确目标赋予的基本任务，这是发展战略的核心。卫勤发展战略的总体目标通常以一定时期内期望达到的军人健康水平和卫勤保障能力加以描述，一项大事业的战略目标，往往是由多目标组成，需要构建出一套完整的目标模式或目标愿景加以描述。发展方向是为实现目标需要进行改革、建设的主要方向，也是卫勤发展建设的关键路径。基本任务是为实现总体目标必须要完成的若干主要工作。卫勤发展战略中，目标、方向和任务的描述应当是宏观、总体、综合性的描述。现阶段，中国人民解放军卫勤发展建设的总体目标是实现"现代卫勤"。发展方向是建设一体化、多样化、信息化、科学化的军队卫勤。其基本任务是卫勤思想理论更新、卫勤编制体制转型、卫勤保障方式转换、卫勤保障手段创新。

发展的指导思想与原则 卫勤发展的指导思想是指在发展建设过程中，自始至终必须遵循的思想理念和思想方法，它从思想观念的高度指导发展建设的全过程。卫勤发展建设的指导思想必须与军队发展建设的指导思想保持一致，如以科学发展观为指导，以军事斗争准备为龙头，以改革为动力，机械化与信息化复合发展等。同时体现卫勤特质的指导思想，例如"预防为主"的思想，"面向部队，为部队服务"的思想，"遵循医学科学规律"的思想等。卫勤发展建设的基本原则是指在卫勤发展建设过程中应当遵守的基本行为准则，也是指导工作行为的基本要求。例如，在现代卫勤整体发展建设中应当坚持整体筹划、重点突破、稳步递进、全面发展的原则。在信息化建设中，应当坚持统一领导、总体规划，突出重点、协调发展，需求牵引、技术推动，信息主导、综合集成，平战兼容、军地结合的原则等。指导思想与工作原则的提出，力求突出特点，贴近实际，概略指导。

发展重点、步骤与途径 卫勤发展建设的重点、步骤与途径是卫勤发展策略问题。实现卫勤建设发展的总体目标，可以有多种实现的方法、步骤和路径，必须选择适应基本任务要求和适合本系统、本单位特点的发展重点、方法和路径。卫勤整体建设和发展的重点，往往是制约卫勤建设发展的瓶颈问题，可能是体制、机制、资源配置问题，也可能是功能不适、人才培养、技术装备落后等问题，需要在充分研究论证后明确指出。例如，在未来的疾病预防控制工作中，应当重点建设和发展疾病监测体系和工作制度等。在卫勤中长期发展战略中，需要分阶段、有步骤地建设和发展。例如，部队卫勤保障体制改革，第一阶段是论证规划阶段，第二阶段是试点阶段，第三阶段是总结推广阶段。在发展建设道路和途径上，需要多路径的优化选择，明确发展路线。例如，军队医疗保障制度改革，应当明确医疗费用的管理是走预付制的道路，还是后付制的道路，还是第三者付费的道路等。

发展办法和措施 卫勤发展战略中的办法和措施，是发展建设过程中需要采取的全局性、关键性的主要办法和重大行动。例如，在卫勤体制改革中，历史上曾采取过的重大举措有军委卫生部转隶总后勤部，军队医院数额减少1/3，实行以军区为主的陆海空三军区域联合卫勤保障体制，总部、军区两级疾病预防控制中心纳入国家疾病预防控制体系，军民联合建立疾病监测网络和预警预报系统，国家在军队建立国家级应急医疗救援队、防疫救援队和"三防"医学救援队等。军队进行医疗保障制度改革，实行军人免费医疗、家属优惠医疗、职工保险医疗的办法和持卡就医办法等。进行军队药材保障体制改革，军民联合建立战备药材储备和网络型药材配送体系和制度，实行药材就近配送、设备就近维修的保障方式等。进行军队医学教育体制改革，推行院校教育与任职教育相结合的办法。军事医学科研机构纳入国家科技创新体系等。

基本要求 军队卫勤发展战略的发展变化受到外部环境的制

约，卫生服务需求的牵引和卫勤系统自身矛盾发展的驱使。军队卫勤的大环境包括军事环境、社会环境、科学技术环境、自然地理环境等。在军事环境中，军队职能任务的拓展，军队未来作战样式的变化，军队编制体制的改革，部队军事编成的改变都会要求卫勤发展战略的调整。在社会环境中，国家医药卫生体制改革，社会基本医疗保险制度的完善，医药管理制度的改革，以及国家应急管理体系的建设等，均会要求军队卫勤发展战略不断加以适应。在科学技术环境中，以信息技术为核心的世界新技术革命的深入发展，现代生物技术的广泛应用，新型传染病的发现，以及生物恐怖袭击带来的紧迫需求，都会影响军队卫勤发展战略的发展。在官兵卫生服务需求方面，由于官兵卫生知识的不断普及和卫生素养的不断提高，以及未来战争和平时各类突发事件对官兵体能、智能和环境适应能力的需求，对军队卫生工作也提出了更高的要求，卫勤发展战略必须加以充实和完善。同时，军队卫生系统内部的结构性、功能性矛盾和冲突还会不断出现，也要求卫勤发展战略进行不断的改进和完善。随着时代的发展与进步，军队现代化建设的进程，军队将会形成适应各个时代特点和需求的新的卫勤发展战略。

（陈文亮　刘　旭）

jūnduì wèishēng zīyuán pèizhì

军队卫生资源配置（military health resources allocation）

在军队卫生系统内，对卫生人力、财力、物力资源进行的分配和调整。军队卫生资源配置是平时特定范围内军队卫生资源状况的反映。应急或战时条件下军队卫生资源配置又称为卫勤力量部署。

军队卫生资源配置分类：①按层次分为宏观、中观、微观三个层次。宏观层面的军队卫生资源配置主要指全军范围内总体的卫勤指挥资源和卫生保障实体资源分配，通常是指军委后勤保障部卫勤指挥机关所进行的配置活动。中观层面的军队卫生资源配置，主要是指在战区和军种层面上的卫生资源分配，以及确定体系部队与军队卫生保障机构的保障关系；区域卫生资源的空间分布等。微观层面的卫生资源配置，主要是指各类保障实体内部的功能科室和学科分布结构状况，主要指机构内要素资源总量、各保障实体内部的要素资源结构比例和功能学科布局等指标。②按照保障功能划分，可分为医疗资源配置、卫生保健资源配置、卫生防疫防护资源配置、药材资源配置、医学训练资源配置、医学科研资源配置等。③按资源要素可分为军队卫生人力资源配置、军队卫生机构资源配置、军队卫生床位资源配置、军队卫生设备资源配置、军队卫生经费资源配置、军队卫生学科资源配置等。④按外部环境和条件分为平时联勤状态卫生资源配置、战时或应急情况下卫生资源配置。

军队卫生资源配置应当遵循"需求牵引、结构合理、功能实现、寓战于平、保障有力"的原则，其中平时状态关注资源合理配置和军队人员的健康状况，军队卫生资源配置重点是标准化的合理配置，不断提高平时卫生服务保障水平。战时或重大自然灾害等应急情况下的卫生资源优化配置关注支援能力和卫勤力量优化部署，军队卫生资源配置偏重卫勤力量部署和卫勤优化决策等支援资源配置，既要具备应急作战卫勤保障能力，又要具备反恐、维稳、处突、维和等非战争军事行动卫勤保障能力。

军队卫生资源配置法则：以"真实需求""合理利用"与"标准供给"为动态均衡的基本依据；贯彻"按需要配置总量，按效率配置宏观结构，按公平性配置中观分布，按技术效率配置微观比例"。

（张鹭鹭　丁　陶）

jūnduì wèishēng gǎigé

军队卫生改革（military health reform）

对不适应军队卫生建设与发展的体制编制、工作方式、政策制度等进行优化调整的改动和变革活动。军队后勤改革的组成部分。改革目的是通过革故鼎新，更加有利于保障军人的健康权益，有利于完成军队建设和军事斗争任务，有利于军队卫生资源的合理利用，有利于与国家医药卫生体制适应衔接，以更强的活力和动力推动军队卫生事业健康有序发展。

发展史　世界先进国家军队都把卫生改革作为推进军队卫生事业发展的重要举措。在卫生编制体制改革方面，美军在1953年改革卫材保障方式，本土、海外三军的医药卫生物资统一由海军进行保障，1961年成立了由国防部直接领导、独立于各军种部的"国防供应局"，统一负责三军通用医药卫生物资采购供应，各军种负责专用卫材及药品保障。20世纪70年代，美军开始实行在三军自成体系基础上紧密合作的卫勤保障体制，将本土和海外划分为16个区，实施划区卫勤保障。俄军在1996年1月正式实施划区卫勤保障体制，并于2002年成功实现大联勤。在卫生保障方式方面，德军在 90 年代初，建立了驻地医疗中心，实行跨军种、跨单位的医疗服务。在卫生政策制度方面，美军在 1995 年实行了基础型、标准型、高级型三种形式的医疗保障，并按区域将本土划分为 12 个医疗中心，由各中心与不同的地方公司签约向军人及其家属提供医疗保障；德军由自行医疗保障逐步纳入社会医疗保险，军队医疗机构主要负担现役人员的医疗保障，退休军官、现役人员家属在地方就医，70% 医疗费由军队承担；英军就医由地方医生与军队签订合同，到营区为军人看病；印军为退役官兵建立了高额费用疾病医疗保险制度。

中国人民解放军卫生改革是随着军队现代化建设发展而逐步深化的。在卫生编制体制方面，1988 年实行以"代医"为主要内容的网络型划区医疗改革，2000 年正式启动以军区为基础的卫生联勤体制改革，2004 年在济南战区开展大联勤卫生改革试点，2016~2017 年完成了"军委管总、战区主战、军种主建"的卫勤指挥和保障体制改革；在卫生保障方式方面，1999 年启动军队卫生物资采购改革，逐步推开了药品、医疗设备及医用高值耗材的集中招标采购；2000 年军队医院纳入社会基本医疗保险服务保障体系，2004 年远离军队医疗机构的部队小散远单位军人、优惠医疗家属实行门（急）诊社会化医疗保障；2007 年探索实行军队战备药材企业代储机制；2008～2009 年军队疾病预防控制中心纳入国家公共卫生服务体系，军事医学科研纳入国家医学科技创新体系，医疗、防疫、"三防"纳入国家应急救援力量体系。在卫生政策制度方面，2001～2004 年，医疗保障制度改

革进行试点并在全军推开；2016 年军队医疗卫生机构全面停止有偿服务，医院、疗养院卫生事业费由标准供应改为按实际消耗拨款，并且进一步扩大了免费医疗范围。

主要内容　军队卫生改革涉及体制编制、政策制度和资源配置的方方面面，主要区分为三大类改革。

卫生体制编制改革　①卫勤指挥体制改革：主要改革卫勤组织体系，由多层、分散改为集中统一和扁平化指挥体系，调整隶属关系，明确职能划分、畅通运行机制，使保障型体制向打仗型体制转变，着重建立战区联合作战统一卫勤指挥体制。②卫生联勤体制改革：主要包括功能联勤和体制联勤两种类型。功能联勤，按照就近就便、优质高效的原则，采取区域保障与建制保障相结合、通用保障与专用保障相结合的方式，以某一军种为基础，明确联勤任务区分、保障关系和具体运作方式，总体上实行统分结合、以统为主的医、药、防、修联勤保障，军种、兵种卫勤保障实行通用与专用分开、计划与保障分开，确定通用与专用保障基本范围，卫勤保障机构的隶属指挥关系不变。体制联勤，在功能联勤的基础上，实行卫生机关三军合编、保障机构统管共用、保障内容通专合一、防疫统一组织、医疗划区就近、疗养资源共享、药材统管统供、特勤重点保障、战备统一计划等，卫生机关和卫勤保障机构隶属联勤系统领导指挥。③部队区域一体化保障模式改革：不改变保障机构隶属关系，以医院为基础，实行医疗保健、疾病控制、药材供应、装备维修、专业训练等区域一体化保障，医院

与部队实行绑定体制或建立挂钩帮带关系，人员双向流动，提高部队卫勤保障效能。

卫生政策制度改革　①军队医疗保障制度改革：改革的主要内容是优化医疗资源配置，包括合理区分医疗保障对象待遇、科学划分医疗后送体系，采用优质高效服务保障方式，调整增加卫生投入，改进付费机制等。根据各国的国情军情，医疗保障制度改革的内容有所不同，中国人民解放军医疗保障制度改革是军人和随军家属享受免费医疗、文职人员和职工享受保险医疗，主要内容是实行分类保障、合理医疗、统定结合、持卡就医、小散远单位医疗社会化保障等。②军队医疗机构管理改革：医院实行分级管理并与国家医院分级管理办法接轨，贯彻区域保障、分级救治、简化阶梯、平战适用的思想，保持和发展军队特色，完善各级医疗保障任务、建设标准和有关规章制度。③军队药材筹措供应方式改革：运用社会主义市场经济规律，实行统筹与自筹相结合、实物供应与经费供应相结合，健全药材主渠道供应的体系；总结和完善"公开招标、公平竞争、公正选购"的办法，对集中批量定货实行统一选型、专家论证、用户评论、集中谈判、分签合同，制定和执行药材采购工作的管理法规。④军队卫生人力资源政策制度改革：完善医学专业干部分配制度，健全部队卫生人员交流机制，建立文职人员和聘用人员招聘、使用、管理政策等。

军民融合卫生改革　①卫生社会化改革，实行"寓军于民、军民一体、平战结合"的军队战备药材企业代储机制，根据卫生战备物资储备计划，按照合同约

定，委托地方药材生产和经营企业储备所生产、经营的药材。②卫生人员培养及使用依托社会办学，招收国防生，聘用非现役文职人员，从地方招聘医护合同制人员等。③部队营（含）以下分队、兵站、仓库、人武部、军代室、干休点以及常年分散执勤的班组、哨所等远离军队医疗机构的小散远单位人员，采取定点合同医疗、参加社会医疗保险等方式实行社会化医疗保障。④参与国家医药卫生体制改革，全面停止军队医疗机构有偿服务；为民服务、临床急救、应急医学救援、帮困扶贫、疾病预防控制、纳入国家医疗服务保障体系，军事医学科研纳入国家医学科技创新体系。⑤完善战时和应急国防卫生动员体制机制。

基本要求 ①服从于国家建设改革的大局。军队卫生改革是国家卫生改革的重要组成部分，改革指向要符合国家的根本利益，尤其是为民服务部分，要坚决贯彻国家的改革部署，执行国家的改革政策制度，不能与民争利，同时要以实际行动支援国家的经济建设与卫生事业。②服务于履行军队根本职能任务。各项改革必须从军队的根本职能和特殊使命出发，保持和发展军队特色，有利于保持军队稳定，在力所能及和允许的范围内主动大胆改革，确保军队卫勤保障任务的完成。③贯彻平战结合的改革方针。坚持寓军于民、寓战于平，统筹军事需求和社会需求，兼顾战时需求、应急需求和平时需求，正确把握改革的方向重点，放在与提高战斗力、保障力密切相关的领域，突出战时保障、卫生战备、学科建设、人才培养和技术发展领域的改革。④遵循军队卫生工作的特点规律。改革既要符合国家军队总体部署和要求，也要符合军队卫生工作发展的内在规律，讲求人的健康与生命权益，必须按照医学科学的理论与技术规则的要求，正确地计划、组织、协调与控制卫生改革活动。⑤坚持改革创新理念。根据世界新军事变革的推进、军队现代化建设的发展、国家医药卫生体制改革的深化和社会医学模式的演变，进一步强化以人为本、官兵至上改革理念，注重军事效益、社会效益和经济效益的有机统一；在体制上进一步向三军一体、军民兼容、平战结合方向发展；在保障方式上进一步向预防、医疗、强健一体化和社会化方向拓展；在保障手段上进一步向信息化方向迈进；在改革组织上将更多地采用国家与军队统一领导、联合监管、多部门协同的形式组织实施。

（毛常学）

现代卫勤建设（modern health service construction） 军队卫生工作顺应新军事变革潮流、适应时代发展要求、具备较强现代先进因素特征的创新发展活动。中国人民解放军现代后勤建设的组成部分。现代卫勤是相对"传统卫勤"而言的动态概念，是在"传统卫勤"的基础上赋予了新的时代特征和使命任务，是逐渐逼近某个时期目标的过程，在不同的历史时期、不同的国家，对"现代卫勤"有不同的要求和量化指标，并随着历史发展的进程而不断充实新的内容。

基本特征 ①整体性：着眼三军一体化、军民一体化、统一指挥、联勤保障，调动一切可以利用的卫生力量，优化配置卫生资源，建立能实施全空间、全过程和全功能的卫勤保障体系，充分发挥整体保障效能。②灵活性：根据不同作战环境、不同保障任务和不同卫勤需求，灵活编配卫勤力量，建立多种保障方式，能权宜应变、优化选择、灵活部署，机动灵活地对部队实施卫勤保障，更加适应完成多样化军事任务的需求和复杂多变环境条件下的卫勤保障。③精确性：充分利用信息化手段，在准确预测保障需求和实时掌握战场态势的前提下，精细而准确地筹划和运用各种卫勤保障力量，对保障资源进行全程可视化管控，使之能在准确的时间、准确的地点向最需要的保障对象提供最合适的保障，最大限度地节约卫勤资源，充分发挥有限资源的最大效益。④优质性：确立以军人健康为中心的卫勤发展建设思路，建立医疗、预防、强健相结合的全程、全方位的服务保障模式，不断适应广大官兵日益增长的医疗保健需求，不断提高医疗技术水平，为部队官兵提供质量优良的卫生服务，维护官兵的健康权益。⑤高效性：建立联合的卫勤体制，高效的运行机制和精干的卫勤力量，减少卫勤指挥与保障层次，用最少的人、财、物投入取得最佳的保障效果，实现卫勤保障效率、效益和保障能力的最大化，走投入较少、效益较高的现代卫勤建设路子。

目标模式 ①现代卫勤思想理论：确立以现代军人健康观、军事医学观、大卫生观为核心的现代卫勤观念体系。建立起适应卫勤现代化建设和信息化作战卫勤保障要求的现代卫勤理论体系。②一体化卫勤体制：建立起以增进和维护军人健康为中心的三军联勤、军民兼容、平战结合的网络型组织体系；统一领导下的作战与后勤双向卫勤领导管理体制；作战、后勤与地方协调一致的卫勤应急指挥和医学救援体制；医疗、预防、强健相结合的全维、全程一体化平时卫勤保障体制；军民融合、资源共享的国防医学体制。③多样化保障方式：建立起应对多样化军事行动和全维环境威胁的军民联合保障，区域联勤保障，集中管理、派出式保障，就近委托式保障，陆海空立体保障，全域机动、快速支援保障，远程医学支持与指导，科学评价与监督等多样化卫勤保障方式；形成自军人入伍至退伍的全程健康管理和医学保障，建立军地联合监管的军人医疗保险制度，将军队有关体系纳入国家体系建设，实行军民联合药材储备和网络型就近药材配送、设备维修方式等。④信息化保障手段：建立以信息化为主要特征的，以高素质人才为基础的，高技术、高水平的医学科技和卫勤装备体系；实现卫勤信息标准化和管理法制化，信息网络互联互通，应用软件和平台系统配套，完成卫生装备的信息化改造，信息技术在卫勤系统得到广泛应用，军队卫勤信息资源得到充分开发和利用；实现健康管理数字化、保障需求适时可

知、卫生资源透明可视、指挥决策科学高效、保障活动精确可控。⑤科学化管理方法：以标准化管理为重点，综合运用现代管理思想、方法、技术和手段，实现科学决策、卫生资源科学配置；进一步加大卫生立法力度，形成与现代卫勤建设相适应的法规制度体系；健全卫生监管组织体系，协调建立多部门联合监管机制，强化监督管理，努力建设资源节约型和质量效能型军队卫勤（图1）。

建设内容　不同国家军队在现代卫勤建设的目标模式上大同小异，但在建设内容和实现途径上差异较大。中国人民解放军现代卫勤建设内容，强调适应中国特色军事变革和社会建设发展要求，有效履行新时期新阶段历史使命任务，充分应用现代科技和管理手段建立起信息化特征明显、能够打赢信息化战争和完成多样化军事任务需要的卫勤保障体制、保障方式、保障手段和管理方法。

构建一体化卫勤保障体制　①完善卫勤组织指挥体制。协调健全部队卫勤指挥链条，完善战略战役卫勤指挥机构编成，建立伤病员立体后送和重大事故现场救援指挥体制，健全卫生动员组织体系和运行机制；推广应用战时卫勤指挥与保障信息系统；组织制定各类卫勤保障方案，修订完善非战争军事行动卫勤保障预案。②加强卫勤保障力量建设。建强部队卫生机构，健全功能和编制要素，推行

"集中管理、派出保障"方式，深化医院与部队卫生机构挂钩帮建；建强疾病预防控制机构，完善军队疾控体系，健全部队心理卫生服务体系，建立心理卫生技术规范和专业人员准入制度，建成现代化的全军疫（菌）苗供、储、运配套冷链系统；建强医疗机构，优化床位资源配置，建设医疗质量控制体系和感染管理体系，加强边远艰苦地区医院建设和医院临床高新技术、医学专科中心、护理示范基地和学科群建设；建强疗养机构，优化疗养资源配置，建立干部和特勤人员健康状况医学鉴定体系；建强药材保障机构，纳入国家药检建设体系，改善仓储设施及配套条件，建立全军卫生装备维修中心；建强机动卫勤力量，增加卫生防疫、"三防"医学救援、心理救援、野战药材供应和装备维修等机动卫勤力量，并协调纳入后勤保障力量体系；建强卫生训练和医学教育机构，启动全军模拟化、网络化、实战化卫生训练基地建设，推进卫生训练向一体化、基地化、信息化、标准化转变，创建世界一流军事医学名校，构建分工明确、特色鲜明、功能配套、优势互补的院校教育体系。③优化卫生联勤运行机制。进一步顺卫生联勤计划运行渠道，调整卫生联勤保障范围和职责分工；改进卫生联勤保障方式，固化协调机制，强化优质服务；深化卫生联勤保障理论和政策跟踪研究，抓好医院、疗养机构海潜空勤科建设，着力解决海上卫勤保障、特勤卫生保障、军兵种部队卫生建设等难点问题。

拓展军民融合式卫勤保障方式　①拓展军民融合式保障范围。构建军民融合式医学科技创新体

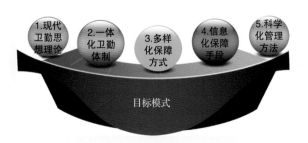

全面建设现代卫勤

1.现代卫勤思想理论　2.一体化卫勤体制　3.多样化保障方式　4.信息化保障手段　5.科学化管理方法

目标模式

图1　现代卫勤建设目标模式
（毛常学供图）

系，建立军地科技联合机制，建设一批军民两用医药技术服务型研发基地，基本建成军民通用、配套互补、资源共享的技术平台和公共服务平台。②推进军民融合式疾病防治。将军队疾控中心纳入国家和地方疾控体系，将军队医院纳入国家和地方应急医学救援体系。③建立军民兼容的药材主渠道供应保障机制、战备药材储备机制和军地联合配送机制，实施军地药材联合监管；完善军民结合的卫生装备终身维修保障机制，将大型骨干生产企业维修资源纳入军队维修保障体系。④加大部队小散远单位和远离体系医院干休所医疗保障社会化范围和力度，探索定点医疗等多种形式的社会化保障方式。⑤联动跟进公立医院改革，形成与国家公立医院改革相适应、具有我军特色的医疗服务体系。

创新信息化卫勤保障手段
①完善卫生装备体系，配齐用好二代卫生装备，升级发展三代卫生装备，完成大型专用卫生飞机和新型救护直升机研发配备，完善"三防"医学救援装备，形成机械化过硬、信息化管用的新一代卫生装备体系。②实施数字化卫勤工程，完善战略战役卫勤机关组织指挥信息系统，逐步推进数字化医院、疗养中心、疾控机构、药材仓库、部队卫生机构建设。③对现有电子伤票系统、远程医疗会诊车、方舱医院等野战卫生装备进行信息化升级，对基本卫生装备进行数字化接口改造，研发新型数字化野战卫生装备，研发推广军人电子健康档案。

提高卫生管理科学化水平
①完善重大改革和建设项目科学论证评估制度，健全决策跟踪反馈、调控纠错和责任追究机制，

协调建立与相关部门联合监管机构和工作机制；建立现代卫勤法规标准体系，实现标准化保障、制度化管理的目标。②扩大特殊诊疗项目范围，改进大病医疗统筹保障制度，继续提高军队老干部医疗待遇，适时调整合理医疗药品和医用耗材目录，实现军队人员持卡就医全军"一卡通"；完善特需药品供应标准，建立科学合理的特需药品供应体系。③加强疫情监测预警和调查分析，加强军事训练伤防治技术研究和防护指导，加强涉核、化等特殊岗位作业人员有害剂量监测、定期体检与军事作业保护。④强化医德医风建设，落实为部队服务规定，完善为部队服务激励约束机制，推广全程全方位为部队服务模式，开展广覆盖、"零距离"网络医疗服务。⑤协调建立卫生事业正常增长机制，实现全军医院全成本核算，加大卫生经费使用检查审计力度，加强资源节约管理，开展卫生资源节约考评。

（毛常学 谈 彬）

jūnduì wèishēng gōngzuò
biāozhǔnhuà guǎnlǐ

军队卫生工作标准化管理

（military standardization management of health service） 以各类标准为依据，对军队卫生工作进行计划、组织、协调、控制的活动。平时卫勤管理的组成部分，军队卫生法制管理水平的重要标志。

1989 年 5 月，中国人民解放军成立了"军队医药卫生标准化技术委员会"，负责军队卫生专业标准的编制工作。2015 年，设有军队卫生勤务、军队卫生、军队卫生防疫防护、军事特殊作业与健康促进、军用卫生装备与医学计量、军队卫生信息、军队兽医

卫生等分委员会。发布的标准主要为国家军用标准（GJB）和军用卫生标准（WSB），内容涉及军事医学技术、装备以及军队卫生管理等多个方面。

标准化管理主要内容：①军队卫生技术工作标准化管理，主要是对医疗、预防、保健、科研、训练、生产等军队卫生技术工作中重复出现的、需要统一规范的事物而制定的技术标准，包括原则标准、操作标准、质量标准等，并依据标准实施管理。②军队卫生管理工作标准化管理，主要是对重复性的事物或概念制定统一规范，制定各种卫生管理工作的标准制度、实施细则、考评方法等，作为管理行为的准则，使管理工作趋于规范化、制度化、程序化，并监督施行。

标准化管理的工作主要分为4 个步骤：①制定标准，包括建立卫生标准制定组织、确定标准项目、调查研究、收集资料、科学论证、起草标准、标准审批等。②执行标准，包括提出贯彻卫生标准的计划或方案、组织实施、监督检查等。③评价标准，包括对卫生标准本身的评价、对卫生工作标准化管理的评价。④修订标准，程序与制定卫生标准相似。

标准化管理工作要求：①简化程序，即在一定范围内缩减管理对象的类型和数目，使之在既定时间内满足一般需要，目的是使事物的功能增加、性能提高、趋于优化。②统一标准，即在制定标准时把同一事物两种以上的表现形式归并为一种，限定在一定范围内，以消除不必要的多样化，建立共同遵循的程序。③优化方案，即当存在两个以上的方法和方案时，选出比较好的方法和方案。④协调关系，即在标准

化体系中，使相关标准互为条件，互为补充，互相协调。

(李宝泉　刘晓荣)

jūnduì wèishēng jìhuà guǎnlǐ

军队卫生计划管理 （military management of health service plan）

军队卫勤部门和机构按预定方案对卫生工作计划进行的组织、协调和控制活动。卫勤管理的重要组成部分。主要包括确定卫生工作目标，科学编拟计划，检查、控制计划执行等。涉及的各种计划按工作性质可分卫生建设计划、卫勤保障计划、卫勤训练计划、医学科研计划和卫生战备计划等。

各级卫勤机构根据上级后勤（卫勤）首长指示和决心，结合卫生工作实际情况及敌情、战场环境等条件拟制卫生工作计划，确定目标方向，提出实现目标的途径和方案。计划明确各阶段目标，对具体规定单位任务及完成期限予以统筹安排，力求简明、周密、准确，便于操作。计划须经本级卫勤领导审核，报送后勤（卫勤）首长审批后执行。制订卫生计划要遵循"协调发展、与实际结合、全面可持续、滚动调节、公平与效率兼顾"等原则。

卫生计划管理的程序主要有3个阶段。①编制计划的预先控制阶段：确立目标，通过广泛收集资料和信息，运用预测技术对预定目标反复论证，把握计划方向，使之符合客观规律的要求；目标分解，把总体计划目标、任务，自上而下层层分解为具体目标和任务，同时建立自下而上的层层保证措施；运用计划指标、人员分工、财务资金、物资设备等进行预先控制。②执行计划的过程控制阶段：采取现场指导和监督手段，使所属单位和个人严格按计划目标行动；一旦发现偏差，及时提出对策；随着情况的发展变化，对计划内容给予相应调整和修正。③实际效果的反馈控制阶段：根据计划执行的实际情况，通过信息反馈，对计划执行的实际效果进行评估；分析偏差的原因、性质、程序，并与奖惩制度有机结合，纠正偏差，进一步指导计划的落实。

(郭景林　刘晓荣)

jūnduì yùfáng yīliáo bǎojiàn yītǐhuà

军队预防医疗保健一体化 （integration of prevention and medical care and health care）

军队卫生系统开展的预防、医疗、保健功能综合、机构联合的卫生工作模式。现代卫勤组织形式和保障方式之一。其基本内涵是预防、医疗、保健三项功能融于一体，综合运用，各类预防、医疗、保健组织机构有机结合，协调发展，在统一的组织领导下，形如一体、协同一致地开展卫生工作。其目的是最大限度地发挥军队卫生系统的整体保障功能和综合效益，协调一致地为部队和官兵健康服务。

发展史　随着中国人民解放军卫生工作的建设和发展，官兵健康和卫生服务需求不断提高，以往卫生工作中存在的组织分散、各自发展和重治轻防、防治脱节的问题凸显出来。1992年，时任总后卫生部张立平部长和陈文亮研究员发表了《预防、医疗、保健一体化探讨》文章，明确了基本概念和工作模式，并在全军广为宣传。1995年，北京军区坦克第7师和总后卫生部卫勤研究室联合完成了"部队预防医疗保健一体化工作模式研究"，并获军队科技进步二等奖。在这一时期，广州军区探索推广了医院与部队挂钩帮带责任制，把预防、医疗、保健一体化工作制度化，得到总后卫生部的充分肯定并在全军大力推广，全军各医院和部队进行了大量研究和探索。2003年，广州军区第181医院开展了为部队全程服务与管理模式探索。2013年，四总部联合颁布《部队卫生能力建设规定》，在总后首长的领导下，总后卫生部在广州军区开展了医院与部队区域一体化卫勤保障试点，并向全军推广，将预防、医疗、保健一体化工作推上一个新台阶。

主要内容　在医院保障体系范围内，以医院为依托，以部队为主体，将医院与体系部队卫生机构紧密联合、功能综合、共同建设，最终实现区域一体化的组织形式与保障方式。①目标任务聚焦健康：树立建设打仗型卫勤和"保健康就是保打赢"思想理念，把提高部队官兵健康水平作为区域一体化卫勤保障的根本目标。医院和部队按照职能任务分工，联合开展健康促进、健康保护、疾病防治工作。②组织体系区域融合：按照区域一体化保障原则，实现卫勤力量集约使用，医院与部队卫生人员双向交流，将扶持帮带关系提升到职责任务关系，强化区域卫勤联合体的协调指导职能。③保障功能全维覆盖：适应生物-心理-社会现代医学模式，拓展医院任务功能，为部队提供院前、院中、院后全过程和医疗、预防、强健、康复、文化全方位的服务。在医院帮带协助下，改善部队心理、口腔、特诊等功能弱项，突破急救、手术等制约部队保障能力的瓶颈，确保区域整体保障功能适应官兵不断增长的健康需求和执行多样化军事行动任务卫勤保障需要。

④资源配置效率最大：按照联建共管、统筹使用、成果共享的原则，科学配置医院和体系部队的卫生资源，在医院建立区域疾病预防控制中心，医院部分诊疗仪器和设备直接供部队使用，统一组织战备药材轮换更新和装备维修，部队卫生人员在职培训集中在医院实施，联合建立课题组开展战伤急救和部队临床适宜技术研究与推广应用。⑤运行管理信息主导：依托现有网络，创建健康管理、疾病防控、远程医疗服务、心理服务、技能培训等信息系统，推广应用军人电子健康档案信息系统，与医院、部队现有主体运行平台连通，新建功能完备服务保障信息平台。开发具有查询检索、实时监控、统计分析、联合会商、辅助决策、下达指令等功能的信息管理平台。

主要工作 主要包括健康维护、医疗救治、疾病防控、卫生战备、信息平台五个部分。

开展军人健康管理，实现健康维护一体化 ①开展健康动态监测：在医院和体系部队全面建立军人电子健康档案，医院建立区域部队军人健康数据库，医院与部队共同开展军人健康数据采集及健康动态监测，对军人健康状况及健康危害因素进行综合评估，并采取健康干预措施。②组织健康教育咨询：在做好传统健康教育的基础上，医院开设联通体系部队的健康教育网站，并指导协助部队开设健康教育网页，通过视频和网页共同开展网上健康教育咨询。③加强心理卫生服务：依托医院心理科，指导和协助体系部队师旅医院、门诊部开设心理门诊，旅团卫生队开设心理卫生服务站（室），培训专（兼）职心理医师和心理卫生骨

干，医院与部队联合开展心理检测、心理干预和远程心理支援。④加强军事训练健康保护：部队卫生机构推广应用军事训练伤监测信息系统，开展训练伤监测，并结合自身训练计划，提出训练健康保护的措施办法，实施现场指导和保障。必要时向医院提出训练伤防治的需求，医院及时给予支援保障。

加强专业技术建设，实现医疗救治一体化 ①深化双向代职：根据部队人员培训计划和拟开展的新业务、新技术，组织部队卫生人员到医院代职进修；医院根据部队业务帮带需求和医院实际，选派卫生技术干部到部队进行代职支援，制定双向代职实施办法及考评标准，共同组织绩效考评。②开展业务帮带：医院指导和协助部队卫生机构开展科室规范化建设，开展质量监测和评价，加强业务质量管理，提高部队诊疗水平。③开展卫生士官培训：医院建立卫生士官培训基地，以急救技能和部队适宜技术为重点，开展卫生士官培训工作。④开展便民医疗服务：符合条件的部队卫生机构在医院指导和协助下开展非营利性对外便民医疗服务。⑤加强部队卫生装备维修：在医院设立区域医疗器械维修服务站点，为部队卫生机构维修和计量检测卫生装备，培训辅导部队卫生机构使用操作人员；医院视情为部队卫生机构提供可能的仪器设备支持。部队指定专人负责卫生装备档案管理和维护保养工作。

加强疾控体系建设，实现疾病防控一体化 ①在医院感染控制科基础上，建立疾病预防控制中心。指导和协同部队开展疾病监测、卫生监督和突发公共卫生

事件应急处置。②建立联防联控工作机制。医院与部队卫生机构联合开展部队及其周边地区卫生及流行病学调查和传染病监测预警、疫情处置，提高部队早期发现与先期处置能力。③联合开展部队卫生监督。医院协助指导部队卫生机构实施食品、饮用水和作业环境卫生检测与监督。

强化卫生训练演练，实现卫生战备一体化 ①开展联合保障：部队野外驻训、跨区机动，以及执行演训任务等重大军事行动时，医院与部队联合开展伴随保障或医院实行区域支援保障。②开展卫勤联合演训：医院与部队卫生机构联合开展模拟实战化联合卫勤训练演练。③开展卫勤保障研究：医院和部队卫生机构针对部队多样化军事行动任务和卫勤保障重难点问题，共同开展勤务、技术与装备相关应用研究。④加强卫生战备药材管理：医院与部队共同建立战备药材轮换更新机制，医院对部队难以自行消化和规定效期内的战备药材给予轮换更新。

拓展信息技术应用，实现信息平台一体化 ①联通医院与部队的信息网络：联通医院与部队之间的全军综合信息网、远程医学网和军用网，实现互联互通、信息共享。②建立信息服务平台：依托医院信息科（中心），建立远程医学服务站和区域官兵健康和卫生数据库，师旅医院建立远程医学服务点，完善信息管理系统，建立信息管理制度，为区域部队提供健康咨询和卫生信息服务。③加强信息系统维护与管理：部队卫生机构做好自身卫生信息系统的日常维护工作；医院对部队信息人员进行业务培训，定期指导部队进行网络和系统的维护，

及时排除故障，确保网络联通顺畅，安全运行。

（陈文亮）

军队医疗保障制度

jūnduì yīliáo bǎozhàng zhìdù

军队医疗保障制度 (military medical service systerm) 在一定的历史条件下形成的军队人员医疗待遇、医疗服务范围、就医方式、医疗费用等方面的体系及相关规则。对维护军队成员身心健康，保证各项任务的完成，巩固和提高部队战斗力、凝聚力具有重要作用。

发展史 军队医疗保障制度随着军队的发展而逐步完善。世界各国军队国情、军情不同，实行不同的医疗保障制度。发达国家军队军人及其家属的医疗保障程度较高。美军保障范围最广，不但包括了现役人员和家属及超期服现役的预备役人员，而且还包括退役人员及其家属、已故现役或退役人员及家属。外军现役人员普遍享受免费医疗，但在特殊医疗服务上大多国家军队规定由个人付一定比例费用或付全费。大部分国家军队主要在军队内部或退役军人事务部所属医疗机构就医，少部分国家军队主要在地方医院就医。英军、德军医疗机构只负担现役人员的医疗保障。德军退休军官、现役人员家属（配偶、子女）在地方就医，70%医疗费由军队承担，文职人员、职工70%医疗费由联邦政府负责。英军就医由地方医生与军队签订合同，到营区为军人看病。发展中国家的军队医疗保障制度差异较大，印军的保障对象除包括现役军人和家属子女外，还包括军官的一名佣人。官兵退役后，本人与配偶仍享受公费医疗。

中国人民解放军的医疗保障制度是在革命战争年代实行军事供给制的基础上建立和发展起来的，大致经历了三个发展时期。在1953年以前的革命战争年代及建国初期，以实物计价、平均分配为特征，初步形成了按医疗体系划区医疗、逐级后送的保障体系。在1954年至20世纪末，以货币供应形式为主，实行"标准加补助"，医疗保障项目逐渐增多，保障水平逐步提高，形成了以军人、职工免费医疗与家属包干医疗相结合的公费医疗保障制度。20世纪80年代后，医疗保障政策和措施进行了调整与改进。2004年，军队新型医疗保障制度改革在全军展开。新制度推行后至2016年，根据需要与可能，又陆续进行了适当调整，如取消了军人医疗消费个人定额、诊疗项目和贵重用药的行政审批，医院经费保障由标准供应改为按实际消耗核拨等，保障制度进一步完善，医疗质量和保障水平进一步提高。

主要内容 包括保障对象、医疗待遇、就医方式、经费来源等方面内容。

实行分类保障 ①军人享受免费医疗。军人（含军队管理的离休人员、退休干部和退休士兵）在规定的医疗范围内免费给予保障。提高军人医疗经费供应标准，简化就医程序。对离休人员、艰苦边远地区人员、从事特勤工作人员的医疗待遇和经费供应给予重点倾斜，对远离军队医疗机构基层官兵的医疗给予就近就便的特殊政策。军队重点保健对象和享受医疗费用实报实销。②随军家属享受优惠医疗。对符合随军条件、无工作、无经济收入的军人配偶、子女、随军供养的父母以及随军遗属，在军队各级医疗机构就医时，给予费用优惠或免

费，保证其基本的医疗健康权益。③军队职工参加属地社会基本医疗保险，见军队职工医疗保险。

实施合理医疗 ①确定合理医疗范围。根据医疗对象治疗伤病的需要、军队能够提供的条件和就医规定，按照优于社会基本医疗保险的原则，全军统一确定合理医疗范围，包括合理诊疗、合理用药和简化就医程序，并根据技术发展水平和经费增长情况，适时进行调整。②实施合理诊疗。明确一般诊疗项目、特殊医疗项目和大病医疗统筹病种，制定相应的管理办法。合理诊疗项目按收治范围和转送规定，分别由各级医疗机构实施。③保障合理用药。在合理用药目录中明确各级医疗机构基本保障药品品种，规范常备药品品种。不同类型的医疗机构分级用药，各级医疗机构要及时筹措，保证供应。战伤及特殊情况用药不受药品目录限制。规范医务人员和患者用药行为，保证用药计价合理、使用方便、安全有效。④简化就医程序。在遵循医学科学规律和就医规定的情况下，各级医疗机构应尽量简化就医流程、审批手续和转诊手续，为伤病员提供方便、快捷的服务。

建立费用统筹管理制度 ①实行医疗经费标准供应与统筹管理。根据需要与可能，制定人员、单位等经费供应标准，互助共济，统筹使用。按照合理医疗原则，实行总量管理，调节医疗消费。②建立随军家属医疗费用管理制度。③完善医院医疗经费供应办法。医院医疗消耗实行计价挂账、成本核算，军委后勤保障部审核后按实际消耗核拨医疗经费。

远离军队医疗机构人员门

（急）诊实行社会化保障　①实施范围：距离军队医疗机构 100 千米以上或后送超过 3 小时、自身医疗保障能力较弱的团以下单位的军人、家属、离休干部，门（急）诊可按照就近就便、灵活多样、自愿选择的原则，有组织地到地方医疗机构就医，实行社会化保障。②实施办法：设立远离军队医疗机构人员医疗社会化保障经费补助标准。选择到地方医疗机构就医的，可以采取与地方医疗机构签订医疗合同或参加医疗保险等方式，由团以上单位提出申请，军兵种批准后实施，并逐步拓展到住院社会化保障。

基本要求　①坚持军队卫生事业的福利保障性质。军队医疗保障制度是国家医疗保障制度的组成部分，具有福利公益性质，不以营利为目的。但军队是一个特殊的武装集团，军队医疗保障制度的出发点是保护军队成员的身心健康，巩固和提高战斗力，维护军队稳定和集中统一。因此，在卫生资源配置、医疗后送体制、各项规章制度和经费使用效益上，要坚持以"强军打赢、保障有力"为指导，致力于提高军队人员特别是军人的自豪感、幸福感。②营造良好的制度运行环境。医患双方都应当树立正确的消费意识和成本意识，把医疗消费建立在需要与可能的基础之上；严格规范医务人员的诊疗和用药行为，大力提倡适宜技术、合理用药和最佳消费；规范患者的就医行为，提高患者的医疗保健知识水平，自觉杜绝浪费与不合理消费；建立信息化网络支持系统，实现医疗活动的精确自动管理；改革卫勤保障体制，统一规划区域卫生资源配置，实现效益最大化。③动态调整医疗保障制度内容。

医疗保障制度是不断发展变化的，随着军队现代化建设和后勤保障改革的推进，军队医疗保障制度也会暴露出一些问题和弊端，需要不断改进和完善，以保持其先进性、适用性和可及性。

（毛常学　贺　祯）

jūnrén miǎnfèi yīliáo

军人免费医疗（free medical service for serviceman）

军人就医免缴费用的医疗保障制度。军队医疗保障制度的一种。军人可凭"军人保障卡"（图 1）到军队医疗机构就医，享受免费医疗。对军人实行免费医疗是国家对军人的一种福利待遇，是军人职业的特殊性所决定的，是各国的通行做法。中国人民解放军的免费医疗保障制度起源于 20 世纪 50 年代，是在公费医疗模式基础上形成的，这种医疗保障模式对军队的建设和发展发挥了积极作用：一方面，较好地保障了军人的合理医疗，提高了军人的健康水平；另一方面，对维护部队稳定、促进部队战斗力的提高起到积极的作用。

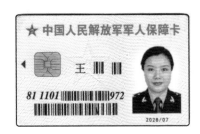

**图 1　中国人民解放军
军人保障卡**

（军事医学研究院供图）

中国人民解放军对军人以下情况医疗消费均实行免收费：①军人在军队医疗机构就医，符合合理诊疗范围和用药范围规定的医疗消费。②因战负伤军人的

诊疗与用药消费。③军人因公负伤、急危重症的抢救等特殊情况，超出规定诊疗项目和用药，经当事医疗单位领导批准的消费。④军人外出期间患急性伤病，凭军人身份证明到驻地的军队医疗机构诊治消费。⑤军人在军队或地方单位工作、学习、进修、集体外出执行任务，经转接医疗关系后，到指定的军队医疗机构诊治的医疗消费。⑥军人按规定进行的体检和在体系医院进行的婚前体检消费。⑦女军人到体系医院或配偶、父母、公婆所在地军队医院分娩，女军人和新生儿的医疗消费。⑧根据病情和医疗条件，军人疑难病患者需跨医疗体系诊治门诊医疗消费和经批准后的住院医疗消费。⑨异地安置、尚未进干休所或尚未移交地方人民政府安置的军队离休、退休干部，不转供给关系到外地与配偶或子女一起生活，经批准，并将人员基本标准经费转交就医单位的个人医疗消费。⑩已移交政府安置、仍随配偶在军队干休所居住、由干休所代管的军队离退休干部，已将本人在地方的全年医疗经费转交给代管单位的个人医疗消费。

（陈　琳　张献志）

jūnduì zhígōng yīliáo bǎoxiǎn

军队职工医疗保险（medical insurance for military employee）

军队职工医疗服务由社会或军队保险机构给予规定医疗待遇和费用补偿的医疗保障制度。对减轻军队医疗负担，维护职工利益和提高医疗水平具有重要作用。

军队职工医疗保障模式大体分为两种，一种是社会化保障，一种是军队自行保障。外军通常不负担职工的医疗保障，而是由政府负责，参加各种形式的医疗保险。中国人民民解放军在新中国成立后，长期负担军队职工医疗保障。随着国家城镇职工医疗保险制度的建立，2004年，军队将机关事业单位的职工正式纳入国家和地方城镇职工医疗保险体系。

军队职工医疗保险的实施办法：军队职工单位和个人按当地政府规定的分担比例缴纳保险费，由社会医疗保险经办机构管理。按照城镇职工医疗保险有关规定建立个人账户，享受相应医疗待遇。起付线内的医疗费用由个人支付，起付线以上的医疗费用由保险经办机构按规定比例支付。军队职工可选择在社会医疗机构就医，也可选择在军队医疗机构就医。选择在军队就医的，诊疗办法按国家和地方统一规定执行，发生的除个人负担的费用，由社会医疗保险经办机构统一支付。当地未实行社会医疗保险的军队单位职工，仍在军内就医，军费给予适当补助。离休职员可不参加社会医疗保险，仍由军队保障，按照军人就医办法实行免费医疗。随着军民融合深度发展和军队后勤保障社会化程度的提高，军队职工医疗保险制度逐步完善，医疗质量和保障水平不断提高。

(贺祯)

wèishēng zhànbèi
卫生战备 (war preparation of medical service) 为作战、应急行动和突发事件卫勤保障所做的各项准备。后勤战备的组成部分。按准备时间，可分为经常性卫生战备和临战卫生战备。做好卫生战备工作，对于将卫勤保障潜力迅速转化为保障能力，圆满完成作战、应急行动和突发事件卫勤保障任务，具有重要意义。

卫生战备基本原则：①需求牵引，创新发展。以新时期军事战略方针为指导，根据新军事变革的发展和战争形态、作战和应急行动样式、保障模式的变化，结合担负的卫勤保障任务，创新保障理论，改革保障方法，着力提高卫勤机构在信息化战争条件下的组织指挥能力、快速机动能力、伤病防治能力和野战环境适应能力。②统一规划，分步实施。从战略全局的角度，对卫生战备建设进行系统谋划，制订近期、中期、远期建设目标和相应的建设措施，分阶段实施，分层次落实，将整个卫生战备工作逐步推向前进。③突出重点，分类建设。根据军事斗争任务对卫勤保障的要求，立足可能，区分轻重缓急，集中力量抓好重点单位和重点项目建设，优先解决影响作战和应急行动卫勤保障能力的关键问题。④平战结合，军民结合。将卫生战备寓于平时卫生工作之中，与平时卫勤保障、灾害医学救援等有机结合起来，通过平时工作实践和训练不断增强保障能力。充分利用地方卫生资源，做好卫生动员工作，建立军民融合的卫勤保障体系，走寓军于民、军民兼容的卫生战备建设道路。

卫生战备主要内容：①思想准备。跟踪军事变革发展动态，关注卫勤保障新情况、新特点，做好战备形势宣传、思想教育和战前动员，提高认识，常抓不懈。②组织准备。根据作战和应急行动卫勤保障任务，确定卫勤体制，落实卫勤机构编组，加强机动卫勤力量和预备役卫勤力量建设。③法规制度准备。制定卫生战备法规、制度，做到依法战备、规范保障。卫生战备制度主要包括战备训练制度、战备值班制度、平转战制度、卫勤保障预案等。④技术准备。组织战救技术训练和卫勤演练，培训专业技术人才；加强军事医学研究和战场军事医学地理调查，储备相关的医学技术。⑤物资准备。做好作战、应急行动和突发事件卫勤保障所需药品器材、卫生装备和野营、通信等其他配套物资的配发、储备、维护及管理，确保处于量足、质佳状态，以备战时急需。⑥信息化系统准备。主要是卫勤指挥信息系统和卫勤保障信息系统的软硬件及其设施器材的准备。

(李瑞兴)

wèiqín bǎozhàng yù'àn
卫勤保障预案 (preliminary plan of health service support) 卫勤部门和机构为执行可能的作战任务或应对突发事件预先制定的卫勤保障文书。又称卫勤保障方案。卫生战备工作重要组成部分和基本依据。

卫勤保障预案按层次分为全军级卫勤保障预案、战区（军兵种）级卫勤保障预案和部队级卫勤保障预案。按内容分为卫勤收拢预案、卫勤编组预案、卫勤保障实施预案、卫勤留守移交预案、救治机构机动预案、卫勤侦察预案等。按形式分为文字叙述式、要图式、表格式、地图注记式等。卫勤保障预案的主要内容包括保障任务和形势研判、卫生减员预计、卫勤力量分配使用、卫勤机构配置、伤病员医疗后送、卫生防疫防护、卫生物资保障、临战训练、卫勤协同、通联防卫等。

预案制订要求：①要符合部队实际，符合本级卫勤保障能力和现状的实际。②内容要简明扼要，重点突出，明确具体，便于执行。③文字要清晰，力求简练。

中国人民解放军团以上卫勤部门和各级卫勤保障机构，均应拟制卫勤保障预案，平时可按预案组织卫勤训练，验证预案内容，及时修改和补充，使之不断完善。临战前可修改成卫勤保障计划，经本级后勤首长批准后，报上一级卫勤管理部门备案。

（张树华）

wèiqín xìnxī guǎnlǐ

卫勤信息管理（health service information management） 运用相关政策、法律、技术、人文等方法手段，对卫生信息资源和相关信息实施的计划、组织、控制、协调的活动。卫勤指挥和管理的组成部分。目的是提高卫勤信息利用效率、最大限度地实现卫勤信息效用。卫勤信息管理含义分为狭义和广义两种，狭义含义是指为卫勤保障各业务搜集、整理、存储并提供信息服务的工作；广义含义是指对涉及卫勤保障各业务领域的信息资源和信息活动进行的管理，以实现信息及有关资源的合理配置，从而有效地满足卫勤保障信息需求。卫勤信息管理的对象是各类卫勤信息资源，包括信息技术、信息化设备、信息系统、各类卫勤信息等，客观和抽象并存，其管理活动既有自身管理又要支持各类卫勤业务活动，具有一定的复杂性、多元性和不确定性。

发展史 卫勤信息管理是在病案管理的基础上，随着信息科学与计算机技术在医学领域中的广泛应用而发展起来的，是信息管理理论、方法在军队卫生领域的体现和应用。中国人民解放军卫勤信息管理的发展过程与一般信息管理大致相符，主要经历了3个阶段。①传统管理阶段：该阶段是以病案管理、医疗文书管理、图书馆管理为主要代表，主要是按照相关的规定和规范，手工对各类资料进行整理、分类、

和查询。②技术管理阶段：该阶段是以计算机技术及各类卫勤信息系统为主要手段，对各类医疗文书、卫勤管理业务进行电子化、数字化，对大部分业务数据进行结构化，全面提升了卫勤信息管理的效率。③资源管理阶段：该阶段主要是对所有的医疗、防疫、药材、健康教育、医学科研等卫勤信息进行综合管理，以卫勤数据中心建设为特征，建立各类卫勤信息模型，深入卫勤信息的综合应用，实现不同卫勤业务和不同部门间的最大化共享，全面提升了卫勤信息的应用效益。

管理内容 ①总体计划：根据卫勤业务的总体目标，对涉及的相关卫勤信息进行梳理，制定卫勤信息和卫勤信息系统总体框架，分解出子目标和阶段任务，明确实现目标的途径、技术和方法，指导组织实施卫勤信息管理的具体工作。②建立组织：按照卫勤管理的相关需求，在各类卫勤机关、医疗机构、防疫机构、药材保机构建立相应的卫勤信息管理组织，制定卫勤信息管理机构的职责和规章制度。③管理实施：组织制定卫勤信息采集、传输和应用的相关政策，研究各类卫勤信息标准并推广应用，组织研发各业卫勤信息系统。④多方协调：协调各类不同卫勤业务信息管理使用的相关工作，最大化卫勤信息的效益；协调国家、军队相关部门特别是信息管理部门，取得政策支持和技术指导。⑤全面控制：对卫勤信息管理的整个过程及各类卫勤信息系统应用进行监督控制，从而完成整个管理过程。

基本要求 ①及时性：各类卫勤业务管理时效性高，所涉及的卫勤信息纷繁复杂，瞬息万变，有些信息如疫情信息、应急救援

信息等稍纵即逝，无法追忆，因此在实施卫勤信息管理过程中必须充分运用信息技术，最迅速、最敏捷地反映出卫勤业务工作的进程和动态，并记录发生的情况和问题，及时传输到需要者手中作为卫勤决策的依据。②准确性：只有准确的信息，才能使卫勤决策者做出正确的判断，要求在采集传输信息时必须坚持实事求是的态度客观反映情况，保持信息的统一性和唯一性，信息采集后对原始信息进行认真核查。③规范性：对整个卫勤信息管理要建立相关的制度，主要包括信息的采集制度、上报制度、各类标准规范等，合理地分工，避免重复采集和收集信息。④前瞻性：随着卫勤业务的不断拓展，卫勤信息量也迅速增长，所涉及的领域不断扩大，要求卫勤信息管理要覆盖到整个卫勤指挥管理的各项业务，深入到卫勤业务的最末端，并充分应用云计算、大数据、物联网、高性能通信等技术，发展个性化功能、全面集成、充分共享的卫勤信息系统，使各类卫勤数据在不同业务机构间实现最大化共享。随着卫勤数据中心的建立和卫勤数据的积累，要求全面建成各类卫勤业务的决策模型、评价模型、管理模型、预测模型，使各类卫勤业务活动更加自动化和智能化。

（葛 毅）

wèiqín xìnxī

卫勤信息（health service information） 反映军队人员健康、军队卫生工作及其环境客观状态和发展变化的各种消息、情报、数据和资料的总称。随着信息技术的发展，卫勤信息通常以电子数据、图像、声音、动画等多种形式存储在光、磁等非印刷介质的

载体中，通过有线网络、无线通信等方式进行传输，运用各类卫勤信息系统对信息进行采集、使用和管理，并通过计算机或终端等方式展现。

特征 卫勤信息具有一般信息的共同属性，同时卫勤信息与作战、后勤信息比较，表现出更为突出的特征。①专业性：无论是环境卫生状况，媒介昆虫情况，还是传染病发生、流行情况；无论是战时伤员的伤票、野战病例，还是伤病员医疗后送工作情况，都需要具备军事医学专业知识来采集、传递和利用信息。②复杂性：卫勤信息不仅涉及面广，而且类型多，信息量大。尤以战时卫勤信息动态变化更为突出，组织形式的变化、伤病员伤病情的变化、保障环境的变化、伤病员后送时间与位置的变化等，使卫生信息和其他后勤信息相比，更为复杂多变。③精确性：卫勤保障信息特别是战斗员的生命与健康信息和医学技术信息客观性要求更高，精确性要求更强。例如，病原微生物信息的取得需要使用光学显微镜在细胞水平上判断；弹片在伤员身体中的位置信息，特别是在颅脑、眼眶内的位置信息的精确性，直接影响着手术和伤员的预后；在放射治疗和药物治疗中，必须依靠精确的定位信息和准确的诊断信息，并按照精确的剂量计算加以实施。④及时性：在战场上，伤员伤情变化很快，对伤员所处位置信息，伤员生命状态信息，以及伤员救治信息的时限性要求特别高。许多信息特别是影响生命安全的信息，其预警预报的作用往往是稍纵即逝。因此，只有及时有效地获取和运用信息，才能实现卫勤的快速决策和反应。

作用 卫勤信息是卫勤环境、保障对象、卫勤组织、指挥及保障活动的客观反映，是卫勤指挥与保障活动的重要依据。各级卫勤领导者和卫勤机关可以通过对卫勤信息的分析、综合、归纳，揭示卫勤保障活动的本质特征、相互关系和发展变化的必然规律，客观科学地进行卫勤决策。各类医学科技人员可以通过对卫勤信息的分析，找出环境影响因素，伤病发生、发展规律，科学采取医学措施。

分类 目的作用是更加清晰认识和把握卫勤信息的内在规律，对其实施更加科学的管理。中国人民解放军对卫勤信息分类除按一般信息的基本性质及其特征分类外，通常还将信息按以下方式分类。①按卫勤信息利用的层次和作用范围分类：包括战略卫勤信息、战役卫勤信息和战术卫勤信息。战略卫勤信息是与国防和军队整体、长远卫勤建设和战时军委指导全局和战略卫勤保障相关的信息。战役卫勤信息是指与战区卫勤建设和战役卫勤行动相关的卫勤信息。战术卫勤信息是指师级以下部队卫勤建设、战术卫勤行动和保障技术的相关信息。②按卫勤信息反映的内容分类：包括卫勤环境信息、卫勤需求信息、卫勤组织指挥信息、卫勤保障信息和医学科学技术信息。卫勤环境信息是指影响卫勤指挥保障活动的国家、军事后勤、自然地理环境等相关信息。卫勤需求信息是指卫勤保障对象健康状况及其对卫生服务保障需求的相关信息。卫勤组织指挥信息是指卫勤编制体制、资源配置、卫勤情况判断、卫勤部署、卫勤计划、指挥与协调等相关信息。卫勤保障信息是指医疗后送、卫生防疫防护、药材保障等卫勤保障活动

相关的信息。医学科技信息是指与卫勤保障相关的医学科学技术知识性信息。③按卫勤信息采集的时机分类。包括实时信息、环节信息、终末信息等。实时信息是指卫勤指挥与保障过程中即时即刻发生的信息，环节信息是卫勤指挥与保障过程中的某个时点发生的信息，终末信息是卫勤指挥与保障过程结束后的结果性信息或者是综合归纳性的总结信息。这三类卫勤信息分类反映了信息的本质特征，同时各类信息之间又有相互关联、一脉相承、逐级递进的关系。

（蒿 毅）

zhànshí wèiqín zōnghé shùjùkù

战时卫勤综合数据库 （integrated data base of health service on wartime） 为战时卫勤组织指挥与保障工作提供各类静态和动态数据支持的信息集合。研发"战时卫勤组织指挥与保障信息系统"的数据基础。后勤综合数据库的重要组成部分。

战时卫勤保障涉及的信息量巨大，信息种类繁多，包括卫勤保障的方方面面。为了便于数据的存储与管理，战时卫勤综合数据库设计分为卫勤基础数据库和专业数据库两部分。

基础数据库包括军地卫生资源信息、军事医学地理信息、军事医学及卫勤知识等静态信息，为系统提供基础数据支持。军地卫生资源信息包含军地卫生机构、人员、物资信息；军事医学知识信息包括野战外科知识、野战内科知识、卫生防疫知识、"三防"知识、卫生装备知识；地理数据信息包括地理信息、军事医学地理数据信息、卫勤地图作业信息；卫勤知识信息包括卫生勤务学知识信息、卫勤模型参数信息、政

策法规信息、卫生标准信息、战备预案信息。

专业数据库涉及战时卫勤组织指挥、医疗后送、防疫防护和药材保障四个方面，收集、存储战中卫勤组织指挥与保障活动中动态输入和输出的数据，为战时各级卫勤组织指挥与保障机构进行业务处置、动态监控和统计分析提供数据支持。组织指挥数据库包括卫勤力量编成信息、卫勤文书信息、指挥监控数据信息；医疗后送数据库包括医疗救治数据信息、伤病员后送数据信息；防疫防护数据库包括防疫数据信息、传染病员数据信息和防护数据信息；药材保障数据库包括药材仓库供应数据信息、保障机构药材消耗数据信息等。

卫勤基础数据库中存储大量战时卫勤组织指挥与保障活动中可能涉及的各种基础数据内容。在此基础上，对战时收集存储到卫勤专业数据库中的数据进行统计分析，形成统计分析数据。将统计分析数据和基础数据库中的预测和决策方法模型结合，做进一步数据挖掘处理，可产生卫勤辅助决策与预测信息，为卫勤组织指挥决策服务。

（徐 雷）

wèiqín xìnxī xìtǒng
卫勤信息系统（health service information system）
按照一定秩序和内部联系，将卫勤信息采集、传输、存储、处理、分析、展现等组合而成的整体。通常由硬件设备、通信网络、软件系统、使用人员和相关规章制度组成。目的是为卫勤指挥、卫勤保障提供信息支撑和先进手段，对促进军队卫生工作的规范化、科学化，以及精确高效的管理与保障具有重要作用。

发展史 中国人民解放军卫勤信息系统建设发展过程可分为3个阶段。

起步阶段 20世纪70年代末至80年代末，少数医院进行单项业务信息系统初步研究和应用探索。1978年，南京军区南京总医院、解放军总医院等引进小型计算机建立病人主索引、病案首页、药品等业务管理信息系统。

局部发展与系统整合阶段 20世纪90年代，部分医院进行局域网信息系统应用。90年代初，部分军队医院自行开发了网络版医院信息系统，进行部分医疗业务信息的局域网络化管理。1992年，总后勤部卫生部在军队医院推广应用了单机版医院管理统计信息系统，以及专业药材仓库管理信息系统等。1995年9月，总后勤部卫生部启动医院信息系统、远程医疗系统和卫勤机关管理信息系统"三大工程"建设。

全面发展阶段 21世纪初的10年，军队卫勤信息系统进入总体规划、整体推进、全面建设时期。2001年，部队卫生信息系统和门诊部信息系统在全军推广使用。2004年底，军队所有医院均运行了网络版医院信息系统。2006年，战时卫勤组织指挥信息系统研制成功，在历次全军集训和部队演习中得到应用和检验。2009年，全军实现传染病疫情网络信息直报，卫勤机关综合信息服务系统在全军各大单位推广，全军数字医学集成应用系统建设全面启动，国内规模最大的"军医在线"健康教育网建成开通，"全军远程医学系统"已联通军队所有医院以及部分边远地区部队卫勤保障机构，并在866医院船上建成第一个海上移动远程医学站点。2010年6月，在南沙永暑礁建成中国南海岛礁上第一个高清站点，同年10月，在驻黎巴嫩维和医疗队中建成首个境外远程高清站点。2011年将放射、超声、内窥镜、心电图等辅助诊疗信息全部接入远程医学系统，全面实现了远程诊断。2012年，在全军医院推广应用了新版电子病历系统。2014年，研发应用了新版部队卫队生信息系统，并与疫情直报、训练伤监测、军人电子健康档案系统相联接（图1），初步建成了区域一体化的卫勤信息系统。此外，军人评残、新药审批、科研管理、计划生育等业务管理系统也相继研发应用，卫生信息化应用领域不断拓展。

系统构成 卫勤信息系统按照应用功能，可区分为卫勤指挥管理信息系统和卫勤保障业务信息系统；按照联网方式，可区分为单机系统、局域网系统和广域网系统。卫勤信息系统主要包括硬件系统与软件系统。

硬件系统 包括通信网络、计算机硬件与外部设备、信息安全设备和电子化办公设备，以及IC卡、电子标签和读写装置等通用设备；有各种固定式或移动式、便携式的电子化、信息化医疗卫生专用设备等。

软件系统 包括各种通用的通信、操作、管理、控制、维护的系统软件，主要由4大类系统组成。①区域保障单位和部队基层卫生机构业务系统：主要有医院、疗养院、部队卫生机构、机关院校门诊部、干休所卫生所、疾病预防控制机构、药材仓库、卫生训练、血液管理、装备维修等信息系统。②卫勤部门管理系统：是各级卫勤进行业务管理的高效运行平台，主要包括综合管理、防疫管理、医疗管理、保健

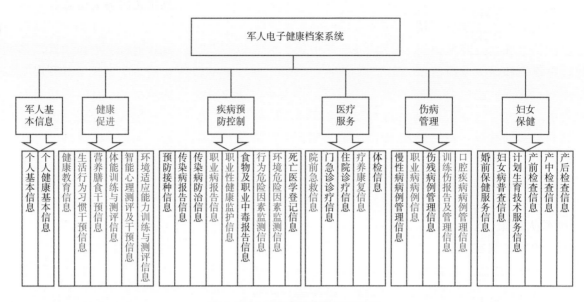

图1 军人电子健康档案系统构架

管理、军人健康管理和科研训练管理等各业务管理系统。③卫勤组织指挥系统：该系统是后勤一体化指挥平台的重要组成部分，在战时能够实时掌握战场情况、伤病员发生情况、药材消耗情况，能够进行卫勤指挥作业、动态信息处理和综合查询统计等，有效提升医疗后送、药材保障、防疫防护等工作效能。主要包括战时卫勤指挥系统和战时卫勤保障系统，其中战时卫勤保障系统包括电子伤票系统、野战医疗所（队）系统、野战防疫队系统、野战血站系统、野战药材仓库系统等。④卫勤应急指挥信息系统：主要用于处理突发公共卫生事件及灾害医学救援，与平时保障信息系统相联接，可实时采集一线伤病员救治、药材消耗、疫情发生等信息，是卫勤指挥信息系统的重要分支。⑤卫生信息综合服务系统：是以卫生数据中心为依托，贯穿各类卫生机构和各级卫勤机关，实现信息的互联共享，通过后勤信息服务平台连接后勤其他指挥和保障系统。主要包括卫生综合查询、网络医疗服务、卫生信息综合利用等服务系统。

系统功能 根据不同类型，卫勤信息系统分别具有以下功能。①作业功能：能够在卫生业务工作流程各环节中，快速高效采集、传输和共享使用作业信息。②控制功能：按照卫生业务标准和工作规范，控制业务操作流程与工作质量。③统计查询功能：根据采集的数据，进行卫勤机构与人力资源、卫勤保障对象健康状况、卫生业务数据工作质量、卫生物资库存与消耗、卫生经费消耗与成本核算及综合统计分析，并供作业人员快捷方便地查询使用。④辅助决策功能：按照设计模型，为卫勤管理人员提供各种管理决策的分析判断，工作评价与方案拟制；为卫生技术人员提供疾病诊断与治疗方案、合理用药、流行病学分析、DNA分析等智能化的医学技术辅助决策。

基本要求 随着信息技术与卫勤现代化的发展，要求卫勤信息系统充分运用大数据、云计算、物联网技术，进一步提高系统的可靠性、稳定性、和抗干扰能力，逐步将各个业务系统集成融合，向区域一体信息系统发展，卫勤数据在不同卫勤业务系统间充分共享，系统功能更加科学便捷，并向智能化作业发展。

(宁义 葛毅)

wèiqín xìnxī biāozhǔnhuà

卫勤信息标准化 (standardization of health service information) 在军队卫勤领域的一定范围内，为获得最大效益，对客体抽象描述与表达制定共同和重复使用条款的活动过程。广义的卫生信息标准化还包括信息传递与通信、数据流程、信息处理方法、信息处理设备的统一规范。卫勤信息标准化既是研究、制定和推广应用统一的卫勤信息分类分级、记录格式及其转换、编码等技术标准并贯彻实施的过程，也是对各类卫勤信息规范和整合的过程，具有科学性、权威性、实用性、可扩展性与可维护性的特征，是现代卫勤管理科学的重要组成部分。其目的和作用是实现不同层次、不同类别的卫勤机构信息系统间的信息共享和系统兼容，减少由于卫勤数据格式及编码不统一而形成的信息孤岛，降低信息系统建设重复性和数据分析的出错率等问题，发挥信息在卫生领域最大效益。

主要内容：①制定标准。以科学、技术和卫生勤务经验的综合成果为基础，以促进最佳社会效益和军事效益为目的，遵循贯彻国家和军队政策、满足需求、促进发展的原则，制定卫勤信息标准，如字符集、图元、数据元、代码、数据等标准。②推广应用标准。宣传贯彻卫勤信息标准，使卫生人员理解和掌握，并应用于实践。③监督标准的实施。结合实际，建立完善的监督体系和良好的监督机制，对标准的实施进行全方位的监督。

基本要求：作为卫生信息化建设的基础工作，卫勤信息标准化要求将"统一标准"放在首位，强调"统一规范、统一代码、统一接口"；要求军队卫勤管理部门加强指导，规范卫勤各领域信息化建设的基本功能、业务流程、数据模型和数据编码等信息标准；要求以医院基本数据集标准、公共卫生信息系统基本数据集标准体系、国家卫生信息标准为基础，建立军队卫勤信息标准框架，制定相关标准化规范、信息模型等。

（葛　毅　贺　祯）

jūnduì yīxué qīkān

军队医学期刊（military medical journal）

由军队主管、主办，以报道军事医学和临床医学、预防医学等军队医药卫生科学技术进步为主的杂志。按照报道内容，军队医学期刊分为综合类（指导类）期刊、学术类期刊、技术类期刊、检索类期刊和科普类期刊五大类；按照出版发行形式，军队医学期刊分为具有国内统一连续出版物号的正式期刊、没有国内统一连续出版物号的非正式期刊两大类。这些期刊，分别由原第二、第三、第四军医大学，军事医学科学院，解放军总医院，人民军医出版社，以及各大单位卫生局和总医院等单位主管或主办，是军队医药科技战线信息交流的主要平台与窗口。

发展史　军队医学期刊是伴随着军事医学的发展而发展的。1823 年，俄军创办了《军事医学杂志》，是近代世界上创刊较早的军事医学期刊之一。中国人民解放军在土地革命战争时期，军委总军医处于 1933 年在江西瑞金创办了《红色卫生》杂志，后来，又相继创办了《卫生通讯》《健康月刊》《东北医学》等军事医学期刊。中华人民共和国成立后，相继创办了《人民军医》（1950 年）、《营养学报》（1956 年）、《解放军医学杂志》（1964 年）、《临床军医杂志》（1973 年）等军队医学期刊。1978 年以后，军队医学期刊得到迅猛发展，至 2012 年底，全军出版的五大类医学期刊数量已达 100 余种。

主要任务　宣传党、国家和军队的医学科技方针、政策和科技法律、法规，发表新的军队医学科技成果，传播实用的医学科技信息，交流医学学术思想，促进科技成果向军事效益和社会效益的转化，为国家经济建设、国防现代化建设及军队卫生工作服务，为维护部队成员健康和提高部队战斗力服务。军队医学期刊出版工作必须坚持正确的学术导向和出版方向，坚持军事效益、社会效益和经济效益相统一的原则，坚持把军事效益和社会效益放在首位，传播和积累有益于提高军队医务人员综合素质的科学技术和文化知识，促进国际国内和军内医学科学技术交流与合作。同时，军队医学期刊出版工作还必须认真贯彻党的路线、方针、政策，贯彻军队卫生工作方针，遵守国家与军队的有关法律和规定，坚持开放办刊，坚持"百花齐放、百家争鸣"。

办刊条件　①有明确的主管部门和主办单位。②有明确的办刊宗旨、编辑方针和报道范围。③有健全的编辑部和按照任务定编的专职主编、编辑与编务人员。④有固定的出版、印刷和发行单位，以及必要的经费和物质条件。

地位作用　①军队医学期刊的导向行为。军队医学期刊坚持为部队服务、为战备服务、为军事医学发展服务和为军队卫生建设服务的指导思想，通过医药卫生的研究成果出版与交流，促使新的医学科技成果的产生。②创造良好的学术环境和氛围。军队医学期刊传播医学科学理念，树立科学思想，严格科学方法，端正科学作风，为军队卫生事业现代化建设提供科学园地，创造良好的舆论环境。③发现和培养医学人才。军事医学期刊是医学科研人员和编辑人员集体智慧的结晶，其内容新颖，知识广博，发挥着开发智力，培养人才的作用。④军事医学科学的档案库。军事医学期刊传播和储存医学科学信息，交流医学学术成果，是了解医学科学进步的重要窗口。⑤智力成果转化为共有财富。军事医学科研成果本质上是脑力劳动取得的智力成果，一经在医学期刊上发表，就成为共有财富，每位读者都可从中受益。

规定要求　①在刊载方面：期刊出版实行编辑责任制度，以保障期刊刊载内容符合国家军队法律、法规的规定。期刊不得刊载《出版管理条例》和其他有关法律、法规以及国家军队规定的禁止内容。期刊刊载的内容不真实、不公正，致使公民、法人或者其他组织的合法权益受到侵害的，期刊出版单位应当公开更正，消除影响，并依法承担其他民事责任。期刊刊载的内容不真实、不公正，致使公民、法人或者其他组织的合法权益受到侵害的，当事人有权要求期刊出版单位更正或者答辩，期刊出版单位应当在其最近出版的一期期刊上予以发表；拒绝发表的，当事人可以向人民法院提出诉讼。期刊刊载的内容不真实、不公正，损害公共利益的，新闻出版总署或者军队出版主管部门可以责令该期刊出版单位更正。期刊刊载涉及国家军队安全等重大选题的内容，须按照重大选题备案管理规定办理备案手续公开发行的期刊不得转载、摘编内部发行出版物的内容。期刊转载、摘编互联网上的内容，必须按照有关规定对其内容进行核实，并在刊发的明显位置标明下载文件网址、下载日期等。②在出版方面：期刊出版单位与境外出版机构开展合作出版项目，须经新闻出版总署批准。期刊出版质量须符合国家军队标准和行业标准；期刊使用语言文字须符合有关规定。期刊须在封底或版权页上刊载以下版本记录：期刊名称、主管单位、主办单位、出版单位、印刷单位、发行单位、出版日期、总编辑（主编）姓名、发行范围、定价、国内统一连续出版物号、广告经营许可证号等。领取国际标准连续出版物号的期刊须同时刊印国际标准连续出版物号。期刊须在封面的明显位置刊载期刊名称和年、月、期、卷等顺序编号，不得以总期号代替年、月、期号。期刊封面其他文字标识不得明显于刊名。一个国内统一连续出版物号只能对应出版一种期刊，不得用同一国内统一连续出版物号出版不同版本的期刊。出版不同版本的期刊，须按创办新期刊办理审批手续。可以在正常刊期之外出版增刊，每种期刊每年可以出版两期增刊。期刊出版单位不得出卖、出租、转让本单位名称及所出版期刊的刊号、名称、版面，不得转借、转让、出租和出卖《期刊出版许可证》。期刊出版单位利用其期刊开展广告业务，必须遵守广告法律规定，发布广告须依法查验有关证明文件，核实广告内容，不得刊登有害的、虚假的等违法广告。期刊的广告经营者限于在合法授权范围内开展广告经营、代理业务，不得参与期刊的采访、编辑等出版活动。期刊采编业务与经营业务必须严格分开。

（李 晨 王 敏）

Jiěfàngjūn Yīxué Zázhì

《解放军医学杂志》（*Medical Journal of the Chinese People's Liberation Army*） 中国人民解放军学术类综合性医学科学技术期刊。军队医学期刊的一种。由军事科学院主管，军事科学出版社编辑出版和发行。

杂志于1964年3月经总政治部和中共中央宣传部批准创刊，陈毅元帅亲笔题写刊名（图1）。是国内外公开发行的国家级综合性医药卫生类核心期刊。其办刊宗旨是为部队服务、为战备服务、为军事医学发展服务、为军队卫生建设服务；宣传贯彻国家和军队卫生工作方针，始终关注军事医学、临床医学、基础医学和预防医学的新理论、新技术、新方法和新进展，重点交流广大医学科技工作者在防病、治病实践中总结出来的宝贵经验，着力展示全军和全国医学科技发展的最新成就，积极跟踪报道国际军事医学前沿，为促进医学科学技术的学术繁荣和医学创新发展服务。主要栏目有专家（院士）论坛、述评、专题研究、基础研究、临床研究、技术与方法、综述、短篇报道和病例讨论等；辟有英文目次，重要论文附有英文摘要，每篇文章著录关键词3~8个。杂志以医院、军医院校和科研单位的卫生专业技术人员为读者对象，突出军事医学，注重平战结合，重点报道国内外、军内外先进的医学研究成果。

杂志采用编辑委员会与专职编辑相结合的业务管理方式。编辑委员会是该杂志的学术领导机构，聘请军内知名医药专家组成。编委会负责制订编辑方针和计划，编委承担审稿、定稿和部分组稿、撰稿工作。先后担任《解放军医

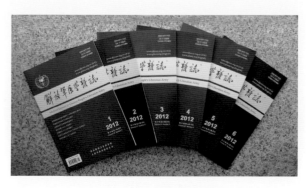

图1 《解放军医学杂志》
（王敏供图）

学杂志》编委会主任委员或总编辑的有应元岳、吴公良、楼方岑、盛志勇等。《解放军医学杂志》是中国科技论文统计源期刊、中国综合性医药卫生类核心期刊、中国科学引文数据库来源期刊（CSCD）、中国学术期刊综合评价数据库统计源期刊（CAJCED）、中国生物医学文献数据库核心期刊（Sinomed）。被美国化学文摘（CA）、美国剑桥科学文摘（CSA-Natural Science）、俄罗斯文摘杂志（AJ）、荷兰 Scopus 数据库、世界卫生组织医学索引（WPRIM）、波兰哥白尼索引（IC）、美国乌利希国际期刊指南（Ulrichs IPD）和日本科学技术振兴机构中国文献数据库（JST）等国际重要数据库收录。

《解放军医学杂志》曾获北京市全优期刊奖，连续 5 次获全军医学期刊评比优秀期刊奖，2000 年获首届中国人民解放军期刊奖（是军队医学刊物中唯一获奖期刊），2003 年被评为第二届国家期刊奖百种重点期刊，2007—2008 年被评为编校质量优秀期刊，2009 年被评为"RCCSE 中国权威学术期刊"，2008 年、2011 年被评为中国精品科技期刊。2013 年获全国百强期刊和解放军期刊奖。

（王　敏）

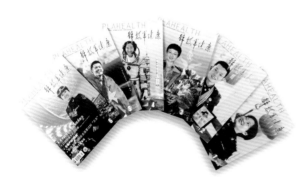

图 1　《解放军健康》杂志
（王敏供图）

Jiěfàngjūn Jiànkāng

《解放军健康》（CPLA Health)

中国人民解放军公开发行的医学科普性期刊。军队医学期刊的一种。《解放军健康》杂志社编辑出版。

1987 年 1 月，《解放军健康》经全军爱国卫生运动委员会批准创办，时任国防部长张爱萍上将题写了刊名。1988 年 4 月，杂志社正式列入军队期刊编制序列，并向国内外公开发行（图 1）。办刊宗旨是宣传军队卫生工作方针、政策，普及医药卫生科学知识，介绍防病经验，提高官兵的卫生文明修养和自我健康保健能力，为增强部队战斗力服务。以陆海空三军官兵和武警指战员为主要读者对象；主要栏目有军训卫生、健康论坛、专题开讲、防病天地、心理卫生、妇幼卫生、卫工剪影、卫生笑林、孕期保健、用药指南、医学纵横、卫生板报、健康养生、饮食与健康、中老年保健、解疑释惑、生活顾问、卫生文学等。《解放军健康》多次获得全国和全军的奖励：1995 年 4 月，被国家卫生部授予"全国卫生宣教作品一等奖"；2001 年 12 月，被新闻出版总署评为"双效"期刊，并被列为"全国百家阅览室赠刊"；2013 年 7 月，被解放军总政治部评为首届"解放军出版奖"。

《解放军健康》始终坚持正确的办刊宗旨，始终以党的路线和军队工作方针政策为指导，以普及医药卫生科学知识为重点，倡导文明健康的生活方式，突出部队特色，面向社会各界，努力为提高全军及武警官兵的卫生文明修养、自我保健能力和增强部队战斗力服务。在编发稿件时立足基层部队卫生防病工作实际需要，针对基层部队的一些常见病、多见病和季节性疾病、训练伤的防治编发稿件，并十分注意稿件内容的科学性、知识性、实用性和易读性，贴近实际，贴近基层，贴近读者。

（王　敏）

Yīliáo Wèishēng Zhuāngbèi

《医疗卫生装备》（Chinese Medical Equipment Journal)

中国人民解放军卫生装备技术性期刊。军事医学期刊的一种。由军事工程研究院主管，军事工程研究院卫勤保障技术研究所主办，《医疗卫生装备》编辑部编辑出版。1980 年创刊，原刊名《野战卫生装备资料》，半年刊。1985 年更名为《军队卫生装备》，季刊。1988 年，更名为《医疗卫生装备》，公开发行。1993 年，改为双月刊。2003 年，改为月刊（图 1）。

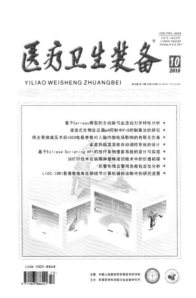

图 1　《医疗卫生装备》杂志
（姜晓舜供图）

《医疗卫生装备》的办刊宗旨是面向军队，面向基层，面向未来，理论与实践结合，普及与提高相结合，为军队卫生装备建设服务，为全国医疗器械服务。设有"本刊特稿、专论、研究论著、综述、生物防护防疫装备、医院数字化、研制报告、科学管理、专业论坛、质控与安全、医学计量、原理与应用、医械临床、学科与人才、使用维修"等栏目。着重介绍现代科学技术在医疗卫生装备上应用的新理论、新技术、新产品；报道军内外医疗卫生装备研究成果、技术革新；宣传使用、管理、维修等方面的经验；传播本专业科研、学术、产品、销售，以及医疗器械仪器设备、卫生保健器材、环保器材等信息。载文内容涉及生物工程、生物材料、环境医学、卫生装备、医学计量、临床工程与检验以及医用电子、计算机、管理科学等多个学科。主要的读作者为国内外卫生管理和医疗机构以及药械监督机构、科研院所（校）等单位医工（药械）、检验、信息、影像、手术、放射、理疗、急救、供氧、消毒、防护防疫等专业科室的医护人员，以及广大从事医疗器械、仪器设备、药品生产设备的科研、教学、使用、管理、维修、生产、供销人员。

《医疗卫生装备》已被美国乌利希期刊指南、剑桥科学文摘、波兰哥白尼索引等国际检索机构收录，现为中国科技论文统计源期刊（中国科技核心期刊）、中国学术期刊综合评价数据库统计源期刊，先后被中国期刊全文数据库、中国核心期刊（遴选）数据库、中文科技期刊数据库、中国学术期刊（光盘版）数据库、中国期刊网、天津科技网、万方数据 Chinainfo 系统数字化期刊群、中国医学期刊文献数据库、中国医学文摘等多家国内学术检索机构收录。先后荣获"全军优秀医学期刊奖""天津市一级期刊"。

（姜晓舜）

jūnyī dàxué xuébào

军医大学学报（academic journal of military medical university）

中国人民解放军军医大学编辑出版的综合性医学学术期刊。军事医学期刊的一种。由各军医大学分别或联合编辑出版。包括原第二、第三军医大学学报。《中国人民解放军军医大学学报》（英文版）由第二、第三、第四军医大学等联合出版，季刊，联络办公室设在第二军医大学，各校轮流承担责任主编工作。

1979 年《第三军医大学学报》创刊，1980 年《第二军医大学学报》《第四军医大学学报》创刊，1981 年《第一军医大学学报》创刊，均为内部刊物，季刊。创刊后至 1985 年，陆续改为公开发行，其中第二、第四、第三军医大学学报，分别于 1985 年、1987 年、1988 年相继改为双月刊，1999 年均改为月刊；第四、第三军医大学学报先后于 2001 年、2003 年改为半月刊。《第四军医大学学报》于 2010 年更名为《医学争鸣》并改为季刊（图1）。《第一军医大学学报》因编制体制调整于 2004 年停刊。1986 年，由 4 所军医大学联合创办了《中国人民解放军军医大学学报》（英文版），季刊，2003 年改为双月刊。军队编制体制改革后，第二、第三、第四军医大学更名为海军、陆军、空军军医大学，2021 年 4 月三个军医大学的学报更名为《海军军医大学学报》《陆军军医大学学报》《空军军医大学学报》。

军医大学学报的办刊宗旨是促进学术交流，提高学术水平和教学、医疗、科研质量，加速军医大学的现代化建设。设有专家论坛、专题报道、论著、研究快报、临床病理（例）讨论、病例报告等栏目。主要报道基础、临床、预防、军事医学、药学和中国医学等领域的最新科研成果。刊物特色：涵盖了生物医学的全部学科，刊出的论文被引用率和学报的影响因子逐年上升。读者对象为国内外军事医学、基础医学、临床医学、药学、预防医学、检验医学、生物医学工程等专业的教学、科研人员。

军医大学学报已被美国《化学文摘》（CA）、俄罗斯《文摘杂志》、荷兰《医学文摘》（EMBASE）、波兰《哥白尼索引》等国际检索系统收录。现为《中文核心期刊要目总览》核心期刊、中国科技论文统计源期刊（中国

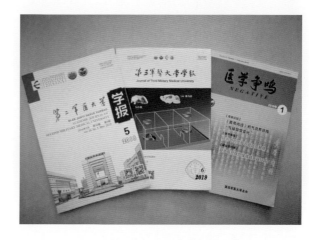

图1　第二、第三和第四军医大学报

（姜晓舜供图）

科技核心期刊）、中国科学引文数据库核心期刊。一直被包括中国学术期刊综合评价数据库、万方数据——中国数字化期刊群等在内的国内重要检索系统收录。先后多次获全国、全军、教育部和省、市优秀科技期刊评比一、二等奖。曾多次被评为"中国百种杰出期刊""中国精品科技期刊""中国高校精品科技期刊"等。

（姜晓舜）

Jūnshì Yīxué

《军事医学》（*Military Medical Sciences Journal*） 中国人民解放军综合性军事医学学术期刊。由军事医学研究院主管主办，《军事医学》编辑部出版。1956年8月创刊，原名《中国人民解放军医学科学院院刊》，半年刊，内部发行，朱德为创刊号题词。1959年停刊。1979年复刊，更名为《中国人民解放军军事医学科学院院刊》，季刊。1985年，更名为《军事医学科学院院刊》，双月刊，公开发行。1992年，改为季刊。2003年，改为双月刊。2011年，更名为《军事医学》，月刊（图1）。

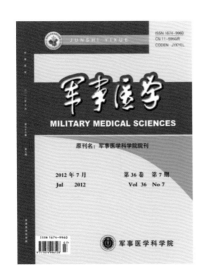

图1 《军事医学》杂志
（姜晓舜供图）

《军事医学》的办刊宗旨是立足军队，面向社会，服务军民，反映军事医学科技成果，突出军事医学特色，促进学术交流，积极为国防建设和国民经济发展服务。刊物特色：以发表军事医学研究成果为主，兼顾相关领域基础和应用研究成果。在刊登原创性论著、前瞻性综述、新技术、新方法基础上，开设预防医学、特种医学、灾害医学、卫生装备等专题，以及专家论坛、重点项目追踪、学术动态等栏目，体现军事医学研究的最高水平，是军事医学领域学术交流与成果展示的重要平台。读者对象为广大从事医学科研、教学、临床及相关领域人员。

《军事医学》已被美国化学文摘（CA）、WHO西太平洋地区医学索引（WPRIM）收录，现为《中文核心期刊要目总览》核心期刊、中国科技论文统计源期刊（中国科技核心期刊）、中国科学引文数据库核心期刊。一直被包括中国学术期刊综合评价数据库、万方数据——中国数字化期刊群等在内的国内重要检索系统收录。在历次全军医学期刊质量评比中均获优秀期刊奖，并曾获得北京市优秀科技期刊。

（姜晓舜）

Jiěfàngjūn Wèiqín Zázhì

《解放军卫勤杂志》（*Health Service Journal of the Chinese PLA*） 中国人民解放军综合性卫勤学术期刊。全军医学科学技术委员会卫勤专业委员会的学术刊物，由军事医学研究院主管，军事医学研究院卫生勤务与输血研究所主办。其前身是《人民军医·卫勤学术增刊》，创刊于1963年，非正式期刊，不定期出版；1982年开始定期出版，半年

刊；1990年更名为《人民军医·卫勤学术专刊》；1999年更名为《解放军卫勤杂志》，正式期刊，季刊；2003年改为双月刊；2015年被评为军事学核心期刊培育建设期刊（图1）。

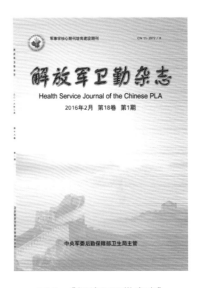

图1 《解放军卫勤杂志》
（肖明供图）

《解放军卫勤杂志》是全军最高级综合性卫勤学术期刊，军内发行，主要面向全军和武警部队各级卫生管理干部和卫勤教学科研人员，以及与军队卫生勤务相关的领导和专业人员。杂志性质为宣传军队卫生工作方针政策的阵地，连接机关、部队和院校的纽带，交流军队卫勤学术的平台。杂志任务为宣传国家、军队卫生工作方针政策和法规制度，传播全军卫生工作信息，研讨战时卫勤保障、应急医学救援和平时卫生服务重难点问题，交流全军卫勤最新研究成果和现代卫勤人才培养经验，介绍外军卫生勤务及学术动态，教授和普及卫勤知识。办刊宗旨是致力学术繁荣发展，竭诚服务军队卫勤。办刊理念是杂志与军队卫勤同在。办刊

原则:面向战场、服务部队、科学求实、追求卓越。设置栏目,常设栏目有军事斗争卫勤准备、非战争军事行动卫勤、卫生建设与改革、卫生服务保障、卫勤科研训练、信息化卫勤;滚动栏目有调查研究、学术争鸣、卫勤历史、外军卫勤、来稿摘编、卫勤知识、编读往来等。办刊特色是紧紧把握时代脉搏,适应中国特色军事变革和未来信息化战争的需要,以军事斗争卫勤保障需求为牵引,以解决重要学术问题为核心,聚焦强军打赢职能定位,彰显军事属性;聚集各层级和专业卫勤,突出指挥管理;聚神重要理论现实研究,致力学术创新;聚力军事卫勤人才培养,促进学科发展。

(肖 明)

wèiqín tǒngjì

卫勤统计(health service statistics) 运用统计学原理和方法对军队卫生工作信息进行收集、整理和分析的活动。分为平时卫勤统计和战时卫勤统计,又可分为经常性卫勤统计和临时性卫勤统计。目的是摸清卫生工作情况,并进行定量描述,为各级卫勤领导提供决策依据,以提高卫勤管理水平。

中国人民解放军团以上卫勤机构都有专人负责卫勤统计工作。平时卫勤统计报表主要有部队疫情及发病统计,军队医院、师(旅)医院、旅(团)卫生队收治伤病员情况统计和疾病分类及其他医疗指标统计等。战时卫勤统计报表主要有战时卫勤统计月报、战时卫生工作统计报表。

现代信息技术的进步促进了卫勤统计朝着信息化方向发展。平时卫勤统计使用的信息系统主要有军队疫情与突发公共卫生事件报告管理信息系统、军人电子健康档案及健康管理信息系统、军队医院收治伤病员信息系统、部队卫生信息管理系统等。

卫勤统计工作要求准确、完整、及时;严守军事机密;熟练掌握各种卫勤统计报表的填写说明及有关规定;熟悉常用的统计指标和统计方法;做好统计资料积累、保管和分析工作,为卫勤领导机关的科学决策提供依据。

(鱼 敏 汪陈应)

wèiqín tǒngjì yuèbào

卫勤统计月报(mensal statistic report of health service) 将平时部队和基层卫勤综合情况按照自然月份逐级向上报告的制度。自然月份是指从上月终日18时至本月终日18时。卫勤统计月报目的是通过各种统计指标,准确及时反映部队卫生资源分布与利用状况、部队成员健康水平等,揭示部队卫生工作规律,为搞好平时卫勤管理和部队卫勤建设提供科学依据。

卫勤统计月报应向本级后勤首长和上级卫勤管理机构分别报告。报告内容有部队疫情统计、部队人员发病统计、收治伤病员情况统计、新收伤病员伤部、伤类统计、新收伤病员部属统计等报表和相关数据。报告方式通常以电话、电报、网络等方式进行,信息化条件下,通常是基于军事综合信息网、远程医学信息网等网络方式,利用全军统一下发的软件进行填写、审核和报送。报告时间为各部队和基层填报单位必须在每月终后7日内上报,各卫生科必须在每月终后12日内上报。凡发生甲类传染病,应立即报告军政首长,并在4小时内直接上报中央军委后勤保障部卫生局,其他类型传染病和常见疾病

门诊情况按规定上报。

(汪陈应)

jūnduì línchuáng yīliáo zhǐbiāo

军队临床医疗指标(military clinical medical index) 反映军队医疗收治工作效率和质量的数据标准。卫勤信息管理的要素之一。中国人民解放军的医疗指标由中央军委后勤保障部卫生局规定,它是组织实施和评价军队医疗工作的重要依据。

医疗服务质量受卫生机构的组成结构、医疗服务流程和医疗结果三者的综合影响,优良的医疗服务应该是以最小的风险和最低的成本为患者提供最适宜的服务。在医疗质量服务评价中,最重要的是结果质量的测量。参照国际医疗质量指标体系、国内医疗质量指标体系,中国人民解放军医疗指标体系的构建中应侧重对医疗质量结果的评价和环节质量控制指标的监测。主要有:①医疗工作效率指标。包括平均床位工作日、床位使用率、床位周转次数、收容伤病员总人数和各种伤病人员构成比,特别是军人占床率、军人占床日等。②医疗质量指标。包括治愈率、死亡率、同一疾病反复住院率、抢救危重病人成功率、临床初诊与临床确认符合率、临床诊断与病理诊断符合率、手术前后诊断符合率、医疗事故发生数、无菌手术化脓率、术后并发症发生率、输血输液反应率、医院平均治愈住院天数等。医疗指标是根据卫生部门长期实践的结果确定的,通常用绝对数和相对数表示,计算按统一规定分工进行。

随着医学技术和信息技术发展,医疗管理手段不断创新,医疗环境越来越复杂,军队职能任务拓展变化等,对军队卫生系统

医疗工作的要求越来越高，军队医疗工作的效率和质量的评价应注入新的内涵，更加注重人文关怀，更加注重过程质量，军事效益指标的权重将会更大。

（肖德仪　许顺雄）

bùduì fābìng kòngzhì zhǐbiāo

部队发病控制指标（control targets of diseases incidence in troops）

军队提出的部队疾病发生的量化限值。目的是比较疾病在不同地区、时间及人群中的发生或死亡情况，准确、客观地描述疾病的分布，为控制疾病及对防治措施效果进行评价和管理提供依据。

依据不同疾病种类及其流行病学特征，部队发病控制指标可以选择发病率、罹患率、患病率、感染率、续发率、死亡率、病死率、昼夜发病率、传染病发病率、训练伤发生率等。部队发病控制指标以旅（团）为基本计算单位。指标限值的确定，一般以数个流行周期的平均发病水平为基数，根据疾病的严重性、防治措施效果和卫生资源投入情况，提出要控制的疾病发病水平及其适用范围和时期。同时，要有完整、准确的登记、统计和报告系统作为信息支持，并完善检查监督措施，以保证质量。实际应用中，人为确定指标限值的意义不如部队疾病实际发生情况重要，反映部队实际发病状况的指标对指导部队疾病防控意义重大。

（许顺雄）

wèiqín xìnxī guǎnlǐ zìdònghuà

卫勤信息管理自动化（automation of health service information management）

运用计算机和网络通信等现代信息技术，对卫勤信息资源和相关信息进行计划、组织、控制、协调而实施的信息采集、组织、存储、传输、加工和利用的活动过程。同时也是卫勤信息管理手段现代化和卫勤信息管理人员知识化相结合的过程。目的是使卫勤信息得到充分共享和有效利用，为卫勤组织指挥与保障提供决策支持，快速、精确完成卫勤保障任务，有效提高军队各级卫生机构的保障效率和卫勤人员的科学管理水平。

卫勤信息管理自动化是随着现代信息技术的发展而逐步发展的。20世纪70年代，美、苏、法、德等国家军队相继建立了不同类型的卫勤管理信息系统。80年代，中国人民解放军部分军区就开始了利用计算机制订卫勤保障计划、计算卫生减员、进行卫勤人力物力需求预计和筹措、分配战役后方医院床位，并用计算机模拟研究师、旅、团救护所的组织工作。90年代初，组织开发并推广应用了多套卫生业务管理软件，使卫勤信息管理自动化向前推进了一步。"九五"期间，军队卫生系统实施了包括医院信息系统建设、远程医学信息系统建设和卫勤指挥办公自动化建设的"三大工程"建设。进入21世纪，战略战役卫勤组织指挥信息系统、军队疫情与突发公共卫生事件报告管理信息系统、军人电子伤票信息管理系统等相继研制使用，在卫勤信息管理自动化进程中均发挥了重要的作用。

卫勤信息管理自动化的主要内容包括：①建立卫勤信息管理基础设施。根据军队卫勤各部门当前业务和未来发展需要和对卫勤信息的采集、组织、存储、传输、加工和利用的要求，建立由信息化设备、通信网络、数据库、支持软件、相关技术等组成的基础设施。②制定卫勤信息管理标准制度。密切关注国际卫生信息标准化研究成果，结合军队的实际情况，建立起一套卫勤信息管理标准；依据国家和军队信息传输、信息安全、知识产权、个人隐私保护等法律法规，制定卫勤信息管理规范制度，引导和约束军队卫勤人员在卫勤信息管理中的行为。③组织实施卫勤信息管理重大项目建设。对重大项目统一规划，充分论证，制定中长期发展规划，投入相应经费保障，抓好监督检查，确保重大项目达到预期效果。④培养高素质、复合型卫勤信息管理人才队伍。把人才队伍建设视为卫勤信息管理和控制的中坚力量，重点加强信息技术、卫勤管理、军事医学的知识和技能培训。

（汪陈应　宁义）

jūnduì wèishēng jīngjì guǎnlǐ

军队卫生经济管理（military management of medical economy）

军队卫生部门运用经济学的理论、技术、方法对军队卫生经济工作进行计划、组织、协调和控制的活动。卫勤管理的组成部分。其目的在于以尽可能少的资源耗费，取得尽可能多的卫生服务效益，满足平战时卫勤保障需要。按对象区分，有人、财、物的管理；按时态区分，有平时管理和战时管理；按层次区分，有宏观、中观和微观管理。军队医院经济管理的内容主要有定额管理、财务管理、成本核算、药品及卫生材料管理、财产物资管理、经济工作的考核奖惩等。其中，医疗成本核算是医院经济管理的基础。

发展史　中国人民解放军卫生经济管理是在军队卫勤实践活动基础上发展起来的。在革命战争年代，针对当时缺医少药的状况，提出了勤俭节约和"预防第一"的方针原则。中华人民共和国成立后，在总结战争时期卫勤保障经验和借鉴外军管理经验的基础上，军队卫生经济宏观管理尤其是药品、器材、经费管理得到了进一步的发展。例如，药材供应按照区域和建制相结合、实物与经费供应相结合的原则，在全军范围内建立了较完整的供应体系，并制定了全军统一的药材装备供应标准、供应原则和管理方法。

管理部门　中国人民解放军军委后勤保障部卫生局对全军卫生经济实施宏观管理，负责起草军队卫生经济发展建设规划，拟定军队卫生经济工作方针和原则，拟制军队平战时卫生经济管理制度，组织与实施全军卫生防疫、医疗保健、药材保障、卫生专业训练、医学科研等与卫生经济有关的业务管理，确定军队卫生费的投向、投量及卫生资源开发、配置、利用等宏观经济问题。各军种卫生局在军种后勤部领导和军委后勤保障部卫生局的业务指导下，负责本军种的卫生经济中观管理。各级医疗卫生机构在本单位实施卫生经济的微观管理。其中，医院设的卫生经济管理科（室）负责各部门和科室的医疗成本核算，研究制订医院各种经济管理办法并组织实施，对全院医疗经济活动进行监督检查；医院设的财务科（室）负责对卫生事业费和预算外收入进行院级会计核算。

管理职能　①计划职能：通过对影响军队卫生经济的各项因素的调查研究，了解其发展过程和趋势，拟制全军、本系统或本单位卫生经济工作要点和具体措施，并将计划指标层层分解落实到各个部门、各个环节。发挥计划职能的前提是对军内外医疗服务供给与需求的调查和分析，以及对未来发展的科学预测和决策。②组织职能：指为实现经济管理的目标和任务，对经济活动中的各种卫生资源和人们的相互关系进行合理的组织和安排。要发挥组织职能，就要建立健全管理机构，确定各职能机构的权限和职责范围，制定规章制度，建立责任制。③协调职能：指调整管理过程中所有的人、群体组织及各环节、各要素之间的关系，使组织系统的各个方面都能相互配合、协调发展，以实现管理目标。从宏观管理上看，就是要调整好军队卫生部门之间，以及军队卫生部门与国民经济其他部门尤其是地方卫生部门之间的分工协作关系，合理调节卫生人力、物力、财力资源之间的比例关系等；从微观管理看，就是要协调医疗卫生单位内部各科室的服务经济活动，使之建立起良好的协调关系，保证管理目标的实现。④控制职能：指按预定计划或目标、标准进行检查，考察实际完成情况同原定计划标准的差异，分析原因，采取对策，及时纠正和控制偏差，保证计划目标的实现。要发挥控制职能，就要确定控制标准，收集和掌握必要的信息资料并进行分析研究，寻找出现偏差的原因，并采取措施纠正。

管理方法　①行政方法：应用行政权力直接指挥和干预卫生经济活动。行政方法无论对宏观管理还是对微观管理都是必要的。②经济方法：就是利用经济杠杆的作用，贯彻责、权、利相结合的原则，推动、引导或限制人们的经济活动，以保证其能够沿着有利于军队卫生事业发展的方向

前进。③法制方法：就是借助法律、法规、规章、制度，规定人们的经济行为，调节军队、单位、个人之间的经济关系，以保证军队卫生经济活动的顺利进行（图1）。随着现代管理理论、现代科学技术和社会主义市场经济的发展，卫生经济管理的内容、方法、手段将日臻丰富和完善，要求改革和完善卫生经济管理运行机制，努力做到卫生经济管理的科学化、系统化和信息化，进一步提高军队卫生经济效益和服务保障质量。

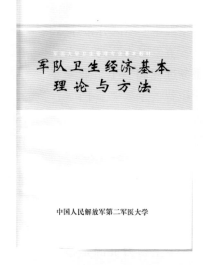

中国人民解放军第二军医大学

图1　《军队卫生经济基本理论与方法》
（毛常学供图）

（刘大军　丁　陶）

jūnduì wèishēng zīyuán

军队卫生资源（military health resources）　军队开展卫生工作所需人力、财力、物力的总称。军队卫生资源除了具有卫生资源一般属性与内涵外，又具有军队自身的特点与属性，通过军队卫生人力资源与卫生财力、物力资源的结合而实现价值。卫生人力资源是军队卫生服务活动的决定性因素，卫生财力资源是军队卫

生服务活动的经济保障和物质基础。按照投入报酬的增长规律，可分为静态外生性卫生资源和动态内生性卫生资源。

卫生人力资源是指具有一定医学知识、技能或卫生管理能力的军队卫生工作者，主要靠军队自己培养，即通过军医院校教育，为军队输送合格的医学人才；通过在职教育，如专科进修、短期轮训、项目攻关、业余教育等，进一步提高现有卫生人力的业务技术素质。还有少部分卫生人员是从地方医科院校或医院引进。反映卫生人力资源的指标有卫生人员的绝对数和相对数，卫生人员年龄、专业和技术职务结构，卫生人员的地区分布等。

卫生财力资源是指投入卫生服务过程和卫生事业发展中的各项经费，主要来自国防费拨款和各单位预算外财务补助。国防费拨款包括卫生事业费、卫生科研训练经费、卫生人员经费和其他经费等。反映卫生财力资源的指标主要是全军人均卫生经费额和卫生经费占国防费的比例等。

卫生物力资源是指卫生服务过程中所使用和消耗的物质资源，包括手术、诊断器械仪器、医疗仪器设备；专用卫生运输工具；房屋、病床、防护器材等基础设施；中西药品、敷料、放射材料、血、氧等药品材料。反映军队卫生物力资源的指标主要是按全军人数平均的床位数。

科学使用卫生资源的总原则是人尽其才，财尽其效，物尽其用。平时，军队卫生资源除了要确保为部队服务外，还要积极参加地方抢险救灾等紧急卫勤保障任务。战时，除主要依靠军队卫生资源外，还必须动员和依靠地方卫生资源参与军队作战卫勤保障，主要体现在人力、技术、医院床位和运输力量的支援上。

（刘大军 丁 陶）

军队卫生政策经济分析

jūnduì wèishēng zhèngcè jīngjì fēnxī

（economic analysis of military health policy） 运用经济分析的方法对军队卫生政策进行评估的活动。卫生决策的方法之一。其目的是对军队卫生经济政策进行研究与分析，为制定卫生政策，提高卫生资源利用率，体现卫生服务公平性提供依据，保证军队人员享受基本医疗卫生服务。

分析方法：①实证研究的方法。对军队卫生经济现实的描绘和叙述，通常与规范研究方法相结合，主要应用于卫生部门经济学的研究。②抽象分析的方法。运用概念、范畴、推理等抽象方法，对军队卫生经济现象做出科学的理论判断和总结。③比较分析的方法。运用比较经济学的基本方法研究军队卫生经济问题。通常采用空间、时间的比较和定量、定性的比较。此外，还有投入产出分析法、需求供给分析法、投资效益分析法、费用与效果分析法等。随着国家和军队卫生事业的发展，许多重大卫生经济政策、卫生经济结构及卫生经济运行机制、监督机制等经济分析方法，已成为研究卫生工作改革发展的重要手段。提高卫生服务的军事、经济整体效益，将成为军队卫生政策经济分析的重要研究内容。

（丁 陶）

军队卫生事业费

jūnduì wèishēng shìyèfèi

（military health service operating expenses） 用于军队卫生工作正常运行的经费。军队事业费的组成部分，对于维持和保障人员健康，增强部队战斗力具有重要作用。中国人民解放军卫生事业费分为人员标准经费、单位标准经费和专项经费，两项标准经费中又分为基本标准经费和补助标准经费，基本标准包括人员标准、床位标准、单位标准、兽医事业费标准；补助标准包括床位补助、人员补助、地区补助、兽医事业费补助和单位补助标准。军队卫生事业费中不包括编制卫生人员工资和基本卫生建设经费。

发展史 早在革命战争时期，中国人民解放军就有卫生、医疗费用开支。中华人民共和国成立后，1950年曾制定了卫生事业经费供应标准。1950～1957年，用于人员医疗方面的曾称药品费、医药费、军医物资供给费，用于马匹医疗方面的曾称兽医器材费、兽医费、兽医物资供给费，实行预决算管理办法，由卫生部门和军马（兽医）部门管理。1958年称卫生事业费、兽医事业费，改为指标控制的管理办法。1965年合并到行政事业费中，改为包干管理。1977年改为部分指标控制、部分定额包干。1978年恢复卫生事业费、兽医事业费的称谓，总后勤部颁发了《卫生事业费标准》和《兽医事业费标准》，仍由卫生部门和军马（兽医）部门管理。1985年卫生事业费在批准的预算范围内，由卫生部门主管。1986年卫生事业费、兽医事业费合并为卫生事业费。随着军队卫生事业的发展，经费供应保障水平不断提高，尤以21世纪初军队推开医疗保障制度改革、实施体制编制和政策制度调整改革时提高幅度较大。

开支范围 卫生事业费中的单位标准经费，主要用于各单位卫生业务工作的开展，官兵健康教育，卫生人员教育训练，卫生防疫和大病补贴，补充人员标准经费的不足等。人员标准经费主要用于：①药品材料费，包括各种药品、敷料的购置费。②医疗器材设备购置、维修费，包括各种医疗、防疫器械、仪器、专用器具、医护用具的购置修理和保养费。③外诊费和经批准住地方医院的医药费。④计划生育费。⑤医疗杂支费，包括消毒用燃料、医药用纸费等。⑥人员输血、镶配、体检费。⑦医疗业务费，包括卫生、兽医宣传，医药学杂志，非编职工工资和福利，仓库业务，医疗用水电，技术革新及其他业务开支。⑧军队人员家属医疗补助。⑨特殊医疗费等。

管理办法　卫生事业费实行标准领报和定额分配的管理办法，由卫生部门和财务部门共同管理，年终结余转下年度继续用于原事业，超支在下年度经费中自行平衡。卫生部门负责提出计划分配和直接开支部分的经费预决算，提出标准制度方案，报告预算执行情况和事业成果等；财务部门负责审核、汇总预决算，拟订标准制度，办理经费收支、结算，实行财务监督。主要内容：①标准领报。主要用于军队人员、马匹正常的医疗卫生费用。由后勤财务部门逐级向上领报。按人员计领的卫生事业费以发放工资、津贴的实际人数和标准领报；部队卫生床位费、疗养床位费按编制床位数计领；军马、骆驼等卫生事业费按编制内实有数计领。②据实核拨。主要用于后方医院医疗消耗费用，经成本核算后，合理消耗部分由军委主管部门核销。③定额分配。以专项经费的形式下达，主要用于医院购置大、中型医疗设备、器材方面的开支和由军委卫生局统筹供应部分药

材的费用等。

（董锋　丁陶）

军队卫生事业费标准（standards of military health service operating expenses）　军队制定的卫生事业费供应额度和开支准则。中国人民解放军卫生事业费标准由军委后勤保障部制定，是编制卫生经费预算决算和领报、分配、开支的依据。

军队卫生事业费标准的分类：①按经费的用途，分为单位标准、人员标准、床位标准等。②按标准的结构，分为基本标准和补助标准。基本标准是保障军队单位和人员在正常情况下的医疗卫生基本需要。补助标准则是在基本标准基础上增加的数额，以保障不同部队、不同地区、不同岗位及不同人员的需要。

军队卫生事业费标准制定的依据：①国家财经方针、政策和军队统一的财务法规。②军队卫生工作建设任务的实际需要。军队由多军种、兵种组成，各部队担负的任务不同，对医疗保障需求也不尽相同，在制定和修订卫生事业费标准时要结合实际考虑。③国家和军队财力的可能性。④物价因素。军队人员医疗费用水平的高低直接受医药市场价格的制约，制定卫生事业费标准要将物价因素考虑进去。⑤地理条件。中国幅员辽阔，各地自然条件差异较大。部队分驻全国各地，军队人员对卫勤保障有不同要求。因此，制定和修订卫生事业费标准必须考虑地理条件。

（张伯双　丁陶）

军队卫生经费预算（military health expenses budget）　军队卫生经费主管部门按法定程序编

制、审核、批准的经费收支计划。军队卫生经济管理的组成部分和手段之一，反映和控制着军队卫生事业建设的规模、结构和发展方向。通常由一定格式的报表和说明组成。

编制卫生经费预算的依据：①国家有关政策规定和中央军委有关卫生工作建设的意图。②上级下达的经费指标。③上年度卫生经费支出情况。④本年度卫生工作任务和药材市场及价格情况。⑤医学科学技术的发展状况。⑥不同地区病种情况。编制卫生经费预算分三级进行。一级为军委后勤保障部，从国防费中安排全军卫生经费的开支计划；二级为各军兵种和战区联合参谋部后勤部，按照上级所拨卫生经费安排本系统分类开支计划和专项开支计划；三级是军以下部队和各医疗卫生单位，根据规定的卫生事业费标准和所拨卫生专项经费，安排自身各类和专项开支计划。

编制卫生经费预算的方法：①系数法。利用收支预算同技术经济指标之间的比例关系，根据年度的经费指标，测算计划年度的收支预算数额。②定额法。利用各种定额和有关技术经济指标来测算计划年度收支预算的数额。③比例法。在已知全部预算收支总额的情况下，利用局部的比例关系，测算局部预算收支数额。④分析法。在原有的基础上，分析各种新发生的因素或原有因素的新变化，测算对预算收支的影响。

编制卫生经费预算的要求：①贯彻卫生工作建设的方针、政策。②根据卫生财力的可能和本级卫勤首长的意图，坚持实事求是，量力而行。③服从整体，照顾局部，保障重点，兼顾一般。

④坚持收支平衡、留有余地，厉行节约、讲求效益。⑤广泛使用电子计算机等科学方法手段。

（郭嗣法 丁 陶）

jūnduì wèishēng jīngfèi juésuàn

军队卫生经费决算（final accounts of military health expenses）

军队卫生经费主管部门根据卫生经费预算执行结果而编制的会计报告。卫生经济管理的组成部分和手段之一。通常由一定格式的报表和说明组成。它是军队卫生经费结算的法律依据和卫生财务信息反馈的重要渠道，也是编制下一年度卫生经费预算的重要参考。

卫生经费决算包括军委卫生专管费用决算、实报实销经费决算、定额包干经费决算、指标控制经费决算等。编制卫生经费决算，按预算相对应的三级进行，报上一级主管部门审核批准。在编制决算前，要对预算收支、会计账目、财产物资等进行全面清查、核对。账物核对相符合，应进行结账，最后根据总账和明细账的记录及有关资料编制决算。

编制卫生经费决算的要求：①统一。要按照全军统一规定的内容、格式、次数和时间进行。②完整。决算诸要素和印章、表格张数、项目、文字说明等必须齐全。③准确。决算实力、标准、金额都必须准确无误。④及时。编制决算要有很强的时间观念，做到编制及时和上报及时。

（郭嗣法 丁 陶）

jūnduì yīyuàn guǎnlǐ

军队医院管理（military hospital management）

运用管理科学技术，结合军队医院特点，对军队医院各项工作进行的计划、组织、协调和控制活动。卫勤管理的组成部分。其既有医院管理的一般规律，也有军队医院自身特点和规律。目的是充分发挥军队医院人、财、物、信息、时间、技术等资源，提高工作效率，发挥整体效能，取得最佳综合服务保障效益。

发展史 20世纪初，随着社会经济和科学技术的迅猛发展，医院的规模、结构、医学技术和医疗活动不断发展进步，对医院管理人员的要求越来越高。1913年，美国外科医生协会把医院管理标准化作为管理目标之一。1935年，美国出版了《医院组织和管理》专著。1949年，日本厚生省成立了医院管理研修所，负责研究、教育和轮训医院管理人员。

中国人民解放军在战争年代积累了大量战时医院管理经验，创建了适合革命战争需要的管理方法。1930年11月，军委总军医处成立以后，陆续颁发了一系列的法规、条例、规则、纲要等，使红军医院组织管理有了法定依据。1933年8月，军委还制定了《医院政治机关工作暂行条例》，规定医院政治工作的基本任务是"采取政治上一切措施，保障伤病人员伤病的迅速痊愈和提高伤病人员的政治情绪"。1937年11月，八路军总卫生部颁布了《暂行卫生法则》。新四军规定了医疗、护理、传染病管理等制度和防事故措施。中华人民共和国成立以后，军委卫生部规定了统一的医院编制，建立了全军统一的医疗制度，推行"三大工作制"、颁发了"四个教范"。1950年6月中央人民政府人民革命军事委员会总后方勤务部卫生部制定了统一的医院编制，建立了7项全军统一的医疗制度。1953～1954年全军医院整编，统一了医院的

分类、名称和隶属关系，医院内逐渐实行分科制，医院管理逐渐步入正轨。1963年8月出版《军队医院管理》专著。20世纪60年代，下发医院工作13项制度、医院技术建设方案，提出《关于进一步做好医院工作的12条意见》。1973年，总后勤部卫生部颁发了《医院医疗工作制度》《医院各级医务人员职责》和《关于积极预防和正确处理医疗事故的规定》。1981年，全军第一届医院管理学术会议在桂林召开，并成立了全军医院管理专业委员会。1994年，第二军医大学卫勤系成立军队医院管理教研室，创刊《解放军医院管理杂志》。同年，出版《战时医院管理》。1995年，全军医学科学技术委员会成立了军队医院管理专业委员会，军队医院管理逐步走向科学管理轨道。总后勤部卫生部每年依托军医大学举办高级医院管理研修班，学习医院管理新理念，交流医院管理经验。2003年体制编制调整，取消驻军医院，保留的驻军医院改为中心医院。2016年，成立中央军委联勤保障部队，原隶属各军区联勤部的军队医院，部分划归军委联勤保障中心、部分划归军兵种领导管理。战时和重大非战争军事行动时，统一由军委或战区联合作战指挥中心指挥。同年，出版《军队医院管理学》（第4版）专著（图1）。

管理职能 ①计划：军队医院的计划工作是指医院管理目标的确定及实现目标的途径和方法，是医院管理的首要职能。计划内容则既有对整个医院都具指导意义的计划，亦有各个科室或职能部门的工作计划，具体包括医院总体发展规划、医疗计划、药品计划、财务计划、人员配置计划、

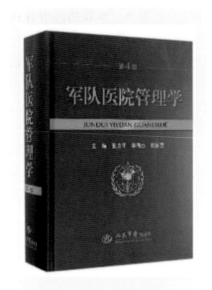

图1 《军队医院管理学》
（第4版）
（刘源供图）

物资供应计划、设备购置计划、基建维修计划等。②组织：军队医院组织工作是为了实现共同目标，需要建立有效性、连续性的工作系统。医院组织工作的一般程序为确定医院目标、设置组织结构、合理配置资源、授予相应责权利、协调沟通各方关系。③决策：在军队医院管理活动的始终及各个方面都贯穿着一系列的决策活动。例如，办院方针、工作规划、质量控制、人事安排、干部培训、财务预算、设备更新等，都要作出合理的决定。④协调：军队医院管理是多部门、多学科、专业化协作的科技工作，必须加强部门间协调管理，才能保证各部门步调一致，密切配合。同时，军队医院作为军队卫生系统内的一个组成部分，客观上要求与军队卫生系统内其他组织（部队卫生机构、药材保障机构、保健机构、防疫防护机构）相互协作，充分发挥军队卫生系统的整体功能。⑤控制：有目的的主动行为，医院不论是惯性运作还是各项工作计划的执行，都必须

在有控制的条件下进行。军队医院的各级管理人员都有控制的职责，不仅对自身的工作负责，而且要对医院整体工作计划和服务目标的实现负责。控制工作离不开信息的反馈，在现代化医院中建立医院信息系统将会成为管理者进行控制工作，保证管理工作沿着军队医院的建设目标前进的重要手段。

基本任务 ①贯彻落实国家、军队医药卫生政策、法规、制度和标准，完善本院工作规章制度。②制定医院建设、医疗服务保障、科研训练和卫生战备规划计划。③建立和调整医院组织结构和功能任务，优化配置医院人、财、物、信息等各类资源。④协调内外部工作关系和医患关系。⑤指导监督医院各项工作运行，并进行评价和监督。⑥组织开展思想教育、医学技术训练和卫生战备训练。⑦组织开展医学科学技术研究。⑧组织完成上级赋予的其他各项任务。

管理内容 ①组织管理，包括医院的组织机构、领导体制、人员编设、干部人事管理，以及伤病员管理等。②医疗管理，包括门急诊管理、住院管理、医疗质量管理、医疗安全管理、医院感染管理等。③科研训练管理，包括技术建设规划与计划、医学科学技术研究、临床教学与业务培训管理。④医疗设备与药事管理，包括医疗设备管理、医学计量、医院药事及临床药理学管理。⑤信息管理，包括信息系统建设与管理，以及卫生统计、病案、图书资料管理等。⑥卫生经济管理，包括财务管理、经费管理、医疗成本核算等。⑦卫生战备管理，包括制定卫勤保障预案、机动卫勤分队抽组与训练、战备物

资准备与管理等。⑧后勤管理，包括行政、后勤物资供应、生活服务、营房房产、环境卫生管理等。

管理要求 随着管理科学和医学科学的发展，决策在医院管理中的作用越来越大，地位也越来越重要。这就要求医院管理者在进行决策时，转变以经验决策为主导的管理思维和方式，提倡以循证决策为主导的现代化医院管理思维和方式，从战术到战略，从微观到宏观，从医疗保健的经济价值到社会效果，经过周密的方案论证和各种技术经济的分析比较，作出科学合理的决策，实现循证决策。一是在管理的理论与方法上更加注重循证医学或循证管理方法的应用，为医院管理提供有说服力的证据和真实可信的结论。二是注重国家新医改体制下的军队医院宏观管理。用比较新的方式评估卫生系统和服务系统，力求完善管理体制和转变管理机制。要求医疗服务管理不仅仅关注经济增长，而更应关注医疗消费的社会经济负担、公平性与资源利用效率。三是更加强调"以人为本"与"以病人为中心"的医疗服务和医院管理理念，使之成为医院管理和管理研究的主旋律。

（刘源 张莺莺）

jūnduì yīyuàn fēnjí guǎnlǐ

军队医院分级管理（military hospital management at different levels） 参照国家关于医院分级的方法，根据医院规模、任务和功能，将军队医院分为不同级别和等次的管理方式。军队医院管理方法的一种。实施分级管理对提高军队医院科学管理水平，更好地发挥医院的整体效能，充分利用卫生资源，提高为部队、为

伤病员服务的质量，具有积极作用。

发展史 1989 年 11 月国家卫生部发布《关于实施医院分级管理的通知》和《综合医院分级管理标准（试行草案）》，医院分级管理与评审工作正式启动。1990 年，在南京、兰州、沈阳军区的 9 所医院进行了分级管理评审试点；1991 年在南京战区的 6 所医院进行分级管理评审试点；1992 年在空军的 4 所医院进行了分级管理试点。在试点基础上，1993 年，正式对全军 48 所医院进行了评审。1994 年原总后勤部卫生部评审 13 所总医院和军医大学附属医院。军区、军兵种各大单位各评审 6 所医院。军队先后有 213 所医院参加评审，其中评为三甲医院的 80 所，三乙医院 39 所，二级医院 77 所，没有一级医院。1995 年暂停医院评审工作。全军医院第一周期评审工作经历准备，达标建设，自查申报，评审及总结巩固提高五个阶段。2011 年起军队医院开启了第二周期等级评审。

管理内容 军队医院分级管理是将医院按功能、任务、规模的不同划分为一、二、三级，每一级医院按技术发展、医疗保健、预防、训练、科研、卫生战备、服务质量和科学管理等方面的综合水平又划分为不同等次，一、二级医院均分为甲、乙、丙三等，三级医院分为特、甲、乙、丙四等，其中三级特等医院为军队医院中最高档次的医院。军队医院分级管理由医院分级管理标准和分级评审两部分组成。

医院分级管理标准 ①基本标准：是各级医院都必须达到的标准。②分等考核标准：是对各级医院的技术水平、质量水平、管理水平和设施条件等进行考核的标准。③判定标准：采取千分制办法评定。军队医院分级管理标准和地方标准相比较，突出了"确保为部队服务""医德医风"、并作为单项否定项目。

医院分级评审 依据医院分级管理标准及其实施细则，分为基本标准的评审和分等标准的评审两个方面。基本内容包括坚持医院公益性、医院服务、患者安全、医疗质量安全管理与持续改进、护理管理与质量持续改进、医院管理等。评审程序：①自查申报。各级医院根据标准和有关要求先组织自查，而后提出申请并提交《中国人民解放军医院评审申请书》。②资格确认。医院评审委员会根据要求确认申请医院参加评审的资格。③考核检查。对申请医院进行实地考核和全面检查，采取评分制和单项否决制对医院作出综合评价。④结论。作出级别和等次的结论并报上级卫生主管部门审批。⑤审批。卫生主管部门在 3 个月内审批，并发给医院批准证书和标牌。⑥申请复查。医院对评审结论如有不同意见，可在 1 个月内申请复查。

(陈 勇 刘 源)

jūnduì yīyuàn jīngfèi guǎnlǐ

军队医院经费管理 （military hospital expenses management）

军队医院对计划内、外经费的筹措、分配、使用和监督的活动。又称军队医院财务管理。包括军队医院的预算管理、维持性经费管理、建设性经费管理、预算外经费管理、资金管理。军队医院管理的组成部分，其目的是以最小的消耗取得较大的医疗效益和经济效益。

在战争年代和建国初期，中国人民解放军医院的全部经费来源于上级拨款，医院的经费管理仅限于对上级拨入的经费进行再分配。20 世纪 80 年代后，军队医院在完成部队伤病员救治的同时，也对地方患者实行部分有偿服务，于是出现了预算外经费管理。2016 年军队全面停止有偿服务后，医疗有偿服务经费实行收支两条线，扣除成本后全部上缴，军队人员医疗消耗据实核拨。

医院经费管理，由财务和卫生经济管理部门在医院党委领导下，严格按照国家和军队有关医院财务管理规章制度具体组织实施。军队医院经费管理的重点内容：①编制经费计划。根据单位财力和支出需求，认真组织资金分配、平衡，决策计划讨论通过后，严格执行预算经费定额指标，定期进行预算经费执行情况的检查，预测财务指标完成情况，提高预算经费使用效果。②加强预算外经费管理。按上级规定对医疗收入实行独立核算、单独设账，认真开展院、科两级医疗收支成本核算，实行药品、卫生器材限额库存、限期周转，严格控制药品、器械进货架道，堵塞各种漏洞。③合理分配医疗收益。主要用于弥补卫生事业标准经费的不足，购置医疗设备、人才培养、改造医院环境和生活设施等。④进行效益评估。运用现代管理手段，通过综合分析、年度分析、项目成本分析、成本预测、成本考核等，不断提高经费实用效果。

随着国家医药卫生体制改革，以及军队医疗卫生事业改革的推进，对军队医院经费管理的要求越来越高。军队医院必须根据国家财务会计制度改革的方针，积极改革会计制度，完善医院成本核算方法，全面推进全成本核算，努力推进军队医院财务的自动化核算；建立基于信息系统的财务管理程序，提高财务管理水平；运用科学、合理的财务管理办法，加大军队医院经费监控力度，使医院经费管理更加符合为军队服务的根本宗旨和军队医疗卫生体制改革的要求。

（王庆芳 刘源）

jūnduì yīyuàn chéngběn hésuàn

军队医院成本核算（cost accounting of military hospital） 军队医院把一定时期内实际发生的各项费用加以记录汇集、成本计算并进行效益分析和评价的经济管理活动。按照医疗卫生服务的不同项目、不同阶段、不同范围计算出医疗卫生服务总成本和单位成本，以确定一定时期内的医疗服务成本水平，考核成本计划的完成情况，并根据不同医疗服务项目的消耗，合理分配医疗服务经费。

范围与分类 2013 年 6 月总后勤部颁发的《军队医院会计核算管理办法》规范和明确了军队医院成本核算的范围，主要包括人员经费、耗用的药品和卫生材料费、固定资产折旧费、无形资产摊销费、提取医疗风险基金和其他费用。根据核算对象的不同，成本核算可分为科室成本核算、医疗服务项目成本核算、病种成本核算、单机成本核算、诊次和床日成本核算；按成本的可追溯性可分为直接成本核算与间接成本核算；按成本习性可分为固定成本核算、变动成本核算、混合成本核算；按成本的可控性分为可控成本核算与不可控成本核算。

院级成本核算 军队医院院级成本核算要严格按《军队医院会计核算管理办法》规定的会计科目及核算内容组织核算。①院级收入核算：指医院在开展医疗活动过程中应取得的所有收入，包括军队人员应计医疗收入和地方人员医疗收入。收入分类计入原则，根据就医人员身份不同，从"军卫一号"HIS 系统实时提取，采用权责发生制原则确认。②院级支出核算：院级成本核算的支出包括军队人员医疗成本、地方人员医疗成本、军地人员医疗分摊成本和管理费用。成本分类计入原则，军地人员发生的医疗成本，能够明确区分的，直接列入军队人员医疗成本或地方人员医疗成本；军地人员共同的消耗，列入军地人员医疗分摊成本；军地人员医疗分摊成本和管理费用中的生活费部分，按照军队人员应计医疗收入和地方人员医疗收入（不含挂号收入）的比例计算分摊；其他管理费用，按照军队人员和地方人员住院天数比例计算分摊。

科级成本核算 军队医院科级成本核算是指以部门、科室为核算单元，运用专门的方法对其经济活动进行连续、系统、完整地记录、计算、反映和监督，以考核其成本效益的核算方法。科级核算是对院级核算的深入和细化，是衡量科室工作效率效益、评估管理水平、分析成本控制的基础。①科室收入核算：指科室在经济运行过程中取得的所有直接收入、间接收入和多科室共同实现的收入，与院级核算科目一致、数据同源。具体收入核算范围包括军队患者计价收入和地方患者实际收入；按医疗项目分为药品费、材料费、手术费、检查费、治疗费、化验费、床位费、护理费、输血费、挂号及诊疗费等。②科室成本核算：医院成本项目分为人力成本、药品成本、医用材料、血费成本、折旧维修成本、服务保障成本和管理成本 7 大类。③科室成本分摊：将各科室直接发生的成本直接计入该科室，然后将不能直接归集的成本，按照四级分摊的方法逐级逐项进行归集和分摊。将各临床科室的成本（包括直接计入临床科室成本、分摊的医技科室成本、分摊的管理成本、分摊的医疗辅助科室成本）按收入比例或工作量比例分摊到单病种、单项目和单机，形成单病种成本、单项目成本、单机核算成本及每诊次成本、每床日成本。

核算方法 通常采用的单病种成本核算方法，主要有成本项目分摊法、医疗服务项目叠加法、成本相对价值法和基于临床路径的核算方法等。

成本项目分摊法 该单病种是以"科室成本核算"的成果为基础，即按照全成本核算的原则已经完成了科室成本核算，已将各科室直接发生的成本直接计入该科室，然后将不能直接归集的成本，按照四级阶梯分摊的方法逐级逐项进行了归集和分摊，最终将全部成本都归集到各临床科室。单病种成本项目分摊法的核心是将科室成本采取直接计入或分摊的方法计入单病种成本中。计算公式：单病种成本 = 直接计入病种的药品、材料等成本+科室分摊成本。

医疗服务项目叠加法 此方法的使用前提是该核算病种所涉及的所有医疗服务项目都必须完成项目成本核算。该核算方法是将某一病种在治疗过程中所涉及的、并且已经完成成本核算的医疗服务项目的成本予以叠加，并最终计算出单病种成本的方法。具体步骤是先测算病种的平均床日数、各类检查治疗的平均次数、平均药品使用量、平均输血、氧气量等数值，将此数值与各项成本进行乘积后相加，即可计算各单病种成本。计算公式：单病种成本=病种床日成本×床日数+Σ（某检查、治疗项目单位成本×某项目服务次数）+按成本核算后的药品成本+输血和氧气成本+卫生材料、低值易耗品成本。

成本相对价值法 利用部分已经核算的参照病种的实际成本和其与未核算病种的成本相对比值来推算所有未核算病种的实际成本。其核心是应用量度评估法，在调查咨询医护人员的基础上，制订出各单病种成本相对值表，再由已核算的参照病种的实际成本乘以其与未核算病种的成本相对比值，进而推算出未核算病种的实际成本的方法。该方法的前提假设是，尽管医护人员不能确定某一未核算病种的绝对成本，但可以凭其经验合理准确估计出未核算病种与已核算病种的成本相对比值，从而由参照病种的实际核算成本，可以推算出其所在专业内所有未核算病种的成本。

基于临床路径的核算方法 此方法的使用前提是临床路径的实施和应用，在此基础上，对每一个病种每一个诊疗服务流程中所使用的人、财、物进行实际测算，从而得出标准化的病种成本。计算公式：单病种成本=单病种临床路径成本+单病种基本成本；单病种临床路径成本=患者住院第一天各诊疗项目成本小计+患者住院第二天各诊疗项目成本小计+……+患者住院第 N 天各诊疗项目成本小计；单病种基本成本=［劳务费+福利费+公务费+卫生材料费+其他卫生材料费+低值易耗品+业务费+固定资产折旧及大修费+管理费（分摊）］×（住院日数÷实际占用总床日）。其中，病种基本成本可采用成本项目分摊法进行测算，即根据成本项目性质的不同采取相应的分摊方法将各项成本分摊到各病种。

（刘源）

jūnduì yīyuàn yīliáo shèbèi guǎnlǐ

军队医院医疗设备管理（military hospital medical equipment management） 对军队医院医疗设备实施的计划、筹措、供应、使用、维修、报废等活动。中国人民解放军医院管理的组成部分。其目的是满足军队医院各项工作需要，促进科学技术发展，提高医疗设备使用效益。

设备分类 医院医疗设备按用途可区分为三类。①诊断类设备，包括医用 X 射线、PET-MR、PET-CT、MR、CT、DR、超声、核医学、内镜、检验、病理、专科仪器等（图 1）。②治疗类设备，包括护理、手术、手术机器人、放疗（重离子加速器、螺旋诊断层放射治疗系统、赛博刀）、核医学、腹腔镜和其他治疗设备等。③辅助类设备，包括消毒灭菌、空气调节、制冷系统、血液处理及冷藏贮存、中心吸引系统、中心供气系统、超声波洗涤装置、制剂及制药设备、医用数据处理设备等。现代化医院的医疗设备具有数量众多、精密复杂、价格

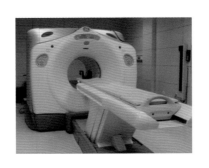

图 1 某院 PET/CT
（刘源供图）

昂贵、使用维修要求高、更新周期短等特点。

管理法规 国家、军队对医院设备实行分级、分类管理，建立了严格的产品注册、生产、销售和监督管理等方面的条例、规定、制度和相应的技术规范。国务院 2014 年 6 月 1 日颁布《医疗器械监督管理条例》，适用于从事医疗器械研制、生产、经营、使用活动及其监督管理。同时，医院设备的采购、计量等活动需要遵循国务院颁布的《中华人民共和国招标投标法》《中华人民共和国计量法》等法律法规。相关法规还包括原国家卫生部制定《大型医用设备配置与使用管理办法》《医疗器械临床安全使用管理规范》《医疗卫生机构医疗废物管理办法》《一次性无菌医疗器械监督管理办法》等。军队医院设备除在执行国家法规的基础上，还需按照军队卫生系统自行制定的法规进行设备管理，包括《军队物资招标管理规定》《军队医院医疗设备管理规定》《军队大型医用设备配置与使用管理办法》《军队医疗特殊项目管理暂行办法》《军队医疗仪器设备国际招标和进口管理规定》《军队医院成本核算管理办法》《中国人民解放军医疗设备档案管理办法》《军队医学计量规定》，以及《军队卫生装备质量控制实施通用要求（试行）》等。

管理分级 军队医院医疗设备实行三级管理。军委后勤保障部卫生局负责一级管理；各军种兵种后勤部、军委联勤保障部队卫生局负责二级管理；各医院和基层医疗单位负责三级管理。医院由器械科或药械科、设备检修室和医疗器械管理委员会，行使包括医院设备物资和价值运转全过程的管理职能。

管理内容 包括资产管理、经济管理、工程技术管理等。医疗设备管理遵循适应需要、实用经济、平战结合的原则，注重动态管理、系统管理与经济管理。

管理方法 ①分类管理：按用途或单价予以分类。军队医疗设备根据 ABC 分析法原理按整机单价分类进行管理。②计划管理：即在物资运动中以信息、论证、预算、订购、装备为内容予以管理。③技术管理：即以到货、分类、编号、验收、发放、转移、保管、使用、维修、建账、建档、报废制度，科研与技术开发为内容的管理。④经济管理：以经济核算、使用率、完好率、库存储备、折旧为内容的管理。国家和军队在综合医院分级管理中确定了每床单元及各专业科室的设备装备标准，制订了以使用率、完好率、原价值回收率为内容的医院设备评价指标。

(王庆芳 刘 源)

jūnduì yīliáo zhìliàng guǎnlǐ

军队医疗质量管理 （military medical quality management）

按照医疗工作的客观规律，运用科学的方法，对军队医院医疗质量进行调查、组织、协调、控制处理及信息反馈的活动。军队医院管理的组成部分。

医疗质量管理的基本内容：①结构质量管理，对符合质量要求且满足医疗工作需求的人员、技术、设备、药品、信息、时限和环境等要素之间结构质量的管理。结构质量高低直接影响甚至决定整体质量，故成为管理的重点，也是医疗服务的基础质量，是保证医疗质量正常运行的物质基础和必备条件。②过程质量管理，指对医疗全过程中的各个环节质量的管理，过程质量直接影响整体医疗环节质量管理。主要包括诊断质量、治疗质量、护理质量、医技科室工作质量、药剂管理质量、后勤保障质量等。③结果质量管理，是医疗质量管理的最终效果，又称终末质量管理。医疗结果质量管理主要是以数据为基础综合评价医疗质量终末效果的优劣，是基础质量和过程质量综合作用的体现，主要包括病案质量，统计指标以及管理指标等。

医疗工作的全面质量管理除日常医疗质量管理外，还包括医学科研、药品器材、仪器设备、医院环境、生活服务等系统的质量管理。医疗质量管理的主要措施是抓好质量的基本环节。实施质量控制和推广标准化管理。医疗质量管理应有选择地控制重点对象，即质量控制中的关键环节。此外，控制医疗缺陷也是医院医疗质量管理的一种方法。

医疗质量管理评价的方法有传统医疗质量指标评价、病种质量评价、患者满意度评价。传统医疗质量指标评价标准是诊断是否正确、及时、全面，治疗是否彻底有效，疗程长短和有无医疗缺陷等。这种评价方法仍然是质量管理的基础方法，受到重视。病种质量评价，方法有诊断相关分类（diagnosis related groups, DRG）和急性生理和慢性健康评分（acute physiology and chronic health evaluation, APACHE）。患者满意度评价，是根据调查对象的不同，患者满意度调查可以分为住院患者满意度调查、门诊患者满意度调查、急诊患者满意度调查、社区居民满意度调查等。另外，也可以针对不同病种进行满意度评价。

医疗质量管理的基本要求：①建立以院领导为核心、医学专家为骨干、各级卫生人员参加的医疗质量管理三级网络系统。②开展医疗质量教育，建立医疗质量责任制。③建立医疗质量标准体系，实现质量标准化管理。④建立医疗质量信息系统，掌握质量信息资料。⑤明确医疗质量目标，实现质量计划循环管理。⑥完善医疗质量管理，提高管理效果。

(刘 源 陈 勇)

jūnduì wèishēng fángbìng guǎnlǐ

军队卫生防病管理 （military hygiene and epidemic prevention management）

运用预防医学的理论和技术，对军队卫生防病工作进行计划、组织、协调和控制的活动。卫勤管理的组成部分。目的在于提高卫生防病工作的效率和质量，保障军队成员健康，巩固和提高部队战斗力。

卫生防病管理体系由军队各级卫生防病管理部门组成，包括中国人民解放军军委后勤保障部、各军种后勤部和联勤部队卫生局编设的防疫处等职能部门，以及各级各类部队后勤部卫生处（科、办）编设的专职人员，依托各级疾病预防控制中心、疾病监测研究中心（站）、防疫队（所），实施军队卫生防病工作。

卫生防病管理的内容：①卫生法制管理。依据国家的卫生防病工作法规，制定军队的各项卫生防病工作的规章、制度，并加强法制教育，严格执法监督，将部队卫生防病工作纳入法制管理轨道。②卫生设施管理。根据卫生防病需要，指导修建符合卫生要求的各种卫生设施。建立并完善卫生设施的使用、管理措施，并开展经常性检查，使其在卫生防病工作中发挥最佳效益。③个人卫生管理。按照"爱卫会"除害灭病规划要求，加强宣传力度，做好经常性的监督，提高自我保健意识，养成良好的卫生习惯，保证军队成员的健康。④饮食、环境卫生管理。改善饮水和食品卫生条件管理，加强放射卫生和职业病防护，组织开展消毒、杀虫、灭鼠等活动。⑤健康教育管理。对部队进行有组织、有计划、有针对性的健康教育活动（图1）。健康教育要注重心理卫生的教育，以提高军队整体健康水平。⑥预防接种管理。组织对新兵和部队进驻疫区、传染病暴发等情况下的预防接种工作。⑦疾病控制管理。监督检查疫情报告情况，及时发布疫情信息和进行疫情预警，督导部队对传染病暴发等突发公共卫生事件的应急处理。

卫生防病是军队卫生工作的重要组成部分，需纳入部队行政管理，通常采用三结合的方式实施，即领导、卫生人员与群众相结合，治标与治本相结合，突击活动与经常保持相结合。卫生人员要加强对卫生防病工作的技术指导，以提高卫生防病工作质量。各级"爱卫会"组织要充分动员群众参与卫生防病工作，体现卫

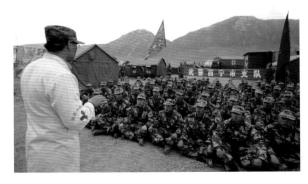

图1 军医大学专家对部队官兵宣传卫生防病知识
（王欣宇供图）

生防病工作群防群管的广泛性。

（马纯刚 彭海文）

bùduì wèishēng guǎnlǐ

部队卫生管理（hygiene management in troops） 运用卫生学和卫生勤务学的理论与方法，对部队的军事、环境、劳动、生活等卫生专业方面内容进行的计划、组织、协调和控制的活动。军队卫生防病管理的组成部分。目的是加强基层卫生建设，增强官兵自我保健意识和部队疾控能力，提高部队环境卫生条件和生活卫生质量，保证广大官兵身心健康，巩固和提高部队战斗力。

军队中的卫生管理自古有之。公元前21～前17世纪初，据《周礼·复官》记载，中国夏代军队中设有开凿军井和管理井水的官员。在《周易》《风俗通义》中有类似护井公约的记载，这是最初的饮水卫生管理法令的萌芽。公元前5世纪，古罗马军队有营地清洁整顿，以保证饮水质量的卫生管理措施。18世纪，英国的普林格尔拟定了许多军营卫生的规则。19世纪中叶，中国清朝军队中设有管理军队成员居住、饮食、行军和战地卫生的军医官。中华民国时期，国民党军队规定了卫生管理措施。中国人民解放军建军初期于1932年就颁发过开展卫生运动的训令，在部队成立了卫生运动委员会及卫生小组。1934年，苏区中央内务部卫生管理局和军委总卫生部联合编写了卫生常识小册子。抗日战争和解放

战争时期，建立了军民模范卫生村。中华人民共和国成立后，进一步建立健全卫生管理组织，颁布了《部队卫生工作规则》等卫生管理法规，此外《中国人民解放军内务条令》《中国人民解放军卫生条例》等法规中也有卫生管理的内容。

基本内容：①部队健康教育。根据《军队健康教育方案》的有关规定，结合部队实际制订健康教育计划，精选内容，科学安排时间，保证人员上课，注重效果，组织年终检查考核，以提高部队成员卫生知识水平，增强自我保健意识，养成卫生习惯，为部队卫生管理打下良好的基础。②部队卫生设施管理监督。参与营区综合治理建设规则及配套卫生设施建设的技术指导，健全卫生设施管理制度，进行经常性监督检查，发挥卫生设施的综合效能，以达到改善环境卫生条件的目的。③部队卫生执法监督。加强卫生法教育，增强依法管理的意识，认真贯彻国家、军队制定的卫生法规，特别是军事训练健康保护规定及军事作业环境卫生标准等，并监督检查部队执行情况，使卫生管理工作做到有法可依、有法必依、执法必严、违法必究，发挥法规的准绳作用。④组织群众性卫生工作。充分发挥军队各级爱卫会和卫生防疫组织的作用，履行职责，按照除害灭病规划的主要目标和任务，分级负责，部门协同，群众参与，科学治理，使部队卫生管理工作发挥应有的作用。

（彭海文）

jūnduì wèishēng jiāndū

军队卫生监督（military sanitary supervision） 军队卫生部门对军事单位和个人执行卫生法规和其他法规卫生条款涉及的情况

所进行的监察和督导。军队卫生防病管理的组成部分。目的是实现依法管理军队的公共卫生工作，发现存在的问题，改善卫生环境和生活条件，维护官兵身心健康，巩固和提高部队战斗力。

卫生监督主要由军队卫生主管部门和卫生主管部门授权的军队疾病预防控制机构及部队卫生防疫机构负责组织实施。卫生监督依据国家和军队颁布的卫生法律、法规，以及军队相关卫生规章制度开展工作。卫生监督内容主要包括食品和饮用水卫生、公共场所卫生、职业卫生、放射卫生和传染病防治监督等方面。卫生监督的实施方法，主要是根据卫生监督计划和上级下达的卫生监督任务进行，由卫生监督员深入军事作业现场和日常生活场所等，根据有关规定对食品卫生、生活饮用水卫生、公共场所卫生、放射卫生、职业卫生和传染病防治六个方面实施监督，并根据监督结果，对违反规定的部队单位或个人予以处理。

总参谋部、总后勤部 2011 年 3 月联合修订并颁布了《军队卫生监督规定》，共 9 章 38 条，从卫生监督的职责任务、范围内容、程序方法、处理复议、文书和信息管理等方面做出了明确的具体规定。

（彭海文）

jūnduì yìqíng bàogào

军队疫情报告（military epidemic situation circular report） 发现传染病疫情时，对疫情情况向上级报告的制度。军队卫生工作制度的一种。中国人民解放军疫情报告制度是根据《军队传染病防治条例》《军队处置突发公共卫生事件规定》制定的。疫情报告制度包括《突发公共卫生事件与传染病疫情监测信息报告管理办法》《传染病信息报告工作管理规范》《传染病监测信息网络直报工作技术指南》等。

传染病报告病种有甲类、乙类、丙类传染病，以及军委后勤保障部规定列入疫情报告管理的其他传染病和列入重点监测报告管理的其他疾病或症状群。报告分初次报告、订正报告和死亡报告三种类型。病例分为疑似病例、临床诊断病例、实验室确诊病例、病原携带者和阳性检测结果者五种病例。突发公共卫生事件报告种类有传染病暴发流行、食物中毒、职业中毒、医院内感染、预防接种事件、生物突发事件，以及群体性不明原因疾病流行等。分为初次报告、进程报告和总结报告。

团以上单位各级医疗卫生机构、卫生部门是疫情的责任报告单位。各级医疗卫生机构执行职务的医疗卫生人员是传染病和突发公共卫生事件的责任报告人。各类单位和人员有义务及时、如实报告突发公共卫生事件和传染病。军队传染病疫情报告实行双向并行上报，即向军事行政部门和疾病预防控制机构两个系统同时上报，采取逐级上报与网络（手机）直报相结合的方法上报。个案报告实行首诊医师负责制，传染病报告卡由首诊医生或其他执行职务的人员负责填写。发现甲类传染病和乙类传染病中的肺炭疽、传染性非典型肺炎、脊髓灰质炎、人感染高致病性禽流感的病人或疑似病人时，或发现其他传染病和不明原因疾病暴发时，应于 2 小时内报至师旅级部队卫生主管部门和部队防疫机构。师旅级单位应当于接到疫情后，2 小时内报至军种卫生主管部门和军种及战区联勤疾控中心。特别重大、重大突发公共卫生事件同时报战区联合参谋部。军种和战区分别于 2 小时内报至军委后勤保障部卫生局、军委联合参谋部和全军疾病预防控制中心。

（彭海文）

jūnduì yìqíng yùcè

军队疫情预测（military epidemic situation forecast） 军队疾病预防控制（卫生防疫）机构根据传染病及疫情报告信息，以及卫生流行病学侦查和流行病调查的结果，运用科学分析与预测方法对未来可能的传染病发病情况进行预先判断与测算，并为制订相应处置对策与措施提供科学依据的实践活动。军队卫生防病管理的组成部分。目的是科学前瞻地判断与预见某种或某些传染病发生的可能性，预测在一定时间和地区范围内可能的流行频度及强度，以便预先主动采取针对性预防控制措施，控制或防止其暴发或流行。

疫情预测是针对特定传染病，在疾病监测的基础上，依据以往积累的疫情资料，运用流行病学理论方法、病原学及数理统计学方法，结合深入研究传染病流行规律而做出的预先判断与测算。通常从病原体的生物学变化、传染源的数量、易感人群情况、传播媒介数量变化，以及影响流行的环境条件等几个方面入手，就疫情进行综合预测判定与测算估计，为针对该特定传染病暴发或流行进行防控提供科学依据。

预测方法：①推理预测。通过对以上几个方面积累的资料综合分析，对疫情进行逻辑分析与推导，预测流行趋势。②数理预测。通过资料分析，建立相应数学模型，对模型因素变量赋值，进行疫情定量预计。

（时琳琳　彭海文）

jūnduì yàopǐn qìcái guǎnlǐ

军队药品器材管理（military management of medical mate-rial）

军队卫生部门对药品、仪器设备、医疗器械、卫生材料实施的计划、组织、协调、控制活动。卫勤管理的组成部分。目的是确保药品、仪器、设备和卫生材料的供应及时，使用合理，安全有效。

中国人民解放军在军委后勤保障部卫生局设药品器材处，负责全军药材保障的业务管理；军种后勤部卫生局、战区军种后勤部卫生处，设有专职人员负责本系统药材筹划供应、管理和业务指导；联勤保障部队设有药品检验所、医疗器械检修所，负责医学计量管理、质量监督、技术指导；各类医院和疗养院设有药剂科、医疗设备科或药械科，部队卫勤分队设有药房，负责本单位的药材供应管理、药品器材的质量监督管理工作。

军队药品器材管理的主要内容：①制定药品器材管理规章、标准、技术规范等，做到有法可依，有章可循。②对药材生产、供应、使用各环节中落实管理法规、质量标准、操作规程等情况进行监督检查。③对军用特殊药品的研制、临床研究和新药证书、批准文号的核发及生产、使用情况进行监督管理。④对医疗制剂条件进行验收、发证，对制剂品种和使用情况进行审批与管理。⑤对战备药材的储备和更新、管理情况进行检查。⑥制定卫生装备、医疗设备发展规划和装备标准，对装备和器材的组织计划、保管、使用、维修、更新和报废处理情况进行管理和检查；⑦根据《国防计量监督管理条例》和《军队医学计量监督管理办法》，对医学计量器具实施计量检定。

为适应未来战争药品器材装备管理要求、广大官兵健康需求的日益提高和科学技术的发展，药品器材管理应当向法制化、标准化方向发展，进一步健全适合军队特点的药品器材管理法规，制定更加明确的药品器材质量管理标准，使药品器材的监督管理更加科学。

（杨永岐 刘文宝）

zhànshí yàocái qìcái pèibèi biāozhǔn

战时药材器材配备标准（specification of medical equip-ment alloction in wartime）

战时对军队卫勤保障机构配备药材和器材的品种、规格、数量等所做的规定。又称战时药材携运行标准。此配备标准是组织战时药材供应的主要依据和准则，系药材管理的内容之一，对战时药材使用、消耗、供应起到调控作用，并反映一定时期内药材装备水平。

药材配备标准是随着物质条件的改善逐步发展形成的。世界各国军队都有自己的药材配备标准。中国人民解放军在建军初期，由于条件所限，没有制定药材装备供应标准。抗日战争和解放战争时期，各根据地、解放区自定了一些药材装备配备标准。1978年，陆续制定颁发了一系列药材装备配备标准，主要有师以下部队战时药材基本装备配备标准。中国人民解放军后勤物资携运行标准中，不仅纳入了各军种建制卫勤分队药材装备的配备标准，同时明确了军队机动卫勤分队在战时、非战争军事行动各种情况下药材配备标准与卫生装备配备标准，如野战医疗所（队）药材装备标准，专科手术队药材装备标准，野战防疫队药材装备标准，核、化学武器伤员救治队药材标准，血、液、氧站主要仪器设备装备标准等。

2021年颁发的中国人民解放军《师以下部队战备药材基本标准》中规定了军兵种师以下部队的战备药材，以及特殊补充药材的基本标准。标准中规定战救药材22类116个品种，以基数为供应单位，各级救治范围不同，配套的药材品种、数量有所差异。战时常备药材5大类315个品种，其供应形式以基数为计算单位，由于战时各医疗机构救治任务、环境条件不同，以及技术开展和救治范围的变化，各级战时常备药材的品种和数量也不同。

2021年颁发的中国人民解放军《部队卫生器材配备暂行标准》中规定了陆军师、旅、团、分队，以及舰艇医务室和航空兵团航医室、训练基地等基本卫生装备配备标准。其中，陆军合成师一级配备自救互救急救包2种，战现场急救器材5种（套），早期救治器材13种（模块），血液保障器材3种。在装备标准中，部分装备为平时装备，战时可不携带。

（蔺丽萍）

yàocái shēnqǐng jìhuà

药材申请计划（medical sup-plies application plan）

卫勤机构向上级药材供应机构申请实物的预算文书。药品器材管理的组成部分。卫勤机构将需要的药材名称、规格、型号、数量填写在统一的药材预算申请表上，加盖单位公章，呈报上级供应机关审批与发放。药材申请计划是军队药材筹划的一种主要途径。除建制系统外，联勤保障部队负责药材申请计划的具体执行工作。平时，药材申请计划一般采用文书方式或电子计算机方式传递；战时，药材申请手续可用电子计算机办理，也可简化采用电报、电话等方式。

平时，拟制药材申请计划的依据主要有上级制定的药材供应标准、卫生事业经费标准、药材储备和本单位的保障任务、以往药材消耗统计资料及库存情况。战时，拟制药材申请计划的依据主要有补足制式药材、预计需要的战救药材和战时常备药材、药材仓库的经常储备。

药材申请时机：平时药材申请要提前3~6个月上报计划，战时常备药材和基本医疗装备的申请，可于战前、战后申请；战中，战救药材在储备量消耗至1/2~2/3时随时申请补充。战救药材申请通常以基数为单位，在下列情况下也可采用单品种申请：①战前或战后，为补充基数中的某些短缺品种。②战前、战中预测或发现基数中的某些品种消耗量较大，可按超量单品种申请。

（张　钧　刘文宝）

jūnduì yàopǐn jiāndū

军队药品监督（military drug control）

军队依法对药品研制、生产、供应、使用等进行的监察与督导。药品器材管理的组成部分。目的是确保药品使用安全、有效、可靠。军队药品生产品种主要有军队特需药品和军队医院制剂，品种仅限军队内部使用。

中国人民解放军药品监督工作，由军委后勤保障部卫生部门负责，军兵种、战区后勤（联勤）机关卫生部门主管本系统、本区药品生产监督工作，国务院药品监督管理部门依照《中国人民解放军实施〈中华人民共和国药品管理法〉办法》的规定履行监督管理职能。

军队药品监督工作，由军委后勤保障部卫生局药材部门组织，由药品监督员具体实施。军委后勤保障部卫生局、军种后勤部卫生局聘任专职药品监督员，军级单位聘任兼职药品监督员，监督员均需经过培训（图1）。药品监督员在本级卫生主管部门直接领导下，依据《中国人民解放军药品监督员工作条例》和《军队药品监督管理行政处罚暂行规定》等法规，按职责分工对所属单位的药品生产、药品质量控制、药品标准执行和药品质量检查及使用过程中的管理等实施监督，并定期向本级卫勤管理部门报告工作。

（杨永岐　刘文宝）

zhànshí yàocái chǔbèi biāozhǔn

战时药材储备标准（standards of medical material reserve in wartime）

为保障战时药材供应而对其储备品量作出的具体规定。又称战时药材储备定额。药品器材管理的组成部分。其目的在于保证供应，提高效益，加速周转，防止积压浪费。

战时药材储备标准由军委后勤保障部卫生局根据供应任务、方法、期限、地区、药材性质及国家经济情况制定，分为战略储备、战役储备和战术储备三级储备标准。①战略储备标准：是国家和军队有关部门为保障战略行动，对药材储备品量作出的具体规定。②战役储备标准：是地方有关部门和军兵种、战区卫生部门为保障战役行动，对药材储备品量作出的具体规定。③战术储备标准：是为保障部队战斗行动，对确定的战救药材、战时常备药材和基本医疗装备储备品量作出的具体规定。战救药材，按一次战斗消耗量储备；战时常备药材，亦按门诊、留治伤病员所需基数储备；基本医疗装备，按保证展开工作必需的品量装备，平战结合使用。

（沈全赫）

yězhàn wèishēng zhuāngbèi biāozhǔn

野战卫生装备标准（specification of field medical equipment）

野战条件下卫勤机构实施卫勤保障所配备的医疗设备和卫生运输工具等的品量规定。药品器材

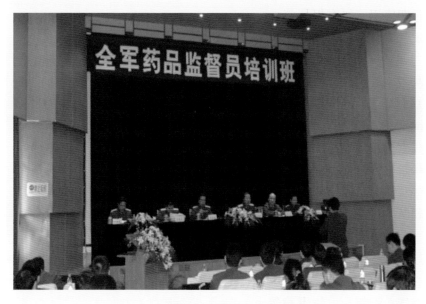

图1　全军药品监督员培训班开班仪式
（海军军医大学药学系供图）

管理的组成部分。

野战卫生装备标准由军委后勤保障部和装备发展部制定颁发，标准反映一定时期内军队卫生装备水平，是组织筹划、生产、供应的基本依据。包括部队师、旅、团、营卫勤机构和区域卫勤机动分队等各级卫生装备配备标准，以及连、战位、单兵卫生装备配备标准。师、旅、团卫生装备配备标准为卫生连（队）配备的手术器械，诊疗、防疫器械，血、液、氧技术设备，以及担架、救护车等装备品量而作出的规定；营、连卫生装备配备标准分别为营卫生排（所）和连卫生员配备卫生包、急救药材、敷料包等装备品量而作出的规定；战位、单兵卫生装备标准分别为战位和单兵配发的自救互救药材装备品量而作出的规定。卫勤机动分队的卫生装备配备标准是根据其执行任务性质对配备的卫生装备品量而作出的规定。标准品量选定的基本依据包括卫勤任务，救治范围，战时工作环境，生产、供应能力，经济条件等。各卫勤保障机构卫生装备按配备标准一次配齐，长期使用，如有损坏消耗，按规定补充，更新。

（沈全赫）

jūnduì yàocái bǎoguǎn

军队药材保管（military storage of medical supplies）　根据药材保障需求、药材理化性质、库房环境条件对军用药材采取的科学储藏方法和维护保养措施。药品器材管理的组成部分。

为防止药材变质、变形、霉烂、虫蛀、破损、锈蚀、老化等，必须控制药材储存温度、湿度、空气、光线、生物影响等。药材保管条件和要求：①药储环境温度一般不超过30℃，相对湿度不超过70%（图1）。②怕冻的药品在寒冷季节应保温储存，一般不低于0℃。③生物制品和其他需冷藏的药品，一般应保持在 2～10℃。④麻醉药品、医用毒性药品、精神药品和放射药品等需特殊管理的药品，必须单独设库（柜）上锁储存，专人负责。⑤易燃易爆等危险药品，应储于耐火材料所建的专用库房或地下室中，并采取防火、防爆、遮阳、隔离等安全措施。⑥金属医疗器材和橡塑类医疗用品，必须分别采取防锈和防粘连老化的养护措施。

军队药材保管过程中，应定期进行药材轮换更新。药材轮换更新是对战备药材采取一种用旧储新的管理措施。目的在于保持药材经常处于品种齐全、数量满额、质量良好、性能可靠的状态。对效期药品，如抗生素、生物制品、生化制品、某些化学药品和放射性药品等在规定的有效期限内提前完成更新；普通药品可根据出厂批号及质量情况适时轮换；性能规格已经落后的基本器材要及时轮换更新。轮换时，要同品种、同规格等量轮换，规格不同者应折算轮换。轮换更新的办法是从本单位平时日常储备中轮换；如本单位不能解决时，按照有关规定商请当地医药公司解决；对不能更新和出售，而又必须储备的军队特殊药材，可发给部队使用或报废处理，同时向上级申请新品补充。

（刘文宝　张钧）

jūnduì zhōngyīyào guǎnlǐ

军队中医药管理（military traditional Chinese medical science management）　对军队中医中药工作实施的计划、组织、协调、控制的活动。卫勤管理的组成部分。加强军队中医中药管理，对维护、促进军人健康和发展中医中药事业有重要作用。

发展史　中国古代军队伤病员均用中医中药诊疗。先秦时期，军队中已有运用中医药防治伤病的方士。宋朝，已形成一定规模的军医组织，并制定了随队医士遂行保障等制度。中国人民解放军初创时期，就注意发挥中医中药在部队卫生工作中的作用。1928 年，毛泽东明确提出"用中西两法治疗"，成为指导红军卫生工作的重要方针。1929 年，红四军在福建才溪组建中医院。1931 年，红四方面军在安徽麻埠成立两个中医分院。1932 年，军委总卫生部医政局设中医科，负责全军的中医中药管理工作。红军各医院设中医科（部）和中（草）药科。1936 年 7 月，红四方面军卫生部编设中医科。这一时期部

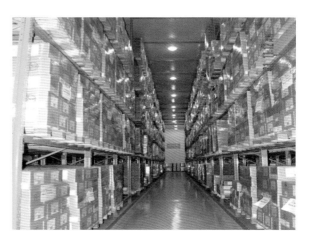

图 1　常温药材的保管
（原沈阳药材仓库供图）

队中医药管理工作的主要内容与措施包括动员驻地中医人员入伍，补充部队卫生人员不足；制定优待中医政策；培训中医人员；组织采集中草药、解决药品缺乏等。抗日战争和解放战争时期，针对部队和群众对医药需求增加的情况，在旅、团卫生队增设若干中医人员，提倡中西医相互学习，征集民间药方，扩大中药制造等，为保障军民健康服务。1944 年，在陕甘宁边区文教工作会议上，毛泽东号召新医（西医）要联合中医，开创了中国中西医结合的先河。中华人民共和国成立后，1950 年，国家明确"团结中西医"为卫生工作方针内容之一。1954 年，军队各中心以上医院设立中医科和中药房。1958 年，毛泽东提出"中国医药学是一个伟大的宝库，应当努力发掘，加以提高"的著名论断，全军掀起了普及中医药知识，推广中医药疗法，开展中西医结合工作的高潮。1959 年，军医大学成立中医教研室，各级医疗机构开展新医疗法、西医学习中医和自采、自种、自制、自用中草药等活动。1976 年，第一军医大学设中医系，实行正规中医教育。1977 年，总后勤部卫生部对全军卫生领导干部集中培训，提高其对中医、中西医结合工作的领导和科学管理能力，使军队中医中药管理工作步入正常运行轨道。1985 年，"中西医结合"被确定为军队卫生工作方针的组成部分。1986 年，总后勤部规定"医院的中医、中西医结合的病床总数应占各大单位医院编制总床位数的 2.5% 以上"。1987 年，总后勤部卫生部编设中医中药管理处（1992 年整编并入医疗管理局），拨出专款用于中医机构建设，制定军队中医发展规划，推动军队中医事业的发展。2015 年军队编制体制改革以后，中国人民解放军的中医中药事业由两级管理，军委后勤保障部卫生局负责全军中医中药工作的计划、协调；各军种和联勤保障部队卫生局（处），负责组织开展本系统的中医中药工作。

管理内容 ①研究中医中药在军队卫生工作中的作用与特点，为科学发展提供决策依据。②制定军队继承、提高中医中药的方针政策和管理措施。③组织检查医院编设中医（中西医结合）科室、落实中医床位情况。④根据中医诊疗特点，制定适合中医的医疗、护理制度。⑤改善支撑条件，为开展中医中药工作创造必要的物质基础。⑥开展中医教育，培养中医药本科、硕士生、博士生，可采取"师承制"方式，由军队著名老中医培养具有较高水平的临床中医人才。⑦采取离职与在职相结合的方法，组织西医学习中医。⑧应用现代科学技术和手段，组织开展中医药研究，发掘、整理、继承、提高卓有疗效的民间疗法，并且向部队推广适用的中医药成果。⑨开展中医药学科建设，发展中医专科中心和重点中医科，研究和建立骨干学科。

基本要求 军队中医中药发展要求以现代科技的发展为基础，注重高新技术的应用，不断充实更新中医理论，实现中医诊疗标准化、现代化；通过电子计算机专家诊疗和咨询系统将著名老中医的临床经验在部队普及应用；在总结以往中医中药管理工作成功经验的基础上，开发信息灵便、系统高效、目标明确的新的管理手段和方法。

（罗 军 陈 千）

jūnduì shòuyī gōngzuò guǎnlǐ
军队兽医工作管理 （military veterinary service management）

对军队兽医工作实施的计划、组织、协调和控制活动。卫勤管理的组成部分。它以兽医科学知识为基础，运用现代管理科学的理论和方法实施管理，目的是提高兽医工作效率。中国人民解放军兽医工作管理由编制在军委后勤保障部卫生局、陆军后勤部卫生局（处）的兼职兽医管理人员，以及有军用动物编制的部队专职兽医人员组织实施。

基本内容 ①组织军畜疾病防治工作。以《军马管理办法》等有关规定为依据，贯彻"预防为主，防治结合"的原则，对军用动物疾病防治工作实行目标管理，控制和消灭马鼻疽、传染性贫血等传染病的发生。②组织人畜共患病防治工作。加强军医与兽医的协作，防止人畜共患病经动物传染给人。认真贯彻执行《中华人民共和国食品安全法》，严密组织屠宰畜禽的宰前、宰后检查。管好军内饲养的动物，改善卫生条件，及时组织卫生防疫，防治动物疫病，切断传播途径，防止人畜共患病的传播蔓延。③组织部队畜禽疫病防治工作。对自繁自养的畜禽，做好卫生防疫，及时治疗疫病，促进军队畜牧养殖业的发展。④组织兽医科研、训练工作。以 5 年科研规划为中心，组织各级兽医科研机构开展科学研究，并不断总结部队兽医工作经验。

基本要求 随着部队现代化建设的发展和科学技术的进步，要求军队兽医管理工作由过去主要预防和治疗动物疾病，转为现实主要防治人畜共患病和研究动物性食品中各种有害因素对军队人员健康的危害；密切配合卫生防疫部门，重点搞好动物性食品卫生检验与人畜共患病防治工作。

（刘世平 陈 千）

jūnduì yīxué kēyán guǎnlǐ

军队医学科研管理（military medical science research management）

运用科学学和管理学的理论、方法，对军队医学科学技术研究进行计划、组织、指导和控制的活动。卫勤管理的组成部分。

军队医学科研管理分为计划管理、课题管理、经费管理、物质条件管理、成果管理、情报管理和档案管理等。其目的是促进军队医学科研目标的实现，使之产生效益，为军队卫勤保障和卫生建设服务。

发展史 随着军事医学研究的发展和医学科研机构的组建，军队医学科研管理逐步形成并得到发展。第一次世界大战前后，美、法和苏联等国相继组建军事医学科研管理机构。第二次世界大战期间，作战武器特别是大规模杀伤性武器和现代化常规武器的发展，新的致伤机制、损伤特点和医学防护救治的需求，给军事医学发展以极大推动，专项的医学科研任务和专职的医学科研人员不断增加，军队医学科研管理逐步发展成专业工作。苏联1940年在国防部卫生部成立医学委员会，负责规划军事医学科研工作等。同年，美国建立陆军军医署研究发展委员会，负责陆军医学研究的计划、实施、监督、检查。

1951年，中国人民解放军组建医学科学院，同时建立了军队医学科研管理机构。1954年，经中央军委批准成立全军医学科学委员会。1957年，总后勤部卫生部设置科技处，各科研单位、医学院校、各军区后勤部卫生部也先后设立科研管理机构或指定专人管理，形成了军队医学科研管理体系。此后，总后勤部卫生部陆续制定了《军队医药卫生科研计划管理办法》《医药卫生科研基金管理细则》《医药卫生科学技术成果鉴定实施办法》《军队医学专业实验室管理办法》《军队医药卫生学术活动管理办法》等一整套制度、规定，作为军队医学科研规范管理的依据。1978年，全国科学技术大会以后，军队医学科研管理工作有了新的发展，主要是调整科技体制，改革科研管理，改善运行机制，促进成果转化；学习运用科学管理理论，由单纯经验管理向现代科学管理过渡，军队医学科研管理由专业工作向科研管理学科发展。1981年，总后勤部卫生部在全军医学科学委员会内成立了科研管理专业组。1982年，组织编写出版《军队医学科研管理》专著。2004年，组织编写出版《军队医学科研管理学》专著（图1）。陆续举办医学科研管理培训班和学术会议，组织科研管理研究，使军队医学科研管理的理论和学术水平逐步提高，队伍建设不断加强。1996年颁发的《中国人民解放军卫生条例》中，规定了军队医学科研管理的任务和原则，使军队医学科学研究管理更加规范。2015年，军队体制编制改革，原总后勤部卫生部改编为军委后勤保障部卫生局，原编制在卫生部的科技训练局编制撤销，军队医学科研工作纳入全军科学技术工作，由军委科学技术委员会统一管理，军委后勤保障部卫生局业务指导，主管部门为生物安全处。

机构职责 军委科学技术委员会负责制定军队科学技术方针、政策、法规和基本工作制度和标准；统一编制军事科研规划和计划、下达重大科研任务；并监督实施。军委后勤保障部卫生局负责贯彻执行军队科学技术方针、政策和法规，并结合军队医学科学技术研究的需求和特点，细化编制相关制度和标准；并组织、计划和监督较大和一般科研项目的实施。各军种后勤部和联勤保障部队卫生局负责贯彻落实军队科技政策、法规和制度。监督本军种系统承担的医学科研项目实施。军队各医学科研院、所、军医院校和各大单位总医院均设科技（研）部、处或科训科，负责医学科研管理。全军、各军种和各军医院校、医院、科研单位均设置医学科学技术委员会，作为各级领导和管理部门的咨询和学术组织。军队医学科学技术委员会在规划制定、课题评议、成果评审等方面发挥着重要作用。

管理内容 从层次上可分为宏观管理和微观管理。

宏观管理 包括贯彻科技政策、确定发展战略和方向、任务；组织调研预测，规划重点课题和

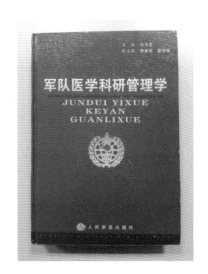

图1 《军队医学科研管理学》
（秦尚谦供图）

学科建设；合理安排部署，确保成果转化和发展后劲；优化资源配置，理顺运行机制和各种关系；深化科技改革，优化组织体制和人才结构；强化科技法制，规范常规管理和监督机制。

微观管理 包括以选题为重点的课题管理，以人才为主体的学科管理，以经费为核心的条件管理和以效益为目标的成果管理。管理工作主要有：①军队医学科技政策法规研究与制定。②军队医学科研计划管理。③军队医学科研项目或课题管理。④军队医学科研成果和知识产权管理。⑤军队医学科技开发管理。⑥军队医学科研机构管理。⑦军队医学科技人才管理。⑧军队医学科研支撑条件管理。⑨军队医学科技合作和交流管理。⑩军队医学科技统计和信息管理。

管理原则 ①系统管理原则：现代科研管理的核心思想是系统性概念。系统管理就是把管理的科研工作看作是一个整体，运用系统工程和系统分析的方法，最优地确定科研的整体目标和各分系统的任务，从整体观念出发组织整个系统；同时，应合理发挥局部的作用，以实现整体最优管理。②动态管理原则：根据医学科研任务和科研各大阶段的不同需要以及变化的情况，对人员、设备、资金情报资料以至科研计划、科研机构等，适时地进行调整和科学的组合。在管理的每个环节上，都要保持系统的自我调节和自我适应性能，使管理系统保持在动态过程中。③分工协作原则：每个管理人员在分工范围内，按照规范和章程处理事务，不必每事请示。在明确分工的前提下，必须密切协作、互相配合、互相支持，使整个管理工作协调

发展。

管理方法 ①学术论证：组织专家调查论证，依靠学术同行评议。②计划平衡：以计划作为资源筹措和配置的手段，利用行政权力组织协调。③经济调节：建立基金制度，利用经费和物质条件导向。④法规制约：建立健全科技法规，规范运行机制。⑤信息服务：提供高速信息服务，促进科学继承创新。

基本要求 ①为使军事医学科学技术发展适应现代高技术战争卫勤保障的需要，要求军队医学科研管理加强科技政策与发展战略研究，提高决策科学化水平。②加强总体论证和系统分析，使医学技术与卫勤密切结合。③改革科技体制和运行机制，提高创新能力，促进成果转化。④建立和改进管理信息系统，提高管理效能和现代化水平。⑤加强军队医学科研管理学术研究，促进军队医学科研管理学科的发展。

(吴乐山 秦尚谦)

jūnduì yīxué kēyán jìhuà guǎnlǐ

军队医学科研计划管理 （military medical science research plan management）

军队医学科研部门根据医学科技发展的目标和任务，制订科研和资源配置的方案，并筹划、组织、监督医学科学研究的活动。军队医学科研管理的组成部分和重要环节。目的是把握科研方向、重点和目标，提高科研效率和转化效益，为军队卫生建设和卫勤保障服务，由军队各级卫勤管理部门主管。

主要内容：①组织情报调研和预测，开展发展战略研究，选定战略目标，明确重点任务和相关政策。②根据国家和军队医学科技政策、卫勤保障需要、医学科技发展趋势和可能提供的条件，

组织论证和制订科研规划。③以科研项目或课题为中心，制订阶段工作目标和分配人、财、物等资源的年度计划。④组织年度计划的实施协调、条件保障、协作交流，建立信息系统和评估指标，进行检查评估并调整修改计划。

医学科研计划管理按层次、任务来源及学科门类实行分级分类管理，综合平衡是最重要的原则和方法。通过管理，协调全局与局部、重点与一般、需求与可能的关系，保证科研方向和重点符合卫勤保障及卫生建设需求，使医学科技工作内部结构和比例不断优化，出成果和出人才协调发展，军事效益和社会效益、经济效益同步增长。

为使军队医学科研管理更加适应卫勤保障的需要，军队医学科研计划需要更加重视总体目标的科学决策，指令性计划与指导性计划相结合，更加完善计划拨款与基金申请互为补充的体制，由直接的行政协调为主转为间接的宏观调控为主。

(吴乐山)

jūnduì yīxué kēyán kètí guǎnlǐ

军队医学科研课题管理 （military medical science research project management）

军队医学研究管理机构对研究单元和科研人员进行选择决策，并对其工作加以组织和调控的活动。又称军队医学科研项目管理。军队医学科研管理的组成部分。

军队医学科研课题管理可分为两种类型：①学术技术管理。课题负责人按照科学技术规律和自己的学术思路选择课题，合理地安排研究进度和使用人、财、物、信息等资源，以解决研究过程中各种学术技术问题及相互衔接关系。②组织计划管理。卫勤

领导和研究机构管理人员，按照科学技术规律和管理学理论，通过开题评审使课题符合卫勤保障和科技发展需要，通过资源分配和组织协作解决课题对支撑条件的需求和各课题之间的关系。两类管理的共同目标是以最短的时间、最少的资源获取并利用科研成果。

主要内容和程序：①课题负责人进行信息调研、选题并按程序申报。②研究机构组织同行评议，批准立题并安排经费等条件。③组织结构合理的课题组，制订课题研究方案。④组织实施课题研究和中期检查，以实现课题目标。⑤进行课题总结，组织鉴定验收和资料归档。⑥组织学术交流、技术推广或开发，实现课题效益。其中，选题是科研工作的起点，决定科研的质量和效果，应符合需要、创新、科学、可行原则。

常用的方法：①科研合同制。卫勤管理机构下达指令性任务，并与研究方签订契约的办法。适用于应用性强的开发研究和需保密的应用研究。特点是目标明确、责权落实、自愿平等、共担风险。②科研招标制。使用方提出研究目标，面向军内外公开征集研究者的办法。适用于无须保密的重大应用研究。实行计划指导、公开招标、提倡竞争、鼓励协作、同行评议、择优支持、行政决策的原则。③科研基金制。面向全国或全军资助基础研究和应用基础研究的管理办法。随着卫勤保障中科学技术复杂性和综合化程度的不断增强，越来越多地采取组织多学科协作攻关的办法；加强国际科技交流、合作和信息利用，以满足对科技信息的需求；军队医学科研课题管理制度和方法也要求更加科学、简便。

（吴乐山）

jūnduì yīxué kēyán chéngguǒ guǎnlǐ

军队医学科研成果管理（military medical science research achievement management）

根据科技知识和法律规定对医学研究获得的结果进行鉴别、评估、交流、转化和保护的活动。医学科研管理的组成部分。目的在于鉴别成果真伪和水平、价值，激励科技人员再创造，保护知识产权和促进成果转化为现实战斗力、保障力、生产力等。

自20世纪50年代开始，中国人民解放军医学科研成果管理根据国家制定的科技成果的鉴定、登记、保护和奖励办法，以及《中华人民共和国专利法》和若干保护知识产权的法规，结合军队实际，制定了医学科研成果管理有关规定或实施细则，促进了医学科技管理水平的提高。

主要内容：①成果的评价与鉴定。从学术、技术上对成果的质量、水平和价值进行评估。评估形式有同行专家评审或会议鉴定，法定机构检测鉴定，委托方验收鉴定等。②成果的申报与登记。按规定程序和要求对成果履行登记和申报的手续。③成果的推广应用。根据成果的应用价值和需求的迫切性，由军地有关部门组织进行成果的普及、技术物化。④成果的保护和专利工作。运用法律和行政手段对成果中涉及国家、军队利益部分和法人、公民个人的知识产权进行保护。⑤成果的奖励工作。根据成果水平、价值和效益，对科技人员进行奖励。

军队医学科研成果通常以论文、专利和装备的形式表达。由于军队医学科研成果多数直接服务于军人健康，其安全性评估尤为重要，因此有关的法律审查和监督特别严格。其中，药物、生物制品的管理应执行国家药政管理法规和有关军用特需药品的管理规定；野战卫生装备还需军队装备管理部门进行标准化审查和定型工作。

（吴乐山）

jūnduì yīxué kēyán zhīchēng tiáojiàn guǎnlǐ

军队医学科研支撑条件管理（military medical science research supporting conditions management）

对军队医学科学技术研究所需物质资源进行筹措、分配、使用和调控的活动。军队医学科研管理的组成部分。目的是通过优化资源配置，严格经济管理，提高使用效率，扩大产出效益。

主要内容：①科研经费管理。经费是科研活动的重要物质基础。管理要点是多渠道筹措经费，合理计划和科学分配，强化经济核算和投资效果分析，加强决算审计和财务监督，真正做到财尽其用，使较少的经费投入取得较好的效益。②科研药品器材管理。药品器材是科研所需的药品、试剂、仪器、设备、材料、器具等的总称，是科技经费的物化形式，科技活动的物质基础。管理要点是加强论证调查，选购优质而经济的药品器材；重视质量监控，提高药品器材保障水平；引导协作共用，提高仪器设备使用效率；严格管理制度，保证仪器设备安全运行。③实验动物管理。对实验动物及其携带的微生物进行控制。用于科研、教学、医疗、生产、鉴定和其他科学实验的动物，国家和军队实行管理监督和质量合格认证制度，推动实验动物管理标准化。实验动物管理要点是饲育、供应或采购标准动物，确保科研质量；实验条件标准化；监测技术和管理制度标准化。④实验室建设和管理。实验室设施是科学研究的重要场所，是医学科研的基本条件之一。实验室建设和管理要点是建设布局合理，科学实用；使用保证重点，专管共用；健全制度，安全有序。除以上物质条件管理外，还包括科研工作所必需的医学科技情报信息和医学科研档案等条件管理。

医学科研支撑条件管理要重视科研目标与支撑条件的平衡。目标强度应与条件相适应，目标不能超出条件允许的范围；资源分配应与目标结构相适应，保证重点，兼顾一般。医学与自然科学其他学科与工程技术的相互渗透，使医学科学技术的发展更加依赖于高新技术材料和仪器设备。医学科研支撑条件管理将呈现供应保障社会化、使用服务公共化、组织管理专业化的趋势。

(吴乐山　秦尚谦)

jūnduì yīxué jiàoyù xùnliàn
军队医学教育训练 （ military medical education and training）

对军队从事或将从事医药卫生专业工作人员进行的医学理论教

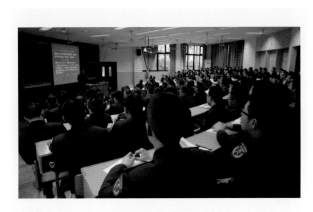

图 1　军医大学课堂教学
(柯学峰供图)

学和技能教练活动。军队卫生工作的组成部分，分为院校教育训练、继续教育训练和部队教育训练三种类型。训练的目的是为军队提供合格和与时俱进的卫生专业人才。

军队医学教育始于 18 世纪。1707 年，俄国在莫斯科创办培养军医的学校。1784 年，奥地利创建维也纳军医学校。中国人民解放军医学教育训练，伴随中国工农红军的产生而产生，1931 年在江西瑞金创办了第一所军医学校，标志着军队医学教育训练工作的开始。经过战争年代与和平时期建设发展，到 21 世纪初，形成了以院校教育、继续教育、部队训练为主体的比较完整的医学教育训练体系（图 1）。根据军队使命任务，按照"军队院校教育、部队训练实践、军事职业教育三位一体的新型军事人才培养体系"要求，军队医学教育训练不断进行优化、调整和改革。

院校教育训练主要开展学历教育和任职教育，承担卫生人才教育训练的院校有 3 所军医大学、白求恩医务士官学校、军医进修学院、军事医学研究院、联合勤务学院等。学历教育培训对象主要是高中应届毕业生或士兵、军队在职卫生干部或预选卫生士官、地方招募的医学毕业生。继续医学教育训练的主要任务是根据医学科技发展，对各类卫生人员进行新理论、新方法、新技术教育训练，促进卫生人员知识更新和技术提升，主

要有进修教育、远程医学教育、专题项目培训三种形式。部队训练是紧贴使命任务，为提高战时卫勤保障能力，面向各级卫勤机关、卫勤部（分）队、卫生人员及广大官兵组织的各种训练活动，包括卫勤组织指挥训练、卫勤部（分）队训练、官兵卫生训练等。

(秦　超)

jūnduì yīxué yuànxiào jiàoyù
军队医学院校教育 （ military education in medical universities and schools） 军队医学院校有目的、有计划地培养和输送卫生干部和卫生士官等各种卫生人才的活动。军队医学院校教育开展学历教育和任职教育，是军队医学教育事业的重要组成部分。

发展史 中国军队医学院校教育可以追溯到明朝成化十六年（公元 1480 年），陕西、甘肃等十余卫所，经当地布政司批准，各设立医学一所，教授军余子弟学习。中国人民解放军的医学院校教育始于 1931 年在江西瑞金创办的中国工农红军卫生学校。抗日战争和解放战争时期，根据实际情况和部队发展对卫生人员的需要，设立卫生员训练队培养卫生人员，后逐渐办成一批卫生学校。1940 年军委卫生学校扩建为中国医科大学，八路军各师和军区的卫生训练队扩建为卫生学校。1945 年以后，各军区（野战军）也积极建立医学院校，使医学教育有了迅速发展。到 1949 年，中国人民解放军已有 8 所军医大学和医学院。学校管理、课程设置日益正规化，教学质量有明显提高。中华人民共和国成立后，通过对医学院校的不断调整精简，经过 60 余年的建设和发展，基本形成以军医大学、医务士官学校、军医进修学院、军事医学研究院、

联合勤务学院等为主体的多层次、多专业、多形式的院校教育体系。先后开设临床医学、药学、口腔医学、航海医学、航空医学、预防医学、医学检验、中医学、麻醉学、军队卫生事业管理、生物医学工程等专业，开展了各专业博士生、硕士生、本科生、进修生、留学生等教育。

主要内容 主要包括教育任务、课程设置、教育阶段。

教育任务 ①教育学员掌握马克思主义的基本原理，树立科学正确的世界观、人生观和价值观，培养学员热爱国家、热爱军队、热爱专业、立志为国防卫生事业献身的思想感情，养成高尚的道德品质和良好的医疗作风。②教育学员掌握医学科学的基本理论和专门知识，掌握从事医学工作的基本技能，尤其是掌握现代战争特别是信息化条件下局部战争卫勤保障的理论知识和基本技能。③培养学员具有良好的军人素质、高度的组织纪律性、健壮的体魄，以适应战争环境和艰苦环境。

课程设置 ①政治理论课，包括马克思主义基本原理、毛泽东思想和中国特色社会主义理论体系、军人思想道德培养和法律基础、中国近现代史纲要、当代世界经济与政治、医学伦理学和入学入伍教育。②军事共同课，包括共同条令、战术基础、轻武器射击、军事地形学、军队基层管理、后勤分队战术和军事体育等。③公共课，包括数学、物理、化学、外语、电子计算机基础与应用等。④基础医学课，包括细胞生物学与医学遗传学、人体解剖学、组织胚胎学、生物化学、生理学、医学免疫学、病原生物学、病理学、病理生理学、药理

学等。⑤专业基础课、专业课和临床医学课，根据不同的专业，设置相应的课程。⑥军事医学课，包括卫生勤务学、军队卫生学、军队流行病学、军队卫生统计学、核化生武器医学防护学等。⑦选修课。

教育阶段 分3个阶段进行：一是基础教育阶段，进行入学、入伍教育，学习公共课和基础医学课程；二是专业教育阶段，主要学习专业基础课、专业课程和军事医学课程；三是医院（见）实习阶段，在附属医院或教学医院进行，培养学员实际工作能力。某些专业安排一定时间去部队实习或参加演练。

基本要求 坚持为国防建设服务的方向，根据部队需求办学；始终把培养和提高学员的政治素质放在首位，使学员牢固树立为国防建设服务、为部队服务、为伤病员服务的思想，养成高尚的医务道德和良好的医疗作风；侧重基础理论、基本知识和基本技能培养，除一般医学专业教育外，还要进行军事医学教育和综合演练；实行严格的军事和体育锻炼，培养学员良好的军人素质、高度的组织纪律性和健壮的体魄，以适应战争和艰苦环境。

现代高技术在军事领域及医学中的广泛应用，医学模式的转变，军队转型发展，对军队医学院校教育提出了新的更高的要求，更加重视政治、军事、心理、身心素质的培养，以适应未来军事斗争卫勤保障需要；调整课程设置，更新教学内容，把当代军事医学研究的新发展、新成果和卫勤保障的新理论、新手段引入教学中，形成具有超前性、先进性和科学性的教学内容体系；充分运用多种媒体和电子计算机模拟、

网络教学、远程教学等现代化教学手段和方法。

（夏建平 秦 超）

jūnduì jìxù yīxué jiàoyù

军队继续医学教育 （military medical continuing education）

对已经完成院校医学教育的军队卫生人员进行岗位培训的一种终身性教育制度。目的是使卫生人员在整个职业生涯中不断更新专业知识，巩固和提高实际工作能力，更好地满足岗位、职务的需要，适应医学科学技术和卫生事业的发展，更好地为国防卫生事业服务。

发展史 作为一种教育制度，继续教育可以追溯到1944年英国《马特勒教育法》。中华人民共和国成立后，为适应医学教育的发展，1979年派代表赴墨西哥参加第一届世界继续工程教育大会，从此把"继续教育"一词引入中国。1986年，中国首次举办全国性继续医学教育研讨会。1987年国家教育委员会等6个部委下发了《关于开展大学后继续教育的暂行规定》。1991年和2000年国家卫生部分别下发了《继续医学教育暂行规定》和《继续医学教育规定（试行）》。1993年，军队制定了《中国人民解放军继续医学教育暂行规定》，推动全军继续医学教育的进一步发展。

教育形式 ①进修教育：下级卫生单位人员到上级卫生单位参加工作实践，提高卫生人员临床诊治水平和疾病预防控制能力。一是由军委后勤保障部卫生局制订下发年度计划，组织全军后方医院和疾病预防控制机构卫生干部，到军种医科大学、解放军总医院、军事医学研究院接受进修教育，培训时间1年。二是由军兵种卫生部门制订年度计划，组

织部队卫生人员到所属和联勤医院、疾病预防控制机构接受进修教育，培训时间 6 个月至 1 年。特种医学、跨军兵种医学进修教育由军委后勤保障部卫生局统一组织实施。②远程医学教育：依托全军远程医学信息系统和全军卫生教育训练网组织的医学教育训练活动，外挂军事医学训练教材库和试题库，开展专业讲座、技术装备操作演示、演练观摩和理论考核，覆盖全军所有医院、疾病预防控制机构和边海防部队。③专题项目培训：采取理论授课、指导示范、实际操作相结合的方式，开展新业务、新技术、新方法的专项培训。一类项目由军委后勤保障部卫生局审批，全军医疗卫生机构承办；二类项目由军兵种后勤部卫生局审批，所属和联勤医疗卫生机构承办。

基本要求 参加继续医学教育，既是卫生人员应享受的权利，又是应尽的义务。要建立相应的政策措施，如合理安排工作与学习时间，制订奖励办法，做到培训、考核、使用与晋升等措施配套。加大必要的资金投入，鼓励申请继续教育项目，改善培训基础设施与条件。未来军事斗争和医学科技的发展，对军队卫生人员知识与能力的更新提出了更高的要求，必须大力加强继续医学教育，提高和改善卫生人员素质。

(刘鉴汶 秦 超)

wèiqín xùnliàn

卫勤训练（health service training） 卫勤理论教育与卫勤技能教练的活动。目的在于提高广大官兵和卫生人员的卫勤专业技能和卫勤机构的综合保障能力。各国军队的卫勤训练体制不尽相同。中国人民解放军实行院校教育和部队训练相结合、单兵训练与分队训练相结合、勤务与技术相结合的卫勤训练体制。

训练分类与内容 ①部队卫勤训练：是对官兵、卫生人员和卫勤机构，按照统一的训练大纲逐级组织的教练活动。分单兵卫勤训练、卫勤分队战术训练、卫勤合成训练、战役卫勤训练、联合卫勤训练，通常按照理论学习-分练-合练-综合演习的步骤组织实施。单兵卫勤训练内容包括战伤救治技术、自救互救技术和卫生防疫知识。卫勤分队训练内容包括卫勤组织指挥，卫勤分队平转战组织与实施，大批伤病员分类、救治和后送的组织实施，野战卫生防疫、防护、野战生存，灾害卫生救援的组织实施等。卫勤合成训练、战役卫勤训练、卫勤联合训练通常由军事、后勤部门统一组织实施，采取演习的方式进行。②院校卫勤训练：院校实施的正规培训，包括学历教育和任职教育，是卫勤人才培养的重要途径，力求形成高、中、初级卫勤教育体制，学历教育包括大专、本科、硕士和博士 4 个人才培养层次。③预备役卫勤训练：是对预备役官兵和卫勤分队进行的卫勤训练，目的是提高卫生动员力量的卫勤保障能力。

训练方法 组织实施卫勤训练的必要手段。通常应与训练目的、对象、内容和手段相适应，主要方法有以下几种。①讲授法：教员运用生动准确的语言，系统讲授卫勤教材上的内容和有关知识。讲授要有思想性、科学性和针对性，在讲授理论知识的同时，注重能力培养，重视教书育人。②讨论法：教员根据课程的内容和受训者的基础，提出问题，引导受训者消化所学内容，对重点难点问题及有关学术问题发表个人见解，通过讨论，进一步解决疑难问题，提高其分析理解和思维表达能力。③示范法：教员或示范分队以准确的战术技术动作为受训者做出操练的示范。示范是卫勤训练不可缺少的重要手段。示范教员和示范分队的示范动作应当准确、熟练、标准化、规范化。此法主要用于战救技术、火线抢救等训练。④操练法：受训者在教员指导下，结合实际进行反复练习的一种方法。操练是卫勤技能训练的重要手段，用于卫勤分队展开、技术操作、伤病员分类、救治和后送的训练。⑤想定作业法：以敌我双方态势、作战企图和作战发展情况的设想为依据，组织和诱导训练的一种方法。想定作业是战役卫勤、战术卫勤的重要环节。可在现地、沙盘和地图上进行。⑥演习法：在卫勤想定诱导下，按战役、战斗进程所进行的演练。演习是受训者掌握一定的军事、后勤知识和卫勤理论技能后，在近似实战的条件下进行的综合性训练。是卫勤训练的高级形式。卫勤演习一般分为示范性、研究性和考核性演习等。⑦模拟法：利用激光等模拟器材和计算机信息网络系统开展的卫勤训练。该法具有形象直观、情况逼真、重复进行等优点（图1），已被各国军队卫勤训练所采用。模拟法不仅节省经费，提高训练质量，而且丰富和完善了卫勤训练方法。

训练管理与要求 保证卫勤训练工作正常运行、提高训练效果的重要环节。为适应信息化局部战争卫勤保障的要求，应大力加强卫勤训练管理。①建立健全卫勤训练管理体系，坚持按纲施训，运用现代化管理手段，使整个卫勤训练体系处于最佳运行状

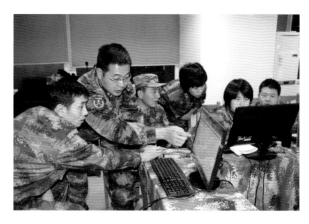

图1　组织开展计算机模拟卫勤训练
（冯逸飞供图）

态。②按实战进行训练，改革训练内容，突出训练重点。③改革训练方式和手段，努力提高训练效果。④重视卫勤训练支撑条件建设，抓好训练保障落实。⑤建立卫勤训练基地，不断提高卫勤训练网络化、基地化、模拟化的水平。

（尹宗江　秦　超）

yuànxiào wèiqín jiàoyù

院校卫勤教育（health service education in universities and schools）　军队医学院校对学员进行的卫勤理论和技能培训活动。卫勤训练的组成部分。目的是使学员了解和掌握军队平时卫勤管理的内容与措施、战时卫勤指挥与保障的程序与方法，为培养国家、军队现代化建设和未来军事斗争需要的全面发展的合格医学人才打下基础。

20 世纪初期，俄罗斯、法国、德国等国家将卫生勤务学作为一门独立学科进行讲授与研究。1907 年，俄罗斯开始系统地对军队医务人员进行卫生勤务训练。中国人民解放军院校卫勤教育始于土地革命战争时期。1946 年，出版了贺诚编译的《卫生勤务基础》，作为院校卫勤教育的基本教材。中华人民共和国成立后，军队医学院校相继成立卫勤教研室和卫勤系，院校卫勤教育逐步形成体系。20 世纪80 年代末，后勤学院和军医大学相继获得卫勤硕士学位授予权，开始培养卫勤专业研究生。90 年代初期，军队医学院校开始招生卫勤本科学员。进入 21 世纪后，获得卫勤博士学位授予权，并逐步开展卫勤任职教育，院校卫勤教育进入新的发展阶段。

主要内容：①战时卫生勤务，包括战时卫勤部门的任务、工作和组织体系，战时卫勤保障的特点和原则，卫生减员，医疗后送保障，卫生防疫保障，核、化学和生物武器医学防护，战时药材保障，卫勤组织指挥，特殊条件下战斗（战役）卫勤保障，行军、输送时卫勤保障，军种、兵种卫勤保障等。②平时卫生勤务，包括平时卫勤的任务和组织体系，卫勤管理理论与常用技术，卫生防疫工作，医疗保健工作，卫生专业训练工作，军事医学科研工作，药材管理，卫生统计工作，卫生战备工作，军队医院管理，部队综合卫勤保障机构平时卫勤，军种、兵种平时卫勤等。③非战争军事行动卫生勤务，包括非战争军事行动卫勤体制和机制，卫勤响应与组织指挥，医疗后送工作，卫生防疫防护，心理医学救援，药材保障工作，应急医学科学研究等。

（尹宗江　秦　超）

zàizhí wèiqín xùnliàn

在职卫勤训练（on-the-job training of health service）　对不脱离或短期脱离工作岗位的卫生人员，有计划、有组织进行的卫生勤务专业教练活动。卫勤训练的组成部分。目的是提高卫生人员的专业素质和卫勤机构整体卫勤保障能力。

发展史　中国人民解放军的在职卫勤训练是培训卫生人员的重要方式。在革命战争年代，通常是利用休整和战斗间隙，结合卫生工作和战伤救治任务的需要，开展技术练兵，学习专业知识。中华人民共和国成立后，全军转入正规统一的卫勤训练轨道。20 世纪 50 年代初，在职训练是"做什么、学什么，缺什么、补什么"，强调在职干部学习文化知识，提高基础文化素质。1955 年之后，总后勤部卫生部每年下发《全军卫生专业训练要点》，并陆续制定部队、医院、门诊部、防疫队等卫生人员在职训练的职责分工、组织领导、时间、内容及方法。60 年代，着重强调基本技术训练。1963 年，制定《医院医护人员基本技术训练项目与要求》和《部队卫生专业训练纲目》，明确专业不同职务人员的训练项目和训练要求。70 年代，训练纲目经修订后，列入军事训练大纲。80 年代，在职卫勤训练纳入继续医学教育的轨道。1993 年，制定了《中国人民解放军继续医学教育暂行规定》，训练内容侧重于知识更新。2009 年颁布《中国人民解放军军事训练与考核大纲》，规定了军队医院、疾病控制中心、卫生员训练队的训练课目和内容。

训练管理　在职卫勤训练由军委后勤保障部统一领导，各级卫生部门指导，按建制分级管理。

各级卫生部门的主要职责：①协助本级后勤管理部门安排年度训练任务。②组织好本级训练、考核。③负责本级训练的保障工作。④总结训练经验，推广改革成果。卫勤分队、医院等单位按照全军统一的计划和要求，结合实际组织卫生人员进行在职训练，落实训练内容和训练时间，并且组织考核。

训练内容与方式 在职卫勤训练内容包括共同课目和卫生专业课目。共同课目主要有军事知识、战术技术、单兵武器使用知识、轻武器射击等。卫生专业课目主要有卫生勤务学、战伤救治技术、卫生防病、卫生防护、药材供应及军事医学的新知识、新理论和新进展等。在职卫勤训练方式：①岗位练兵。组织卫生人员根据岗位的技术要求进行专业技术和实际能力的训练。②选送进修。定期选送卫生人员到军队院校进修，拓展专业知识或学习某种专科技能。③远程教育。利用全军远程医学信息系统和全军卫生教育训练网学习专业知识。

基本要求 科学技术的发展和信息化条件下局部战争卫勤保障，要求在职卫勤训练向法制化、规范化方向发展，重点探索建立训练、考核与使用、管理一体化的管理机制，利用远程教育和互联网等技术手段，提高训练效果。

(王 谦)

wèiqín xiǎngdìng

卫勤想定 (health service scenario) 作为卫勤情况设想和假定，组织与诱导开展卫勤演习和作业的基本文书。其目的是提供近似实战的情况和条件，训练卫勤指挥人员分析判断情况、提高果断处理问题的能力。

卫勤想定根据训练目的和对象，模拟战时条件，按假设的敌我基本态势、作战企图、后勤情况、卫勤任务，结合自然地理条件拟定。包括基本想定和补充想定。基本想定主要包括敌我双方基本情况、作战企图、军事首长决心、军事首长对后勤工作指示、后勤首长指示、卫勤基本情况、作战地区情况以及要求执行的事项、参考资料和附件等。补充想定针对具体作业课目设置情况，主要包括敌我当前基本态势、军事首长决心、后勤对卫勤的指示、人员伤亡及医疗后送情况、战救药材消耗及补充情况以及其他根据作业需要补充的情况和要求执行的事项等。

编写卫勤想定的基本要求：依据军事及后勤情况，针对具体作战样式和紧急事件类型，贴近实战和实际情况设置，突出作战背景、作战环境、作战对手特点，以及卫勤指挥、卫勤保障各项工作的重点，战斗减员、医疗后送、药材保障、卫生防疫防护等要素齐全，具体明确；情况设想全面，军事进程明确，结构严谨，记述规范；军事、后勤、卫勤各类情况描述简练易懂，便于受训人员作业参照。

(王广才 秦 超)

wèiqín yǎnxí

卫勤演习 (health service exercises) 在卫勤想定诱导下，按战役战斗发展进程进行的卫勤训练活动。卫勤训练的高级形式。通过模拟救治伤员或实验动物，在近似实战条件下，演练不同作战样式或特殊条件下的卫勤行动程序和卫勤保障，用以检验卫勤理论，探讨卫勤组织指挥和卫勤保障规律，提高卫勤组织指挥水平和卫勤保障能力。

卫勤演习一般分为研究性（试验性）卫勤演习、训练性（示范性）卫勤演习和考核性（检验性）卫勤演习。卫勤演习通常由军事后勤机关统一组织，也可由卫勤机关、分队、院校和救治机构自行组织。

卫勤演习的基本内容：①卫勤组织指挥，卫勤保障机构的机动、展开、撤收和转移，技术保障、药材保障和生活保障的组织，卫勤机构的警戒与防卫等。②医疗分队的技术保障，包括伤病员的分类、救治和后送（图1）。③防疫分队技术保障，包括流行病学调查、现场处置和检验检测等。④药材保障分队技术保障，包括药材请领、发放、配送、器材维修等。

卫勤演习的要求：制订周密计划，成立演习组织，拟制演习文书，选择演习场地，筹措演习物资器材，确保演习安全，防止事故发生。

(王广才 秦 超)

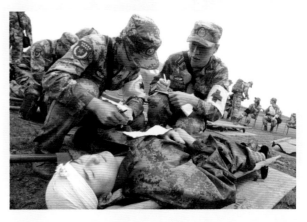

图1 军医大学学员卫勤演习
(柯学峰供图)

wèiqín zuòyè

卫勤作业（health service operations） 为完成卫勤训练课题进行的练习活动。目的是检验和掌握卫勤理论，提高作业人员的专业知识、基本技能和应变处置能力。

按作业形式不同，可分为现地作业、室内作业、沙盘作业、图上作业和计算机模拟作业等。现地作业近似实战，直观逼真。沙盘作业利用沙盘显示地形、敌我双方兵力部署、火力配备、工程设施、后勤与卫勤部署展开情况、指挥员作战，以及双方战斗进程，动态显示各种情况变化及其相互关系，借此检验和掌握卫勤指挥的理论原则，提高组织指挥技能与应变能力。图上作业较现地和沙盘作业更方便，仅需要适宜的军事地图便可研究某地区的卫勤保障问题。沙盘作业和图上作业，近似现地作业，不受地形天候等条件影响，较为方便，适用于卫勤领导、机关人员的卫勤指挥和卫勤保障训练。按组织方法，分为集团作业与分组作业。此外，还有卫勤课堂作业、书面作业和电子计算模拟作业。

卫勤作业要求：依据条令、教范和教学大纲设施作业的原则，密切联系卫勤理论；确定合适的作业内容、时间、程序和方法；准备好作业器材；加强作业效果的考评，提高作业效果。

（王广才 秦超）

wèiqín yìngjí guǎnlǐ

卫勤应急管理（health service management in emergency） 为应对紧急事态，对卫勤保障和医学救援实施的计划、组织、协调、控制的活动。

发展史 许多国家都建立有国家危机管理机制和军地联合的应急指挥体制。1976 年，美国政府发布了《全国紧急状态法》，建立了以总统直接领导的"联邦紧急事务管理局"为核心的危机管理体系。其后，英国、日本、法国、俄罗斯等国相继建立起综合危机管理体系。中国政府历来高度重视应急管理工作，特别是 2003 年非典型肺炎暴发流行后，在深刻总结历史经验、科学分析安全形势的基础上，做出了全面加强应急管理工作的重大决策。长期以来，中国人民解放军卫勤机构针对紧急情况下人员伤害，进行了及时的处置。针对部队发生的痢疾、疟疾、霍乱、钩端螺旋体病、甲型肝炎等传染病暴发流行所采取的应急处置行动及管理；针对军队重大事故人员伤害的急救处置行动及管理等。进入 21 世纪后，军队卫勤在非典型肺炎的流行、禽流感的暴发、南方雨雪冰冻灾害，以及汶川地震等突发事件应急处置中，积累了大量应急卫勤管理的经验。2007 年，总后勤部卫生部组织编制了军队处置突发事件系列卫勤应急预案；2009 年，出版了《非战争军事行动卫勤应急管理》专著，逐步形成了卫勤应急管理体系。

管理体制 中国人民解放军卫勤应急管理在各级军政首长的统一领导下，在战时军事指挥系统的基础上，建立应对平时突发事件的指挥领导系统。中央军委成立军队处置突发事件领导小组，统一组织领导全军处置各类突发事件工作。军以下部队处置突发事件工作统一由各级部队党委负责组织领导。各级卫生主管部门在本级参谋部和后保部的领导下，具体组织领导各类突发事件人员伤害的卫勤应急处置工作。应急卫勤保障力量由基地力量、队属建制力量和机动力量组成。基地力量主要包括医院、疗养院、疾病预防控制中心、药材仓库、药品仪器检修所；队属建制力量主要指军以下部队建制卫勤保障力量；机动卫勤力量有医疗救治、伤病员后送、卫生防疫防护、药材装备保障 4 种基本类型，包含若干应急支援分队。军队机动卫勤力量部分纳入国家应急医疗卫生救援体系。在军队卫勤机动力量基础上，国家建立若干专业医疗救援队、国际维和专业医疗队、专业卫生防疫救援队、三防医学救援队。

管理内容 军队卫勤应急管理遵循"预防为主、常备不懈，集中指挥、分级负责，快速反应、密切协同，科学决策、特事特办"的基本原则，分为应急准备、应急响应、应急处置、应急结束四个阶段的管理。

应急准备阶段管理 应急准备阶段是指事件发生以前的常态时期。管理的主要内容包括：①建立应对紧急情况的卫勤应急组织体系，包括应急卫勤组织指挥体系和机动卫勤力量体系。②编制应急法规、制度、标准和预案，包括卫勤应急行动与卫勤保障及应急救援法规、制度和相关事件判定标准、应急响应标准、技术标准及药材装备标准等。编制应对不同类型突发事件的卫勤保障应急预案，也包括总体预案、专项预案、部队预案和重大活动预案等多种类型的预案。③开展应急能力建设，包括卫勤指挥机关、卫勤保障力量、卫勤应急技术、卫勤应急装备和卫勤应急信息化建设等。④开展应急管理研究，包括卫勤应急管理理论研究，卫勤应急管理管理和保障方法研究等。在卫勤应急准备中，卫勤管理部门主要负责组织制定应急保障能力建设规划，组织编制相关的法规、制度、预案和标准，组织应急准备工作的检查评估和指导；各类应急卫勤保障机构主要负责各项应急准备工作的具体落实。

应急响应阶段管理　应急响应阶段是指从得到事件发生信息后，至卫勤力量到达事发地域开始保障、救援工作的时段。管理的主要内容包括：①组织形势分析判断和危害评估。②启动应急指挥组织及应急预案，制订卫勤应急计划。③调集、部署应急卫勤力量，下达卫勤任务和指示。④组织开展行前的应急准备工作。⑤组织指挥应急卫勤分队的输送、转移、展开，实施必要的协调与监控工作等。

应急处置阶段管理　应急处置阶段是指从展开事件处置，至事态基本得到有效控制的时段。管理的主要内容包括：①理顺卫勤部队、分队应急处置工作的组织领导关系、协同关系。②根据应急任务、保障环节和自身条件，运用技术力量，确定应急医学处置技术方案，界定技术范围和明确各类技术人员分工，并根据任务和环境变化进行及时调整。③开展应急处置工作的协调，包括与任务部队的协调、与地方的协调、与友邻部队的协调、与合作单位的协调，特别是伤病员航空运输、水路运输、铁路运输的组织与协调等。④监控紧急事态的发展和应急处置的动态变化，监督信息的采集和分析汇总质量，把握伤病员医疗后送、疾病预防控制、卫生防护和药材物资保障及经费消耗中的发展变化过程，发现问题及时解决。⑤适时开展卫勤应急处置的阶段性评估，组

织专家对危害因素、医疗救治质量、卫生防疫、防护效果及药材保障效果进行评估。

应急结束阶段管理　应急结束期阶段是指应急处置基本结束，转入恢复常态，以及部队归建的时段。管理的主要内容包括：①应急处置收尾工作。医疗收尾工作，主要是及时调整医疗部队、分队部署、组织规模、内部组织结构及技术力量结构，组织好后方医院的专科治疗和事发地域人员及救援任务部队的巡回医疗工作。卫生防疫防护收尾工作，主要是对事发地延续性疾病监测与卫生监督、卫生整顿与防疫管理、卫生防护管理、人员健康教育管理、阶段性评估等。药材保障收尾工作，主要是组织清点库存药品、器材和物资，清理来往账目，检查保障物资、设备、工具完好情况，对药材供应与消耗进行整理核算，进行药材费用审计，总结和报告应急药材保障情况。②应急处置工作评价。组织指挥评价，包括决策的及时性、准确性，行动的快捷性评价；组织体系的合理性评价；力量使用效果评价；协同与协调的有效性评价；对应急管理和救援体系、组织与工作制度和运行机制的合理性、有效性的评价等方面。危害消除及效果评价，包括危害因素判定的准确性、医学措施的有效性、危害因素控制与消除的彻底性、整体效果的综合评价等。③卫勤工作总结。主要有勤务总结报告，从卫勤组织指挥和卫勤应急行动的功能、质量和效果等方面进行总结。技术总结报告，从医疗救治、卫生防疫防护、药材保障和应急预案方案等方面进行总结。④卫勤力量撤离与归建。根据指挥部门统一下达的撤离与归建行

动的命令，在上级处置突发事件领导小组的统一组织下，军队医疗卫生机构组织卫勤力量撤离事发地并归建。

（陈文亮　邓月仙）

wèiqín yìngjí zhǔnbèi

卫勤应急准备（health service preparation in emergency）

军队为应对紧急事态预先做的各项卫勤工作。军队卫勤应急管理工作的重要组成部分。包括应急卫勤组织体系，应急卫生法规、制度、预案体系，以及应急医学救援技术体系、药材装备体系建设等，以使军队卫勤对紧急事态能做出有序、有效反应。卫勤应急准备是提高军队卫勤有效应对不同类型、不同规模的非战争军事行动卫勤保障和医学救援能力的保证，是完成多样化军事任务卫勤保障和医学救援任务的基础。

卫勤应急准备根据应对的紧急事态、救援对象和救援需求的不同，其准备内容、准备方式和准备要求也不同。平时发生的各类紧急事态，军队保障（救援）的对象不仅有军人，更多的是广大受害民众。卫勤应急的组织准备，是在国家应急组织体系框架内，军队纳入国家应急力量体系，将战备与应急相结合，统一筹划、整体建设。军队应急卫勤保障力量由基地力量、队属建制力量和机动力量组成，军队机动卫勤力量部分纳入国家、地方应急医疗卫生救援体系，军队重点是做好卫勤机动支援力量的组织准备、预案准备、技术准备和物资准备，熟练掌握不同事态的灵活组织形式以及军民协调方式。卫勤应急的响应准备要求较高，由于非战争军事行动特别是反恐、维稳、灾害救援等紧急行动比战争行动准备时间更加紧迫，卫勤应急准

备对预案准备、辅助决策准备、紧急集结准备、快速投送准备等方面的要求更高。卫勤应急的药材准备的范围更宽，必须把普通创伤救治、病员特别是传染病员救治、疾病预防控制所需药材摆在重要位置，同时做好不同需求的药材准备。

卫勤应急准备的主要内容：①建立应对紧急情况的卫勤应急体系，包括应急卫勤组织指挥体系和应急保障（救援）力量体系。卫勤组织指挥体系纳入国家、军队突发事件应对指挥体系。应急保障（救援）力量体系与军队卫生战备工作中的机动卫勤保障力量体系相融合。②编制应急卫生法规、制度、标准和预案，包括卫勤应急行动与卫勤保障及应急救援法规、制度和相关事件判定标准、应急响应标准、技术标准及药材装备标准等，也包括总体预案、专项预案、部队预案和重大活动预案等多种类型的预案。③开展应急能力建设，包括卫勤组织指挥、应急机动、急救医学技术、药材装备保障、信息化保障和野外生存能力建设等。开展以能力建设为中心的卫勤与专业技术训练。④开展卫勤应急管理研究，包括卫勤应急管理理论研究，卫勤应急管理和保障方法研究等。

（陈文亮　邓月仙）

wèiqín yìngjí xiǎngyìng
卫勤应急响应（health service response in emergency）　军队卫勤部门及卫勤部队、分队在得到造成或可能造成群体人员伤害信息后，第一阶段所采取的紧急筹划和应对行动。应急响应是针对紧急事件，从常态转向紧急状态的反应性活动，其响应时间跨度系指从得到发生或可能发生突发事件及人员伤害信息后或应急行动指令后至到达事发地展开救援前的时段。

卫勤应急响应的启动源是紧急事态信息。卫勤应急响应与其他部门应急响应的启动源有所不同，启动因素不仅仅是上级下达的命令、指示，还包括卫勤主动监视、监测、监察的信息内容。一旦发现事件迹象、征象或萌芽状态，不管是真、是假，不管事件发生的可能性有多大，都要做出反应性行动。卫勤应急响应的特点是：应急转换行动速度快、医学分析判断责任大、迹象核查排险任务重。卫勤应急响应在指挥管理上必须要高度警惕、迅速判断、紧急组织、快速部署。

中国人民解放军卫勤按照不同的事件等级采取三级响应行动：军委级响应（Ⅰ级响应），通常为特别重大突发事件的响应行动；战区级响应（Ⅱ级响应），通常为重大和较大突发事件的响应行动；军以下部队响应（Ⅲ级响应），通常为一般突发事件的响应行动。各类紧急事态应急响应的工作内容有所不同，各类卫勤机构应急响应的程序也有所不同，应当根据上级指令和实际情况加以确定。卫勤应急响应的主要工作包括：①分析形势，定下决心。广泛收集情报信息，核实基本情况，判定突发事件类型、等级、涉及范围和预计人员伤害情况，定下救援决心。②建立组织，启动预案。建立应急指挥和保障（救援）体系；启动应急预案，并在预案基础上编制保障（救援）计划。③紧急筹划，下达任务。根据人员伤害预计和救援力量需求，抽调保障（救援）力量，明确任务分工、部署位置和指挥保障（救援）关系，向任务部队、分队下达任务。④响应准备，核查排险。任务部队、分队进行应急行动准备，派出先遣小分队到任务地进行接洽、选择展开地域、实施流行病学侦查和迹象排查。⑤行军输送，展开救援。任务部队、分队按照行军输送计划，进行装载、开进、卸载，在预定展开地域展开，向上级报告。

（陈文亮　邓月仙）

tūfā gōnggòng wèishēng shìjiàn wèiqín yìngjí chǔzhì
突发公共卫生事件卫勤应急处置（health service treatment in emergency of coping with public health emergencies）　突发公共卫生事件发生后，军队对事发现场进行的紧急医学控制和处理活动。主要任务是救治伤病员，控制或消除危害因素，保护健康人群。

卫勤应急处置重点内容：①传染病暴发流行的处置。对患者、疑似患者、密切接触者进行分类隔离，救治传染病员。包括开展流行病学调查与评估，控制与消除危害因素，检测分析确证传染病类型和病源，应急预防接种，开展健康教育，疫情数据收集、整理及分析、报告，加强个人防护，进行处置工作总结等。②重大食物中毒的处置。包括救治中毒患者、开展现场调查与分析、控制现场、中毒物品检验分析与报告、进行中毒场所物品消毒和传播媒介的杀灭处置、销毁导致食物中毒的食物、进行工作总结与报告等。③生物恐怖袭击的处置。包括控制现场；救治伤病员，隔离观察疑似患者和密切接触者；进行流行病学调查，标本采集与取证，圈定污染范围；消除环境与人员污染；进行实验室检验、鉴定；开展卫生防护教育与卫生整顿；总结现场处置经验等。④生物事故的处置。生物事故是指非人为故意所引发的生物剂泄漏、污染，而造成人员危害的紧急事态。一类是实验人员感染的处置，除采取一般疫情控制措施外，还要确认指示病例的感染物质、感染地点、感染时间、感染方式，并追查指示病例感染期活动范围，同期人员以及生活接触者。对实验室进行污染采样检验，密封污染实验室，并对其进行空气熏蒸消毒，消毒后取样，进行微生物学评价。对指示病例进行隔离治疗，并对接触者采取针对性措施（医学观察、检疫和留言）。另一类是病原微生物菌毒种泄漏、遗洒事故的处置，人员首先撤离；立即停止所有可能扩散病原微生物的活动、停用设施内部空调系统；划定污染范围，进行全面消毒；对暴露者伤口进行紧急冲洗和包扎，同时进行随访观察，或医学检查，或隔离治疗；对污染衣物等进行消毒除污处理；污染物必须消毒和无害化处理后方可向外排放；高致病性病原微生物菌毒失控时立即报告，封锁失控区域，组织严格消毒处理等。

（陈文亮　邓月仙）

wèiqín yìngjí jiéshù
卫勤应急结束 （health service ending in emergency）

卫勤应急处置基本完毕，紧急事态基本得到控制，开始转入常态恢复阶段所进行的相关工作。卫勤应急管理工作的一个重要环节。

卫勤应急结束内容包括：①提出建议。当紧急事态基本控制以后，由相关业务主管部门组织有关专家对事件危害、事件处置情况和应急处置效果进行核查、分析与评价，符合卫勤应急处置结束条件时，在报告中提出卫勤应急结束的建议。其结束指令由处置突发事件领导小组或部队党委下达。②处置收尾。根据行动性质、响应级别以及工作需要，参与事件处置的军队卫生主管部门和卫勤部队、分队在上级处置突发事件领导小组或应急指挥部的统一指挥下，及时组织相关人员转入应急处置的收尾工作，包括伤病员加强治疗、后送、移交；清点、清理医疗卫生设备、器材和卫生物资，检查、维修设备；清理、核算、分析、上报经费；开展卫生整顿和移交营房设施等，同时帮助军队或地方受损医疗卫生机构恢复重建。③全面评价。对卫勤应急处置的所有阶段和环节，对影响应急处置效果的所有因素进行科学评价。评价不仅要总结经验，还要检讨教训；不仅要评估事件处置的效果，还要评估为此付出的代价；不仅要评价应急管理的程序、方法及其效果，还要反思应急管理的意识、观念和理念。卫勤应急处置工作评价包括卫勤评价、技术评价和装备评价等。④总结报告。及时总结经验教训，其内容包括：基本任务目标；指导思想和原则；组织指挥体系和机制；应急准备；预警预报；应急处置；恢复重建和善后工作；宣传、教育培训等。在全面科学总结的基础上，军队卫生主管部门和卫勤保障机构应当向上级卫生主管部门提交本次应急处置工作总结报告，包括勤务总结报告和技术总结报告两部分。⑤组织撤离。在上级处置突发事件领导小组的领导下，组织应急分队撤离与归建行动。撤离与归建行动的命令由指挥部门统一下达。

（陈文亮　邓月仙）

wèiqín bǎozhàng nénglì pínggū
卫勤保障能力评估 （support capability evaluation of health service）

对卫勤保障能力要素、保障过程及其目标、质量及绩效所进行评判、估量。中国人民解放军卫勤管理的内容之一。目的是掌握卫勤保障的综合实力和水平，为总结经验、发现问题、加强建设、提高保障能力提供科学依据。

卫勤保障能力评估首先要考虑能力构成要素。通常包括平战快速转换能力、应急机动能力、野战防卫能力、指挥控制能力、救治收容能力、伤员后送能力、卫生防疫能力、卫生防护能力、药材物资保障能力、卫勤协同能力、生活保障能力等。

卫勤保障能力评估分为综合评估和专项评估。①综合评估：内容主要包括组织指挥能力评估、医疗后送能力评估、防疫防护能力评估以及药材保障能力评估等。②专项评估：根据不同的专业和保障机构类型，选取有特异性的评估内容。卫勤指挥专业和部门重点评估预计决策能力，医疗专业和机构重点评估伤病救治与后送能力，防疫防护专业和机构重点评估监测预警、疾病预防控制和特殊武器损伤防护能力，药材保障专业和机构重点评估药材筹措、储备和供应能力。战时卫勤保障还应评估野战环境适应能力。应对突发事件的卫生机构还应评估快速机动部署能力。

评估的基本程序和基本方法：①确定评估目的和对象。②制订评估方案，确立评估指标体系。③组织实施评估。④分析评估结果，做出评估结论。⑤提出改进和加强对策措施。其中，确立科学、合理的评估指标体系是卫勤保障能力评估的重要环节，包括指标名称、评估标准、指标权重、计算方法、数据来源等内容。组织实施可自查和上级抽查相结合的办法。技术方法通常采用定性与定量相结合的方法，主要有层次分析法、模糊数学法、综合评价法和多目标决策法等。

（刘源 徐雷）

机动卫勤力量能力评估

jīdòng wèiqín lìliàng nénglì pínggū

（capability evaluation of mobile medical resources） 对机动卫勤分队建设成效和保障能力进行的评判估量。中国人民解放军卫勤保障能力评估内容之一。

评估内容 视机动卫勤力量类型而定。机动卫勤力量可区分为陆上医疗综合分队、依托大型平台的海陆空医疗后送分队、专业分队3种类型（图1）。机动卫勤力量保障能力评估要以分队执行卫勤支援保障任务的过程为线索，将各个环节所涉及的工作内容作为评估内容进行设置。评估指标设置上，区分通用卫勤保障能力和专业能力两方面。

通用能力评估涵盖受领任务、收拢集结、物资装载、机动输送和归建等5个环节。受领任务环

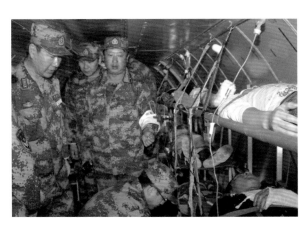

图1 卫勤专家评估空运医疗队保障能力
（王欣宇供图）

节包括抽组单位响应、分队响应等项目；收拢集结环节包括收拢集结组织、收拢集结实施等项目；物资装载环节包括装载计划、装载实施等项目；机动输送包括行军计划、登车、行前报告、行军组织等项目；归建包括归建组织、归建实施等项目。

陆上医疗综合分队专业能力评估指标，主要包括展开、收容分类、救治、后送、医技和药材保障、后勤保障、后送和撤收等8个核心环节。展开环节包括展开准备、展开实施等项目；收容分类包括分类组织、分类物资、分类实施等项目；救治环节包括指挥组救治指挥等项目；医技和药材保障环节包括药材保障、检验室工作、放射室工作、特诊保障、供应消毒室工作等项目；后勤保障环节包括通信保障、生活保障等项目；后送环节包括后送分类与准备、后送组织等项目；撤收环节包括撤收指挥、撤收实施等项目。

依托大型平台的分队专业保障能力评估指标，可参考陆上医疗救治分队，增加如登车（机、舰）、平台上展开、平台收容分类、平台救治及由平台向外转移伤员等环节，要突出平台移动过程中，各类医疗救治技术开展的安全性、稳定性和熟练程度。

专业分队的保障能力评估指标，应针对专业工作的主要过程和性质制定标准。

评估要求

评估实施过程中，要设置评估标准、

评估要点、指标要求，制定评分标准，明确每一个评估要点的考查方法。能独立展开的陆上野战医疗队等分队，应以模拟批量伤员的发生、前接、救治和后送为主要想定进行演习评估；依托大型平台的分队，应多参加综合性军事演习活动，并把批量伤员的发生和救治作为演习课目进行演练评估；专业分队也应设置专业相关或复合性伤病员，进行救治模拟。可以根据工作重点，对相应的考核指标的权重或分值进行调整，以达到促进机动卫勤力量建设和训练的目的。考评结果可以按照考评的内容要求进行评价，区分优秀、良好、合格、不合格4个层次。

（刘源）

部队卫勤保障能力评估

bùduì wèiqín bǎozhàng nénglì pínggū

（capability evaluation for troop medical support） 对师以下部队建制卫勤分队卫勤保障能力所进行的评估。中国人民解放军卫勤保障能力评估内容之一。评估工作以部队编制内的卫生机构为评估对象，以部队卫勤的使命任务、保障需求、卫勤资源配置为基本依据，以能力构成要素和工作状况为基本内容进行评估，主要包括：组织实施战术地域伤病员的医疗后送、卫生防疫、对核化生武器伤害的卫生防护、医疗保健、药材保障、专业训练、卫勤管理，以及服务保障部队官兵的质量和水平等。

评估的程序一般包括：①根据评估对象的不同成立相应的评估小组，小组由有关专家组成。②根据评估目的内容设计评估方案。③对评估对象的保障工作进行调查，收集调查资料。④对调查资料进行分析评估、作出结论。

⑤提出分析报告，为军队有关部门提供决策依据。评估的要点包括政策执行、领导管理、计划与预案、指挥协同、专业训练、通信与预警、业务技术（包括伤病员救治与后送、疾病预防控制、药材保障等）、资源管理、后勤保障、信息管理、卫生战备能力等。

评估指标可以分为卫勤分队基本实力、卫勤分队专业能力两大部分。卫勤分队基本实力的评估项目包括人员素质、卫生装备、机构编设、支持装备等；卫勤分队专业能力的评估项目包括卫勤组织指挥能力、医疗后送能力、卫生防疫能力、药材供应管理能力、环境适应与防卫能力等。针对每个评估项目，下设具体评估指标，并对每个评估指标建立评估标准，实现评估指标的量化与标化，运用层次分析法、专家咨询法等方法确立每一个评估指标在总评价指标体系中的权重，按照评估标准计算获得每一个评估项目得分，以及总得分。

（刘 源）

jūnduì yàocái bǎozhàng nénglì pínggū

军队药材保障能力评估

（capability evaluation of medical supplies support） 对军队药材保障机构组织实施药品器材筹措、储备、补给、技术保障、管理能力的评判估量。中国人民解放军卫勤保障能力评估内容之一。目的是提高药材保障资源的配置效率、业务水平和管理能力。军队药材保障能力评估按照科学性、可评价性、系统性原则实施。

首先，确定药材保障能力评估的主要项目和内容。①资源配置情况：包括机构、人力、设备、经费、信息五类要素资源的配置情况。例如，机构资源配置按照仓库、药检所、维修站、供应站等分类评估；人力资源配置区分高、中、初级专业技术人员等。②业务技术水平：从药材保障专业机构的职能入手，按照供应能力、储备能力、检验能力、维修能力、运输能力四方面评估。例如，供应能力包括筹措能力、配送能力；储备能力包括仓储能力、仓储准确性、收发货能力、仓储安全性；检验能力包括年药品抽检批次、人均药品抽检批次、年检验总天数、最大药品抽检能力；维修能力包括年设备修复总量、年人均设备修复总量、年设备修复率、年人均设备修复率；运输能力包括及时交货能力、车辆运输安全性等。③保障任务经费：从保障范围和保障经费两方面评估。例如，保障经费包括保障单位总数、保障个体总数、保障半径；保障经费包括年均保障经费、年均保障消耗金额。④战备与管理：从卫生战备训练和组织管理能力两方面评估。例如，卫生战备训练包括药材保障计划、战备训练预案、年均参加演练次数；组织管理能力包括部门协调能力、业务处理能力、领导干部素质、硬件配置水平、信息管理系统利用能力、管理人员培训等。

其次，针对每个评估项目，建立具体评估指标。经过专家咨询等方法，为每个评估指标建立相应的评估标准，实现评估指标的量化与标化。

最后，组织对药材保障机构或药材保障环节的能力进行评估，通过专家打分、调查座谈、数据分析等方法，得出保障能力的结论。同时，发现问题，提出对策建议。

（刘 源）

tǔdì gémìng zhànzhēng shíqī wèiqínshǐ

土地革命战争时期卫勤史

（history of health service during the Agrarian Revolutionary War） 1927 年 8 月～1937 年 7 月，中国共产党领导中国工农红军反对蒋介石集团反动统治进行的革命战争时期的卫生工作历史。红军卫生工作从无到有，在组织机构、战伤救治、卫生防疫、医学教育、药材供应等方面，逐步发展、健全，做了大量的基础性工作。

组织建设 八一南昌起义后的武装部队中，多无卫生组织机构，有的虽有卫生机构，但不健全，有的虽有一些人员负责救护工作，但没有真正的医疗技术人员。1927 年 9 月，南昌起义部队在潮汕战斗失败后，朱德率余部向赣南进军，部队中卫生人员只有段治中等 2～3 人。1927 年 9 月 29 日，毛泽东在三湾对秋收起义部队进行改编，成立卫生队，将原来随各连行动的伤病员统一集中到卫生队，由卫生队负责治疗管理，曹鑅任队长，何长工任党代表。同年 10 月 7 日，以中国工农革命军第一师第一团卫生队的人力物力为主在江西茅坪的攀龙书院旧址组建了茅坪医院，曹鑅任院长，赵仲发任党代表。1928 年 4 月，南昌起义部队和秋收起义部队在井冈山会师，组成中国工农革命军（6 月改称工农红军）第四军，红军到达井冈山后即在宁冈茅坪建立医务所，后来扩建为红军医院（图 1）。红军医院迁至大井后，收容伤病员的数量增加，但医生和药品异常缺乏，主要采用中西医两法治疗伤病。1928 年夏，为使伤病员集中居住，便于治疗、管理，在小井建立医院。毛泽东把建设较好的红军医

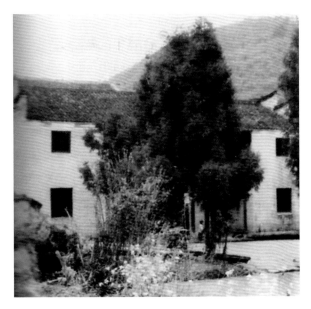

图1 红军最早建立的医院—茅坪红军医院旧址
(资料来源:《中国军事医学史图集》)

院,视为巩固革命根据地的3项措施之一。1929年,红四军在长汀整编时成立军医处,纵队设卫生队。

湘鄂西红军部队建立初期只有少数中医,1929年5月,为加强伤病员的医疗救护,成立1所野战医院,7月又开办了一些后方医院。1930年,红军第二军团成立总指挥部医院,院长为张典吾,各师、团也建立了卫生机构。1931年5月,成立湘鄂两革命军事委员会军医部,李谷生任部长。

鄂豫皖红军部队于1929年5月在湖北黄安刘家园成立了1所红军医院,林之翰任院长。1931年2月,医院扩大,迁至箭厂河,改编为鄂豫皖革命军事委员会总医院,孟汛然任院长。1931年11月,成立红军第四方面军总指挥部总医院,苏井观任院长。

广州起义后,参加起义的部队组成中国工农红军第四师,该师成立军医处,贺诚任处长。百色起义部队组成的红军第七军设有军医处,吴清培任处长。闽浙赣、海陆丰、琼崖、陕北红军部队及东北抗日联军也都编设有卫生机构和卫生人员。

1929年12月,在福建古田召开了中国共产党红四军第九次代表大会,总结建军经验,确立人民军队的建军路线,同时也提出了人民军队卫生建设的指导原则。古田会议把军队卫生工作列为人民军队建设的重要方面,强调军政机关要加强对卫生工作的领导,健全卫生机构,优待伤病员,加强卫生人员的思想教育,改进医疗作风。

1931年11目25日,成立中华苏维埃共和国中央革命军事委员会,下设总军医处,贺诚任处长,1932年9月改为总卫生部,贺诚改任部长(图2)。1932年以后,红军第一面军各部队卫生机构有了基本统一的编制,方面军、军团编设卫生部,师编设卫生处(后改为卫生部),团编设卫生队,连设卫生员。医院当时根据任务分别编有后方医院、野战医院、预备医院、兵站医院,另有伤残休养所。红军第四方面军卫生工作则由各级医院领导。1935年6月,第一、第四方面军会师后,统一卫生机构编制,军、师设卫生部,第四方面军卫生部由军委总卫生部兼。1936年6月,第二、第六军团和第四方面军会师后,军委总卫生部不再兼第四方面军卫生部,成立了第四方面军卫生部,苏井观任部长。7月,成立第二方面军卫生部,侯友成任部长。

1936年10月,第一、第二、第四方面军在甘肃会宁会师后,三个方面军统一整编,重新组建了军委总卫生部。军委总卫生部在业务上领导野战卫生部(由总卫生部兼)和后方卫生部。军委总卫生部部长贺诚,副部长姜齐贤;后方卫生部部长姬鹏飞。第一方面军卫生部部长姜齐贤(兼),第一军团卫生部部长叶青山,第十五军团卫生部部长钱信忠。第二方面军卫生部部长侯友成,第二军团卫生部由方面军卫生部兼,第六军团卫生部部长顾正均。第四方面军卫生部部长苏井观。

随着机构的建立、健全,中央军委和军委总卫生部陆续制定和颁发了一系列卫生工作规章制

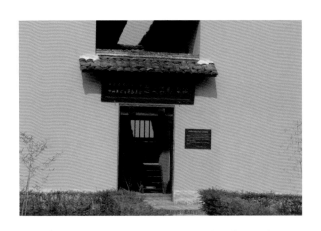

图2 原址基础上新建的中央革命军事委员会总卫生部

(袁永林供图)

度。1932 年 1 月，建立了统一报表制度；1932 年 6 月，颁发了《卫生法规》；1932 年 10 月，军委向全军颁布《关于开展卫生运动的训令》，同时下发了卫生员工作大纲，经过一年实践后改为《连一级卫生勤务》正式颁发。1933 年 6 月，中革军委颁发统一的编制，方面军、军团、师设卫生部，团设卫生队，连编卫生员，同时将医院分为野战医院、兵站医院、预备医院和后方医院 4 种类型。1933 年 7 月，颁发《战时医院卫生勤务》《红军战士入伍体格检查标准》，1933 年 3 月 17 日，颁布病员入院手续；7 月 10 日，公布伤病员出院检查制度；10 月 27 日，颁布《暂定传染病预防条例》等（图 3），指导部队普遍开展群众性卫生运动，预防疾病的发生。

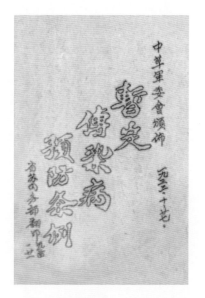

图 3　军委颁布的《暂定传染病预防条例》
（资料来源：《中国军事医学史图集》）

战伤救治　在战争的实践中，红军部队卫勤务和战伤救治技术不断发展提高，逐步完善了卫勤组织和各项工作。在第一次反"围剿"作战中，部署两所医院随军团行动，担负伤员收转任务。作战中发生的 295 名伤员，大部送往位于兴国县茶岭山区的红军医院救治。第二次反"围剿"作战中，共发生伤员 1692 名，由于战线延长，设立了伤兵转运站。同时，规定军团野战医院为救治 1 个月内能治愈的轻伤员，建立了轻伤留治制度。第三次反"围剿"作战中，共发生伤员 3354 名，为使伤员有秩序地医疗后送，建立了初步检伤分类制度，并使用了医疗后送文书。在第四次反"围剿"作战期间，军委于 1932 年 8 月 14 日确定组织转运伤兵委员会，规定了在转运途中设立兵站，伤员在兵站裹伤分类。1933 年 1 月 19 日，总司令部发布通令，规定各军团司令部必须加强与卫生部门的联系，作战情况应及时通告卫生部门。红军在第五次反"围剿"作战中，逐步形成了群众性救护组织，如排设立了卫生战士；连成立了由副指导员负责，卫生员、通讯员、文书、炊事员等人参加的抢救组。1934 年 1 月，总卫生部提出"一切为了伤病员""一切为了部队健康"的口号，成为卫生部门的工作方向与重要原则和广大医务人员的行动指南。

由于王明"左"倾教条主义的错误领导，红军未能粉碎国民党军的第五次"围剿"，第一方面军于 1934 年 10 月撤出中央根据地开始长征。留在中央根据地的 20 多所医院和 8000 多名伤病员，由新组成的中央军医卫生部（陈义厚任部长）领导管理。此后，红军第四方面军和红军第二、第六军团也先后撤离川陕根据地、湘鄂川黔根据地开始长征。红军主力长征后，留在根据地的红军部队，在异常艰苦的环境中坚持 3 年游击战争，部队卫生人员克服各种艰难困苦，设法救治伤病员。参加长征的部队，脱离根据地，经常处于行军作战之中，卫生工作尤其困难。广大卫生人员在药品奇缺的情况下，采用中草药和各种土方土法为伤病员医伤治病，运用各种手段做好红军在过雪山、草地等极端困难条件下的卫生工作，为挽救大批革命战士的生命做出了重要贡献。

卫生防疫　红军部队生活环境艰苦，卫生设施缺乏，部队发病较多。为此，红军十分重视卫生防疫工作，逐步建立了各项卫生防疫制度，在井冈山斗争时期就规定了洗澡、洗脚、理发、打扫卫生和厕所卫生等工作制度。同时，随着从上到下建立的卫生组织体系，成立了各级卫生委员会，指导开展卫生运动。1932 年 9 月，第一方面军召开第三次卫生工作会议，对部队卫生防疫工作作了专门决议，规定了卫生、防疫和卫生宣传工作的内容和方法，主要包括个人卫生、公共卫生、行军卫生、医院卫生与个人防疫、团体防疫、防疫设施、消毒方法等多个方面；规定了每个伙食单位要组织一个卫生委员会，负责卫生管理，要利用各种方式宣传卫生知识，发动群众，进行竞赛，检查评比。这次会议具体总结了部队卫生防病经验，提出了一整套具体可行的卫生防疫措施，充分体现了预防为主的指导思想。根据部队多发病情况，1932 年军委总卫生部根据当时疟疾、痢疾、疥疮、小腿溃疡等发病严重的情况，向部队发出加强防治"四种病"的号召，12 月，专门开办训练班培训连卫生员，主要讲授预防"四种病"的知识。

1933 年 1 月，军委决定每连编设 1 名卫生员，军委总卫生部同时制定下发了《卫生员工作大纲》。同年 10 月，军委发布《暂定传染病预防条例》，规定了霍乱、天花、痢疾、肠伤寒与白喉五种传染病的报告制度和隔离消毒措施。卫生部门利用各种时机，推动卫生工作。1934 年 1 月 15 日，在召开第二次全苏维埃代表大会时，中央内务部卫生管理局和军委总卫生部专门编写了《卫生常识》赠给会议代表。

为加强防疫工作的统一领导，1934 年 3 月 10 日，成立了中央防疫委员会，由贺诚任主任。各级政府和部队也建立了相应的组织，领导卫生防疫运动。中央防疫委员会成立后，决定立即开展卫生防疫运动周，3 月 16 日～23 日，各地普遍进行卫生扫除，疏通沟壑，整治饮水水源。

医学教育 红军部队日益壮大，医务人员的数量和水平已远远不能满足形势发展和作战的需要。虽然从国民党军中俘虏和起义的一些医生，经过教育后扩充了卫生队伍，但人数很少。为培养补充卫生干部，中央军委于 1931 年 11 月批准创办红军军医学校。1932 年 2 月，红军军医学校在江西雩都县（今于都）正式开学（图 4），贺诚兼校长，陈志方任教育长，教员有彭真（原名彭龙伯）、李治等。军医学校按照毛泽东的指示，把"培养政治坚定、技术优良的红色医生"作为根本办学方针，从部队实际需要出发，采取短期速成教育，因陋就简，克服各种困难坚持教学。由于部队迫切需要大量的医务干部，学校采取了一年制短期速成的学制，课程以战伤和多发病的防治为重点，讲课内容少而精，简明实用。

1932 年 8 月，军医学校随红三军团行动后返回兴国县北面的茶岭复课，和红色总医院在一起，由彭真任校长，王立中任政委。1933 年 5 月，该校改名为红军卫生学校。1933 年 6 月，彭真调任红一方面军卫生部部长，军医学校由陈义厚任校长，王斌任教务主任，教员有李治、孙仪之等。1933 年 8 月，学校由茶岭迁至瑞金。傅连暲主持的红色义务学校并入红军卫生学校，中央红色医院作为附属医院。红军卫生学校制订了教学制度和教学计划，划分了基础、临床、实习的教学阶段，教学质量有了相应的提高。自学校成立到 1934 年 10 月长征开始，共培养了学员 686 名，其中军医班 181 名，调剂班 75 名，看护班 300 名，保健班 123 名，研究班 7 名。

红军第二军团于 1930 年 8 月在洪湖地区成立军医讲习所，并在野战医院办有医训班和看护班。鄂豫皖红军第 1 军于 1930 年 8 月开办了红军医务训练班。红军第四方面军进入川陕后，于 1933 年在训练班的基础上成立了卫生学校，苏井观任校长。闽浙赣红军第 10 军于 1930 年也开办了医训班，培训卫生人员。

为提高卫生人员的技术水平，各部队除办各种训练班培养外，对在职学习都非常重视，多采取能者为师、师傅带徒弟的办法，做什么，学什么，遇到什么伤病就讲什么伤病。军委总卫生部为交流工作经验，出版有《健康》报、《红色卫生》杂志、《卫生讲话》等报刊，并编印一部分业务参考书发给部队卫生人员，如《内科学》《临症便览》《最新创伤疗法》等。红军卫生学校编印的各种教材，也下发部队供在职学习。红军第二军团和红军第四方面军卫生部门也编印有卫生小报和教材下发部队学习。

药材供应 红军部队医药物资十分缺乏，早期主要靠缴获敌军的医药物资和运用中医药治疗。1928 年 5 月间，红军打下永新县城，获得五、六百担药材，部队将这些药材运到距茅坪不远的茶山源，在这里设立了最早的红军药材库。1932 年，在中央革命根据地瑞金北的琵琶垄开办卫生材料厂，后来迁至瑞金，能生产部队需要的部分卫生材料和药品，如脱脂棉、纱布、漂白粉、酒精等，丸散膏丹都能制造，出产的药品以片丸为主，如治疗伤风感冒的中药丸、痢疾丸等，水剂能生产龙胆酊、碘酒等，厂内有检验室，能够进行药品质量检验。

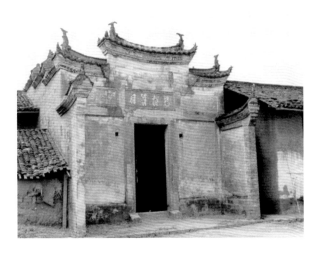

图 4 在江西于都创办的红军卫生学校
（资料来源：《中国军事医学史图集》）

在器材方面能够制造钢镊子。许多部队根据条件与可能，也自行制作一些医疗器材、药品。红军每占领一个城镇时，都注意购买药品。第一方面军总司令部于1931年2月曾通知各部队到新区"须注意尽量多买西药"。湘鄂西根据地组织过一支专门搜集药材的先头部队，部队占领城镇后收购中西药材，并负责运回根据地。

(高恩显 余漩)

kàngrì zhànzhēng shíqī wèiqínshǐ

抗日战争时期卫勤史 (history of health service during the War of Resistance against Japan)

1931年9月~1945年8月，中国共产党领导的八路军、新四军、东北抗日联军、华南人民抗日游击队等中国抗日武装反抗日本法西斯侵略期间的卫生工作历史。这一时期的卫生勤务，为适应抗日游击作战的特点，在极其艰苦条件下开展工作，保障了战争的胜利。

卫勤组织 抗日战争爆发初期，卫生机构设置变动较大。1937年8月，军委设总卫生部，贺诚任部长，刘惠农任政委；军委总卫生部领导陕甘地区各部队卫生工作和后方医院、残废医院、军医学校；八路军设总军医处，由军委总卫生部兼，各师设军医处，各旅设卫生处。后因贺诚去苏联，刘惠农随野战部队到抗日前线，军委总卫生部已无工作机构，改为军委卫生部，姬鹏飞、孙仪之先后任部长。1938年7月，军委重新组成总卫生部，姜齐贤任部长，刘惠农任政委。1938年10月，新四军设军医处，姬鹏飞任处长。八路军设前总卫生部，孙仪之任部长。1939年5月，军委总卫生部制定了《卫生部门暂行工作条例》，军委总卫生部设医政、保健、材料、供给和总务五个科，另设秘书室、医疗巡视团。八路军设卫生部，姜齐贤、孙仪之、钱信忠先后任部长；师设军医处，直辖1所野战医院；旅设军医处，直辖2个收容所；团设卫生处，营设医生，连设卫生员。新四军军医处后改为卫生部，沈其震、崔义田先后任部长。军委系统、中央直属机关和陕甘宁边区政府系统的卫生工作由军委总卫生部、中央卫生处和边区政府卫生处管理。1939年6月，军委组建总后勤部，下设政治部、供给部、卫生部，饶正锡任卫生部长。1942年6月，成立陕甘宁晋绥联防军卫生部，负责延安地区和晋绥部队的卫生工作，苏井观任部长，饶正锡任政委。1944年以后，卫生机构发展较快。到抗战胜利前夕，发展到6个大军区卫生部、32个省级军区（纵队）卫生部、148个旅（军分区）卫生处。1945年9月，再次组成军委卫生部，苏井观任部长。

随着军事政治斗争形势的变化，医院的发展可分为三个阶段。抗战开始时，有6所医院和3个师野战医院，有3000多张床位。到1940年，已增至31所医院和59个休养所。1939年2月朱德、彭德怀签发《关于医院组织标准》的通令，对医院类型、编制、制度等做了规定。八路军师、旅的野战医院按部队总人数的3%编设床位，各类型医院都以所为单位，每所编62人，收容伤病员200名。1939年

11月，白求恩在前线去世。为纪念白求恩，中央军委将延安八路军军医院改名为白求恩国际和平医院总院（图1）。1941年至1943年上半年，日军残酷扫荡八路军根据地，医院精简压缩。1943年下半年开始，医院又得到发展，到抗战结束时，二级军区以上后方医院26所，旅、军分区休养所109个，可收容3万多人。主要的医院包括延安的白求恩国际和平医院总院、晋察冀军区的白求恩国际和平医院第一分院、第129师的白求恩国际和平医院第二分院、山东军区后方医院、新四军后方医院等。

医疗后送 抗日战争中，各级卫生部门在分散游击战争的艰苦环境中，依靠人民群众的支援，积极进行伤病员医疗后送，有效地减少了残疾和死亡。8年中，仅据晋察冀军区、晋冀鲁豫军区、晋绥军区和新四军统计，收治伤病员74万余名。抗日战争期间，伤病员医疗后送有完整的组织系统和技术要求。八路军卫生部制定的《暂行卫生法规》第七章《救护工作条例》和姜齐贤部长所著《持久抗战中卫生勤务的实施》中，对战伤救治都有明确规定和论述。

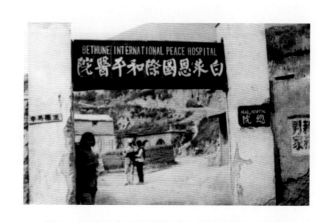

图1 迁到延安刘万家沟的白求恩国际和平医院

(资料来源：《中国军事医学史图集》)

1939 年，白求恩大夫总结实践经验写出《游击战中师野战医院组织与技术》，对战伤救治做了较系统的论述。战伤救治基本上分为 4 个阶梯。①营连火线抢救：由连队卫生员实施。连卫生员一方面为伤员包扎、止血、固定，并把伤员背扶到安全地点，另一方面指导战士自救互救。营医生协助主攻连队完成火线救护任务。②团卫生队救护：战时展开救护所，任务是检查包扎，填写伤票，止血、固定、注射破伤风抗毒素（数量不多），组织担架前接伤员，留治 1 周内可治愈的伤员。③旅（分区）卫生处救治：战时在距火线 5 千米处展开救护所，任务是抢救休克伤员，早期清创，对胸腹部伤施行手术处置，组织担架连和民工担架前接伤员，留治半月内能治愈的伤员。④军区或军分区医院收治：医院专科治疗水平不高，一般军区医院能做胃肠修补、吻合、气胸、脓胸的手术处置，四肢离断、血管结扎等。设备也极简陋，较好的医院只有小型 X 线机、显微镜和外科器材。

新四军的医院因距上海、南京等大城市较近，较早开展了化验工作。普通医院只有简单的外科器材和换药篮子，没有固定的院址，伤病员分住在老百姓家中，遇敌扫荡，随时转移。尽管条件差，但广大卫生人员高度发扬了救死扶伤的革命人道主义精神，全心全意为伤病员服务，较好地完成了任务。战创伤种类多为轻武器伤，据晋察冀军区 1943 年对 2411 名伤员统计，贯通枪伤占 42.6%，盲管枪伤占 10.2%，炸伤占 30.1%，刀伤占 0.8%，刺伤占 3.2%，挫伤占 10.3%，其他伤占 2.8%。负伤部位则以四肢伤为主。据八路军野战卫生部 1944 年对 19 139 名伤员统计，头颈部伤占 8.8%，躯干伤占 19.4%，阴臀部伤占 9.7%，上肢伤占 27.6%，下肢伤占 34.5%。疾病类型则以传染病为主，包括疟疾、痢疾、疥疮、回归热和斑疹伤寒等。据统计，晋察冀军区抗战八年部队疟疾发病累计 71 552 人，约占伤病员总数的 33%；太行军区疟疾高达各类疾病的 25%；新四军第二师疟疾发病率达 45%。

卫生防疫　敌后游击战争，部队化整为零，处在穷乡僻壤，风餐露宿，衣食不济，卫生条件极差，传染病易于发生。做好卫生防疫工作，对保障官兵身体健康和作战胜利有重要意义。因此，各级军政领导非常重视卫生工作，军委主席毛泽东、副主席周恩来、总司令朱德等多次深入部队、医院、学校进行检查，作出指示，预防重于医疗的思想比较明确。军委卫生部制定的《卫生部门暂行工作条例》，规范了全军卫生工作，对环境卫生、饮食卫生、行军卫生、个人卫生规定细致，要求严格，而且经常检查评比。八路军总卫生部制定了《暂行卫生法规》下发全军执行，该法规共八章，其中有两章是卫生防病工作规定。在法规中还提出部队卫生管理，卫生机关负有全责，但"卫生管理用行政的、政治的力量来推进，才能使部队卫生工作更深入、更实际、更彻底、更普及起来"。在第八章"部队卫生制度"中明确规定了八条卫生纪律。新四军军部于 1941 年颁布《夏季卫生工作大纲》，1943 年颁布《夏令卫生应有设施规定》，对部队卫生制度作了明确的规定。部队每到一地，清扫院落，保护水井、修筑厕所。为了把住病从口入关，预防肠道传染病的发生，多数连队都分工一名副职干部和群众推选出来的伙食管理委员一起组成伙食管理委员会，负责管理伙食，经常深入伙房检查饮食卫生；卫生部门每年要对炊事人员做健康检查，患肠道传染病者调离伙房；山东纵队 1940 年第一届卫生工作会议上提出了"提倡公筷"和"实行分菜吃"。对传染病、多发病有针对性地采取预防措施。地区不同，发病情况各异，华北部队以疟疾、痢疾、疥疮为主；华东部队以血吸虫病、伤寒、霍乱、疟疾为主；东北部队以斑疹伤寒、冻伤、消化不良为主。各部队都从当地条件出发，中西医并举，防治结合，通过疫苗预防接种等控制疫病流行。为提高部队卫生素质，利用上课、办墙报、文艺演出、卫生展览等方式，经常进行卫生教育。同时大力开展群众性卫生运动，收效良好。

医学教育　坚持为战争服务，为部队服务，为全体抗日军民服务的方向。游击战争环境，大量开办学校非常困难，在职学习训练格外重要。各部队以能者为师，利用战斗间隙，采取上课、讨论、自学等方法进行训练，需要什么学什么，急需什么补什么，在实践中学习提高。在时间安排上，1941 年以后八路军大都执行"四二制"，即每周四次学业务，二次学政治。为实施在职训练，各部队克服纸张、油墨、印刷设备等困难，印制学习材料。军委总卫生部出版有《国防卫生》杂志，一二九师出版有《卫生月刊》，晋察冀军区出版有《卫生建设》，山东军区出版有《山东军医杂志》。同时，各军区还印制了一批学习材料，如《急救法》《护病法》《生理解剖大要》《内科学》《外科学》等，保证了在职学习的需要。八路军旅以上卫生机关，大都办有短期训练班，卫生领导干部亲自教学。每班学习时间多在半年以内，最短的仅为3~5天。较大的医院还办有护士学校或护训班。短训班以训练初级卫生人员为主。1937年只有一所红军卫生学校改编的八路军军医学校，后改为卫生学校，1940年扩建为中国医科大学（图2），王斌任校长，饶正锡任政委。八路军前总卫生部卫生教导大队、各师的卫生训练队都扩建为以培训军医为主的卫生学校。1941年7月，华中卫生学校成立，1942年秋又创办了华中医学院，新四军各师、旅相继开办卫生学校和分校。各校基本采取短学制，多为二年制和一年制，只有中国医科大学开办了四年制的医科班和三年制的药剂班。课程内容以战伤救治和部队多发病防治技术为重点，基础理论从简。仅据中国医科大学、十八集团军卫生学校、晋察冀军区卫生学校、晋绥军区卫生学校和山东军区卫生学校不完全统计，抗战八年共培养医药卫生干部3000余名，各种短训班共培养卫生人员上万名，使迅速扩大的部队及时补充了卫生人员。

药材供应　抗日战争爆发后，抗日部队频繁对敌作战，伤病员较多，药材消耗大。由于国民政府断绝供应，加上日军严密封锁，国际支援很难运达，部队药材保障只能多方面多渠道筹措，主要包括创办制药厂自行生产，就地取材大力采用代用品，社会募集和友好支援，到敌占区去采购，战斗中缴获等方面。从总部到各军区、各部队的卫生机关，都十分重视药材的生产补给，积极创办制药厂。制药厂以研制生产中药为主，就地采集原料，制成丸、散、膏、丹、配制少量注射剂；卫生材料次之，也生产部分西药。主要的药厂包括1938年底建成的八路军卫生材料厂，后改称八路军制药厂，对外称陕甘宁边区难民工人制药厂，由军委卫生部直接领导，生产的药品主要供中共中央机关及八路军总部直属部队使用；1939年春成立的十八集团军前总卫生部制药所，主要利用当地中草药资源加工生产几十种中成药和酊水剂，1940年5月改名为卫生材料厂，1941年与一二九师制药厂合并，称为十八集团军野战卫生部卫生材料厂。各根据地所缺药材，都由各地自筹。一些必需的西药如碘片、破伤风抗毒素、疫苗等，则由共产党地下组织和商人从敌占城市采购。宋庆龄及其领导的"保卫中国同盟"和香港同胞、海外华侨，也捐助一部分药品器材。1938年9月，经修改后的《暂行卫生法规》所附"药物使用标准表"中，列出了常用药物139种、医疗器械105种，并按师军医处、旅军医处、团卫生队、甲、乙、丙三类医院，甲、乙、丙三类卫生所，规定了不同的配发标准。1941年6月，八路军野战卫生部将药材配发标准改为份数制，每一份包括20种最常用的药品，按医院、部队、机关，确定每种药品的数量，部队每2000人发一份（按发10%计算），医院每个医疗所发一份（按收容200人计算）。1945年2月，晋冀军区颁布了《关于各级卫生机关卫生人员医疗器材配备的规定》，将医疗器械分为三类，第一类属手术器械，第二、第三类属医疗用具，每类又分甲、乙、丙三种。药材供应采取统筹与自购相结合，上领与下送相结合的方法。

国际医疗支援　抗日战争是反侵略的正义战争，得到了全世界爱好和平的人民及友好国家的同情与支援，派出医疗队和医务人员到八路军中工作。1938年1月，美国和加拿大共产党派出了以亨利·诺尔曼·白求恩（Henry Norman Bethune）为首的3人流动医疗队，3月，该医疗队到达延安，为干部体检，为伤员手术治疗，到7月后仅白求恩一人坚持在晋察冀军区抗日前线救治伤员。1939年11月12日白求恩于河北省唐县黄石口村逝世。

1939年2月，印度总理尼赫鲁和国大党派出由5名医生组成的援华医疗队，队长爱德华，队员有柯棣华、巴苏华、卓克华、木克华。其中柯棣华（Dwarkanath Shantaram Kotnis）1941年11月被任命为白求恩国际和平医院

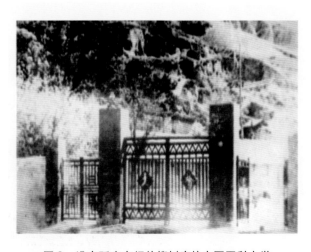

图2　设在延安东门外柳树店的中国医科大学
（资料来源：《中国军事医学史图集》）

院长，1942年12月9日因癫痫发作医治无效逝世。苏联的阿洛夫（Орлов）、美国的马海德［原名乔治·哈特姆（George Hatem）］、德国的汉斯·米勒（Hans Miller）、奥地利的罗生特［原名雅各布·罗森费尔德（Jacub Rosenfeld）］、朝鲜的方禹铺、日本的白云等医务人员出于对法西斯的愤恨，主动参加了中国的反侵略战争，为抗日战争做出了积极的贡献。

（金有志　陈光伟）

jiěfàng zhànzhēng shíqī wèiqínshǐ

解放战争时期卫勤史（history of health service during the Liberation War）　1945年9月~1950年5月，在中国共产党领导下，中国人民解放军为推翻国民党的反动统治而进行的革命战争时期的卫生工作历史。解放战争时期的军队卫生工作发展迅速，组织机构更加完善，卫生制度更加健全，卫生人员队伍更加壮大。

卫勤组织机构　解放军战争时期，随着部队的发展，各级卫生组织机构也逐步扩编，不断完善，形成了较为完整的组织体系。在卫生行政机构中，1945年9月，中共中央、中央军委根据抗日战争胜利后的形势，重新恢复军委卫生部，苏井观任部长；1948年8月，贺诚任军委卫生部部长。1949年2月，中国人民解放军统一整编为第一、第二、第三、第四野战军和总部直属兵团，各大军区野战军成立卫生部，领导军、师部队卫生工作，主要领导有西北军区、第一野战军贺彪、曾育生，晋冀鲁豫军区、第二野战军齐仲桓、钱信忠，华东军区、第三野战军崔义田，东北军区贺诚，中南军区、第四野战军孙仪之，晋察冀军区、华北军区殷希彭、

钱信忠。卫生专业机构得到了很大的发展。各野战军和军区的医院数量不断增加，由1946年的75所增至1949年的450多所（含分院），床位增多。纵队（军）设野战医院、医疗队或野战医疗所等，师（旅）下设野战医院、野战收容所、医疗队、手术站等，虽然同级医疗机构的名称有所不同，但主要任务是基本相同的。为了加速医务人员的培养，各军区（野战军）都积极建立医务院校，大力培养医务人员。卫生防疫保健机构和药材保障机构的建设受到高度重视，为军队卫生工作奠定了良好的基础。

医疗后送　解放战争中，人民解放军卫生工作在已有经验的基础上，汲取第二次世界大战各国军队卫生勤务和战伤治疗技术的先进经验，在大兵团作战，特别是辽沈、淮海、平津三大战役中，卫生勤务和野战外科技术都有了新的发展。

解放战争初期，部队迅速扩大，卫生人员不足，各级救治机构尚不健全，任务分工也不够明确。随着战争的发展，卫生队伍的壮大，组织的健全，救治机构的展开编组分工逐渐科学、具体。尤其是1948年前后，各野战军制定了有关的规章制度，如陕甘宁晋绥联防军的《战时卫生勤务条例》、东北军区的《暂行卫生法规》、晋察冀军区的《卫生勤务暂行条例》（草案）等。这些法规性文件对各级救治机构的组织与任务、工作原则与要求都做了较明确的规定，构建了从火线到军后方的统一的合理分工、连续继承的阶梯治疗体系，保证了"伤员多而不乱后送线延长治疗不间断"。重视阵地救护工作，自救互救率和卫救率有所提高（图1）。

1946年以后，各野战军先后推广了班（排）设卫生战士参加抢救，普及群众性的"普包"（自救互救）活动；1947年6月，华东部队第二届卫生工作会议决定，把开展"普包"作为连队建设的一项经常性工作。1948年2月27日，晋察冀野战军前委发布《战救工作制度》要求："班建立卫生战士，作战时每连建立抢救组；加强战地救护教育，每两周一小时，主要内容是包扎、止血。"加强伤员分类和轻伤留治工作，纵队以下轻伤留治率达30%~60%。后送工具有了初步改进，除人力担架和马车外，开始使用汽车和火车运输，加快了伤员后送的速度。

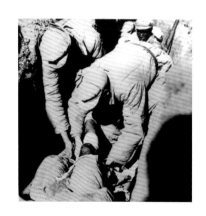

图1　淮海战役中卫生人员在前线为伤员包扎伤口

（资料来源：《中国人民解放军历史资料丛书·后勤工作》）

提倡转变医学思想和运用新疗法，使战伤治疗水平有了较大提高。1946年8月，钱信忠将在战伤治疗中重视战伤自愈功能，提倡早期切除、间断换药和石膏绷带等称为新创伤治疗法。1947年春，东北其塔木战斗中，采用新疗法治疗战伤收到良好效果。1948年1月，贺诚在东北军区卫生会议上提出，要反对将疾病孤立起来、治病单纯化的倾向，提

倡医学与社会互相联系、既治病又治人的观点，强调预防医学和防治兼施的观点。中国医科大学附属医院收容的较重伤员，有50%在40天内治愈出院，伤死率为2.1%。松江军区4个医院1975名伤员，1个月左右治愈出院的占68.8%，伤死率为1.2%。解放战争期间，不同类型战斗的伤病员医疗后送各有特点。在攻坚战中，救治机构靠前配置，组织团师联合救治，强化巷战伤员救护；在防御战中，做好后送道路被封锁情况下的救治准备，阵地防御时注意预筑卫生工事，运动防御作战时采取分散保障等；在追击战中，增加连抢救组力量，团师分多点收治伤员，建立一线伤员搜索救护组；在渡江（海）作战中，注意水上救护搬运和溺水急救，征集民船转运伤员，团师救治机构梯队行动等。

解放战争中共发生伤员104.89万名，由于卫勤组织工作和医疗救治水平的提高，有70%以上的伤员治愈归队，为部队补充了70多万有实战经验的战斗人员。同时，卫生人员也做出了重大牺牲。据第三野战军不完全统计，卫生人员伤亡4042名，其中伤3369名，亡673名，伤亡占卫生人员的8.8%。

卫生防疫　解放战争中部队迅速扩大，在全国不同地区执行作战任务，加强卫生防疫工作，保护部队有生力量，是卫生工作的重要内容。卫生防疫的基本措施主要包括：实施卫生防疫侦察，执行传染病隔离制度，加强预防接种，开展群众性卫生运动。

解放战争初期，各野战军卫生部设保健科或医保科，负责部队卫生防疫和保健工作。1948年初，东北军区开始健全了防疫工

作组织体系，即连有卫生员，营有卫生班长、防疫员，团卫生队有卫生长（与军医同级），师以上卫生部门设保健科，军区卫生部设防疫保健处。华北军区卫生部保健处还设有妇婴科，各纵队（军）设保防科，师设保防股，团设保防干事。

解放战争主要是大兵团运动战，各部队非常重视行军卫生，一是注意控制行军负重，二是保障好行军途中的饮食饮水和休息，三是强调行军着装等。注意强化阵地卫生管理，针对战壕、坑道作战空间狭小、环境卫生差等特点，成立掩埋组，及时掩埋敌军遗弃的尸体，在战壕周围喷洒消毒药，挖野战厕所等，以减少皮肤病等疾病发生。加强营养卫生保障。针对部队经常长途行军，体力消耗大，蔬菜和食油供应困难，食品品种单一等情况，通过建立健全饮食卫生制度，对炊事员和司务长进行轮训，宣传营养卫生知识，改进烹调方法，使各部队的营养状况得到显著改善。

各野战军对主要传染病加强了防治工作，重点注意了部队进入新区后多发性传染病和地方病的预防。第二、第三、第四野战军进入江南疟疾高发区后，许多部队疟疾暴发流行，发病率高达500‰~900‰。1949年，第三野战军部队进入江浙血吸虫病流行区，血吸虫感染者高达38 000多人。1947年夏，东北西满地区发生鼠疫流行，此时正值东北人民解放军进行夏秋季攻势之际，对军事行动造成严重威胁。其他如黑热病、回归热和斑疹伤寒等，均对部队的战斗力产生了较大的影响。为加强主要传染病的防治工作，各部队采取了多项措施。一是成立防疫组织。例如，为防

治血吸虫病，第三野战军从医学院校和医院派出2100多人，与部队卫生人员一起组成防疫队，开展大规模的调查和防治工作，很快查清情况，并采取有效防治措施，控制了血吸虫病的流行。为防治鼠疫，1947年8月东北行政委员会成立了防疫委员会（1948年1月改为卫生委员会）。二是建立健全防疫规章制度。例如，为控制疟疾，第三野战军二十七军制定了用好管好蚊帐的十条公约；为控制鼠疫流行，1947年8月29日东北行政委员会发出了《为防止鼠疫令》和《防止鼠疫及其办法》的通知；为防治黑热病，1946年1月新四军华中军区司令部发出了《关于部队组织群众医疗机关之指示》。三是注意实施预防接种。解放战争时期，疫苗和防疫药品的生产供应量有了较大增加。1947~1948年东北西满地区鼠疫流行，东北解放区有3个生物制品厂（所）生产了大批鼠疫疫苗，供军民接种，对控制鼠疫流行起了重要作用。伤寒、霍乱、破伤风、天花的预防接种也较为普遍，有的部队接种率达90.0%。通过大规模的疾病防治工作，使部队卫生面貌有了很大改善。

医学教育训练　解放战争时期，部队迅速增加，卫生人员和技术需求逐步扩大，军队医学教育有了迅速发展。到1949年，中国人民解放军有中国医科大学、长春医科大学、华北医科大学、华东白求恩医学院、华东军区人民医学院、西北人民医药专门学校、第二野战军医科大学、华中医学院等院校。各校以培养政治坚定、技术优良的卫生干部作为办学方针，从面向部队、为战争服务的基本教育原则出发，采取各种有效措施加速培养卫生技术

人才。各校采取短期速成学制，课程内容少而精，理论联系实际，达到学以致用。在解放战争时期，仅中国医科大学、华北医科大学、华东白求恩医学院就毕业8000多名学员，为解放战争的卫生工作做出了贡献。

各军区、野战军、纵队（军）多数设有卫生学校或医训队，学制半年到一年，课程设置与教学内容均从部队实际需要出发，是培养部队卫生干部的重要渠道，培养了大批医助、司药、化验员、技术员、护士等卫生人员。据华东军区卫生部统计，解放战争中卫生学校和医训队培养的人员占培训干部总数的72.8%。初级卫生人员通常采用集中训练与或分散训练，均由部队自行培训，训练时间一般为1~3个月。

军委卫生部和各军区、野战军卫生部，出版有多种报纸、刊物，如《中国解放区卫生资料》、《健康》报、《野战卫生》报、《部队卫生》报、《卫生建设》、《华北医刊》、《医务生活》、《东北医学》、《西北卫生》等。这些报刊刊登了大量的卫生工作指导性文章和医学新技术、新经验，对提高业务技术水平起了重要作用。同

时，还编印了大量医学图书，如《现代战争外科学》《战伤疗法》《卫生勤务基础》《希氏内科学》《实用生理学》《腹部战伤》等。

药材供应 解放战争时期的药材供应工作有较快的发展，多方开辟了药源，开办了较多药厂，自行生产大量药材，建立了比较正规的药工制度，较好地完成了药材供应工作。自办药厂生产的药物成为主要的供应来源，1948年12月统计，各药厂按全军制定的标准，可以自制50%的药品、100%的敷料，以及大部分外科器械。主要的药厂包括西北制药厂、山东新华制药厂、东北制药厂（图2）、华北制药厂、晋冀鲁豫军区卫生材料厂等。仅西北、华北、山东、东北四个规模较大的制药厂生产的药材品种、数量就占供应量的一半以上。同时，利用多渠道采购药材、缴获敌人药材、自创自制和外界支援等方式，较好地保障了大规模作战的药材供应。

逐步完善了部队药材供应组织系统，军委卫生部和各军区、野战军卫生部设有材料科（处），兵团、纵队卫生部设材料科（股），师、军分区卫生部及医院设材料股或药房。1948年12月统计，华东、华北、西北、东北、中原五个解放区，共有药材干部3977名。

药材供应管理进一步加强。1946年4月，军委卫生部通过了《司药法规草案》，其中包括司药的职责、纪

律、工作条例等。1948年初，各野战军根据各自的情况，及时健全了药材供应和管理工作制度。东北军区卫生部制定和颁发了《药品器材管理条例》。各军区、野战军都按各自情况，制定了药材供应基本标准。1948年12月，军委卫生部召开第一届全军药工会议，要求全军药材工作做到统一筹划、统一标准、统一调度，为全军药材供应统一管理打下了基础。

（高恩显　郑　然）

shèhuì zhǔyì shíqī wèiqínshǐ

社会主义时期卫勤史（history of health service during the period of Socialist）
中国人民解放军在中华人民共和国建立后的卫生工作历史。1949年10月1日中华人民共和国建立，中国人民解放军卫生工作基本上结束了革命战争时期大规模的战时卫勤保障任务，在中央军事委员会统一领导下开始进行正规化、现代化建设。军队卫勤领导管理和卫勤编制体制进行了统一调整；由战时卫勤保障为主转变为以平时卫勤建设管理为重点、平战结合的卫勤保障；从伤病防治扩大到包括选兵医学鉴定、健康普查、计划免疫、干部保健，以及各军种、兵种军事劳动作业卫生防护在内的全面卫勤保障；卫生工作管理手段也由一般的经验型管理逐步走向现代科学管理。

新中国成立和全面建设初期军队卫生工作（1949~1965年）
中华人民共和国成立时，解放全中国的任务尚未完成，各大战区卫生部门的主要工作是收治伤病员，扑灭或控制严重疫病流行，保障作战部队健康，协同各地军事管制委员会接管、整顿国民党军政系统医药卫生机构。1950年

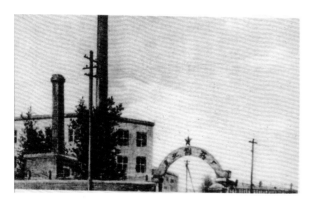

图2　1946年，东北民主联军卫生部首创中国军队
第一个大型制药厂——东北制药厂
（原总后勤部卫生部供图）

6月，军委卫生部转隶总后勤部，全军各级卫勤划归后勤部领导。1950年8月，中央人民政府卫生部与总后勤部卫生部联合召开第一届全国卫生会议，共同制定了"面向工农兵，预防为主、团结中西医"（1952年第二届全国卫生会议又增加了"卫生工作与群众运动相结合"）的全国卫生工作方针。会议还讨论明确了军队卫生工作的主要任务是加强连队卫生工作，扩大卫生宣传，健全防疫保健组织，加强对参加过革命战争的老卫生干部的业务训练，整顿医院工作，加强药材管理，团结帮助新卫生干部，总结战争卫生工作经验，制定卫生工作条例等。1951年，总后勤部颁发《中国人民解放军卫生工作暂行条例》，对各级卫生机构的工作做了统一规定。全军卫生系统经过整编和建设，医学教育体系和医院体系初步形成，并建立了医学科研机构，初步建立起全军统一的卫生工作体系，为军队卫生事业的正规化、现代化建设打下了坚实基础。

1950年，朝鲜战争爆发后，中国人民解放军派遣大批医疗机构和人员，参加了抗美援朝作战伤员救治、卫生防疫和部队保健工作，有力地保障了战争的胜利。1953年7月朝鲜战争停战后，军队进入正规化、现代化建设阶段。军队卫生工作在借鉴苏联军队卫生工作经验的基础上，首先制定和健全了一些重要的宏观性规章制度，总体上走上规范化建设路子。1954年，制定颁发了《总后勤部卫生部工作职责》，随之各单位卫生部门也相继制定了各自的基本工作制度。同年，在医院中推行科主任负责制、计划治疗制、保护性医疗制。1957年，总参谋部、总后勤部颁发了医疗预防、卫生防疫、药材供应、卫生统计4部工作教范。1960年，提出"预防为主、防治结合、全心全意为伤病员服务，为正规化革命军队的建设服务"的军队卫生工作方针。此后，制定了各项业务工作的规章制度和管理办法，编订了一些技术操作常规，为实现管理工作的制度化、规范化提供了依据。为检验和进一步完善这些制度、教范和常规，总后勤部卫生部及各大单位卫生部门曾多次组织学习，订立落实方案，并在基层卫生单位广泛进行试点，总结经验。

1954年3月，总后勤部卫生部成立了以军内医学专家为主体组成的医学科学委员会（1979年改名为医学科学技术委员会），下设数十个专业学术组织。各大单位卫生部门、各医学院校和科研机构，也相应成立了医学科委会，成为各级医学科技工作的最高学术咨询机构。在开展学术交流、科技成果评议等方面，发挥了重要作用。1956年，总后勤部卫生部组织制定了《军事医学科学研究工作十二年规划》，并纳入国家科技规划纲要。此"规划"编制了军队医学科技远景发展的总体蓝图，确定了军事医学现代化的战略方向，对促进军队医学科学技术的发展产生深远影响。在此期间，全军卫生系统先后掀起了学习苏联平战时卫生工作经验、开展技术革新、西医学习中医、爱国卫生运动等群众性热潮。军队医疗技术有了突破性发展，第四军医大学校长涂通今1956年留学苏联取得副博士学位，成为脑外科专家。1958年成功实施我国首例从小脑幕入路切除晚期听神经瘤手术（图1）。随着全军的精简整编，军队各级卫勤管理机构、医院、疗养院、医学院校、卫生防疫和科学研究机构的序列、编制和名称几经调整。到60年代中期，已形成比较完整的卫勤管理体系、医疗卫生保障体系、医学教育体系、医学科研体系和药材装备供应管理体系。

"文化大革命"和改革开放初期军队卫生工作（1966~1984年）

1966年开始的"文化大革命"，使军队卫勤领导机关受到冲击，许多干部、专家遭受批斗，大批科技人员流散。医院工作秩序混乱，科研下马，学校停课，原第二、第三、第四军医大学院址调整搬迁，军队医学教育与科研受到严重干扰和破坏。在此形势下，军队卫生工作仍然坚持各类卫勤保障，全军各医疗单位进行了医疗作风整顿，促进了医疗服务态

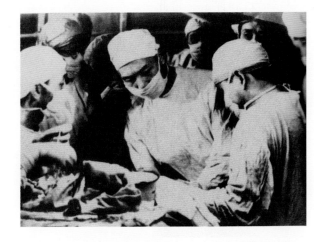

图1　涂通今和附属医院医生实施从小脑幕入路切除晚期听神经瘤手术

（资料来源：《中国人民解放军历史资料丛书·后勤工作》）

度的改善；系统地开展了疟疾防治研究、核爆炸生物效应的现场和实验研究及核辐射防护研究，并取得了一系列重要成果；组织大批医疗队常年深入农村和边防基层部队送医送药，受到群众的热情赞扬；在多次抗洪抗震救灾特别是唐山大地震中，军队卫生人员做出很大的贡献（图 2）。"文化大革命"结束后，军队卫生工作经过拨乱反正，较快地得到恢复和发展。1978 年 4 月重新成立全军爱国卫生运动委员会，制定了除害灭病规划并狠抓落实，使部队卫生面貌明显改善。1980 年，制定了师、团卫生机构的工作范围和工作制度，并多次召开不同军种、兵种不同层次的现场会，交流部队医疗防疫工作经验。

1978 年，军队医学院校恢复正规的学制和正常的教学秩序，以及医学研究生教育制度。通过补训、专科培训、出国进修等多种渠道，明显改善了"文化大革命"造成的人才青黄不接的断层现象。1980 年，遵循总政治部关于军队技术干部确定与提升技术职称和技术等级的通知精神，全军各大单位卫生部门组织试点，成立评审委员会，对卫生技术干部进行考核和评定并将此工作列为制度。

军队卫生系统参加了 1977 年的总后勤部科学大会和 1978 年的全国科学大会。通过深入学习和工作实践，明确了科学技术是生产力，落实了党的知识分子政策，科技人员勇攀高峰的积极性大为提高。总后勤部卫生部先后主持制定的军队卫生工作规划、医学科学技术发展纲要、医学技术建设规划和其他各种卫生工作建设方案，对军队卫生事业的发展起了很大的促进作用。同时，一些"文化大革命"期间停刊的杂志先后复刊，还编译了各种外军医学信息资料和专著。从 1981 年起，人民军医出版社向国内外公开发行书刊。

1977 年总参谋部、总政治部、总后勤部联合召开全军医院工作会议，明确了新时期军队医院的性质和任务，重申"医院必须以医疗为中心"的工作方针。经军委批准，从 1978 年起陆续在军队组建了一批医疗、教学、科研相结合的医疗技术专科中心，各军区、军种也相继成立了一批医学专科中心。医院的技术建设和工作管理进步明显。

1979 年和 1984～1989 年，在中国西南边境进行的保卫边境作战中，各参战部队卫勤克服了山岳丛林作战各种困难，顺利完成了战时卫勤保障任务（图 3）。并首次组织了大规模伤病员空运后送工作，伤病员医疗后送效率明显提高。

调整改革与全面发展时期军队卫生工作（1985～2019 年）

1985 年，根据中央军委全军减少员额 100 万的决定精神，全军医院总数减少 27.4%，床位压缩 29.7%，卫生人员减少 26.9%。各军区所属卫生管理部门和教学、科研、防疫机构也做了相应调整。

1986 年，根据中央军委指示，技术职称评定改为实行专业技术职务任命制度。卫生系统一大批年富力强、具有真才实学的中青年骨干被评聘为高级专业技术职务，卫生技术干部队伍更加充满朝气和活力。随着新兴带头学科和交叉学科的出现，军医大学增设了专业、系或新课程。以军医大学为主体的军队医学院校为部队培养了包括博士、硕士在内的大批人才（图 4），使全军卫生干部的学历层次和学术水平不断提高，基本满足了军队卫生工作对人才的需要。

全国和全军后勤科学技术大会以后，军事医学科学技术研究

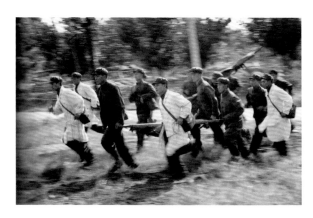

图 2　1976 年 7 月，解放军医疗队奔赴唐山震区
（资料来源：《中国军事医学史图集》）

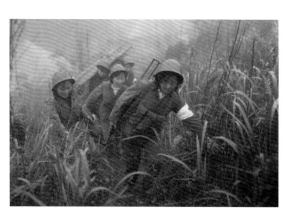

图 3　某野战医院三八女子救护队
（资料来源：《中国人民解放军历史资料丛书·后勤工作》）

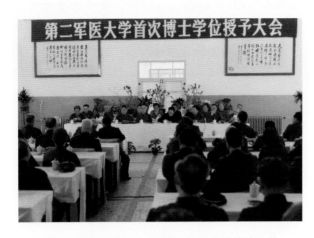

图4 1985 年 4 月，原第二军医大学首批医学博士学位授予仪式

（资料来源：《中国人民解放军历史资料丛书·后勤工作》）

和实践迎来快速发展。基础医学研究探索内容已深入分子生物学、分子免疫学、细胞融合、基因工程等高新技术领域。许多临床学科特别是烧伤、创伤外科救治技术已处于国际领先水平。核、化学、生物等大规模杀伤武器伤害的诊、防、救、治技术，已形成强势的军事医学领域，其科研成果获得国家科学技术进步特等奖。各种复杂特殊的自然环境和人为环境下的医学保障，以及在航天航空、深潜远航等各种现代高精武器装备中的医学安全防护与监护方面，均有长足的进展。

为充分发掘军队卫生机构的服务潜力，军队医院从 20 世纪 80 年代中期开始向社会开放，在满足军人伤病诊治的前提下对地方患者实行有偿服务。既促进了医院的技术建设，又弥补了军队卫生标准经费的不足。保证了广大官兵的基本医疗需求。1990 年，开始实施医院分级管理，并开展为部队优质服务竞赛活动，促进了医院各项建设的发展。经过对医院、疗养院的多次检查整顿和建设，不少医院进入国家、地区先进医院行列。

1990 ~ 1992 年，开展了全军卫生工作体制与资源（人才、装备、经费）的调查论证，摸清了全军卫生工作的基本情况，并且根据调查结果提出了军队卫生工作发展规划，制定了改革措施，促进了卫生工作的发展。1996 年 1 月，中央军委颁发《中国人民解放军卫生条例》。该条例系统规范了中国人民解放军卫生工作的性质、任务、基本制度和要求，进一步明确军队卫生工作方针为"面向部队，预防为主，中西医结合，依靠科技进步，动员全军参与，为巩固和提高部队战斗力服务"。1998 年 8 月，长江、嫩江和松花江流域发生特大水灾，部队参加抗洪抢险，军队向灾区派出了大量卫勤机构和卫生人员，出色地完成了卫勤保障任务。

1997 年 7 月 1 日和 1999 年 12 月 20 日，香港和澳门先后回归祖国。为规范香港和澳门驻军的卫勤保障工作，总后勤部先后颁发了《驻香港部队卫勤保障暂行规定》和《驻澳门部队卫勤保障暂行规定》，确保了香港和澳门驻军卫勤保障任务的顺利实施。

卫生战备建设得到进一步加强。在分析海湾战争、科索沃战争等几次高技术局部战争特点和规律的基础上，以提高高技术局部战争卫勤保障能力为目标、从组织、制度、装备、技术等方面入手，加强卫生战备建设。1996 年修订颁发了《战伤救治规则》，

1999 年颁发了《医院战时保障条令》和《卫勤分队战时保障条令》，修订了战时药材装备供应标准，为战时卫勤保障提供了基本依据。加大了应急机动卫勤力量和应急机动部队卫勤力量建设的力度，加强了战备训练。牢牢把握"为部队服务，为战备服务"的科研方向，在科研投入上向军事医学、预防医学倾斜，研制了一大批适应战时卫勤保障需要的关键技术、药品和卫生装备。

1997 年 9 月，中央军委决定在 3 年内军队再裁减员额 50 万。与之相适应，全军各类卫勤机构的数量和编制体制又做了相应的调整精简。1998 年，中央军委决定全军实施以军区为基础的联勤保障。为与卫生联勤保障相适应，1999 年总后勤部颁发了《军队卫生联勤工作暂行规定》《军队药材联勤工作暂行办法》等规章制度，并对卫勤保障体系做了相应调整。2000 年 1 月 1 日，卫生联勤保障正式运转，20 余万官兵就近就医，有效解决了传统保障体制下官兵舍近求远、就医不便等问题。军队卫勤保障方式进入新阶段。

进入 21 世纪，全军爱国卫生工作深入开展，以"全体官兵参与，共创文明卫生军营""加强综合治理，共创文明卫生军营""大力提升军营环境卫生质量"等为主题内容的公共卫生建设陆续开展。多次大型军事活动也为卫勤力量的深入建设提供了平台。2001 年，根据中央军委决策部署，全军 100 所医院开展对口支援西部地区 105 所县医院活动。

2003 年 2 月，中国发生特别重大非典型肺炎疫情，总后卫生部成立了非典防治领导小组和专家组，及时指导部队非典型肺炎及呼吸道传染病预防控制。组

织全军 19 所医院共收治军地非典患者 1102 人，治愈率达 96%。特别是在 7 天时间内，从全军和武警部队 13 个大单位的 114 所医院，紧急选调了 1383 名医务工作人员火速开赴北京，组建小汤山非典专科医院，担负支援北京非典患者收治任务。5 月 1 日～6 月 21 日，共收治非典患者 680 名，治愈率达 98.8%，全体工作人员无一例感染。2003 年 4 月，首次组派维和医疗分队赴刚果（金）执行联合国维和行动卫勤保障任务。

2004 年 5 月，全军部队开始推行军队医疗保障制度改革。改革的主要内容是，实行军人、家属、职工分类保障、实行合理医疗、建立统定结合的费用管理机制、实行持卡就医、远离军队医疗机构人员实行医疗社会化保障。2004 年 7 月 1 日，全军卫生系统将海空军部队飞行、潜艇和潜水人员的医疗、保健、疗养保障，军兵种部队的疾病监测、卫生监督和"三防"医学救援，全部纳入联勤范围。同年 10 月，经国务院和中央军委批准，军队疾病预防控制机构纳入国家公共卫生与疾病预防控制体系。

2005 年，第二军医大学东方肝胆医院院长吴孟超院士荣获 2005 年度国家最高科学技术奖，成为中国医学界获此殊荣的第一人。2006 年 6 月，国务院明确总后卫生部为"重大新药创制"和"艾滋病和病毒性肝炎等重大传染病防治"两个科技重大专项领导小组成员单位，并与国家卫生部共同作为两大专项牵头组织单位，负责专项实施工作。

2007 年 12 月，中央军委下发了《全面建设现代后勤纲要》，对后勤各专业勤务提出了"保障体制一体化、保障方式社会化、保障手段信息化、后勤管理科学化"的要求，指导和推进卫勤各项信息化建设和装备建设。

2008 年 5 月，四川省汶川县发生特大地震。军队共派出建制卫勤力量 182 支、2710 人，机动卫勤分队 215 支、4351 人，救治伤病员 80 余万人次，手术 2.2 万人次，保障 13 万救灾部队官兵身体健康和汶川、理县、茂县大灾之后无大疫。6 月，全军爱卫会下发《关于大力开展夏季爱国卫生运动，进一步加强部队卫生防病工作的通知》，紧密结合部队军事斗争准备、反恐维稳、奥运安保任务繁重、支援四川汶川特大地震抗震救灾实际，对加强全军卫生防病工作提出明确要求。同年为做好奥运会期间卫勤保障，军队累计出动卫勤力量 1000 余人，分别在 7 个竞赛城市近 60 个重点地域值班备勤，成功处置了 19 起核化生疑似事件。在各奥运场馆共接诊患者 3668 人次，治疗危重伤病员 10 人。

2009 年 6 月，经胡锦涛主席和中央军委批准，"和平天使—2009"中国与加蓬人道主义医疗救援联合行动在加蓬奥果韦·伊温多省举行。行动赢得了加蓬政府、军队领导的高度评价和人民群众的广泛赞誉，充分展示了中国军队良好形象，开辟了对外军事合作交流的新领域，是中国军队首次成建制与非洲国家军队举行的双边联合行动，也是中国军队首次与外军举行卫勤联合演习。

2009 年，全军卫勤信息化建设成效明显。推广使用战时卫勤组织指挥与保障信息系统，实现了战略战役两级卫勤机关与野战医院、野战医疗队等卫勤分队之间数据信息共享；推广使用军队疫情直报系统，实现了全军卫生机构突发公共事件和传染病疫情信息共享、数据共用；实行军职干部全军医疗"一卡通"，制作配发了军职干部医疗保健卡，完成了医院医疗卡管理软件修改任务，并将软件嵌入到全军"一号工程"中，组织全军软件应用培训；推广使用网络医疗服务系统，将体系医院与基层卫生机构联系起来，方便广大官兵就医和基层部队管理，实现了医院医疗服务和信息采集达到末端。

2010 年 9 月，全军医学科学技术大会暨第九届医学科学技术委员会全体会议在北京隆重召开。会议总结"十一五"，部署"十二五"期间的军队医学科学技术建设工作，进行科委会换届，联合出台《关于进一步深化军民融合，全面推进医学科技创新发展的若干意见》。这次会议为在新的更高起点上推进中国军队医学科技自主创新，引领全面建设现代卫勤科学发展指明了方向。

2011 年，军队卫生系统深入学习实践科学发展观，聚焦主题主线，加快转型转变，切实加强部队卫生机构"六个能力"建设，推行部队卫生人员"集中管理、派出保障"模式。

开展数字化医院疗养院建设，试点推广新版电子病历系统，完善医院、疗养院业务数据报告制度，日报告率达 100%；探索建立全军远程医学影像、病理等诊断中心，完成 100 多个远程医学站点的高清视频升级改造，实现了驻南沙部队、索马里护航编队、维和分队和 866 医院船远程会诊；电子伤票系统融入战术互联网，实现伤情实时感知和伤员快速定位搜寻；解放军总医院利用信息系统推行医院运营管理，医疗服务保障效益显著提高。

组派军事医学代表团访问美国，重启中美双边军事医学高层交往。深化与德国、意大利、泰国等国军队的双边交往，认真做好国际军事医学委员会泛亚太地区主席国工作，组团出席第 39 届世界军事医学大会。以兰州军区乌鲁木齐总医院和新疆军区疾病预防控制中心为主抽组医疗救援队赴巴基斯坦洪水灾区执行国际人道主义医疗救援任务，海军组织 866 医院船赴加勒比海 4 国开展"和谐使命—2011"医疗巡回服务，302 医院组派医疗队完成东盟地区论坛救灾演练任务。研究制定国际生物军控履约谈判方案对案，积极稳妥推进生物军控民间交流。落实尼泊尔、柬埔寨、老挝和朝鲜等国军援项目，为配合国家和军队整体外交作出了积极贡献。

2012 年，狠抓卫生战备科研和训练演练。圆满完成了卫勤保障能力检验评估。注重卫勤保障能力检验评估成果转化，针对信息化指挥手段、机动卫勤力量种类规模、大型医疗救治后送平台、卫生物资储备结构布局等方面存在的问题差距，研究制定了具体对策措施。开展航母卫勤保障、高原军事航空医学科研攻关，完成医学技术保障方舱、手术方舱、越野型急救车和卫生防疫车等 4 型 "067" 工程配套卫生装备实验定型任务，以及卫生列车设计定型试验与审查工作，研究制定快速部署方舱医院、救护直升机等新研改造卫生装备总体技术方案和工程设计方案。组织部队自救互救、营连军医一线救护、野战内外科技能、核应急医学救援、灾害应急医学救援和心理医师等专业培训，一线卫勤保

障能力进一步提高。开展海上联合医疗救护、核潜艇核事故应急医学救援、药品检验和装备维修野外联合保障等演练，参与组织"使命行动—2012"综合试验演练，有效锻炼了卫勤队伍，增强了保障能力。

首次与发达国家军队成功举行"合作精神—2012"中澳新人道主义救援减灾联合演练，轮换派遣驻黎巴嫩、刚果（金）、利比里亚和南苏丹维和医疗分队 4 批次。对口援建柬埔寨、尼泊尔、老挝等国军队医院，圆满完成对朝鲜、古巴、泰国等 8 国卫生物资军援任务，以及老挝、柬埔寨、白俄罗斯等国军政要员来华涉外医疗任务，不仅受到受援国的高度赞誉，也为配合国家和军队整体外交做出了积极贡献。

中共十八大以来，军队卫勤的主要任务是做好军事斗争准备，提高遂行多样化军事任务的能力。2014 年召开了全军机动卫勤力量建设工作会议，研究制定了 2020 年前建设规划、不同类型机动卫勤力量规范化建设与考评标准，印发了《2020 年前全军机动卫勤力量建设实施计划》。要求紧紧围绕现代后勤"三大建设任务"，按照全军后勤应急保障力量建设总体部署，统一规划、分步实施。

2014 年，在朱日和开展代号为"卫勤使命—2014"的全军首次信息化条件下实兵对抗卫勤保障演练，探索了信息化战争卫勤保障力量编组、组织指挥、战场救治、协同配合的新模式新方法，树立了实战化卫勤训练新示范，开启了实战化联演联训。

军队开始了新一轮的调整改革，军队卫勤在组织结构、力量编组、运行机制、建设重点等方面都呈现了新的发展面貌，重点

突出作战卫勤保障能力建设。2016 年 11 月 9 日，习近平在中央军委后勤工作会议上讲话时强调指出：现代战争，对一线救治时效性要求越来越高，"白金十分钟""黄金一小时"成为战伤救治的重要法则。中国军队作战部队卫勤力量急需加强，该充实的要充实，该编配的要编配，这是对战士生命负责。习主席的论述为军队卫勤的建设和发展提出了新的课题、新的挑战。截至 2019 年上半年，全军卫生系统调整改革任务基本完成，初步形成了"军委管总、战区主战、军种主建"的新型组织体系和制度体系。

（黄朝晖　朱克文　田学军）

Zhōngguó Rénmín Zhìyuànjūn wèiqínshǐ

中国人民志愿军卫勤史

（history of health service of the Chinese People's Volunteers）1950 年 10 月 ~ 1958 年 10 月参加抗美援朝战争作战的中国人民志愿军的卫生工作历史。这次战争中，中国人民志愿军的卫生工作者和志愿医疗队、志愿防疫队等人员，不怕流血牺牲，克服种种困难，完成了卫勤保障任务。共救治 38 万余名伤员（伤员治愈率为 94.3%，伤死率为 5.66%）、45.5 万余名病员（治愈率为 97.1%，病死率为 2.9%），使 49.8 万名伤病员治愈归队（统计截止时间为 1953 年 8 月）。同时，开展了反细菌战运动，控制了虫媒传染病的流行，防治了维生素缺乏病，巩固和维护了部队的战斗力。

卫勤部署　1950 年 10 月 20 日，东北军区后勤部卫生部副部长吴之理带领干部、战士 14 人入朝，在东北军区后勤部前方指挥所（简称前勤）领导下，负责战

区的卫勤组织指挥。参战各军以原供给部、卫生部为基础，成立军后勤部，军后勤部卫生部负责领导参战各军的卫生工作。

作战区（前沿阵地至兵团后方）医疗卫生机构按建制配置，连有抢救组，营设绑扎所，团、师设救护所，军设医疗所；作战时，军属 3 个医疗所作为野战外科机动医院加强给主战师，或作轻伤病留治医院。1950 年 10 月部队入朝时，兵站区（后勤分部的地域）部署有 14 所大型医院（36 个分院和所），编制 23 700 张床位。经整编至停战前，部署有基地医院 3 所、兵站医院 20 所和 1 个卫生列车护送大队，实有床位 18 500 张。兵站区医院归属后勤分部医管处领导。阵地战阶段，医院位置比较固定，分前沿医院、中途兵站医院和铁路终点的基地医院 3 种类型。后方区（中国东北地区）医疗卫生机构的部署是：东北边境口岸的安东（今丹东）、通化设伤病员分配处，共有 6000 张床位；东北地区铁路沿线设置

93 所后方医院，约 10 万张床位（图 1）。

1951 年 2 月 8 日，为加强战地医疗救护力量，中国人民抗美援朝总会和中国红十字会发出"关于组织抗美援朝医疗队的通知"。该通知对志愿卫生工作队的宗旨、组织、医疗水平、与原单位关系、服务时间、药品供应关系等问题进行了规定。截至 1953 年 8 月全国各地先后组织 159 个志愿医疗队（团）参加抗美援朝的医疗工作。其中，入朝在野战区（作战区和兵站区）工作的志愿医疗队、手术队等共 55 个（100 个小队），1350 人，包括各科专家、医师 387 人，加强了志愿军的医疗技术力量，为救治志愿军伤病员，提高部队医疗技术做出了重要贡献。

第三次战役结束后，1951 年 1 月前指卫生部在朝鲜瑞兴郡召开有参战军卫生部长和分部医管处长参加的第一届卫生工作会议，总结经验教训，提出加强卫生工作的措施：①各军在整训期间扩

大轻伤病员留治。②加强自救互救训练，培养补充新的卫生人员。③整顿医院，将原来的 14 个大型医院编为 39 个兵站医院，扩大收容伤病员。④军派手术组加强师的救治力量，做好第四次战役的准备。

1951 年 5 月，中央军事委员会决定成立志愿军后方勤务司令部（简称志后司令部）；6 月，前勤卫生部改为志愿军后方勤务司令部卫生部（简称志后卫生部），下设医政处（后称医疗后送处）、防疫处、军药处、教育处、兽医处（后改隶属志后司令部），以及总药材库、防疫大队，人员增至 106 人。部长吴之理，副部长朱直光（1953 年增阮汉清为副部长），各军卫生部改为卫生处，军后勤部一名副部长兼任处长。

1951 年 6 月志后卫生部召开第二届卫生工作会议。会议做出决议：①加强火线救护和阶梯治疗，建立伤病员分类工作制度，加速安全后送；军师加强轻伤留治工作，兵站区医院在铁路终点建立轻伤营，减少轻伤病员后送回国。②贯彻"预防为主"方针，加强部队卫生防病工作，开展夏秋季卫生运动，控制传染病流行。③简化药材供应品种标准，改进供应办法。④建立卫勤统计报告制度。同年夏季，志后卫生部还明确了兵站区医院的医院工作方针是"治疗性后送和后送性治疗"，即伤病员在后送过程中要得到应有的治疗，治疗是为了后送过程中的安全。

医疗后送 运动战阶段，救治志愿军伤员 14 万余名。5 次战役部队机动性大，参战部队各级救治机构分成若干组，按作战情况，逐级加强救护，并交替前进，紧随部队救护伤员。兵站区医院

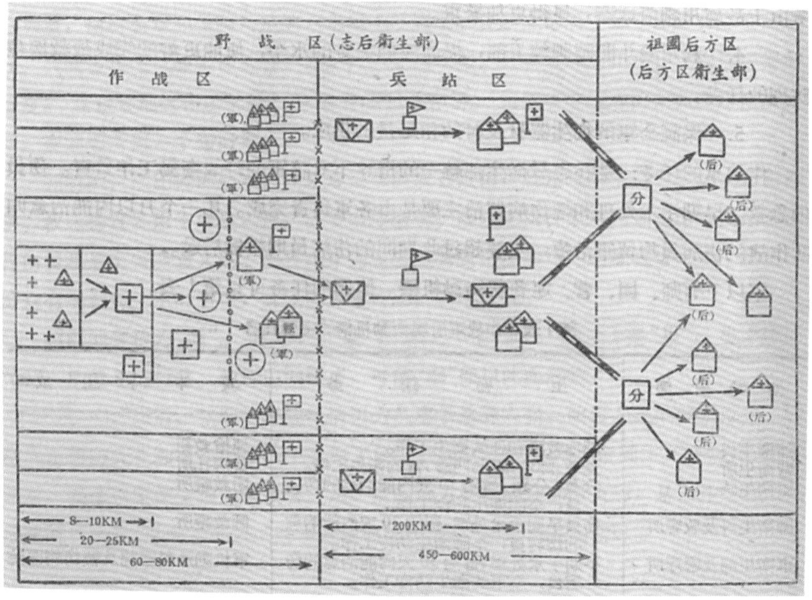

图 1 卫勤部署与医疗后送体系示意
（资料来源：《抗美援朝卫生工作经验总结》）

没有固定位置，随部队进退而转运后送伤病员。由于环境恶劣，医疗条件差，手术率低（约10%），伤死率达 6.0%。阵地战阶段，各级医疗机构的位置比较固定，构筑了坑道救护所和地下、半地下医院，改善了医疗和生活条件，加强卫生勤务的计划性、统一性。鉴于敌军以飞机、火炮不分昼夜地实施密集轰击，在前沿阵地和运输线上构成许多封锁地带，伤员后送被迫在夜间进行，速度很慢。战斗激烈时，要耽误多日，甚至遭再杀伤。雨季时，山洪暴发，江河泛滥，交通阻断。1951 年 7 月下旬~9 月上旬，朝鲜北部暴发了 40 年来未有的特大洪水，路基被冲垮，桥梁被冲毁，造成病房倒塌，伤病员无法后送，一度滞留在兵站区医院的伤病员达 90 000 余人。1952 年，敌人实施绞杀战，对兵站区交通枢纽重点轰炸，道路桥梁常被破坏，各级医疗机构遭敌袭击，针对上述情况采取了以下措施。

伤病员分类 各级医疗机构实施分类收容、分类后送，按伤员（分重伤、轻伤）、病员（分普通疾病、传染病）分类分别处置。团设分类哨，师、军医疗所设分类组，兵站医院设先头分类站，基地医院设分类队，开展分类工作。规定后送指征（适应证）及反指征。此后，后送途中伤员死亡明显减少。运动战阶段，后送途中死亡占死亡总数的 4.43%，1952 年 4 ~ 12 月降为 2.33%，1953 年 1~7 月又降为 1.12%。

早期手术 阵地战阶段有了比较安全的手术环境。伤员较多时，由军派出 1 个医疗所到师担任外科机动医院的任务，或组成手术队加强到师救护所，师一级可同时进行 7~8 台手术。改进手术工作的组织管理方法，采取歇人不歇台的办法，1 张手术台每昼夜可以完成 40 个左右的大小手术。这就使师的手术率由运动战阶段的 10%，提高到阵地战阶段的 29%~46%（平均为 37%）。

抗休克 运动战阶段志愿军各军伤员中的休克发生率为 6%~10%。为了挽救休克伤员的生命，1952 年起，志后卫生部规定自团开始建立苏醒室，室内冬季以炉子或火炕维持室温，备有氧气瓶、气管切开器、静脉切开器和输液设备，抗休克工作逐步得到改善，降低了休克发生率和死亡率。1953 年夏季反击战役中，某师休克发生率为 3.4%，死亡率为 2.0%。

野战供血 1952 年下半年，志后卫生部开始筹建野战血库。1953 年初，相继建成第 1、第 2 基地医院血库和淮阳、洗浦、新溪、金川 4 个前沿兵站医院血库，并组织后勤分部各单位人员献血。同时，国内建成沈阳中心血库，在安东设血转运站与野战区血库相连，形成了供血系统。同年 4 月 17 日，开始用运血车向战区供血（自沈阳运血到作战师约需 40 小时）。到 1953 年 7 月底，沈阳中心血库共前运血和血浆 101.5 万毫升，有 2895 名伤员接受输血。

轻伤留治 5 次战役以后，志后卫生部规定，军原则上留治 1 个月内能治愈归队的轻伤病员。军处在二线部队或没有大规模战斗时，留治伤病员时间可延长到 45 ~ 60 天。1952 年开始，把轻伤、轻病分开留治。3 年中，各军留治的轻伤病员占伤病员总数的比例分别是：1951 年为 34.9%，1952 年为 49.0%，1953 年 1~8 月为 38.1%。

伤病员后送 伤病员的后送是抗美援朝作战中最繁重、最艰巨的卫勤保障任务。从火线送 1 名伤病员到祖国边境，近者 450 千米，远者达 600 余千米。伤病员主要靠担架、汽车和回程列车运送，一般需 20 天左右才能到达东北地区的后方医院。为了减少后送途中遭敌袭击造成伤病员伤亡，一般白天待避，夜间一站一站地后送。

从火线到团的伤病员后送。最困难的是团以前后送道路常被封锁，后送工具主要靠担架，夏秋季多雨，山路泥泞，冬季积雪路滑，担架难行，速度很慢（图2）。为了加快速度，减少抬担架人员的伤亡，采取措施：①增加团以下的担架后送力量，并采取前接的方法。②采用担架短程接力后送，一般 0.5~2.0 千米设一站，逐站后送。③接转点（站）构筑伤员待避洞，做好标志，并自制一批轻便担架，逐站

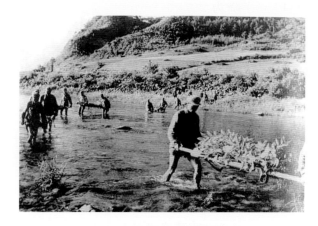

图2 团以前伤病员后送
（资料来源：《中国人民解放军历史资料丛书·卫生工作》）

交换。

兵站区伤病员后送，从前沿兵站医院至基地医院主要依靠专用汽车、回程汽车（前运物资，后送伤员）。基地医院主要用回空列车和野战卫生列车后送伤病员。1951年下半年，后勤分部卫生处设立后送科，医院设后送股和后送队，并建立了一套行之有效的后送制度。1953年5月，成立卫生列车大队，大队部设在安东，下属9个卫生列车护送队，在2个多月中运送伤病员51 736人，后送途中死亡率为0.1%，比用回空列车下降了90%。

卫生防病 入朝作战初期，曾发生大批冻伤、虫媒传染病、营养缺乏病等。转入阵地战，特别是1952年3月开展反细菌战斗争以后，大力开展群众性卫生运动，部队驻地环境和个人卫生有了较大改善，各种传染病得以控制。

第二次战役正值严寒季节，由于部队缺乏寒区作战和生活经验，防寒工作准备不足，造成部队人员大批冻伤，达51 529人。其中，东线部队冻伤发生率达22.1%，Ⅲ、Ⅳ度冻伤占27.4%。第二次战役后，部队加强了防冻教育、生活管理和卫生监督，采取防寒保暖措施，冻伤发生率下降，1952年降为2.4%，1953年降为1.5%，且无Ⅲ度冻伤。

1950年末，部队开始出现虫媒传染病。1951年，志愿军共发生斑疹伤寒5390名，回归热10 628名，发病率为18‰，有的军发病率高达29‰~38‰。1951年3月，前勤卫生部发出《春季防疫工作指示》，要求开展以防虫媒传染病为中心的卫生防疫工作，并采取以下措施：①建立疫情报告制度，对患者实行早期隔离。②开展灭虱运动，修建澡堂，建

筑干热灭虱室，发给大量灭虱药品，消灭传播媒介。同时，协助部队驻地居民灭虱。③加强卫生流行病学侦察。④注射斑疹伤寒疫苗。1951年夏，虫媒传染病基本得到控制。

部队连续作战、作业繁重，体力消耗大，运输困难又导致副食品长期供应不足，部队开始发生夜盲患者。至1952年4月，夜盲发生达到高峰，平均发病率为67‰，有的部队在一段时间内高达400‰以上，严重地影响了部队夜间作战和运输任务。采取措施：①服用松针水、动物肝脏和维生素A制剂突击治疗。②1952年开始发给部队大量维生素A制剂。③发动部队种植蔬菜、挖食野菜，改善膳食。④建立营养调查制度，发现问题及时解决。此后，夜盲发病率普遍下降，1952年7月为1.5‰，1953年2月为0.4‰。

反细菌战 1952年初，战场发现生物武器和细菌战征兆。在志愿军党委的领导下，展开了专业队伍与群众性卫生运动相结合的反细菌战斗争。①迅速成立各级防疫委员会。1952年3月，成立了以邓华为主任委员的中国人民志愿军总防疫委员会，并在志后卫生部设总防疫办公室，负责全军反细菌战的组织指挥和技术指导工作。随后，兵团到团各级都相继成立了防疫委员会，营连成立了防疫小组，由军政首长任主任委员、卫生领导干部任副主任委员，具体领导反细菌战。②划分防疫区，建立疫情报告制度。志愿军总防疫委员会按部队驻地划分了防疫责任区，明确规定，各部队在负责防疫区防疫工作的同时，还应协助当地朝鲜政府开展军民结合的防疫工作。与此同时，还建立了疫情调查、疫

情处理、消毒隔离制度，颁布了简明易行的个人和集体卫生防疫守则，通令全军执行。③普遍施行预防接种。组织供应大批疫苗，对部队和附近居民进行紧急接种。④建立专门的防治机构。志愿军总部设有机动防疫大队，各军、师、分部、兵站均有防疫队，团设防疫小组；成立了7个野战机动传染病医院。从国内调来专家建立了成川基地检验队和淮阳、沙里院、谷山前线检验队，与军、师卫生人员密切配合，形成一个比较完善的疫病防治系统。⑤各基层单位成立对空监视及扑灭小组，发现敌投撒物，立即上报，并赴现场扑灭，采集标本上送检验，对投撒区进行严密观察，疫区进行封锁。⑥组织供应部队大批消毒、杀虫药品。⑦开展群众性卫生防疫运动。在全军进行卫生防疫宣传教育，开展群众性卫生运动，消灭蚊蝇和老鼠，搞好环境和个人卫生。由于各级领导重视，专家科学指导，在全体指战员和卫生人员的努力下，敌军细菌战的图谋未能得逞，志愿军全军的卫生状况也因开展群众性卫生运动而得到改善（图3）。

药材供应管理 志愿军出国作战所需药材均由国内供应。3年中，国内供应药材达1.9万吨，保证了伤病员救治和卫生防疫的需要。

作战初期，药材供应方法是国内分发和战地重点补充。部队出国时，每个军在东北军区领取1.0~1.2万人份战救药材，因运力不足，采取卫生人员自背药材的方法，保证最低需要。3次战役后，所带药材消耗将尽，随即由东北军区派药工干部带一批药材于1951年3月6日赴朝鲜成川，组建野战药材库，有重点地

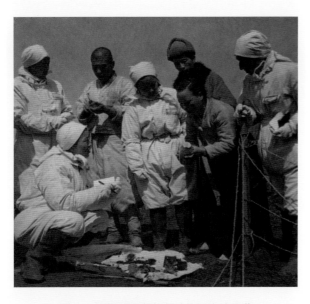

**图3　志愿军防疫专家对美军施放细菌
地区进行调查**

（资料来源：《中国人民解放军历史资料丛书·后勤工作》）

直接补给各军和分部医院。1951年6月志后卫生部在成川附近的一个大山洞组建了总药材库，负责志愿军药材的供应和分发。1951年6月，召开志愿军药材供应工作会议，对药材供应方法做出了若干临时性规定，要求后方区将药材由大包装改为小包装和简化供应品种标准。1952年，运输情况好转，供应工作更为主动。1953年1月，为适应战备需要，在第1、第2、第5后勤分部建立分区补给库，负责划区内的部队和医院的药材供应，缩短了供应距离。1953年夏季反击战役时，在淮阳和新溪组建了2个前沿药材补给库，保证了对作战部队的药材供应。1952年，有的军曾实行医疗箱供应制，因受客观条件限制未能全面推广。

药材库的药材主要利用天然山洞、矿洞或建筑掘开式土洞来储存；有的药材则分散在山洞或树林里露天堆放，加以伪装，以确保安全。

卫勤训练
1951年，为解决卫勤保障急需，志后卫生部组织编写了《在朝鲜的医院工作方法》《山地战卫勤工作》等经验性指导材料，供卫生干部学习。同年8~9月举办了一期卫勤训练班，培训了35名师卫生部长。1951年末，在安东成立训练处，负责开办各种训练班和出版刊物工作。根据实际需要，志后卫生部对训练工作提出了"各级分工，普遍开展，重点学习"的原则。各级分工，即军、师训练中、初级卫生人员，志后卫生部训练卫生队长以上的卫勤干部。普遍开展，即各级在统一的训练大纲要求下展开训练。重点学习，即从实际出发，急用先学，规定以学习野战卫生勤务与野战内外科为各级必修课程。训练方法以"短期离职，集中训练为主"。据统计，1952年志愿军共举办各种类型训练班282次，训练卫生人员1万余名；至1953年10月，共有46 722名卫生人员得到轮训。

1952年开始，志后卫生部相继编辑出版了《野战卫勤通讯》《医学文摘》《活页文选》《学习参考资料》等指导刊物。

接遣战俘和交换尸体卫生工作　接遣病伤战俘于1953年4月20日起至5月3日结束，共接收6670人，同时遣返630人。接遣健康战俘自8月5日起至9月6日止，共接收75 799人，同时遣返12 764人。全体卫生人员抓住检疫工作这一中心环节，充分发挥卫生防疫技术人员的作用，做到了严密的卫生通过和检疫消毒。在方法上采用颜色分组，以克服语言上的障碍，使卫生通过工作进行得有条不紊，既快又好（5~10分钟通过150人）。受到国际红十字会等在场视察人员赞扬。

交换尸体工作于1954年9月1日起至10月30日结束，我方挖出交敌方尸体2314具，共接收朝中烈士尸体13 528具。卫生工作的重点是对尸骨进行消毒工作，并对参加挖运的人员进行卫生防护和监督，保证了工作人员的健康和交换尸体工作的顺利进行。

1953年7月停战，中国人民志愿军的卫生工作主要是停战初期一段时间的部队卫生整顿、治疗和后送伤病员、清理药材等。其后，卫生工作转入正常运行。作战部队陆续撤出朝鲜时，卫生工作主要是做好撤军的卫勤准备和撤军过程中的卫勤保障。至1958年10月25日作战部队全部撤出朝鲜回国，中国人民志愿军的卫生工作结束。

（吴滋霖　游海燕）

索　引

条目标题汉字笔画索引

说　明

一、本索引供读者按条目标题的汉字笔画查检条目。

二、条目标题按第一字的笔画由少到多的顺序排列，按画数和起笔笔形横（一）、竖（丨）、撇（丿）、点（丶）、折（乛，包括丁乚⺄等）的顺序排列。笔画数和起笔笔形相同的字，按字形结构排列，先左右形字，再上下形字，后整体字。第一字相同的，依次按后面各字的笔画数和起笔笔形顺序排列。

三、以拉丁字母、希腊字母和阿拉伯数字、罗马数字开头的条目标题，依次排在汉字条目标题的后面。

三　画

"三防"药材供应（medical supplies support for NBC weapons injury）　145

土地革命战争时期卫勤史（history of health service during the Agrarian Revolutionary War）　242

卫生士官（medical non-commissioned officers）　100

卫生处（health section）　44

卫生列车医疗队（medical team on medical train）　60

卫生运输船医疗队（medical team on transport ship）　62

卫生连（medical company）　73

卫生员训练队（medical orderly training detachment）　80

卫生局（health division）　43

卫生战士（medical soldier）　101

卫生战备（war preparation of medical service）　202

卫生科（health unit）　44

卫生排（medical platoon）　73

卫生减员（medical depletion）　11

卫生装备研究机构（medical equipment research institute）　86

卫生勤务学（science of health service）　1

卫生勤务学教育机构（health service educational institute）　75

卫生勤务研究机构（research institute of health service）　83

卫勤训练（health service training）　234

卫勤发展战略（development strategy of health service）　191

卫勤机构（health service institution）　41

卫勤机构转移（displacement of medical facilities）　109

卫勤协同（coordination of health service）　109

卫勤任务调整（adjustment of health service task）　109

卫勤作业（health service operations）　237

卫勤应急响应（health service response in emergency）　239

卫勤应急结束（health service ending in emergency）　240

卫勤应急准备（health service preparation in emergency）　238

卫勤应急管理（health service management in emergency）　237

卫勤研究法（health services research methods）　39

卫勤保障（health service support）　101

卫勤保障机构（organization of integrated health service support of troops）　47

卫勤保障能力评估（support capability evaluation of health service）　240

卫勤保障预案（preliminary plan of health service support） 202

卫勤信息（health service information） 203

卫勤信息系统（health service information system） 205

卫勤信息标准化（standardization of health service information） 206

卫勤信息管理（health service information management） 203

卫勤信息管理自动化（automation of health service information management） 213

卫勤统计（health service statistics） 212

卫勤统计月报（mensal statistic report of health service） 212

卫勤部署（disposition of medical resources） 108

卫勤理论（theory of health service） 6

卫勤想定（health service scenario） 236

卫勤模拟（health services simulation） 41

卫勤管理（health service management） 186

卫勤管理人员（management personnel of health service） 94

卫勤管理机构（organization of health service management） 42

卫勤演习（health service exercises） 236

四　画

飞行卫勤保障（flight health service support） 180

支队医院（detachment hospital） 73

区域性卫勤保障（regional health service support） 175

中国人民志愿军卫勤史（history of health service of the Chinese People's Volunteers） 256

《中国人民解放军卫生条例》（*Regulations on Health Service of the Chinese People's Liberation Army*） 189

中国人民解放军医学科学技术委员会（Commission of Medical Sciences and Technology of the Chinese People's Liberation Army） 44

中国人民解放军爱国卫生运动委员会（Committee of Patriotic Health Campaign of the Chinese People's Liberation Army） 46

化学武器染毒区伤员抢救（rescue of the wounded in contaminated area by chemical weapons） 117

化学武器损伤卫生防护（medical protection against chemical weapon injury） 116

反恐维稳行动卫勤保障（health service support in operations for counter-terrorism and stability maintaining） 160

分级救治（medical treatment in echelons） 13

火箭军卫生勤务学（science of rocket force health service） 29

火箭推进剂卫生防护（medical protection against rocket propellant） 118

心理医学救援队（psychological support team） 64

队属医院（hospital attached to troop） 53

五　画

平时卫生勤务学（science of peacetime health service） 8

生物武器损伤卫生防护（medical protection against biological weapon injury） 118

处置化学突发事件卫勤保障（health service support in disposition of chemical emergency） 167

处置核与辐射突发事件卫勤保障（health service support in disposition of nuclear and radiation emergency） 165

边境封控行动卫勤保障（health service support in operations for border blockade and control） 164

六　画

场站救护所（medical aid station on air station） 66

机动卫勤力量能力评估（capability evaluation of mobile medical resources） 241

机动卫勤分队（mobile medical resources） 57

在职卫勤训练（on-the-job training of health service） 235

伤死（death of wound） 12

伤员流（flow of the wounded） 17

伤员基础生命状态计分法（casualty life state simplified scoring of wounded） 134

伤标（wound marker） 133

伤病员分类（sorting of the wounded and the sick） 132

伤病员分类牌（triage tag of the wounded and the sick） 133

伤病员立体后送（three-dimensional evacuation of the sick and wounded） 139

伤病员后送（evacuation of the sick and wounded） 135

伤病员后送协同 （cooperating in evacuation of the sick and wounded） 140

伤病员空运后送 （aeromedical evacuation for the wounded） 136

伤票 （medical tag） 141

伤情 （wound condition） 16

自救互救 （self-aid and buddy aid） 126

后方医院 （rear hospital） 57

军人心理医学保障 （mental medical service of military personnel） 185

军人心理测评 （mental testing and evaluation of serviceman） 113

军人体格检查 （physical examination for serviceman） 120

军人免费医疗 （free medical service for serviceman） 201

军人疗养 （sanatorium care for serviceman） 121

军人评残 （disability appraisal for serviceman） 122

军人健康档案 （health record for serviceman） 122

军人健康鉴定 （health assessment for serviceman） 121

军人镶装 （furnishing of prostheses, spectacles and appliances for serviceman） 122

军队人畜共患病 （zoonosis in military） 173

军队门诊部 （military clinic） 54

军队卫生人员 （military health personnel） 93

军队卫生工作方针 （military health service policy） 188

军队卫生工作标准化管理 （military standardization management of health service） 197

军队卫生计划管理 （military management of health service plan） 198

军队卫生处长 （chief of military health service division） 95

军队卫生防护 （military hygienic protection） 113

军队卫生防病 （military hygiene and epidemic prevention） 110

军队卫生防病管理 （military hygiene and epidemic prevention management） 222

军队卫生技术人员 （military health professional） 96

军队卫生技术规范 （technical standard of military health） 190

军队卫生助理员 （military medical staff officer） 96

军队卫生员 （prarmedic） 100

军队卫生局长 （director of military health division） 95

军队卫生改革 （military health reform） 193

军队卫生事业费 （military health service operating expenses） 215

军队卫生事业费标准 （standards of military health service operating expenses） 216

军队卫生学环境医学研究机构 （military hygiene and environmental medicine research institute） 84

军队卫生法 （military health laws） 189

军队卫生经济学 （science of military health economy） 34

军队卫生经济管理 （military management of medical economy） 213

军队卫生经费决算 （final accounts of military health expenses） 217

军队卫生经费预算 （military health expenses budget） 216

军队卫生政策经济分析 （economic analysis of military health policy） 215

军队卫生科长 （chief of military health unit） 95

军队卫生统计学 （military health statistics） 36

军队卫生监督 （military sanitary supervision） 223

军队卫生资源 （military health resources） 214

军队卫生资源配置 （military health resources allocation） 193

军队卫生流行病学侦察 （military sanitary and epidemiological reconnaissance） 111

军队卫生装备检修 （military inspection and repair of medical equipment） 148

军队飞行事故医学调查 （military medical investigation of aviation accident） 124

军队专用药材保障 （military special-purpose medical supplies support） 146

军队专科医院 （military specialized hospital） 52

军队中心医院 （military central hospital） 51

军队中医药管理 （military traditional Chinese medical science management） 227

《军队处置突发事件卫勤保障应急预案》 （*Military Emergent Preliminary Plan of Health Service Support in Emergency*） 152

军队动物疫情处置队 （military treatment team for animal epidemic） 68

军队血液保障 （military blood support） 149

军队远程医疗 （military telemedicine） 130

军队医用制氧站 (military station of medical oxygen preparation) 71

军队医疗事故 (military medical negligence) 123

军队医疗质量管理 (military medical quality management) 222

军队医疗保健 (military health care) 119

军队医疗保健机构 (military organization of health care) 49

军队医疗保障制度 (military medical service systerm) 200

军队医疗差错 (military medical malpractice) 124

军队医学专科中心 (military specialized medical center) 53

军队医学出版机构 (military publishing house of medical books and magazines) 92

军队医学防治体系 (military medical prevention and treatment system) 123

军队医学图书馆 (military medical library) 92

军队医学科研支撑条件管理 (military medical science research supporting conditions management) 231

军队医学科研计划管理 (military medical science research plan management) 230

军队医学科研成果管理 (military medical science research achievement management) 231

军队医学科研课题管理 (military medical science research project management) 230

军队医学科研管理 (military medical science research management) 229

军队医学院校教育 (military education in medical universities and schools) 232

军队医学教育训练 (military medical education and training) 232

军队医学教学机构 (military medical teaching institution) 74

军队医学期刊 (military medical journal) 207

军队医院 (military hospital) 49

军队医院分级管理 (military hospital management at different levels) 218

军队医院成本核算 (cost accounting of military hospital) 220

军队医院医疗设备管理 (military hospital medical equipment management) 221

军队医院经费管理 (military hospital expenses management) 219

军队医院院长 (director of military hospital) 95

军队医院管理 (military hospital management) 217

军队护士 (military nurse) 99

军队护士长 (military head nurse) 99

军队疗养中心 (military sanatorium center) 54

军队药材仓库 (military medical supplies depot) 69

军队药材供应 (military medical supplies support) 143

军队药材供应方式 (military methods and mode of medical supplies support) 144

军队药材供应站 (military medical supplies station) 70

军队药材供应管理学 (science of military medicinal supply management) 31

军队药材保障 (military medical supplies support) 142

军队药材保障机构 (military organization of medical supplies) 69

军队药材保障能力评估 (capability evaluation of medical supplies support) 242

军队药材保管 (military storage of medical supplies) 227

军队药材筹措 (military procurement of medical supplies) 143

军队药品仪器检验所 (military institute for drug and medical instrument repair) 71

军队药品监督 (military drug control) 226

军队药品检验 (military inspection of drug quality) 149

军队药品器材管理 (military management of medical material) 225

军队战备药材储备 (military reserve of medical supplies for wartime) 146

军队临床医疗指标 (military clinical medical index) 212

军队疫情报告 (military epidemic situation circular report) 224

军队疫情预测 (military epidemic situation forecast) 224

军队总医院 (military general hospital) 50

军队突发公共卫生应急处置大队 (military public health contingency emergency response group) 68

军队特殊管理药品供应 (military supply of specifically controlled drugs) 145

军队特需药品（medicines for military use only） 34

军队疾病预防控制机构（military organization of disease control and prevention） 67

军队通用药材保障（military general-purpose medical supplies support） 146

军队预防医疗保健一体化（integration of prevention and medical care and health care） 198

军队继续医学教育（military medical continuing education） 233

军队教学医院（military teaching hospital） 52

军队职工医疗保险（medical insurance for military employee） 201

军队兽医（military veterinarian） 100

军队兽医工作管理（military veterinary service management） 228

军队兽医保障（military veterinary support） 172

军医（surgeon） 96

军医大学（military medical university） 74

军医大学学报（academic journal of military medical university） 210

军事生物工程研究机构（military biological engineering research institute） 87

《军事医学》（Military Medical Sciences Journal） 211

军事医学地理学（military medical geography） 37

军事医学地理信息系统（military medical geographic information system，MMGIS） 39

军事医学科研机构（military medicine research institutes） 81

军事毒物药物研究机构（military toxin and medicine research institute） 86

军事基础医学研究机构（military basic medicine research institute） 84

军事兽医研究机构（military veterinary research institute） 89

军事辐射医学研究机构（military radiation medicine research institute） 83

军事微生物流行病研究机构（military microorganism epidemic disease research institute） 85

导弹发射卫勤保障（health service support to missile launching） 184

阵亡（killed in action） 12

防疫军医（anti-epidemic surgeon） 97

七 画

抗日战争时期卫勤史（history of health service during the War of Resistance against Japan） 246

医务士官学校（medical non-commissioned officer academy） 79

《医疗卫生装备》（Chinese Medical Equipment Journal） 209

医疗后送（medical evacuation） 125

医疗后送体制（medical evacuation system） 126

医院船医疗所（medical station on hospital ship） 60

连抢救组（company rescue team） 66

时效救治（optimal medical treatment） 15

灾害救援卫勤保障（health service support in operations for disaster relief） 161

社会主义时期卫勤史（history of health service during the period of Socialist） 251

八 画

现代卫勤建设（modern health service construction） 195

担架队（stretcher team） 66

码头救护所（medical aid station on wharf） 65

非战争军事行动卫生防疫（sanitation and disease control for military operations other than war） 156

非战争军事行动卫生勤务学（science of health service for the military operations other than war） 18

非战争军事行动卫勤力量（medical forces for the military operations other than war） 153

非战争军事行动卫勤法规（health regulations for the military operations other than war） 152

非战争军事行动卫勤保障（health service support for the military operations other than war） 151

非战争军事行动卫勤准备（medical preparations for the military operations other than war） 153

非战争军事行动心理救援（mental relief in the military operations other than war） 159

非战争军事行动伤病员分析（analysis of the sick and wounded in the military operations other than war） 20

非战争军事行动伤病员流（flow of the sick and wounded in the military operations other than war） 21

非战争军事行动伤病员预计（estimation of the sick and wounded in the military operations other than war） 20

非战争军事行动医疗后送（medical evacuation for military operations other than war） 155

非战争军事行动药材保障（medical logistic support for military operations other than war） 158

国际人道主义医学救援（international humanitarian medical relief） 171

国际联合军事演习卫勤保障（international joint military exercises for health service support） 170

空军卫生勤务学（science of airforce health service） 26

空运后送医疗队（aeromedical evacuation team） 63

空降医疗队（airborne medical team） 63

空降作战卫勤保障（health service support of airborne operations） 181

建制性卫勤保障（organic health service support） 174

九 画

药材申请计划（medical supplies application plan） 225

药材储备轮换更新（rotation and replacement of medical supplies） 148

战斗应激反应防控（prevention and control for combat stress reaction） 112

战术卫生勤务学（science of tactical health service） 23

战术药材储备（tactical reserve of medical supplies） 148

战伤专科治疗（specialist treatment for wound） 130

战伤早期治疗（early treatment for wound） 129

战伤护理（wound nursing） 134

《战伤护理技术规范》（*Regulations on Battle Wound Nursing*） 191

战伤现场急救（first aid on site for wound） 128

战伤紧急救治（emergency medical care for wound） 129

《战伤救治规则》（*Regulations on Battle Wound Treatment*） 190

战伤康复治疗（rehabilitation treatment for wound） 130

战伤减员（depletion due to combat wound） 12

战时卫生减员预计（estimate of medical depletion in wartime） 105

战时卫生勤务学（science of wartime health service） 9

战时卫勤力量预计（estimate of medical resources in wartime） 105

战时卫勤日报（daily medical report in wartime） 110

战时卫勤侦察（medical reconnaissance in wartime） 107

战时卫勤组织指挥（organization and command of health service in wartime） 104

战时卫勤保障计划（health service support plan in wartime） 108

战时卫勤综合数据库（integrated data base of health service on wartime） 204

战时医疗后送机构（medical evacuation organization in wartime） 55

战时药材储备标准（standards of medical material reserve in wartime） 226

战时药材器材配备标准（specification of medical equipment alloction in wartime） 225

战时常备药材（ordinary medicinal supplies in wartime） 33

战役卫生勤务学（science of campaign health service） 22

战役药材储备（campaign reserve of medical supplies） 147

战救药材（medicinal material for field first aid） 33

战救药材基数（basic unit of medicinal material for field first aid） 33

战略卫生勤务学（science of strategic health service） 21

战略药材储备（strategic reserve of medical supplies） 147

急救分类（triage for first aid） 134

炮兵卫生勤务学（science of artillery force health service） 28

突发公共卫生事件卫勤应急处置（health service treatment in emergency of coping with public health emergencies） 239

院校卫勤教育（health service education in universities and schools） 235

十 画

核武器杀伤区伤员抢救（rescue of the wounded in nuclear damage zone） 116

核武器损伤卫生防护（medical protection against nuclear weapon injury） 114

特勤体检队（physical examination team for special services） 54

舰艇出海卫勤保障（health service support to warship setting sail）　178

舰艇军医（ship surgeon）　98

舰艇医务室（naval vessels infirmary）　73

舰艇救护所（medical aid station on ship）　64

航空军医（flight surgeon）　98

航空医学研究机构（air force aviation medicine research institute）　91

航空航天医学教育机构（air force medical educational institute）　77

高原军事医学教育机构（high altitude military medicine educational institute）　78

疾病减员（depletion due to disease）　11

部队卫生管理（hygiene management in troops）　223

部队卫勤保障能力评估（capability evaluation for troop medical support）　241

部队发病控制指标（control targets of diseases incidence in troops）　213

部队动物性食品兽医卫生检验（meet product veterinary sanitary inspection in military）　173

部队巡回医疗（mobile medical treatment in troops）　123

部队综合卫勤保障机构（organization of integrated health service support of troops）　72

海上伤病员换乘（transfer of the wounded at sea）　138

海上落水人员搜救（search and medical aid to men overboard）　127

海军卫生勤务学（science of navy health service）　24

海军医学研究机构（naval medical research institute）　89

海军医学教育机构（naval medical educational institute）　76

十一　画

基地医院（base hospital）　56

基地药材仓库（base depot of medical supplies）　70

救护所（medical aid station）　64

救护艇医疗队（medical team on ambulance boat）　62

野战卫生装备标准（specification of field medical equipment）　226

野战卫生装备维修队（field medical equipment maintenance team）　71

野战手术队（field surgery team）　60

野战外科研究机构（field surgery research institute）　88

野战传染病医院（field infection hospital）　57

野战血站（field blood station）　72

野战防疫队（field epidemic prevention detachment）　68

野战医疗队（field medical team）　59

野战医疗所（field medical post）　58

野战医院（field hospital）　56

野战药材仓库（field depot of medical supplies）　70

野战病历（field medical history）　140

野战输血研究机构（field blood transfusion research institue）　88

减员（loss of strength）　10

减员分析（casualties analysis）　13

兽医勤务学（science of veterinary service）　30

维护权益行动卫勤保障（health service support in operations for safeguarding rights and interests）　163

十二　画

援潜救生医疗队（submarine rescue medical team）　61

联合国维和行动一级卫勤保障（first level health service support for United Nations peacekeeping operations）　169

联合国维和行动二级卫勤保障（secondary level health service support for United Nations peacekeeping operations）　169

联合国维和行动三级卫勤保障（third level health service support for United Nations peacekeeping operations）　169

联合国维和行动卫勤保障（health service support for United Nations peacekeeping operations）　168

联合国维和行动四级卫勤保障（fourth level health service support for United Nations peacekeeping operations）　170

联合国维和行动先遣医疗组（first medical group for United Nations peacekeeping operation）　170

联勤卫生保障（joint health service support）　176

遇险飞行人员寻找救护（search and medical aid for aircrew in distress）　128

装甲兵卫生勤务学（science of armoured force health service）　28

十三　画

跳伞训练卫勤保障 （health service support to parachute
　　training）　183

《解放军卫勤杂志》 （Health Service Journal of the Chi-
　　nese PLA）　211

《解放军医学杂志》 （Medical Journal of the Chinese

People's Liberation Army）　208

《解放军健康》 （CPLA Health）　209

解放战争时期卫勤史 （history of health service during
　　the Liberation War）　249

十五　画

潜水卫勤保障 （diving health service support）　177

条 目 外 文 标 题 索 引

A

academic journal of military medical university（军医大学学报） 210

adjustment of health service task（卫勤任务调整） 109

aeromedical evacuation for the wounded（伤病员空运后送） 136

aeromedical evacuation team（空运后送医疗队） 63

airborne medical team（空降医疗队） 63

air force aviation medicine research institute（航空医学研究机构） 91

air force medical educational institute（航空航天医学教育机构） 77

analysis of the sick and wounded in the military operations other than war（非战争军事行动伤病员分析） 20

anti-epidemic surgeon（防疫军医） 97

automation of health service information management（卫勤信息管理自动化） 213

B

base depot of medical supplies（基地药材仓库） 70

base hospital（基地医院） 56

basic unit of medicinal material for field first aid（战救药材基数） 33

C

campaign reserve of medical supplies（战役药材储备） 147

capability evaluation for troop medical support（部队卫勤保障能力评估） 241

capability evaluation of medical supplies support（军队药材保障能力评估） 242

capability evaluation of mobile medical resources（机动卫勤力量能力评估） 241

casualties analysis（减员分析） 13

casualty life state simplified scoring of wounded（伤员基础生命状态计分法） 134

chief of military health service division（军队卫生处长） 95

chief of military health unit（军队卫生科长） 95

Chinese Medical Equipment Journal（《医疗卫生装备》） 209

Commission of Medical Sciences and Technology of the Chinese People's Liberation Army（中国人民解放军医学科学技术委员会） 44

Committee of Patriotic Health Campaign of the Chinese People's Liberation Army（中国人民解放军爱国卫生运动委员会） 46

company rescue team（连抢救组） 66

control targets of diseases incidence in troops（部队发病控制指标） 213

cooperating in evacuation of the sick and wounded（伤病员后送协同） 140

coordination of health service（卫勤协同） 109

cost accounting of military hospital（军队医院成本核算） 220

CPLA Health（《解放军健康》） 209

D

daily medical report in wartime（战时卫勤日报） 110

death of wound（伤死） 12

depletion due to combat wound（战伤减员） 12

depletion due to disease（疾病减员） 11

detachment hospital（支队医院） 73

development strategy of health service（卫勤发展战略） 191

director of military health division（军队卫生局长） 95

director of military hospital（军队医院院长） 95

disability appraisal for serviceman（军人评残） 122

displacement of medical facilities（卫勤机构转移） 109

disposition of medical resources（卫勤部署） 108

diving health service support（潜水卫勤保障） 177

E

early treatment for wound（战伤早期治疗） 129

economic analysis of military health policy（军队卫生政策经济分析） 215

emergency medical care for wound（战伤紧急救治） 129

estimate of medical depletion in wartime（战时卫生减员

预计） 105

estimate of medical resources in wartime （战时卫勤力量预计） 105

estimation of the sick and wounded in the military operations other than war （非战争军事行动伤病员预计） 20

evacuation of the sick and wounded （伤病员后送） 135

F

field blood station （野战血站） 72

field blood transfusion research institue （野战输血研究机构） 88

field depot of medical supplies （野战药材仓库） 70

field epidemic prevention detachment （野战防疫队） 68

field hospital （野战医院） 56

field infection hospital （野战传染病医院） 57

field medical equipment maintenance team （野战卫生装备维修队） 71

field medical history （野战病历） 140

field medical post （野战医疗所） 58

field medical team （野战医疗队） 59

field surgery research institute （野战外科研究机构） 88

field surgery team （野战手术队） 60

final accounts of military health expenses （军队卫生经费决算） 217

first aid on site for wound （战伤现场急救） 128

first level health service support for United Nations peacekeeping operations （联合国维和行动一级卫勤保障） 169

first medical group for United Nations peacekeeping operation （联合国维和行动先遣医疗组） 170

flight health service support （飞行卫勤保障） 180

flight surgeon （航空军医） 98

flow of the sick and wounded in the military operations other than war （非战争军事行动伤病员流） 21

flow of the wounded （伤员流） 17

fourth level health service support for United Nations peacekeeping operations （联合国维和行动四级卫勤保障） 170

free medical service for serviceman （军人免费医疗） 201

furnishing of prostheses, spectacles and appliances for serviceman （军人镶装） 122

H

health assessment for serviceman （军人健康鉴定） 121

health division （卫生局） 43

health record for serviceman （军人健康档案） 122

health regulations for the military operations other than war （非战争军事行动卫勤法规） 152

health section （卫生处） 44

health service educational institute （卫生勤务学教育机构） 75

health service education in universities and schools （院校卫勤教育） 235

health service ending in emergency （卫勤应急结束） 240

health service exercises （卫勤演习） 236

health service information management （卫勤信息管理） 203

health service information system （卫勤信息系统） 205

health service information （卫勤信息） 203

health service institution （卫勤机构） 41

Health Service Journal of the Chinese PLA （《解放军卫勤杂志》） 211

health service management in emergency （卫勤应急管理） 237

health service management （卫勤管理） 186

health service operations （卫勤作业） 237

health service preparation in emergency （卫勤应急准备） 238

health service response in emergency （卫勤应急响应） 239

health service scenario （卫勤想定） 236

health services research methods （卫勤研究法） 39

health services simulation （卫勤模拟） 41

health service statistics （卫勤统计） 212

health service support for the military operations other than war （非战争军事行动卫勤保障） 151

health service support for United Nations peacekeeping operations （联合国维和行动卫勤保障） 168

health service support in disposition of chemical emergency （处置化学突发事件卫勤保障） 167

health service support in disposition of nuclear and radiation emergency（处置核与辐射突发事件卫勤保障） 165

health service support in operations for border blockade and control（边境封控行动卫勤保障） 164

health service support in operations for counter-terrorism and stability maintaining（反恐维稳行动卫勤保障） 160

health service support in operations for disaster relief（灾害救援卫勤保障） 161

health service support in operations for safeguarding rights and interests（维护权益行动卫勤保障） 163

health service support of airborne operations（空降作战卫勤保障） 181

health service support plan in wartime（战时卫勤保障计划） 108

health service support to missile launching（导弹发射卫勤保障） 184

health service support to parachute training（跳伞训练卫勤保障） 183

health service support to warship setting sail（舰艇出海卫勤保障） 178

health service support（卫勤保障） 101

health service training（卫勤训练） 234

health service treatment in emergency of coping with public health emergencies（突发公共卫生事件卫勤应急处置） 239

health unit（卫生科） 44

high altitude military medicine educational institute（高原军事医学教育机构） 78

history of health service during the Agrarian Revolutionary War（土地革命战争时期卫勤史） 242

history of health service during the Liberation War（解放战争时期卫勤史） 249

history of health service during the period of Socialist（社会主义时期卫勤史） 251

history of health service during the War of Resistance against Japan（抗日战争时期卫勤史） 246

history of health service of the Chinese People's Volunteers（中国人民志愿军卫勤史） 256

hospital attached to troop（队属医院） 53

hygiene management in troops（部队卫生管理） 223

I

integrated data base of health service on wartime（战时

卫勤综合数据库） 204

integration of prevention and medical care and health care（军队预防医疗保健一体化） 198

international humanitarian medical relief（国际人道主义医学救援） 171

international joint military exercises for health service support（国际联合军事演习卫勤保障） 170

J

joint health service support（联勤卫生保障） 176

K

killed in action（阵亡） 12

L

loss of strength（减员） 10

M

management personnel of health service（卫勤管理人员） 94

medical aid station on air station（场站救护所） 66

medical aid station on ship（舰艇救护所） 64

medical aid station on wharf（码头救护所） 65

medical aid station（救护所） 64

medical company（卫生连） 73

medical depletion（卫生减员） 11

medical equipment research institute（卫生装备研究机构） 86

medical evacuation for military operations other than war（非战争军事行动医疗后送） 155

medical evacuation organization in wartime（战时医疗后送机构） 55

medical evacuation system（医疗后送体制） 126

medical evacuation（医疗后送） 125

medical forces for the military operations other than war（非战争军事行动卫勤力量） 153

medical insurance for military employee（军队职工医疗保险） 201

Medical Journal of the Chinese People's Liberation Army（《解放军医学杂志》） 208

medical logistic support for military operations other than war（非战争军事行动药材保障） 158

medical non-commissioned officer academy（医务士官学校） 79

medical non-commissioned officers （卫生士官） 100

medical orderly training detachment （卫生员训练队） 80

medical platoon （卫生排） 73

medical preparations for the military operations other than war （非战争军事行动卫勤准备） 153

medical protection against biological weapon injury （生物武器损伤卫生防护） 118

medical protection against chemical weapon injury （化学武器损伤卫生防护） 116

medical protection against nuclear weapon injury （核武器损伤卫生防护） 114

medical protection against rocket propellant （火箭推进剂卫生防护） 118

medical reconnaissance in wartime （战时卫勤侦察） 107

medical soldier （卫生战士） 101

medical station on hospital ship （医院船医疗所） 60

medical supplies application plan （药材申请计划） 225

medical supplies support for NBC weapons injury （"三防"药材供应） 145

medical tag （伤票） 141

medical team on ambulance boat （救护艇医疗队） 62

medical team on medical train （卫生列车医疗队） 60

medical team on transport ship （卫生运输船医疗队） 62

medical treatment in echelons （分级救治） 13

medicinal material for field first aid （战救药材） 33

medicines for military use only （军队特需药品） 34

meet product veterinary sanitary inspection in military （部队动物性食品兽医卫生检验） 173

mensal statistic report of health service （卫勤统计月报） 212

mental medical service of military personnel （军人心理医学保障） 185

mental relief in the military operations other than war （非战争军事行动心理救援） 159

mental testing and evaluation of serviceman （军人心理测评） 113

military basic medicine research institute （军事基础医学研究机构） 84

military biological engineering research institute （军事生物工程研究机构） 87

military blood support （军队血液保障） 149

military central hospital （军队中心医院） 51

military clinical medical index （军队临床医疗指标） 212

military clinic （军队门诊部） 54

military drug control （军队药品监督） 226

military education in medical universities and schools （军队医学院校教育） 232

Military Emergent Preliminary Plan of Health Service Support in Emergency （《军队处置突发事件卫勤保障应急预案》） 152

military epidemic situation circular report （军队疫情报告） 224

military epidemic situation forecast （军队疫情预测） 224

military general hospital （军队总医院） 50

military general-purpose medical supplies support （军队通用药材保障） 146

military head nurse （军队护士长） 99

military health care （军队医疗保健） 119

military health expenses budget （军队卫生经费预算） 216

military health laws （军队卫生法） 189

military health personnel （军队卫生人员） 93

military health professional （军队卫生技术人员） 96

military health reform （军队卫生改革） 193

military health resources allocation （军队卫生资源配置） 193

military health resources （军队卫生资源） 214

military health service operating expenses （军队卫生事业费） 215

military health service policy （军队卫生工作方针） 188

military health statistics （军队卫生统计学） 36

military hospital expenses management （军队医院经费管理） 219

military hospital management at different levels （军队医院分级管理） 218

military hospital management （军队医院管理） 217

military hospital medical equipment management （军队医院医疗设备管理） 221

military hospital （军队医院） 49

military hygiene and environmental medicine research institute（军队卫生学环境医学研究机构）　84

military hygiene and epidemic prevention management（军队卫生防病管理）　222

military hygiene and epidemic prevention（军队卫生防病）　110

military hygienic protection（军队卫生防护）　113

military inspection and repair of medical equipment（军队卫生装备检修）　148

military inspection of drug quality（军队药品检验）　149

military institute for drug and medical instrument repair（军队药品仪器检验所）　71

military management of health service plan（军队卫生计划管理）　198

military management of medical economy（军队卫生经济管理）　213

military management of medical material（军队药品器材管理）　225

military medical continuing education（军队继续医学教育）　233

military medical education and training（军队医学教育训练）　232

military medical geographic information system，MMGIS（军事医学地理信息系统）　39

military medical geography（军事医学地理学）　37

military medical investigation of aviation accident（军队飞行事故医学调查）　124

military medical journal（军队医学期刊）　207

military medical library（军队医学图书馆）　92

military medical malpractice（军队医疗差错）　124

military medical negligence（军队医疗事故）　123

military medical prevention and treatment system（军队医学防治体系）　123

military medical quality management（军队医疗质量管理）　222

military medical science research achievement management（军队医学科研成果管理）　231

military medical science research management（军队医学科研管理）　229

military medical science research plan management（军队医学科研计划管理）　230

military medical science research project management（军队医学科研课题管理）　230

military medical science research supporting conditions management（军队医学科研支撑条件管理）　231

Military Medical Sciences Journal（《军事医学》）　211

military medical service systerm（军队医疗保障制度）　200

military medical staff officer（军队卫生助理员）　96

military medical supplies depot（军队药材仓库）　69

military medical supplies station（军队药材供应站）　70

military medical supplies support（军队药材保障）　142

military medical supplies support（军队药材供应）　143

military medical teaching institution（军队医学教学机构）　74

military medical university（军医大学）　74

military medicine research institutes（军事医学科研机构）　81

military methods and mode of medical supplies support（军队药材供应方式）　144

military microorganism epidemic disease research institute（军事微生物流行病研究机构）　85

military nurse（军队护士）　99

military organization of disease control and prevention（军队疾病预防控制机构）　67

military organization of health care（军队医疗保健机构）　49

military organization of medical supplies（军队药材保障机构）　69

military procurement of medical supplies（军队药材筹措）　143

military public health contingency emergency response group（军队突发公共卫生应急处置大队）　68

military publishing house of medical books and magazines（军队医学出版机构）　92

military radiation medicine research institute（军事辐射医学研究机构）　83

military reserve of medical supplies for wartime（军队战备药材储备）　146

military sanatorium center（军队疗养中心）　54

military sanitary and epidemiological reconnaissance（军队卫生流行病学侦察）　111

military sanitary supervision（军队卫生监督）　223

military specialized hospital（军队专科医院） 52

military specialized medical center（军队医学专科中心） 53

military special-purpose medical supplies support（军队专用药材保障） 146

military standardization management of health service（军队卫生工作标准化管理） 197

military station of medical oxygen preparation（军队医用制氧站） 71

military storage of medical supplies（军队药材保管） 227

military supply of specifically controlled drugs（军队特殊管理药品供应） 145

military teaching hospital（军队教学医院） 52

military telemedicine（军队远程医疗） 130

military toxin and medicine research institute（军事毒物药物研究机构） 86

military traditional Chinese medical science management（军队中医药管理） 227

military treatment team for animal epidemic（军队动物疫情处置队） 68

military veterinarian（军队兽医） 100

military veterinary research institute（军事兽医研究机构） 89

military veterinary service management（军队兽医工作管理） 228

military veterinary support（军队兽医保障） 172

mobile medical resources（机动卫勤分队） 57

mobile medical treatment in troops（部队巡回医疗） 123

modern health service construction（现代卫勤建设） 195

N

naval medical educational institute（海军医学教育机构） 76

naval medical research institute（海军医学研究机构） 89

naval vessels infirmary（舰艇医务室） 73

O

on-the-job training of health service（在职卫勤训练） 235

optimal medical treatment（时效救治） 15

ordinary medicinal supplies in wartime（战时常备药材） 33

organic health service support（建制性卫勤保障） 174

organization and command of health service in wartime（战时卫勤组织指挥） 104

organization of health service management（卫勤管理机构） 42

organization of integrated health service support of troops（部队综合卫勤保障机构） 72

organization of integrated health service support of troops（卫勤保障机构） 47

P

physical examination for serviceman（军人体格检查） 120

physical examination team for special services（特勤体检队） 54

prarmedic（军队卫生员） 100

preliminary plan of health service support（卫勤保障预案） 202

prevention and control for combat stress reaction（战斗应激反应防控） 112

psychological support team（心理医学救援队） 64

R

rear hospital（后方医院） 57

regional health service support（区域性卫勤保障） 175

Regulations on Battle Wound Nursing（《战伤护理技术规范》） 191

Regulations on Battle Wound Treatment（《战伤救治规则》） 190

Regulations on Health Service of the Chinese People's Liberation Army（《中国人民解放军卫生条例》） 189

rehabilitation treatment for wound（战伤康复治疗） 130

rescue of the wounded in contaminated area by chemical weapons（化学武器染毒区伤员抢救） 117

rescue of the wounded in nuclear damage zone（核武器杀伤区伤员抢救） 116

research institute of health service（卫生勤务研究机构） 83

rotation and replacement of medical supplies（药材储备轮换更新） 148

S

sanatorium care for serviceman（军人疗养） 121

sanitation and disease control for military operations other than war（非战争军事行动卫生防疫） 156

science of airforce health service（空军卫生勤务学） 26

science of armoured force health service（装甲兵卫生勤务学） 28

science of artillery force health service（炮兵卫生勤务学） 28

science of campaign health service（战役卫生勤务学） 22

science of health service for the military operations other than war（非战争军事行动卫生勤务学） 18

science of health service（卫生勤务学） 1

science of military health economy（军队卫生经济学） 34

science of military medicinal supply management（军队药材供应管理学） 31

science of navy health service（海军卫生勤务学） 24

science of peacetime health service（平时卫生勤务学） 8

science of rocket force health service（火箭军卫生勤务学） 29

science of strategic health service（战略卫生勤务学） 21

science of tactical health service（战术卫生勤务学） 23

science of veterinary service（兽医勤务学） 30

science of wartime health service（战时卫生勤务学） 9

search and medical aid for aircrew in distress（遇险飞行人员寻找救护） 128

search and medical aid to men overboard（海上落水人员搜救） 127

secondary level health service support for United Nations peacekeeping operations（联合国维和行动二级卫勤保障） 169

self-aid and buddy aid（自救互救） 126

ship surgeon（舰艇军医） 98

sorting of the wounded and the sick（伤病员分类） 132

specialist treatment for wound（战伤专科治疗） 130

specification of field medical equipment（野战卫生装备标准） 226

specification of medical equipment alloction in wartime（战时药材器材配备标准） 225

standardization of health service information（卫勤信息标准化） 206

standards of medical material reserve in wartime（战时药材储备标准） 226

standards of military health service operating expenses（军队卫生事业费标准） 216

strategic reserve of medical supplies（战略药材储备） 147

stretcher team（担架队） 66

submarine rescue medical team（援潜救生医疗队） 61

support capability evaluation of health service（卫勤保障能力评估） 240

surgeon（军医） 96

T

tactical reserve of medical supplies（战术药材储备） 148

technical standard of military health（军队卫生技术规范） 190

theory of health service（卫勤理论） 6

third level health service support for United Nations peacekeeping operations（联合国维和行动三级卫勤保障） 169

three-dimensional evacuation of the sick and wounded（伤病员立体后送） 139

transfer of the wounded at sea（海上伤病员换乘） 138

triage for first aid（急救分类） 134

triage tag of the wounded and the sick（伤病员分类牌） 133

W

war preparation of medical service（卫生战备） 202

wound condition（伤情） 16

wound marker（伤标） 133

wound nursing（战伤护理） 134

Z

zoonosis in military（军队人畜共患病） 173

内 容 索 引

说 明

一、本索引是本卷条目和条目内容的主题分析索引。索引款目按汉语拼音字母顺序并辅以汉字笔画、起笔笔形顺序排列。同音时，按汉字笔画由少到多的顺序排列，笔画数相同的按起笔笔形横（一）、竖（丨）、撇（丿）、点（、）、折（乛，包括丁乚𠃌等）的顺序排列。第一字相同时，按第二字，余类推。索引标目中夹有拉丁字母、希腊字母、阿拉伯数字和罗马数字的，依次排在相应的汉字索引款目之后。标点符号不作为排序单元。

二、设有条目的款目用黑体字，未设条目的款目用宋体字。

三、不同概念（含人物）具有同一标目名称时，分别设置索引款目；未设条目的同名索引标目后括注简单说明或所属类别，以利检索。

四、索引标目之后的阿拉伯数字是标目内容所在的页码，数字之后的小写拉丁字母表示索引内容所在的版面区域。本书正文的版面区域划分如右图。

a	c	e
b	d	f

A

阿洛夫（Орлов） 249a

阿姆斯特朗 26f

爱德华 248f

爱德文·查特维克 34f

爱卫会 46d

奥佩利 6e

B

巴苏华 248f

白袍衣 107c

白云 249a

邦德 177b

爆区 115c

贝尔 177b

鼻饲 135c

边境封控行动卫勤保障（health service support in operations for border blockade and control） 164d

病种质量评价 222d

部队动物性食品兽医卫生检验（meet product veterinary sanitary inspection in military） 173f

部队发病控制指标（control targets of diseases incidence in troops） 213a

部队健康教育 223e

部队区域一体化保障模式改革 194d

部队卫勤保障能力评估（capability evaluation for troop medical support） 241e

部队卫勤训练 234c

部队卫生管理（hygiene management in troops） 223c

部队卫生设施管理监督。 223e

部队卫生执法监督 223f

部队心理卫生骨干 160c

部队巡回医疗（mobile medical treatment in troops） 123d

部队药材储备 148a

部队综合卫勤保障机构（organization of integrated health service support of troops） 72d

C

曹鏉 242f

场站救护所（medical aid station on air station） 66a

陈义厚 244d

陈志方 245c

成本相对价值法 221a

成本项目分摊法 220e

初级技术职务卫生人员 96e

处置核与辐射突发事件卫勤保障（health service support in disposition of nuclear and radiation emergency） 165f

处置化学突发事件卫勤保障（health service support in disposition of chemical emergency） 167d

传统医疗质量指标评价 222d

崔义田 246c、249b

D

担架队（stretcher team） 66f
单病种成本 221b
单病种成本核算方法 220e
单病种基本成本 221b
单病种临床路径成本 221b
单一伤 16c
导弹发射卫勤保障（health service support to missile launching） 184f
导尿术 135c
地理信息系统研究法 38f
电子伤票系统 141e
定量研究法 40d
定性研究法 40c
段治中 242e
队属医院（hospital attached to troop） 53c

E

二级医疗事故 124a

F

反恐维稳行动伤病员预计 20b
反恐维稳行动卫勤保障（health service support in operations for counter-terrorism and stability maintaining） 160d
方禹铺 249a
防疫防护数据库 205a
防疫军医（anti-epidemic surgeon） 97b
放射性沾染 115c
飞行三阶段卫勤保障 180f
飞行卫勤保障（flight health service support） 180d
飞行卫生保障 180d
非贯通伤 17d
非战斗减员 10f
非战斗减员分析 13c
非战斗死亡 11a
非战斗损伤减员 10f
非战争军事行动 18d
非战争军事行动伤病员分析（analysis of the sick and wounded in the military operations other than war） 20d

非战争军事行动伤病员流（flow of the sick and wounded in the military operations other than war） 21a
非战争军事行动伤病员预计（estimation of the sick and wounded in the military operations other than war） 20b
非战争军事行动卫勤保障（health service support for the military operations other than war） 151b
非战争军事行动卫勤法规（health regulations for the military operations other than war） 152b
非战争军事行动卫勤技术准备 154b
非战争军事行动卫勤力量（medical forces for the military operations other than war） 153b
非战争军事行动卫勤思想准备 153e
非战争军事行动卫勤物资准备 154d
非战争军事行动卫勤预案准备 154a
非战争军事行动卫勤准备（medical preparations for the military operations other than war） 153d
非战争军事行动卫勤组织准备 153f
非战争军事行动卫生防疫（sanitation and disease control for military operations other than war） 156f
非战争军事行动卫生勤务学（science of health service for the military operations other than war） 18b
非战争军事行动心理救援（mental relief in the military operations other than war） 159d
非战争军事行动药材保障（medical logistic support for military operations other than war） 158e
非战争军事行动医疗后送（medical evacuation for military operations other than war） 155a
非战争军事行动医学救援 151c
分级救治（medical treatment in echelons） 13d
分级救治理论 7b
分类变量 37c
分类后送理论 7b
弗罗伦斯·南丁格尔（Flonence Nightingale） 99d
复合伤 16d
傅连暲 245d

G

高级技术职务卫生人员 96d
高原军事医学教育机构（high altitude military medicine educational institute） 78c

格雷恩·安德森（H. Graene Anderson）　77d

顾正均　243f

贯通伤　17d

郭志文　39f

郭祖超　37a

国际联合军事演习卫勤保障（international joint military exercises for health service support）　170d

国际人道主义医学救援（international humanitarian medical relief）　171c

H

海军岸防兵卫生勤务　26a

海军航空兵卫生勤务　26a

海军（舰艇）战救药材基数　33c

海军军医大学　75b

海军陆战队卫生勤务　26a

海军平时卫生勤务　25e

海军特色医学中心　82b

海军卫生勤务学（science of navy health service）　24e

海军医学教育机构（naval medical educational institute）　76e

海军医学研究机构（naval medical research institute）　89f

海军战略卫生勤务　25f

海军战时卫生勤务　25e

海军战术卫生勤务　25f

海军战役卫生勤务　25f

海军专用药材　146e

海上落水人员搜救（search and medical aid to men overboard）　127b

海上伤病员换乘（transfer of the wounded at sea）　138c

汉斯·米勒（Hans Miller）　249a

航空航天医学教育机构（air force medical educational institute）　77c

航空军医（flight surgeon）　98d

航空医疗后送　136f

航空医学研究机构（air force aviation medicine research institute）　91b

航医　98d

何长工　242f

核辐射防治药材　145c

核武器杀伤区　115c，116b

核武器杀伤区伤员抢救（rescue of the wounded in nuclear damage zone）　116a

核武器损伤卫生防护（medical protection against nuclear weapon injury）　114e

核武器损伤医学防护　114f

贺彪　249b

贺诚　243b，246b，249b

亨利·诺尔曼·白求恩（Henry Norman Bethune）　248f

宏观层面军队卫生资源配置　193c

侯友成　243e

后方医院（rear hospital）　57b

后勤专业保障力量　58b

后勤综合保障力量　58b

化学武器染毒区　117e

化学武器染毒区伤员抢救（rescue of the wounded in contaminated area by chemical weapons）　117d

化学武器杀伤区　117e

化学武器损伤卫生防护（medical protection against chemical weapon injury）　116d

化学武器损伤医学防护　116d

患者满意度评价　222d

火箭军卫生勤务学（science of rocket force health service）　29f

火箭军专用药材　146e

火箭推进剂卫生防护（medical protection against rocket propellant）　118a

霍尔顿　177b

J

机动卫勤分队（mobile medical resources）　57e

机动卫勤力量　57e

机动卫勤力量能力评估（capability evaluation of mobile medical resources）　241a

机动卫勤力量通用能力评估　241b

肌内注射术　135c

姬鹏飞　243e

基本卫生装备需要量预计　107a

基础数据库　204f

基地药材仓库（base depot of medical supplies）　70e

基地医院（base hospital）　56e

基于临床路径的核算方法　221b

急救分类（triage for first aid） 134a

疾病减员（depletion due to disease） 11f

疾病减员分析 13c

疾病减员数 105f

疾病预防控制体系 123b

计量资料 37c

技术经济方法 36a

减员（loss of strength） 10e

减员分析（casualties analysis） 13a

简易战伤计分法 134d

建制心理救援力量 160a

建制性卫勤保障（organic health service support） 174b

健康疗养 121c

健康体检 120f

舰艇出海卫勤保障（health service support to warship setting sail） 178b

舰艇出海准备阶段卫勤保障 178f

舰艇返航后卫勤保障 179e

舰艇辅助救护所 65b

舰艇航行阶段卫勤保障 179b

舰艇救护所（medical aid station on ship） 64e

舰艇军医（ship surgeon） 98a

舰艇卫生勤务 26a

舰艇医务室（naval vessels infirmary） 73e

舰艇预备救护所 65b

舰艇主救护所 65a

姜齐贤 243e

阶梯治疗 13d

接舷换乘法 138d

《解放军健康》（CPLA Health） 209c

《解放军卫勤杂志》（Health Service Journal of the Chinese PLA） 211d

《解放军医学杂志》（Medical Journal of the Chinese People's Liberation Army） 208d

解放战争时期卫勤史（history of health service during the Liberation War） 249a

经济模型方法 36b

精神神经症 112b

静脉注射术 135c

救护所（medical aid station） 64c

救护艇医疗队（medical team on ambulance boat） 62a

军地卫生资源信息 204f

《军队处置突发事件卫勤保障应急预案》（Military Emergent Preliminary Plan of Health Service Support in Emergency） 152d

军队动物疫情处置队（military treatment team for animal epidemic） 68e

军队飞行事故医学调查（military medical investigation of aviation accident） 124d

军队个人卫生管理 222f

军队护士（military nurse） 99d

军队护士长（military head nurse） 99a

军队基层药材保障机构 69e

军队疾病控制管理 223a

军队疾病预防控制机构（military organization of disease control and prevention） 67c

军队疾病预防控制指挥管理机构 67f

军队疾病预防控制专业保障机构 67f

军队继续医学教育（military medical continuing education） 233e

军队健康教育管理 223a

军队教学医院（military teaching hospital） 52d

军队疗养中心（military sanatorium center） 54d

军队临床医疗指标（military clinical medical index） 212e

军队门诊部（military clinic） 54a

军队平时心理医学保障 186a

军队人兽共患病 173d

军队人畜共患病（zoonosis in military） 173c

军队兽医（military veterinarian） 100a

军队兽医保障（military veterinary support） 172e

军队兽医工作管理（military veterinary service management） 228e

军队特殊管理药品供应（military supply of specifically controlled drugs） 145f

军队特需药品（medicines for military use only） 34a

军队通用药材保障（military general-purpose medical supplies support） 146c

军队突发公共卫生应急处置大队（military public health contingency emergency response group） 68d

军队卫勤组织建设理论 7d

军队卫勤组织理论 7f

军队卫生财力资源 215a

军队卫生处长（chief of military health service division） 95b

军队卫生法（military health laws） 189b

军队卫生法制管理 222f

军队卫生法制建设理论 7e

军队卫生防病（military hygiene and epidemic prevention） 110c

军队卫生防病管理（military hygiene and epidemic prevention management） 222e

军队卫生防护（military hygienic protection） 113c

军队卫生服务理论 7c

军队卫生改革（military health reform） 193e

军队卫生工作标准化管理（military standardization management of health service） 197d

军队卫生工作方针（military health service policy） 188e

军队卫生工作思想建设理论 7e

军队卫生计划管理（military management of health service plan） 198a

军队卫生技术规范（technical standard of military health） 190a

军队卫生技术人员（military health professional） 96c

军队卫生监督（military sanitary supervision） 223f

军队卫生经费决算（final accounts of military health expenses） 217a

军队卫生经费预算（military health expenses budget） 216d

军队卫生经济管理（military management of medical economy） 213e

军队卫生经济管理理论 7e

军队卫生经济学（science of military health economy） 34e

军队卫生局长（director of military health division） 95a

军队卫生科长（chief of military health unit） 95e

军队卫生流行病学侦察（military sanitary and epidemiological reconnaissance） 111e

军队卫生人才及技术建设理论 7e

军队卫生人力资源 215a

军队卫生人力资源政策制度改革 194f

军队卫生人员（military health personnel） 93c

军队卫生设施管理 222f

军队卫生事业费（military health service operating expenses） 215d

军队卫生事业费标准（standards of military health service operating expenses） 216c

军队卫生统计调查组织方法 37d

军队卫生统计学（military health statistics） 36e

军队卫生物力资源 215b

军队卫生需求理论 7c

军队卫生学环境医学研究机构（military hygiene and environmental medicine research institute） 84e

军队卫生员（prarmedic） 100e

军队卫生政策经济分析（economic analysis of military health policy） 215c

军队卫生助理员（military medical staff officer） 96b

军队卫生装备检修（military inspection and repair of medical equipment） 148f

军队卫生资源（military health resources） 214f

军队卫生资源配置（military health resources allocation） 193b

军队卫生资源配置、使用与管理理论 7f

军队血液保障（military blood support） 149f

军队血液储备 150f

军队血液供应 150e

军队药材按级供应 144f

军队药材保管（military storage of medical supplies） 227b

军队药材保障（military medical supplies support） 142b

军队药材保障机构（military organization of medical supplies） 69a

军队药材保障能力评估（capability evaluation of medical supplies support） 242b

军队药材仓库（military medical supplies depot） 69e

军队药材筹措（military procurement of medical supplies） 143c

军队药材筹措供应方式改革 194f

军队药材供应（military medical supplies support） 143e

军队药材供应方式（military methods and mode of medical supplies support） 144e

军队药材供应管理学（science of military medicinal supply management） 31f

军队药材供应机构 69d

军队药材供应站（military medical supplies station）70a

军队药材供应主渠道 144a

军队药材技术保障机构 69e

军队药材经费供应 145b

军队药材联勤区域供应 144f

军队药材实物供应 145a

军队药材实物与经费相结合的供应 145b

军队药材越级供应 144f

军队药品监督（military drug control） 226b

军队药品检验（military inspection of drug quality）149c

军队药品器材管理（military management of medical material） 225a

军队药品仪器检验所（military institute for drug and medical instrument repair） 71a

军队医疗保健（military health care） 119a

军队医疗保健机构（military organization of health care） 49b

军队医疗保障制度（military medical service system） 200a

军队医疗保障制度改革 194e

军队医疗差错（military medical malpractice）124b

军队医疗机构管理改革 194e

军队医疗技术事故 123f

军队医疗事故（military medical negligence）123e

军队医疗责任事故 123f

军队医疗质量管理（military medical quality management） 222b

军队医学出版机构（military publishing house of medical books and magazines） 92b

军队医学防治体系（military medical prevention and treatment system） 123b

军队医学教学机构（military medical teaching institution） 74a

军队医学教育训练（military medical education and training） 232b

军队医学进修教育 233f

军队医学科研成果管理（military medical science research achievement management） 231c

军队医学科研管理（military medical science research management） 229a

军队医学科研合同制 231b

军队医学科研宏观管理 229f

军队医学科研基金制 231b

军队医学科研计划管理（military medical science research plan management） 230d

军队医学科研经费管理 231e

军队医学科研课题管理（military medical science research project management） 230f

军队医学科研课题学术技术管理 230f

军队医学科研课题组织计划管理 230f

军队医学科研微观管理 230a

军队医学科研项目管理 230f

军队医学科研药品器材管理 231f

军队医学科研招标制 231b

军队医学科研支撑条件管理（military medical science research supporting conditions management） 231e

军队医学期刊（military medical journal） 207b

军队医学实验动物管理 231f

军队医学实验室建设和管理 232a

军队医学图书馆（military medical library） 92e

军队医学院校教育（military education in medical universities and schools） 232e

军队医学专科中心（military specialized medical center） 53d

军队医学专题项目培训 234a

军队医用制氧站（military station of medical oxygen preparation） 71e

军队医院（military hospital） 49d

军队医院财务管理 219d

军队医院成本核算（cost accounting of military hospital） 220a

军队医院分级管理（military hospital management at different levels） 218f

军队医院分级管理标准 219b

军队医院分级管理分等考核标准 219b

军队医院分级管理基本标准 219b

军队医院分级管理判定标准 219c

军队医院分级评审 219c

军队医院管理（military hospital management）217b

军队医院过程质量管理 222b

军队医院结构质量管理 222b

军队医院结果质量管理 222c

军队医院经费管理（military hospital expenses management） 219d

军队医院科级成本核算 220d

军队医院科室成本分摊 220e

军队医院科室成本核算 220d

军队医院科室收入核算 220d

军队医院医疗设备管理（military hospital medical equipment management） 221c

军队医院院长（director of military hospital） 95f

军队医院院级成本核算 220b

军队医院院级收入核算 220b

军队医院院级支出核算 220c

军队医院终末质量管理 222c

军队疫情报告（military epidemic situation circular report） 224b

军队疫情数理预测 224f

军队疫情推理预测 224f

军队疫情预测（military epidemic situation forecast） 224e

军队饮食、环境卫生管理 223a

军队预防接种管理 223a

军队预防医疗保健一体化（integration of prevention and medical care and health care） 198c

军队远程医疗（military telemedicine） 130f

军队远程医学教育 234a

军队院校招收学员体检 120f

军队战备药材储备（military reserve of medical supplies for wartime） 146f

军队战略发展理论 7e

军队职工医疗保险（medical insurance for military employee） 201f

军队中心医院（military central hospital） 51e

军队中医药管理（military traditional Chinese medical science management） 227e

军队专科医院（military specialized hospital） 52a

军队专用药材保障（military special-purpose medical supplies support） 146e

军队总医院（military general hospital） 50e

军工担架队 67a

军民融合卫生改革 194f

军人定期健康体检 121a

军人健康档案（health record for serviceman） 122a

军人健康鉴定（health assessment for serviceman） 121e

军人疗养（sanatorium care for serviceman） 121c

军人免费医疗（free medical service for serviceman） 201c

军人评残（disability appraisal for serviceman） 122d

军人体格检查（physical examination for serviceman） 120e

军人镶装（furnishing of prostheses, spectacles and appliances for serviceman） 122f

军人心理测评（mental testing and evaluation of serviceman） 113a

军人心理医学保障（mental medical service of military personnel） 185c

军事毒物药物研究机构（military toxin and medicine research institute） 86a

军事辐射医学研究机构（military radiation medicine research institute） 83f

军事基础医学研究机构（military basic medicine research institute） 84c

军事生物工程研究机构（military biological engineering research institute） 87c

军事兽医研究机构（military veterinary research institute） 89d

军事微生物流行病研究机构（military microorganism epidemic disease research institute） 85e

《军事医学》（Military Medical Sciences Journal） 211a

军事医学地理信息系统（military medical geographic information system, MMGIS） 39a

军事医学地理学（military medical geography） 37e

军事医学科研机构（military medicine research institutes） 81b

军事医学研究院 82a

军事医学知识信息 204f

军委药材储备 147c

军医（surgeon） 96f

军医大学（military medical university） 74d

军医大学学报（academic journal of military medical university） 210c

K

康复疗养 121c

抗毒解毒药物　145c

抗日战争时期卫勤史（history of health service during the War of Resistance against Japan）　246a

柯棣华（Dwarkanath Shantaram Kotnis）　248f

空降地面作战阶段卫勤保障　182d

空降阶段卫勤保障　182c

空降医疗队（airborne medical team）　63b

空降作战卫勤保障（health service support of airborne operations）　181f

空降作战准备阶段卫勤保障　182b

空军军医大学　75d

空军特色医学中心　82b

空军卫生勤务学（science of airforce health service）　26e

空军专用药材　146e

空运后送医疗队（aeromedical evacuation team）　63e

空运医疗后送　137a

空中跳伞训练卫勤保障　183e

L

雷福德·韦尔奇　26f

李谷生　243b

李治　245c

连抢救组（company rescue team）　66d

连卫生员　100e

连续性变量　37c

联合国维和等行动伤病员预计　20c

联合国维和行动二级卫勤保障（secondary level health service support for United Nations peacekeeping operations）　169c

联合国维和行动基础级卫勤保障　168c

联合国维和行动三级卫勤保障（third level health service support for United Nations peacekeeping operations）　169e

联合国维和行动四级卫勤保障（fourth level health service support for United Nations peacekeeping operations）　170b

联合国维和行动卫勤保障（health service support for United Nations peacekeeping operations）　168a

联合国维和行动先遣医疗组（first medical group for United Nations peacekeeping operation）　170c

联合国维和行动一级卫勤保障（first level health service support for United Nations peacekeeping operations）　169a

联合军演卫勤保障　170e

联勤卫生保障（joint health service support）　176a

量化研究　40d

烈士布　107c

林之翰　243b

刘惠农　246b

卢登瓦尔特（Rodenwaldt）　37f

陆军军医大学　74f

陆军、空军及火箭军战救药材基数　33b

陆军特色医学中心　82a

罗生特　249a

M

马海德　249a

码头救护所（medical aid station on wharf）　65c

盲管伤　17d

孟汛然　243b

描述性统计学方法　37c

民工担架队　67a

缪尔达尔　34f

木克华　248f

P

膀胱冲洗　135d

炮兵卫生勤务学（science of artillery force health service）　28a

炮弹休克　112b

彭龙伯　245c

彭真　245c

皮罗戈夫　6e，132b

皮试　135c

平时卫生勤务学（science of peacetime health service）　8a

平时心理医学保障　186a

普林格尔　223d

Q

齐仲桓　249b

钱信忠　23e，243e，249b

潜水卫勤保障（diving health service support）　177a

潜水准备阶段卫勤保障　177e

潜水作业后卫勤保障　178a

潜水作业阶段卫勤保障 177f

抢险救灾行动伤病员预计 20c

乔治·哈特姆（George Hatem） 249a

切线伤 17d

区域保障单位和部队基层卫生机构业务系统 205f

区域性卫勤保障（regional health service support） 175c

全军医学科委会 44f

R

饶正锡 246c，248a

阮汉清 257e

S

"三防"药材供应（medical supplies support for NBC weapons injury） 145a

"三防"药材需要量预计 107b

"三防"医学救援技术准备 154c

三级医疗事故 124a

三角巾急救包需要量预计 107a

杀伤区 115c

伤标（wound marker） 133e

伤病员分类（sorting of the wounded and the sick） 132a

伤病员分类牌（triage tag of the wounded and the sick） 133c

伤病员后送（evacuation of the sick and wounded） 135e

伤病员后送分类 132f

伤病员后送后转 136d

伤病员后送前接 136c

伤病员后送协同（cooperating in evacuation of the sick and wounded） 140d

伤病员后送越级后转 136e

伤病员后送越级前接 136d

伤病员后送逐级后转 136e

伤病员后送逐级前接 136c

伤病员急救分类 132c

伤病员救治分类 132e

伤病员空运后送（aeromedical evacuation for the wounded） 136f

伤病员立体后送（three-dimensional evacuation of the sick and wounded） 139a

伤病员收容分类 132d

伤部 16e

伤类 16c

伤票（medical tag） 141c

伤情（wound condition） 16c

伤势 17a

伤死（death of wound） 12e

伤型 17c

伤员基础生命状态计分法（casualty life state simplified scoring of wounded） 134c

伤员流（flow of the wounded） 17f

伤员流波形 18a

伤员流常态 17f

伤员流方向 17f

伤员流类型 18a

伤员流时限 18a

伤员流数量 18a

伤员流顺序 18a

伤员流障碍 18a

社会主义时期卫勤史（history of health service during the period of Socialist） 251e

沈其震 246c

生物事故 240a

生物武器及烈性传染病防治药材 145d

生物武器损伤卫生防护（medical protection against biological weapon injury） 118c

生物武器损伤医学防护 118c

时效救治（optimal medical treatment） 15a

实地描述研究法 38e

实证经济方法 36a

手术力量预计 106a

兽医勤务学（science of veterinary service） 30f

四级医疗事故 124a

宋应星 177c

苏井观 243b，246c

孙仪之 245d，246b，249b

索道换乘法 138e

T

特勤疗养 55a，121c

特勤人员体检 121a

特勤体检队（physical examination team for special services） 54b

特殊环境空中跳伞训练卫勤保障 184b

特殊体检 120f

特殊作业岗位人员体检 121a

体检 120e

替换被服 107b

替换被服和白袍衣需要量预计 107b

跳伞地面动作训练卫勤保障 183b

跳伞训练卫勤保障（health service support to parachute training） 183a

突发公共卫生事件卫勤应急处置（health service treatment in emergency of coping with public health emergencies） 239e

涂通今 252e

土地革命战争时期卫勤史（history of health service during the Agrarian Revolutionary War） 242e

推论性统计学方法 37d

托马斯·萨蒙（Thomas Salmon） 112e

W

王斌 245d，248a

王立中 245c

威廉·配弟 34f

微观层面军队卫生资源配置 193c

维护权益行动 163d

维护权益行动卫勤保障（health service support in operations for safeguarding rights and interests） 163d

卫勤按方向部署 108e

卫勤按方向成梯队部署 108e

卫勤按群多点部署 108e

卫勤伴随保障 103c

卫勤保障（health service support） 101b

卫勤保障方案 202e

卫勤保障机构（organization of integrated health service support of troops） 47e

卫勤保障理论 7c

卫勤保障能力评估（support capability evaluation of health service） 240e

卫勤保障能力专项评估 240f

卫勤保障能力综合评估 240e

卫勤保障信息 204d

卫勤保障预案（preliminary plan of health service support） 202e

卫勤补充想定 236c

卫勤部门管理系统 205f

卫勤部署（disposition of medical resources） 108c

卫勤财务管理 187f

卫勤成梯队部署 108d

卫勤处 44b

卫勤定点保障 103c

卫勤发展战略（development strategy of health service） 191c

卫勤分批转移 109a

卫勤管理（health service management） 186e

卫勤管理机构（organization of health service management） 42f

卫勤管理人员（management personnel of health service） 94e

卫勤环节信息 204e

卫勤环境信息 204d

卫勤机构（health service institution） 41f

卫勤机构转移（displacement of medical facilities） 109a

卫勤基本想定 236c

卫勤基础理论 7b

卫勤集团式部署 108d

卫勤计划 187e

卫勤建设理论 7d

卫勤决策 187e

卫勤控制 188a

卫勤理论（theory of health service） 6d

卫勤模拟（health services simulation） 41a

卫勤配属保障 103c

卫勤人员管理 187f

卫勤任务调整（adjustment of health service task） 109b

卫勤日终报告 110a

卫勤沙盘作业 237a

卫勤时间管理 187f

卫勤实时信息 204e

卫勤统计（health service statistics） 212a

卫勤统计月报（mensal statistic report of health service） 212c

卫勤图上作业 237a

卫勤物资管理 187f

卫勤现地作业 237a

卫勤想定（health service scenario） 236b

卫勤协调 187f

卫勤协同（coordination of health service） 109d

卫勤信息（health service information） 203f

卫勤信息标准化（standardization of health service information） 206f

卫勤信息管理（health service information management） 203a

卫勤信息管理自动化（automation of health service information management） 213b

卫勤信息系统（health service information system） 205b

卫勤需求信息 204d

卫勤训练（health service training） 234b

卫勤研究法（health services research methods） 39e

卫勤演习（health service exercises） 236d

卫勤业务管理理论 7f

卫勤业务技术管理 187f

卫勤一次转移 109a

卫勤应急处置阶段 238a

卫勤应急管理（health service management in emergency） 237b

卫勤应急结束（health service ending in emergency） 240b

卫勤应急结束期阶段 238c

卫勤应急军委级响应 239c

卫勤应急军以下部队响应 239d

卫勤应急响应（health service response in emergency） 239b

卫勤应急响应阶段 238a

卫勤应急战区级响应 239c

卫勤应急指挥信息系统 206b

卫勤应急准备（health service preparation in emergency） 238e

卫勤应急准备阶段 237f

卫勤应用理论 7c

卫勤战救处 44b

卫勤支援保障 103c

卫勤知识信息 204f

卫勤指挥管理理论 7e

卫勤指挥体制改革 194c

卫勤终末信息 204e

卫勤组织 187f

卫勤组织指挥系统 206a

卫勤组织指挥信息 204d

卫勤作业（health service operations） 237a

卫生处（health section） 44b

卫生防疫防护机构 67c

卫生防疫技术准备 154c

卫生防疫侦察 107e，111f

卫生技术人员需要量预计 106a

卫生减员（medical depletion） 11c

卫生减员理论 7b

卫生局（health division） 43c

卫生科（health unit） 44d

卫生连（medical company） 73c

卫生联勤体制改革 194c

卫生列车医疗队（medical team on medical train） 60c

卫生排（medical platoon） 73d

卫生勤务 1a

卫生勤务机构 41f

卫生勤务技术准备 154b

卫生勤务学（science of health service） 1a

卫生勤务学教育机构（health service educational institute） 75e

卫生勤务研究机构（research institute of health service） 83a

卫生士官（medical non-commissioned officers） 100b

卫生体制编制改革 194c

卫生信息综合服务系统 206b

卫生义务兵 100e

卫生员训练队（medical orderly training detachment） 80c

卫生运力预计 106c

卫生运输船医疗队（medical team on transport ship） 62d

卫生战备（war preparation of medical service） 202b

卫生战备建设理论 7e

卫生战士（medical soldier） 101a

卫生帐篷和睡铺需要量预计 107c

卫生政策制度改革 194e

卫生专业补充抽组力量 58c

卫生装备研究机构（medical equipment research institute） 86e

无菌技术 135b

吴孟超 255b

吴清培 243b

吴之理　257e

X

吸痰术　135c

先遣医疗组　170c

舷递换乘法　138d

舷吊换乘法　138e

舷桥换乘法　138d

现代卫勤建设（modern health service construction）　195d

心理健康防护技术　154c

心理救援队　160c

心理卫生专家组　160b

心理医学救援队（psychological support team）　64a

新兵入伍体检　120f

选拔性体检　120f

薛仲三　37a

血被　107b

血衣　107b

Y

雅各布·罗森费尔德（Jacub Rosenfeld）　249a

严重医疗差错　124c

氧气吸入　135b

药材保障数据库　205a

药材储备轮换更新（rotation and replacement of medical supplies）　148d

药材申请计划（medical supplies application plan）　225f

药材需要量预计　106e

野战病历（field medical history）　140f

野战传染病医院（field infection hospital）　57c

野战防疫队（field epidemic prevention detachment）　68b

野战手术队（field surgery team）　60a

野战输血研究机构（field blood transfusion research institue）　88a

野战外科研究机构（field surgery research institute）　88c

野战卫生装备标准（specification of field medical equipment）　226f

野战卫生装备维修队（field medical equipment maintenance team）　71c

野战血站（field blood station）　72a

野战药材仓库（field depot of medical supplies）　70c

野战医疗队（field medical team）　59c

野战医疗所（field medical post）　58f

野战医院（field hospital）　56b

叶青山　243e

一般医疗差错　124c

一级医疗事故　124a

医疗保障体系　123c

医疗服务项目叠加法　220f

医疗工作效率指标　212f

医疗后送（medical evacuation）　125a

医疗后送数据库　205a

医疗后送体制（medical evacuation system）　126c

医疗后送侦察　107e

《医疗卫生装备》（Chinese Medical Equipment Journal）　209e

医疗质量指标　212f

医务士官学校（medical non-commissioned officer academy）　79c

医学地理制图法　38f

医学防护　113c

医学科技信息　204e

医学侦察　107d

医院船医疗所（medical station on hospital ship）　60f

医院床位需要量预计　106b

殷希彭　249b

尹宗江　39f

应急管理学　20a

预备役卫勤训练　234d

遇险飞行人员寻找救护（search and medical aid for aircrew in distress）　128b

援潜救生医疗队（submarine rescue medical team）　61c

院校卫勤教育（health service education in universities and schools）　235b

院校卫勤训练　234c

Z

灾害救援卫勤保障（health service support in operations for disaster relief）　161f

在职卫勤训练（on-the-job training of health service） 235e

曾育生 249b

战备药材企业代储 147c

战（创）伤救治技术准备 154c

战斗减员 10f

战斗减员分析 13b

战斗疲劳 112b

战斗衰竭 112b

战斗应激反应 112b

战斗应激反应防控（prevention and control for combat stress reaction） 112b

战斗应激减员 11e

战救药材（medicinal material for field first aid） 33a

战救药材单品种需要量预计 107a

战救药材基数（basic unit of medicinal material for field first aid） 33c

战救药材基数需要量预计 106e

战略级卫生装备维修队 71e

战略卫勤信息 204c

战略卫生防疫组织 157b

战略卫生勤务学（science of strategic health service） 21c

战略药材储备（strategic reserve of medical supplies） 147c

战略支援心理救援力量 160b

战区、军兵种药材储备 147e

战伤护理（wound nursing） 134e

《战伤护理技术规范》（Regulations on Battle Wound Nursing） 191a

战伤减员（depletion due to combat wound） 12b

战伤减员分析 13b

战伤减员数 105e

战伤减员预计 105e

战伤紧急救治（emergency medical care for wound） 129a

《战伤救治规则》（Regulations on Battle Wound Treatment） 190c

战伤救治基础研究 89b

战伤救治技术研究 89b

战伤救治血液需求预测 150c

战伤救治训练研究 89c

战伤救治组织研究 89c

战伤康复治疗（rehabilitation treatment for wound） 130c

战伤现场急救（first aid on site for wound） 128f

战伤早期治疗（early treatment for wound） 129c

战伤专科治疗（specialist treatment for wound） 130a

战时常备药材（ordinary medicinal supplies in wartime） 33e

战时常备药材需要量预计 106f

战时精神病 112b

战时神经症 112b

战时卫勤保障计划（health service support plan in wartime） 108a

战时卫勤力量预计（estimate of medical resources in wartime） 105f

战时卫勤日报（daily medical report in wartime） 110a

战时卫勤侦察（medical reconnaissance in wartime） 107d

战时卫勤综合数据库（integrated data base of health service on wartime） 204e

战时卫勤组织指挥（organization and command of health service in wartime） 104b

战时卫生减员预计（estimate of medical depletion in wartime） 105d

战时卫生勤务学（science of wartime health service） 9b

战时心理医学保障 186d

战时血液保障计划 150b

战时血液筹措 150d

战时药材储备标准（standards of medical material reserve in wartime） 226c

战时药材储备定额 226d

战时药材器材配备标准（specification of medical equipment alloction in wartime） 225c

战时药材携运行标准 225c

战时药材战略储备标准 226e

战时药材战术储备标准 226e

战时药材战役储备标准 226e

战时医疗后送机构（medical evacuation organization in wartime） 55b

战术卫勤信息 204d

战术卫生防疫组织 157c

战术卫生勤务学（science of tactical health service）

23d

战术药材储备 （tactical reserve of medical supplies） 148a

战术药材加大储备 148b

战役级卫生装备维修分队 71d

战役卫勤信息 204d

战役卫生防疫组织 157c

战役卫生勤务学 （science of campaign health service） 22d

战役药材储备 （campaign reserve of medical supplies） 147e

战役支援心理救援力量 160a

张典吾 243b

张汝光 22e

赵仲发 242f

阵亡 （killed in action） 12c

阵亡分析 13b

支队医院 （detachment hospital） 73a

直升机换乘法 138e

质性研究 40d

中观层面军队卫生资源配置 193c

中国人民解放军爱国卫生运动委员会 （Committee of Patriotic Health Campaign of the Chinese People's Liberation Army） 46d

《中国人民解放军卫生条例》 （Regulations on Health Service of the Chinese People's Liberation Army） 189d

中国人民解放军医学会 44f

中国人民解放军医学科学技术委员会 （Commission of Medical Sciences and Technology of the Chinese People's Liberation Army） 44f

中国人民志愿军卫勤史 （history of health service of the Chinese People's Volunteers） 256e

中级技术职务卫生人员 96e

中介工具换乘法 138e

朱直光 257e

专业数据库 205a

装甲兵卫生勤务学 （science of armoured force health service） 28f

卓克华 248f

资源配置方法 36a

自救互救 （self-aid and buddy aid） 126e

总减员分析 13b

组织群众性卫生工作 223f

组织指挥数据库 205a

作战伤死率 12f

拉丁字母

IMPRESS 模式 112e

PIES 模式 112e

PIE 模式 112e

罗马数字

Ⅰ级卫勤应急响应 239c

Ⅱ级卫勤应急响应 239d

Ⅲ级卫勤应急响应 239d

本卷主要编辑、出版人员

责任编辑　王　霞　左　谦

索引编辑　王小红

名词术语编辑　王晓霞

汉语拼音编辑　潘博闻

外文编辑　顾　颖

参见编辑　周艳华

绘　　图　北京全心合文化有限公司

责任校对　张　麓

责任印制　张　岱

装帧设计　雅昌设计中心·北京